微信扫码获取配套学习资源
成为儿推会员即享超值福利

专家悉心讲解小儿推拿操作手法，帮你快速掌握李德修三字经派小儿推拿要领。

教学视频

专家在线一对一答疑解惑，帮你解决小儿推拿使用过程中遇到的各种问题。

专家答疑

加入小儿推拿科普圈，获取更多小儿推拿流派教学视频等专业、权威、系统的小儿推拿知识。

科普圈

无须下载　免去注册　省时提效

微信扫描二维码，关注公众号，获取线上学习资源

扫码获取本书
配套教学视频

扫码获取更多
专业儿推视频

·全国著名小儿推拿流派·

李德修三字经派小儿推拿

李先晓　杨雅茜　主编

青岛出版集团｜青岛出版社

图书在版编目（CIP）数据

李德修三字经派小儿推拿 / 李先晓, 杨雅茜主编. -- 青岛 : 青岛出版社, 2021.4

ISBN 978-7-5552-5635-9

Ⅰ. ①李… Ⅱ. ①李… ②杨… Ⅲ. ①小儿疾病—推拿 Ⅳ. ①R244.15

中国版本图书馆CIP数据核字(2021)第000862号

《李德修三字经派小儿推拿》编委会

主　编　李先晓　杨雅茜

编　委　杨　赫　娄　堃　朱晓明　孙　铮　王文晟

书　　名　李德修三字经派小儿推拿
LI DEXIU SANZIJINGPAI XIAOER TUINA
主　　编　李先晓　杨雅茜
出版发行　青岛出版社
社　　址　青岛市海尔路182号（266061）
本社网址　http://www.qdpub.com
邮购电话　0532-68068091
策划编辑　张化新
责任编辑　刘晓艳　王秀辉
摄　　影　高玉德　李春帆　孙　菲　于明明　辛俊超
装帧设计　曹雨晨　杨晓雯　毕晓郁
照　　排　青岛帝骄文化传播有限公司
印　　刷　青岛双星华信印刷有限公司
出版日期　2021年4月第1版　2023年11月第4次印刷
开　　本　16开（172 mm × 244 mm）
印　　张　16
字　　数　200千
图　　数　200
书　　号　ISBN 978-7-5552-5635-9
定　　价　45.00元

编校印装质量、盗版监督服务电话　4006532017　0532-68068050

本书建议陈列类别：中医保健　推拿按摩

序

在我国传统医学中，具有数千年历史的小儿推拿医术，在承传文化中闪烁着非物质文化遗产的耀世光芒。

著名中华医学儿科大家李德修老先生，在承传清代徐谦光所著《推拿三字经》一书中，潜心研究，专志发扬，且独辟蹊径，传承后立。其孙女李先晓女士，继承祖业弘扬国粹，以造福社会。李德修大家，在对婴幼儿所患外感之邪、内伤之患、“时令特病”等的医治中，所运用的运、清、补、推、揉、退、按、掐、捏、捣等婴幼儿推拿手法，施治效果确有“妙手回春”之益。故，经医治者，有口皆碑。1931 年，时任青岛市市长沈鸿烈，赠送横匾“儿科博士”。

李德修老先生，后继有人，其造诣深厚的儿科推拿之医术，必将弘扬于世，造福千秋。

朱鹤亭

2012 年 12 月 28 日

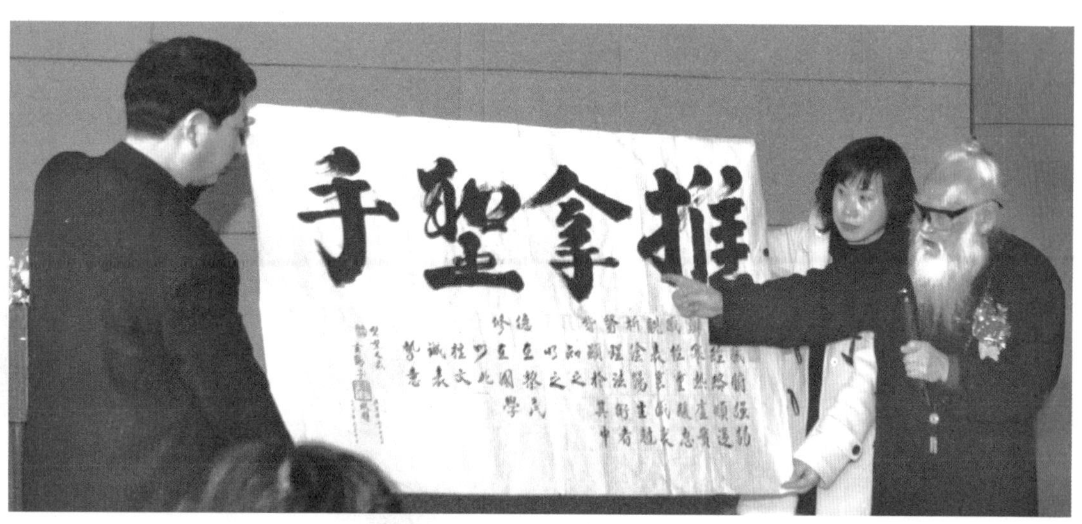

朱鹤亭题词

李老鑄樵 小兒推拿傳人 李曉曉 女士 留念

獻出祖傳秘笈

施惠後世子孫

時在壬辰年五月

愛蓮堂主題贈

前言

推拿疗法作为防病治病的一种方法，辉煌于唐宋，发展于明清，而到了近代，由于各种因素，推拿只能以分散的形式在民间存在和发展。这种发展形势，缺陷就是受一地之限，缺乏交流，但优势是容易按照地域流行病的特点和民间需求，发展为各自的推拿学术流派。三字经流派就是这样形成的，并逐渐成长为中医学界的一朵奇葩。

小儿推拿三字经流派创建于1877年，以徐谦光的代表作《推拿三字经》为标志。到了近代，山东省威海人李德修先生将其发扬光大。

李德修，又名慎之。山东威海市北竹岛村人。幼时家贫辍学，以在渔船上学徒打工为生，17岁染疾，导致耳聋，幸遇威海清泉学校校长戚经含。戚经含怜其疾苦，遂赠徐谦光所著的《推拿三字经》一书，并悉心教导。李德修经8年学习，方独立应诊。1920年到青岛，在鸿祥钱庄设诊所，以推拿疗疾，颇有声望。1929年自设诊所，求治者盈门。1953年在观海路寓所应诊，此时已名扬齐鲁。

李老医德高尚，赢得了社会各界人士的广泛称赞。1931年12月，沈鸿烈时任青岛市市长，其子有病，请日本医生诊治未愈，后经李老两次推拿即愈。沈鸿烈送李老一幅匾题曰“儿科博士”。中华人民共和国成立后，李德修于1955年青岛市中医医院建院初期，筹建了青岛市中医医院儿科，并担任儿科负责人，专注于小儿推拿医疗。1956年，李德修被选为青岛市人大代表、青岛市政协委员。1958年，山东省卫生厅确定李德修为山东省中医学术继承抢救专家。同年9月，依据李老多年收藏的手抄本整理出版了《小儿推拿三字经》。郭沫若在青岛疗养期间，李老曾为其切脉、推拿治疗，深得其称赞。1962年，李老先后收青岛市中医医院医生王德芝、王安岗、孙爱兰为徒。李氏小儿推拿学派逐渐形成，李德修也被誉为近代小儿推拿三字经学派的奠基者、李氏推拿学派的创始人、全国知名小儿推拿专家。

2010年，李德修家人为了更加原汁原味、更加真实可靠地传承李德修的博大医学思想，会同全国知名医学专家编写了《李德修小儿推拿秘笈》，由人民卫生出版社出版。2014年，“李氏小儿推拿秘笈”被青岛市人民政府批准为非物质文化遗产，2016年3月被山东省人民政府批准为非物质文化遗产。李先晓荣获“2017年度青岛市非物质文化遗产保护模范传承人”称号。

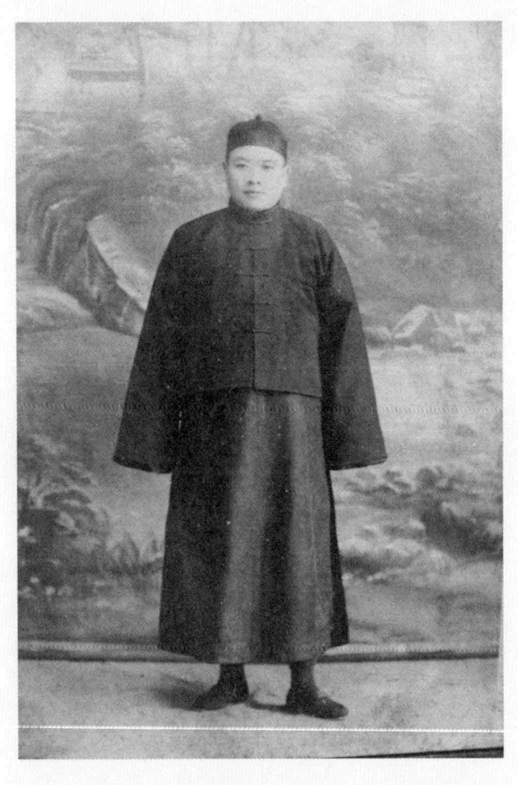

李德修(1893—1972),又名慎之。男,山东威海市北竹岛村人。幼时家贫辍学,以在渔船上学徒打工为生,17岁染疾,暴致耳聋,幸遇威海清泉学校校长戚经含。戚经含怜其疾苦,遂赠清代徐谦光著《推拿三字经》一书,并悉心指教。李德修经8年学习,方独立应诊。1920年至青岛,在鸿祥钱庄设诊所,以推拿疗疾,颇具声望。1929年自设诊所,求治者盈门,名望很高。1953年青岛观海路寓所应诊,当时已名扬齐鲁。1955年青岛市中医医院建院之初,筹建儿科并任儿科负责人。由于医术精湛、医德高尚,深得广大群众信赖和赞誉,多次被评为青岛市先进工作者、青岛市卫生局先进工作者。1956年被选为青岛市人大代表、青岛市政协委员。李德修被誉为小儿推拿三字经学派的奠基者、李氏小儿推拿学派的创始人,成为全国知名的小儿推拿专家。1958年山东省卫生厅确定李德修为山东省中医学术继承抢救专家。

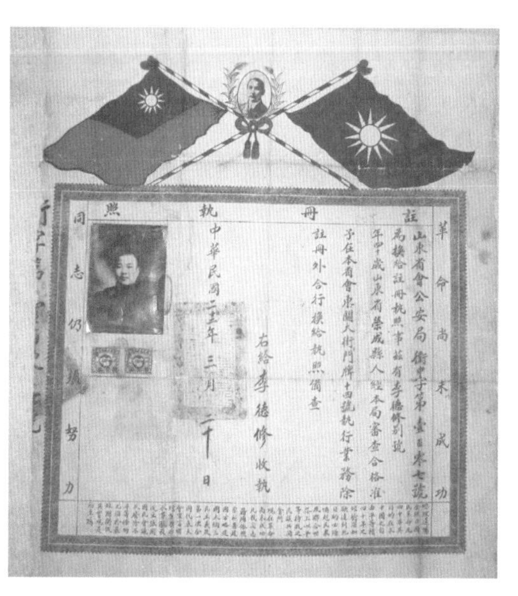

註冊執照

革命尚未成功 同志仍須努力

山東省會公安局衛中字第壹百零七號
為換給註冊執照事茲有李德修别號
年四十歲山東省榮成縣人經本局審查合格准
予在本省會東關大街門牌十四號執行業務除
註冊外合行換給執照備查

右給李德修收執

中華民國二十三年三月二十日

▲
李德修注册执照

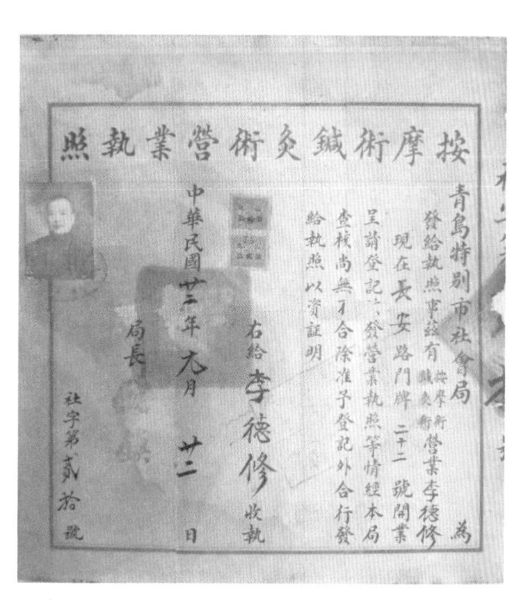

按摩術鍼灸術營業執照

青島特别市社會局 為
發給執照事茲有按摩術鍼灸術營業李德修
現在長安路門牌二十二號開業
呈請登記，發營業執照等情經本局
查核尚無不合除准予登記外合行發
給執照以資証明

右給李德修收執

中華民國廿二年九月廿二日

局長

社字第貳拾號

▲
李德修按摩术针灸术营业执照

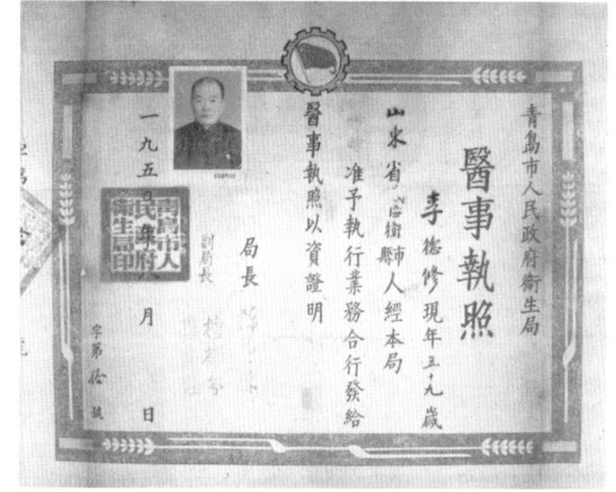

青島市人民政府衛生局

醫事執照

李德修現年五十九歲
山東省　縣市人經本局
准予執行業務合行發給
醫事執照以資證明

局長

副局長

一九五　年　月　日

字第　號

▲
李德修医事执照

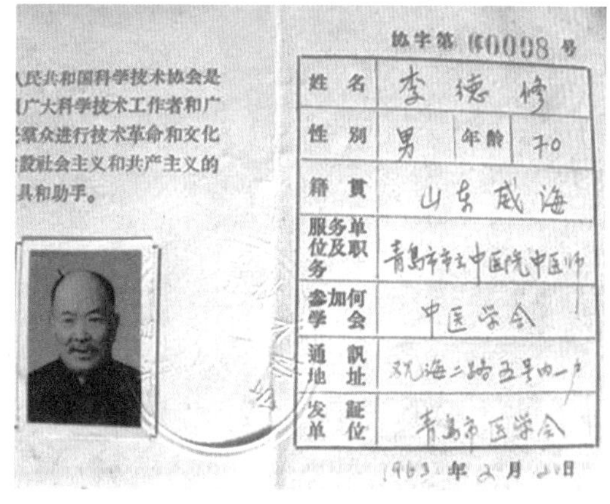

人民共和国科学技术协会是
广大科学技术工作者和广
群众进行技术革命和文化
建设社会主义和共产主义的
具和助手。

协字第 00098 号

姓名	李德修		
性别	男	年龄	70
籍贯	山东威海		
服务单位及职务	青岛市市立中医院中医师		
参加何学会	中医学会		
通讯地址	观海二路五号四一户		
发证单位	青岛市医学会		

1963 年 2 月 20 日

▲
李德修参加中医学会证件

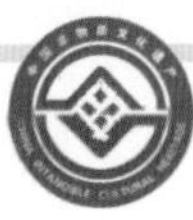

省级非物质文化遗产

李氏小儿推拿秘笈

山东省人民政府公布
山东省文化厅颁发
2016年3月

▲
山东省非物质文化遗产证

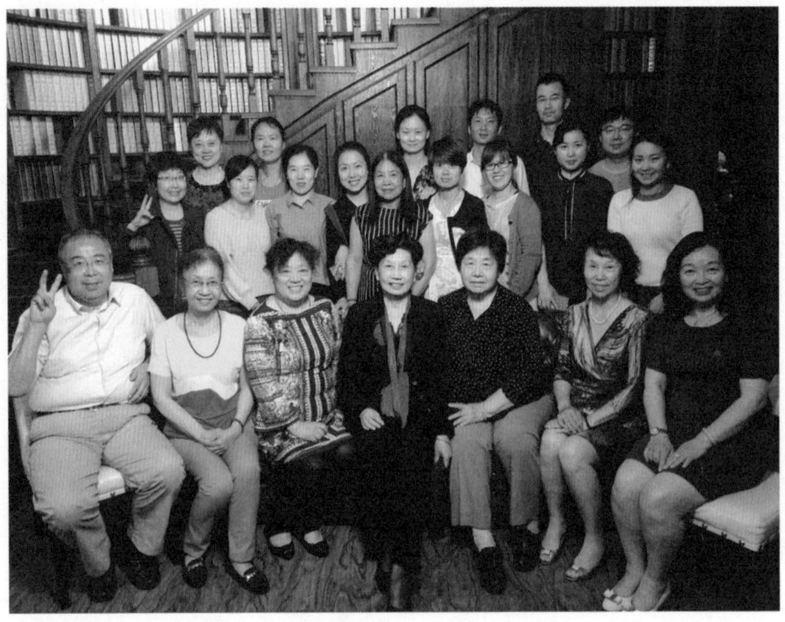

▲
李德修小儿推拿培训学校的老师和学员

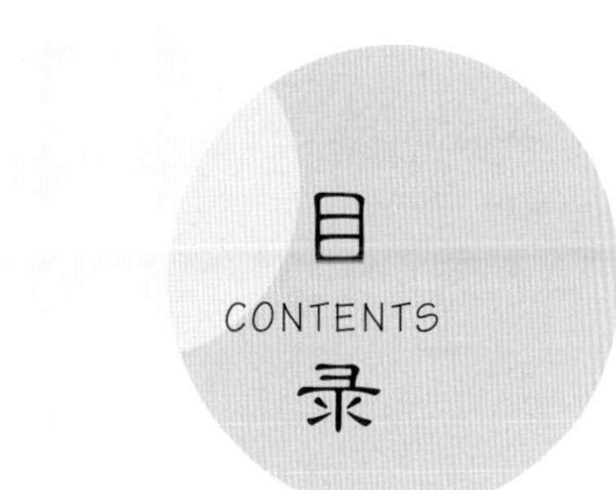

第一章 三字经派小儿推拿相关知识

2 · 小儿的生理病理特点
2 · 生理特点
2 · 病理特点
3 · 小儿推拿注意事项
3 · 推拿时间
4 · 滑润剂
4 · 其他
4 · 阴阳五行理论
4 · 阴阳理论
5 · 五行理论

第二章 三字经派小儿推拿的特点

8 · 取用穴位少
9 · 推拿手法简单
9 · 推拿时间充足
10 · 强调用独穴

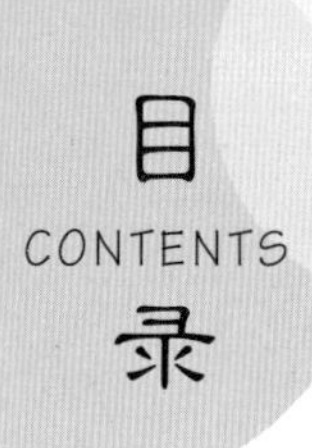

第三章 李德修四诊特点

12 · 望诊
12 · 望神
12 · 望形态
12 · 望鼻
12 · 望目
13 · 望面
13 · 望囟门
13 · 望指纹
14 · 闻诊
14 · 闻声
14 · 闻气味
14 · 问诊
15 · 切诊

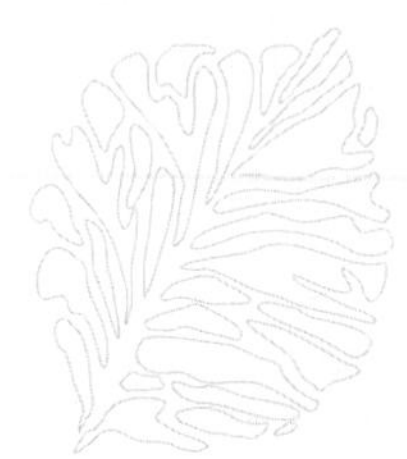

第四章 三字经派小儿推拿基本手法

18 · 推法
18 · 揉法
18 · 拿法
19 · 捣法
19 · 分法
19 · 合法
20 · 运法
20 · 掐法
20 · 其他手法

第五章 三字经派穴位考订及操作手法

22 · 手掌面穴位
22 · 大肠穴
22 · 胃穴
23 · 心穴
23 · 肺穴
24 · 肝穴
24 · 胆穴

目录
CONTENTS

25 · 脾穴
25 · 内劳宫
26 · 利小便穴
26 · 板门
27 · 五经穴
27 · 八卦
28 · 大四横纹
28 · 小天心
29 · 分阴阳
29 · 合阴阳
30 · 肾穴
30 · 小横纹
30 · 膻中穴
31 · 天门入虎口
31 · 虎口入天门
31 · 三焦穴
32 · 运水入土
32 · 运土入水
32 · 后溪穴
33 · 六腑
33 · 天河水
34 · 三关
34 · 手掌背穴位
34 · 五指节
35 · 外劳宫
35 · 一窝风
35 · 阳池
36 · 列缺
36 · 二人上马
37 · 头面穴位
37 · 百会
37 · 囟门
37 · 天庭
38 · 印堂
38 · 黄蜂入洞
38 · 洗皂

第六章　脏腑点穴法

40 · 穴位介绍
43 · 操作手法

目

CONTENTS

录

第七章 小儿常见病推拿治疗

52 · 感冒
52 · 一般感冒
54 · 感冒夹痰
55 · 感冒夹惊
56 · 感冒夹滞
57 · 感冒寒热往来
59 · 支气管炎
59 · 急性支气管炎
61 · 慢性支气管炎
61 · 慢性支气管炎急性发作
64 · 肺炎
66 · 鼻炎
69 · 扁桃体炎
70 · 单纯性口腔炎
71 · 口疮
73 · 哮喘
75 · 脘腹痛
75 · 气郁腹痛
76 · 食积腹痛
77 · 寒性腹痛
78 · 热性腹痛
79 · 肠套叠腹痛
80 · 蛔虫腹痛
81 · 瘀血腹痛
81 · 虚寒腹痛
83 · 呕吐
83 · 伤食呕吐
84 · 胃热呕吐
85 · 阴虚呕吐
86 · 夹惊呕吐
87 · 胃寒呕吐
90 · 呃逆
92 · 厌食
94 · 疳积
97 · 自汗盗汗
99 · 遗尿
102 · 脱肛
104 · 便秘
107 · 腹泻
107 · 脾虚泻
108 · 寒泻
109 · 伤食泻
111 · 热泻
113 · 痢疾
113 · 慢性痢疾
114 · 急性痢疾

目

CONTENTS

录

118 · 急惊风
121 · 慢惊风
124 · 惊风变证
124 · 惊风前仆
125 · 胎风
127 · 洗浴受惊
128 · 惊风后遗症
128 · 目睛不正
128 · 余风未尽
129 · 余热不清
129 · 耳聋
130 · 痰多
130 · 下肢失灵
131 · 音哑
132 · 四肢拘挛
134 · 余邪成痫
136 · 癫痫
138 · 水痘
140 · 痄腮
142 · 麻疹
142 · 一般疹子
144 · 黑疹子
145 · 白疹子
146 · 麻疹后腹泻
147 · 麻疹后咳喘
148 · 麻疹逆证
148 · 逆证阴证
152 · 逆证阳证
152 · 邪毒入血
154 · 邪闭不出
155 · 麻疹变证
155 · 麻疹倒回
157 · 麻疹肺炎
158 · 顿咳
161 · 夜啼症
162 · 夜惊症
164 · 新生儿黄疸
166 · 新生儿吐乳
168 · 囟门闭合晚
170 · 脑发育不全
171 · 疝气
172 · 鞘膜积液
173 · 嗳气
173 · 食滞停胃型
174 · 肝气犯胃型
174 · 脾胃虚弱型
176 · 湿疹
176 · 湿热俱盛型
177 · 脾虚湿盛型
178 · 血虚风燥型

目

CONTENTS

录

180 · 荨麻疹
180 · 风热束表型
180 · 风寒束表型
181 · 胃肠湿热型
182 · 手足口病
182 · 风热外侵型
183 · 湿热内盛型
185 · 疱疹性咽峡炎
185 · 风热犯肺型
186 · 湿热蕴结型
187 · 小儿抽动症
187 · 外风引动型
188 · 肝亢风动型
189 · 痰火扰神证
190 · 脾虚肝旺型
191 · 阴虚风动型

第八章 小儿保健和居家调养

194 · 益气健脾推拿法
195 · 益气补肺推拿法
196 · 益气补肾推拿法
197 · 安神益智推拿法
198 · 改善免疫力推拿法
199 · 食养
199 · 脾胃之养
199 · 气血之养
200 · 筋骨之养
201 · 日常预防
201 · 饮食
201 · 生活
202 · 卫生
202 · 传染病预防
202 · 体育锻炼

附录

203 · 附录一：常见问题专家答疑
207 · 附录二：《推拿三字经》原文注释
228 · 附录三：《推拿三字经》手抄本

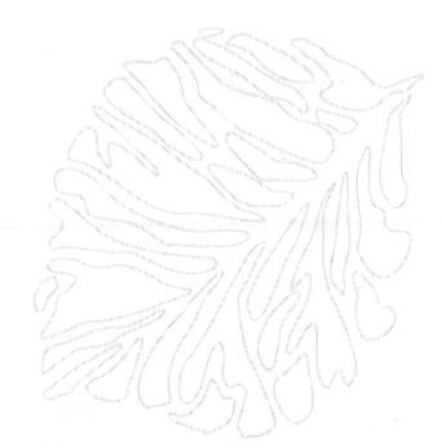

第一章

三字经派小儿推拿相关知识

小儿身体柔弱，阴阳之气均较幼稚不足，抵抗力较低，外因病较多。三字经派小儿推拿是以中医理论为指导，根据小儿的生理病理特点，推拿小儿身体特定穴位，以调和阴阳、调整脏腑气血功能为主，从而达到防治疾病的目的。

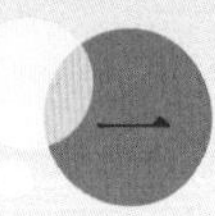

一 小儿的生理病理特点

中医儿科学是研究小儿生长、发育、疾病预防、保健和疾病治疗的一门学科，它是随着整个医学的发展而发展的。小儿的生理与病理，都与成人有所不同。其生理特点主要有两个方面：脏腑娇嫩，形气未充；生机旺盛，发育迅速。病理特点主要表现为“发病容易，传变迅速”“脏腑清灵，易趋康复”。掌握这些特点，对小儿的健康发育和疾病的诊断、防治，都有极其重要的意义。

生理特点

脏腑娇嫩，形气未充

脏腑娇嫩，是指小儿机体各脏器的发育不完全且脆弱。形气未充是指小儿的形态和功能均未完善。吴鞠通在《温病条辨·解儿难》中指出“小儿稚阳未充，稚阴未长”，即说明了小儿的生理特点，后来医家简称为“稚阴稚阳”。稚阴指的是精、血、津液，也包括脏腑、筋骨、脑髓、血脉、肌肤等有形之质，其皆未充实和完善；稚阳指的是各脏腑的功能活动，其均为幼稚不足和不稳定状态。

生机旺盛，发育迅速

生机旺盛和发育迅速，是小儿生理的另一个特点。年龄越小，生长发育越快，故又有小儿为“纯阳之体”之说。在形态增长的同时，功能也不断趋于完善，二者是相互联系的。

总之，这是我国历代儿科医家长期观察和临床实践的总结。“稚阴稚阳”和“纯阳之体”两个理论观点，正概括了小儿生理特点的两个方面，前者是指小儿机体柔弱，阴阳之气均较幼稚不足；后者则是指小儿在生长、发育过程中，生机蓬勃，发育迅速，与成人迥然不同。

病理特点

小儿的病理特点也有两个方面。

发病容易，传变迅速

小儿由于脏腑娇嫩，形气未充，体质和功能较弱，因此容易发病，而且传变迅速，年龄越小，则显得更为突出。《小儿药证直诀·原序》中明确指出："脏腑柔弱，易虚易实，易寒易热。"这是对小儿病理特点的高度概括。

脏腑清灵，易趋康复

儿科疾病在发展、转归的过程中，虽有传变迅速、病情易转恶化的一面，但小儿为纯阳之体，生机蓬勃，活力充沛，脏气清灵，反应敏捷，且病因单纯，又少七情的伤害。故虽生病，轻症容易治愈，重病只要经过及时恰当的治疗、护理，病情好转比成人快，容易恢复健康。正如《景岳全书·小儿则》说："其脏气清灵，随拨随应，但能确得其本而摄取之，则一药可愈，非若男妇损伤，积痼痴顽者之比，余故谓其易也。"指出了小儿具有生理上"脏气清灵"和治疗上"随拨随应"有利的一方面。这是小儿病理的另一个特点。

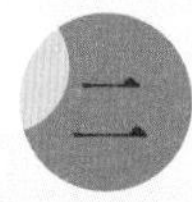

二 小儿推拿注意事项

推拿时间

时间长短，次数多少，依年龄的大小与病情的需要而定。徐氏的原书是以推的次数计算，如在《推拿三字经》中说："独穴法，有良方，大三万，小三千，婴三百，加减良，分岁数，轻重当。"但是，稍一分神，常会发生误计。计算时间则简便多了。因徐氏所在年代钟表是比较贵重的东西，不是人人都有的，不得已只好计数。正如古人计算脉搏用呼吸定息，一息几次来计算，现在普遍都用一分钟多少次来计算了，既方便又准确。我们现在用的方法是计算自己推的速度，看看每分钟推多少次，有个尺度，然后改用多少分钟来计算，比计数方便多了，其他手法也照此类推。因此，在后面的医案中，均标明每穴推拿多少分钟。李医师认为，推拿医师体验自己推拿的速度，每分钟可推揉多少下，针对患者的体质强弱、年龄大小、敏感程度、病情缓急轻重，而灵活运用，并无硬性规定。因此，本书虽也提到时间，但仅供参考，不能作为定则。李医师推拿的特点是取穴少、时间长，一般情况每穴推 15 分钟左右，个别病重的患者可推 20~30 分钟，如病危抢救，时间还要更长，甚至推到脱离危险为度，那就属于特殊情况了。

滑润剂

推拿时连续摩擦，因皮肤出汗，必然滞涩不流畅，既不便于推运，又容易使皮肤发炎，必须用滑润剂增加其滑利度。旧法用葱汁、姜汁、香油、冬青油等。推拿能够得效还是在于摩擦，上述物品的干爽滑利度都不大，李医师改用滑石粉，干爽滑利，久推无碍，比旧法便利许多，特别是采用“独穴”多推时，更为适用。

其他

1. 推拿时一定要认真、专心。推拿速度每分钟 150~200 次，一次治疗需要 30 分钟左右。一般每天一次，重症可一天两次。有些慢性病一般 10 天为一个疗程，休息几天再做下一个疗程。

2. 推拿手法要稳，取穴要正确，用力要均匀，不可忽快忽慢，切不可用力过度，以免损伤婴儿皮肤。

3.《推拿三字经》指出：“大三万，小三千，婴三百，加减良。”说明应根据患儿的年龄、病情酌情加减，灵活运用。

4. 室内应空气流通，温度适宜。推拿后要注意休息、避风，以免使病情加重或出现反复。

5. 医者应态度和蔼、细心，指甲要修短，双手不可过凉，不可大声训斥患儿，以免使患儿惊惧而不配合治疗。

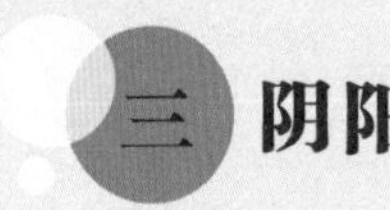

三 阴阳五行理论

阴阳理论

祖国医学中讲的病理变化，常结合外在环境，不是孤立的，讲治疗也是讲整体，不是局部的。这说明了人在宇宙间是与天地息息相通的，天地四时起了变化，人体也会随之起变化。

“阴阳学说”就是运用阴阳的原理来解释人体的生理和病理现象，从而确定治疗的法则，所以《黄帝内经》上说：“阴阳者，天地之道也，万物之纲纪，变化之父母，生杀之本始，神明之府也，治病必求于本。”其意为：阴阳不仅是天地之大道理，也是万物发展变化的法则，一切事物的变化和生灭都以它为依据，所以治病也要遵循阴阳之道。

凡是一切活动的、在外的、向上的、发热的、雄性的都属于“阳”。凡是静止的、在内的、向下的、寒冷的、雌性的都属于“阴”。阴阳是相对的两个方面，具有相反的属性，但是阴或阳不能单独存在，若是单独存在则“孤阳不生，独阴不长”，宇宙万物就不存在了。人体的阴阳也要互相协调、互相制约、互相作用，才能使身体健康，适应外在环境的变化，对外因疾病才能有抵抗力。

阴阳是互相协调的，并且时刻不停地循着一定的规律而化生万物、促进万物运动变化，若是天地阴阳不调而混乱了，则产生不正常的六淫之气（风、寒、暑、湿、燥、火），人就会生病，这就是外因病。人体由于七情（喜、怒、忧、思、悲、恐、惊）引起阴阳不调，也会生病，这就是内因病。若阳胜则阴病，若阴胜则阳病，阳胜则热，阴胜则寒。另外，寒极则可以出现热象，热极则可以出现寒象，所以有真寒假热和真热假寒之分。在小儿科，因幼儿大脑发育尚未健全，内因病比较少；因身体柔弱，抵抗力较弱，外因病比较多，热证比较多，寒证比较少。

五行理论

中医为了说明人体内外的整体性和复杂性，把人体脏腑组织的生理活动、病理反应，以及与人类生活密切相关的自然事物做了广泛的联系，并用五行来概括和描述。

五行表

五行	五脏	五色	五味	四季
木	肝	青	酸	春
火	心	赤	苦	夏
土	脾	黄	甘	长夏
金	肺	白	辛	秋
水	肾	黑	咸	冬

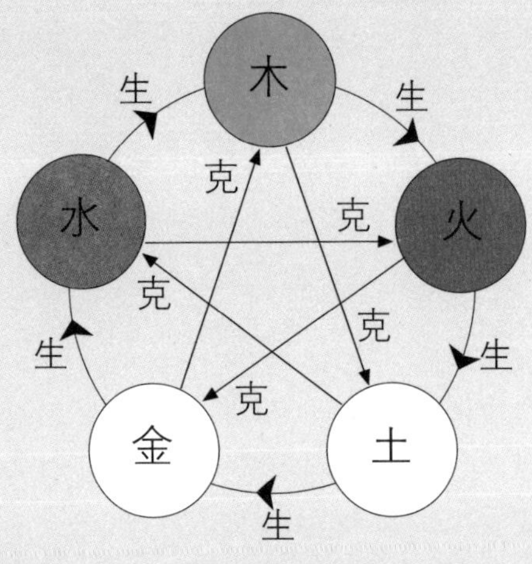

五行生克关系图

五脏与五行

中医用金、木、水、火、土这“五行”来配属五脏（见前页表），而五行的生克则用来说明五脏的相互关系。相生（顺行）则五脏内部保持均衡，身体也能健康。相克（逆行）则他脏受克不能保持均衡而生病，如木旺则土被克，就可能出现消化不良的症状，在治疗时可以根据五脏的生克规律来定出消补的方法。

五色配五行

“五色”是因为内在的因素和外来的刺激，产生了不同的颜色显示在面部。如健康人在暴怒之时则面色青；大喜则面色红润；羞愧的时候则面红耳赤，并有热的感觉；惊恐之时，面色苍白。病人面部也因各脏病变而显出不同的颜色，医生可以观察病人面部不同的颜色来判断病出哪脏、是吉是凶。

五味配五行

“五味”说明了什么味先入哪脏，如甘入脾。同时，也说明了另一个问题，就是哪脏病了则不宜过多食什么味，如肝病不宜多食酸。

四季与五行

“四季”与五行配属，说明在什么季节里哪一脏稍旺（如春季肝旺），同时也说明在哪一季节里要注意哪脏的偏胜，以及多发生什么病。中医认为脾主长夏，有一种说法认为“长夏是每季的最后 18 天”，中医将脾土与长夏相配属，因其较平和，所以四季里都可能发生有余和不足的病。在治疗上，脾一般不可以清，因脾属土，万物土中生，土不足则影响他脏。

第二章

三字经派小儿推拿的特点

三字经派推拿法的特点：取穴少，常用独穴，主要推左上肢肘以下穴位，推拿时间长，手法简练，操作方便，疗效好，患儿易于接受。

一 取用穴位少

其他学派推拿疗法大多为全身取穴，穴位近百个，治疗一病，常用10多个穴位。三字经派推拿法多用上肢穴位，举出的穴位有百会、囟门、中庭、天庭、天心、印堂、黄蜂入洞、洗皂、心穴、肝穴、脾穴、肺穴、肾穴、膻中穴、小肠穴、膀胱穴、三焦穴、胃穴、板门穴、大肠穴、胆穴、五经穴、大四横纹、小天心、天门入虎口、虎口入天门、小横纹、后溪穴、八卦、内劳宫、分阴阳、合阴阳、运水入土、运土入水、天河水、三关、六腑、外劳宫、一窝风、二人上马、阳池、列缺、五指节等40多个。而其中常用的只有34个穴位，临证取穴一般为3~5个。

李德修说："取穴不宜多，多则杂而不专。"他认为：穴位是脏腑气血的凝聚点，通过推拿的刺激，产生通经络、活气血、消瘀滞、扶正气、驱病邪的治疗作用。暖穴能催动人体生热的功能；凉穴能催动人体散热的功能；补穴能加强脏腑功能，扶助正气；泻穴能加强人体的排泄功能。因此，取穴必须少而精，若通身杂推则气血乱动，只能造成混乱。根据少而精的取穴原则，李德修拟定了治疗部分小儿常见病的推拿基础方。例如，治疗外感病、肺系疾病的基础方为平肝清肺、推天河水；治疗脾胃病的基础方为运八卦、清胃、推天河水；治疗脑病、惊风的基础方为揉阳池、揉二人上马、捣小天心等。

同时，李老在徐氏五脏辨证的基础上，发展了穴位运用。例如，小儿瘫痪无热而下肢发凉，李老除推三关助其回阳生热外，因肾主骨，就用二人上马补其肾；肝主筋，用平肝以助其筋；脾主四肢肌肉，用补脾以加强四肢的运动功能。这几个穴位相互配合取得了明显的疗效。利用五脏功能与生克关系，灵活运用诸穴，扩大了治疗范围，提高了临床疗效。

二 推拿手法简单

三字经派小儿推拿手法归纳起来有推、拿、揉、捣、掐、分、合、运八个常用手法，还有几个个别穴位独用的特殊手法。学习容易，运用方便。

推法是在穴位上用拇指外侧面，或食指、中指和无名指的掌面，着力于穴位的皮肤，以固定的频率向前、向后或来回往复地推移，也就是有规律地、轻重均匀地连续直线推动。

揉法是以手指螺纹面或掌心按在穴位上，不离其穴旋转揉动，小儿推拿的揉法一般是用拇指或中指、食指的螺纹面揉之，左右等数旋转揉之。

拿法是以拇指、食指，或并用中指，夹住穴位同时用力卡拿。

捣法是弯曲中指或食指，以手背一面近掌之第一指间关节，在穴位处均匀地捣打。

分法是用两手拇指螺纹面自穴中向穴之两旁做“←・→”方向推动，合法与分法动作相反。

运法是以拇指侧面，或食指、中指、无名指指端掌面，单用或两指并用循穴位周围向一定方向环形摩动或类弧形推动。

掐法是用拇指指端爪甲部掐某一个穴位。

三 推拿时间充足

在施治时，主张久推取效，每穴操作的时间较长。《推拿三字经》载：“大三万，小三千，婴三百，加减良。”李老继承了徐氏书中因年龄不同而手法轻重与操作时间有别的做法，又增加了依据地域不同、气候寒暖、身体强弱而有推拿时间长短区别的用法。寒冷地区用时一般为温暖地区的10倍左右，才能取效，又需兼顾节令和室温变化。针对患儿体质强弱及是否敏感，推拿时间与轻重也有区别。李老特别强调推时用力均匀，始终保持沉着稳定、轻重一致。此外，采用滑石粉代替葱、姜汁等作为滑润剂，洁净又便利。

四 强调用独穴

所谓“独穴”，就是在一定情况下，只用一个穴位多推久推，坚持下去，以得效为度。特别是对急性病更主张用独穴。事实证明这一疗法有效，为其他推拿学派所无。

《推拿三字经》指出：“治急病，一穴良，大数万，立愈恙，幼婴者，加减量。”徐谦光所用独穴 26 个，《推拿三字经》记载：今定独穴，以抵药房。分阴阳为水火两治汤，推三关为参附汤，退六腑为清凉散，天河水为安心丹，运八卦为调中益气汤，内劳宫为清心丸，补脾土为六君子汤，揉板门为阴阳霍乱汤，清胃为定胃汤，平肝为逍遥散，泻大肠为承气汤，清补大肠为五苓散，清补心为天王补心丹，清肺金为养肺救燥汤，补肾水为六味地黄丸，清小肠为导赤散，揉二马为八味地黄丸，外劳宫为逐寒返魂汤，拿列缺为回生散，天门入虎口为顺气丸，阳池穴为四神丸，五经穴为大圣散，大四横纹为顺气和中汤，后溪穴为人参利肠丸，男左六腑为八味顺气散，女右三关为苏合香丸。

李德修常用的独穴及推拿方法有揉外劳宫，揉二人上马，清补大肠，揉板门，补脾，清肺，平肝，揉阳池，揉一窝风，运八卦，推三关，退六腑，清胃，推四横纹，清补脾，清大肠，捣小天心，推天河水，揉列缺，清脾，等。例如：取外劳宫一穴，多推久推治疗蛔虫性肠梗阻；清补大肠治疗久痢；揉一窝风治疗风寒腹痛；补脾治慢性咳嗽；清补脾治脾虚胃弱的纳呆；揉二人上马退虚热；推六腑治高热；先天不足揉二人上马；心火上炎清天河水；平肝治慢惊；揉板门治上吐下泻；清胃治呕吐；揉阳池治头痛。凡是久推无害、疗效明显的穴位，都可用作独穴。李德修说：“取穴少，推拿时间长，是我们这一派推拿法的特点，这一特点在临床上取得了较好的效果。”

第三章

李德修四诊特点

小儿推拿属中医范畴,同样也采用中医的诊断方法,即四诊。四诊即望诊、闻诊、问诊、切诊。望诊是观察病人的神色形态;闻诊是听病人的声音和嗅各种排泄物的气味;问诊是问病人的自觉症状和发病过程;切诊是触按病人的脉搏和肢体。

一 望诊

望神

五脏六腑、先后天精气的正常功能体现在精神方面，精神充足表示内脏和形体功能正常；精神萎靡不振，则表示内脏和形体功能失常。对于婴幼儿来说，只要精神尚可，即使暂时病重，一般也愈后较好。反之，如精神不振，倦怠少动，没有生气，即使症状不重，也要多加注意，留心观察。《黄帝内经》上说"得神者昌，失神者亡"，所以有神无神对于病人来说至关重要。

望形态

形是形体，态是动态。人体内的五脏分属五行，外部形骸配合五脏（肺合皮毛、脾合肉、心合脉、肝合筋、肾合骨）。内外是相联系的，即所谓"有诸内，必形诸外"。望形体动态就是了解疾病的现象与本质的关系。

病人形体强壮，肌肉坚实，则少患疾病，即使患病也比较轻浅、易愈；反之，形体衰弱、肌肉瘦削、皮肤枯槁之人，患病的概率要大得多，且恢复较慢，病情较重。

望鼻

鼻为肺窍，古称明堂，在望诊中相当重要。鼻头色青主腹中痛；色黄是内有湿热；色白多为虚寒；色赤是脾肺二经有热；色微黑多为水饮证；鼻孔干燥色黑多为阳热毒盛。

望目

目是五脏精华集萃之处，若见病儿目睛（眼球）黑白分明，并且很精神，虽病易治。若目睛浑浊不清、暗淡无光，患儿不愿睁眼、视物模糊，提示病情严重；若目睛赤红色，多为热证；目睛和眼眶现青色，多为肝脏实热和惊风；目现微黄，多是脾胃衰弱，常伴消化不良；目睛深黄，多见于黄疸；若二目下陷，睡时不能闭合，并有白睛外露，则是身体衰弱已极（如急性腹泻、呕吐、慢惊、发高热等）；目直视而睛不转，多见于脑炎。

望面

面部是十二经总汇之处，五脏的功能状态可以从面部相应部位的颜色变化表现出来，比较容易看出颜色的部位就是明堂、面王、两颧、两颊、人中、地阁等。以上几个部位，若出现青紫色多为惊风、抽搐等病；现赤红色多为伤风、积热、伤寒，或胸部胀痛等；现微黄色多为食积、伤食、呕吐、腹泻，或有虫积等；现苍白色多为肺感风寒（咳嗽、百日咳）、气血衰弱、吐、泻、失血、自汗、盗汗等；现青黑色（唇最明显）提示肾脏将绝，较难治疗，重者死亡，食物中毒、药物中毒也常现青黑色。

望囟门

在婴儿囟门未合时，囟门处和颅骨相平，若有风热、惊风则囟门高起；气血亏损、腹泻严重时则囟门下陷；健康的婴儿在一周岁至一周岁半囟门就能闭合，若是先天不足或生后营养不良，有两三周岁以上囟门还不闭合的（都市内很少见阳光的婴幼儿较多见），这种婴幼儿一般发育得很慢，往往不长寿，或者形成佝偻病。

望指纹

小儿食指掌面外侧明显露出来的脉纹，与面部五色主病相同，但不如面部明显。幼儿咳嗽、肺炎、腹泻、呕吐、失水、失血等则指纹下沉不显，唯有热证、惊风等，指纹才能明显出现。若指纹只在第一节内（风关），说明病情较轻易治；上升至第二节（气关），说明病情已重，需要急治；上升至第三节（命关），并且显出很多枝杈样纹，说明病情已很严重，比较难治。

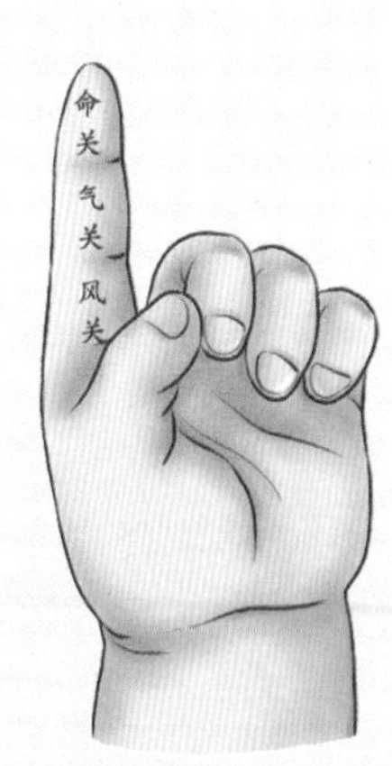

二 闻诊

闻声

幼儿生病伴有哭闹，若声音响亮，气力充足，虽病易治；若声音低微，呼吸急促，提示病情严重。咳嗽痰喘，咳声洪亮，多为风热伤肺，痰壅气道；喷嚏不断，鼻流清涕，常为风寒感冒；阵阵啼哭，弯腰曲背，多为腹痛；哭时头向后仰，多为大热、惊风；声音低微，多为气血衰弱；狂言谵语，多为实热；静默不言，啼而无泪，多为虚寒。

闻气味

患儿呕吐物如有酸腐味多为伤食呕。小便热臭多为心火及肠道积热。大便热臭、酸腐多为伤食泻等。

三 问诊

问诊，可以问幼儿的父母和看护人（如保姆）：

一问幼儿年龄（十足年龄）及得病的日期和原因。

二问病后日间是否厌睡，夜间是否哭闹，以及睡的时间长短。热证或惊风者睡的时间短、易哭闹，虚寒者睡的时间长、不易哭闹。

三问病后吃饭（包括吃奶）情况，吃后吐不吐。吐多为胃热，不吐则脾胃无病易治。

四问大便是硬是溏，次数多少，什么颜色。便硬、次数少，多为实热；便溏、次数多，常为消化不良；混有脓液多为痢；呈绿色者，多因惊。

五问小便是清是浊，量多还是量少。尿量少而浊，多为热证，或伴浮肿、多汗；尿量多而清，或失禁，常为寒证或虚弱证。

四 切诊

切脉是祖国医学诊断疾病的重要方法之一。幼儿发育未全，桡骨和尺骨较短，而且给幼儿切脉时，幼儿不可能像成人那样安静受诊，所以切脉时医生最好用食指来取关部脉（桡骨高突处的动脉处），拇指放在其背面。这样幼儿虽然手在微动，也不妨碍切脉。切完关脉，再切寸脉，最后切尺脉，也可以只切关脉。左手寸、关、尺主心、肝（胆）、肾，右手寸、关、尺主肺、脾（胃）、命门。这里仅把儿科常用的脉象解释如下：

浮 浮脉是在表皮浮动的脉，用手指轻微压于桡动脉上即可触知，有浮动的感觉，若重按时，则反不如轻压时脉动有力，这种脉象表示病在身体的表面，属阳，一般风邪之气等外因病多见浮脉。脉浮紧则多与发热、头痛、恶寒等症并见，宜用发汗祛风的方法治疗。

沉 沉脉在轻压时不能触知，必须重压才能触到，这种脉象表示病在身体内部，属阴，七情、饮食等内因病多见沉脉。沉而有力的脉多为里实或食积，可以泻之；若是沉弱、沉细、沉迟，既不能泻，也不可以汗，应当根据病情加以温补。

迟 迟脉是指脉搏的次数少，一呼一吸为一息，一息四至以下（每分钟 80 次以下）的脉，属阴，主要见于虚寒证。脉沉迟则表示身体机能衰退，治法当以温补。

数 数脉是脉搏快急的意思，就是一呼一吸（一息）六至以上（每分钟脉搏 100 次以上）的脉，属阳，这种脉象表示热病，若是久病的幼儿出现脉沉细而数，则预后不良（婴儿每分钟的脉搏次数随年龄的增长而减少）。

洪 洪脉是指脉搏幅度大，是发热正在进行之脉象，治法可根据幼儿身体强弱或汗或清。久病体弱而脉洪的幼儿，预后不良。

细 细脉与洪脉相反，脉来如发如丝，是气血已亏的脉象，治疗不宜汗，也不宜泻，宜据病情加以温补。

缓 缓脉是和缓的脉，是脉非数非迟的平稳脉搏，也可说是无病脉。

病人若现此脉，虽病易治。

紧 紧脉如用手按压绷紧的绳子，脉与筋肉可以分清，沉紧多为冷痛，浮紧多为风寒。

实 实脉是按之应指有力而坚实的脉，多见于热郁、伤食、气痛、谵语等，治宜根据病情或泻或清，或开郁顺气。

弱 弱脉是指脉软而无力，按之则无，抬手则不能立即触知，多提示病人虚弱。幼儿腹泻时，常有此脉象，治法宜温补。

微 微脉是指脉若有若无，提示心脏衰竭已极，病情严重，必须大补气血。

代 代脉是很危险的脉象，也可以说是将要死亡的脉象，指脉来缓慢而有规律地歇止，即止有定数，如每跳 5 次停 1 次，或每跳 3 次停 1 次，甚至有每跳 2 次停 1 次的。若脉不规律地停止，尚有一点希望；若脉有规律地停止，这是心脏已经衰竭，死亡（休克）即在眼前的征兆。

对小儿，除切脉外，还应进行触诊，用手触摸患儿腹部和手足的皮肤是否和脉象所示一致。若脉浮数，且手足皮肤凉，或手足皮肤凉唯腹部热甚，是热蕴于内，宜急清热；若皮肤热而脉迟，多为虚热，宜温补。

微信扫描二维码

免费看教学视频

第四章

三字经派小儿推拿基本手法

三字经派的推拿手法简单易学,常用的只有八种手法。手法的好坏直接影响治疗效果,如手法不行,就不能达到在体表推拿而体内有感应的"外呼内应"的效果。要做到"一旦临证,机触于外,巧生于内,手随心转,法从手出",非一日之功,需要认真学习和刻苦练习。

推法 要轻而不浮，快而着实。总的要求是“持久、有力、均匀、柔和”。推法是在穴位上用拇指外侧面，或食指、中指的掌面，按着穴位处的皮肤，以固定的幅度、频率向前、向后或来回往复推移，也就是有规律地、轻重均匀地连续直线推动。一般情况下，离心的方向为清，向心的方向为补，来回往复为清补。但有例外，如推天河水一穴，其方向是向心的，属于清法。推动的速度要比较快，力量的轻重，要据患者年龄的大小与体质的强弱而定，原则是以不使皮肤红肿为度。推拿时，蘸一点滑石粉，以取其滑利之效，其他手法有摩擦性的皆同。

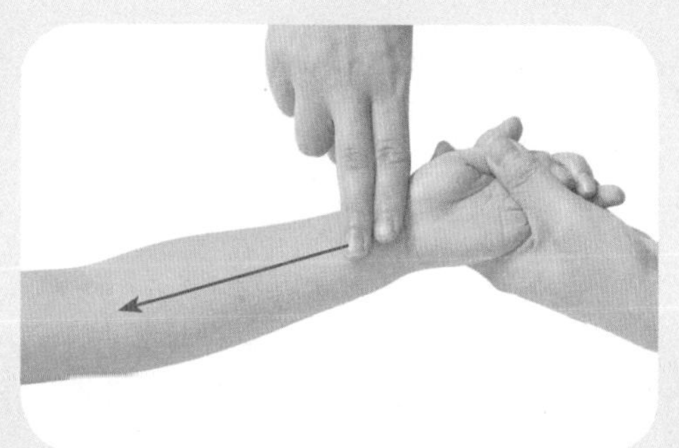

揉法 医者将手指按在操作的穴位上，不离其处而旋转揉动。一般用拇指，或用中指、食指的螺纹面揉之，左揉右揉同数，左揉主升，右揉主降，其作用多偏于补，也有清补的作用。推法用于线状的穴位，揉法则用于点状的穴位，两者都是常用的手法。

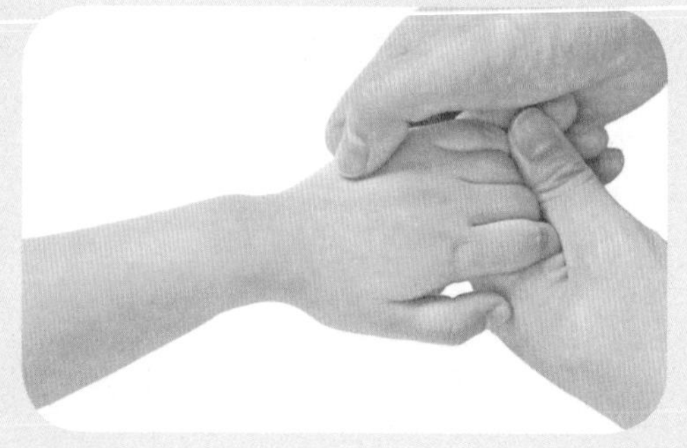

拿法 要刚中有柔，刚柔相济。以拇指、食指两指，或并用中指，夹住穴位，同时用力卡拿。本派拿法专用于列缺穴，是一种强刺激性手法，可发汗、醒神、抑制癫狂等。

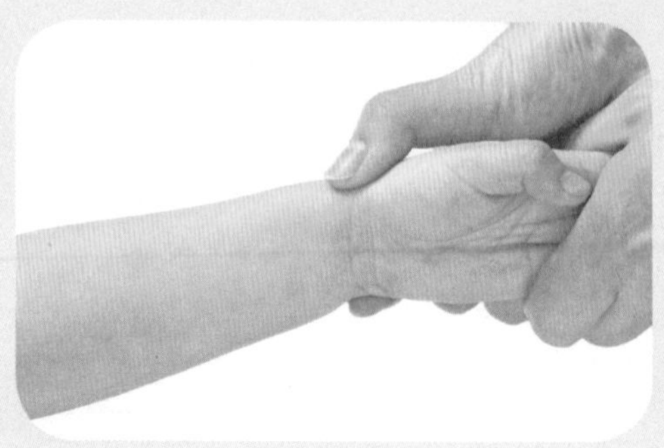

捣法 医者屈中指或食指，以其手背一面近掌之第一指间关节在穴位处均匀地捣打。向离心的方向捣为下捣，向向心的方向捣为上捣，向身体左侧的方向捣为左捣，向身体右侧的方向捣为右捣。其作用在于矫筋脉的拘急，总的功用是升降与矫正。如患急喘、实火、惊悸，可直捣（直上直下地捣），有镇降的疗效。李德修习惯用拇指、食指、中指联捣。

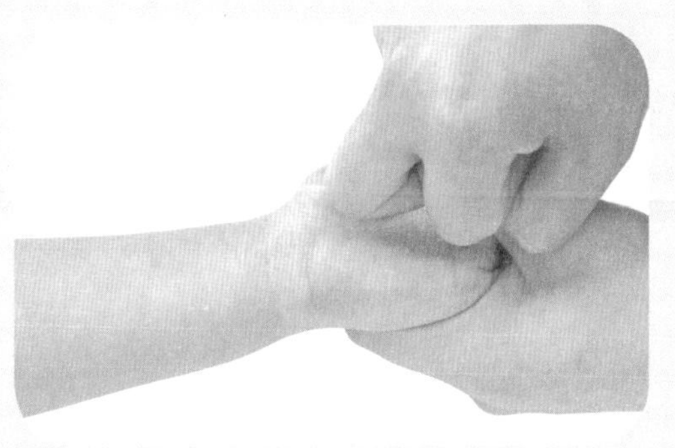

分法 医者用两手拇指的螺纹面同时从穴位中点向两旁做“←·→”方向的推动，为分阴阳疗法。具有分寒热、平气血的作用。

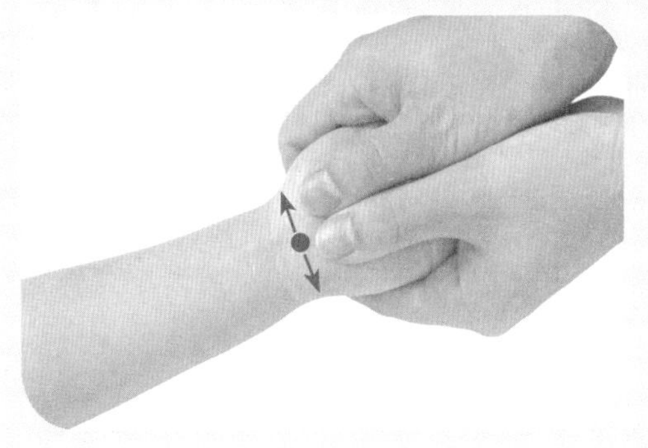

合法 医者用两手拇指的螺纹面同时从穴位左右两边向穴位中点做“→·←”方向的推动，为合阴阳疗法。可使阴阳相交、气血和谐，总的作用是调和阴阳。

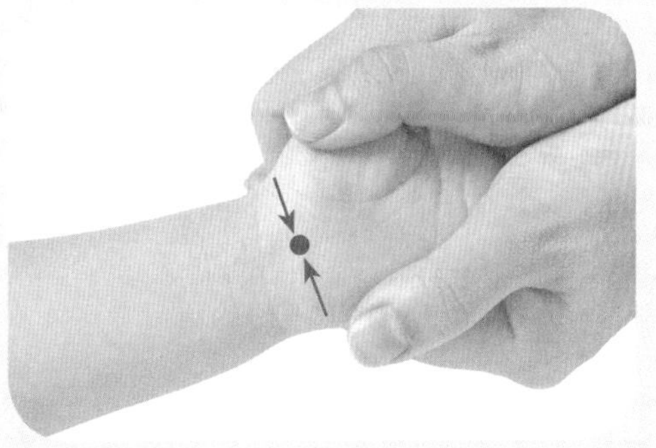

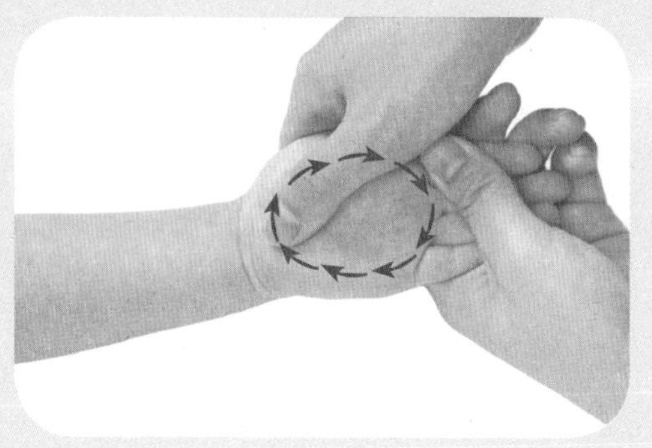

运法 医者用拇指侧面，或食指、中指、无名指指端螺纹面，单用或两指并用（治大人可三指并用）循穴位向一定方向做环转推动，或做半环形推动，叫作运法。环形运法如运八卦，可开气血、痰火之郁结；半环形运法如运水入土、运土入水，可调整水火或土的偏盛偏衰。总的作用是化郁，调整气血、阴阳。

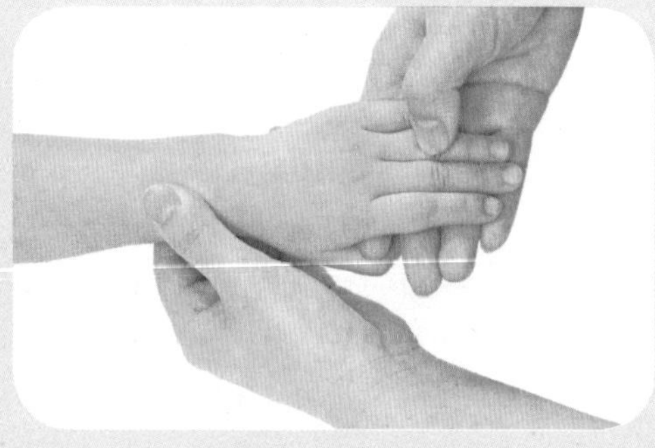

掐法 医者用拇指指端爪甲部掐一定穴位或部位，逐渐用力切掐，可持续用力，也可间歇用力。有镇惊、醒神、开窍之功。

注意：不要长久用力，以免掐破皮肤。

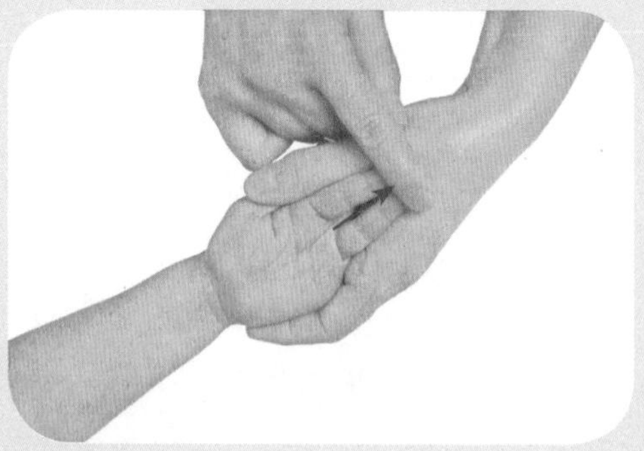

其他手法 另有两个穴位并推的情况，如推法中的平肝清肺并推法，两穴均是从指根推向指尖，或从指尖推向指根，中间只隔一个中指，就可以同时并推。如何隔开呢？幼儿手小，医者可以用自己的中指插在患儿食指和无名指之下，隔开患儿的中指，以食指垫住患儿无名指和食指之端，同时以无名指隔开患儿的小指，然后以食指和/或中指外推，非常方便。也可以用医者的左手握住患儿的中指及小指，使患儿食指、无名指高出在上，推时医者用右手的食指、中指、无名指，单用或两指并用，同时推肝肺两穴，可减少操作时间，效果和分别推每个穴位完全一样。

免费看教学视频

第五章

三字经派穴位考订及操作手法

推拿得效，手法的正确和穴位的准确都是非常重要的。本章将诊疗常用的穴位及李德修医师采用得效的穴位，做简图说明。有的穴位并非针灸学书上所说的穴位，如阳池穴；有的虽有穴位而无用法的，则存而不论，不征引其他推拿学派的资料。本章穴位，其中有的未曾用过，凡用过得效者都做了说明。李老采穴，概用左手，不按照男左女右的旧法。

一、手掌面穴位

大肠穴【功效】清利肠腑。

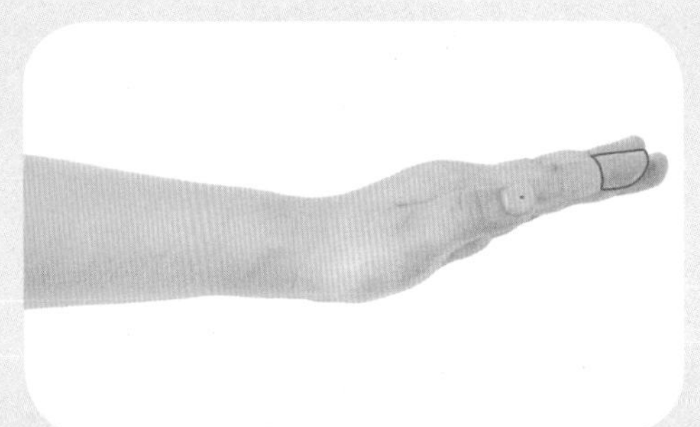

【部位】徐氏原书说在“食指外侧上节，穴如豆粒”。

【主治】腹泻、便秘、积滞等。

【手法】在食指外侧，不必拘于上节，向指尖方向推为清，向虎口方向推为补，来回推为清补，一般不专用补法。

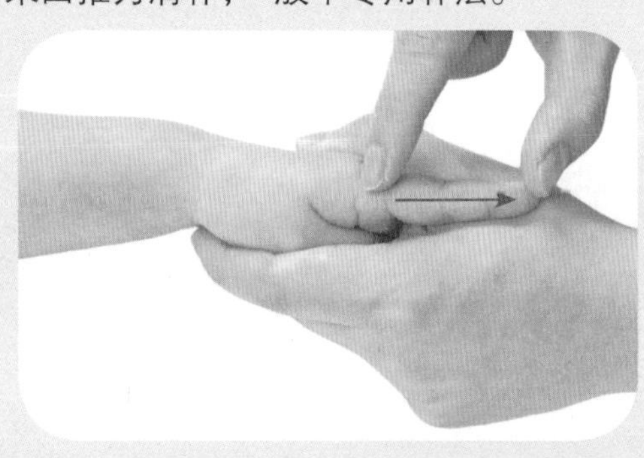

胃穴【功效】清脾胃积热，降气和胃，消导助运化。

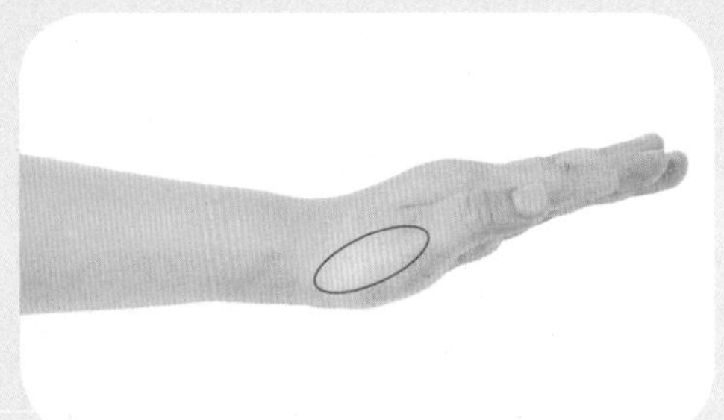

【部位】大鱼际外侧赤白肉际处。

【主治】肚腹胀满，积滞腹痛，恶心呕吐，纳呆，便秘，等。

【手法】大鱼际外缘赤白肉际处，从腕部掌边高骨起，离心推至拇指根，或至拇指第二节，此为清法；反之则为补法。清之则气下降，补之则气上升。因胃气以下行为顺，故一般用清法。

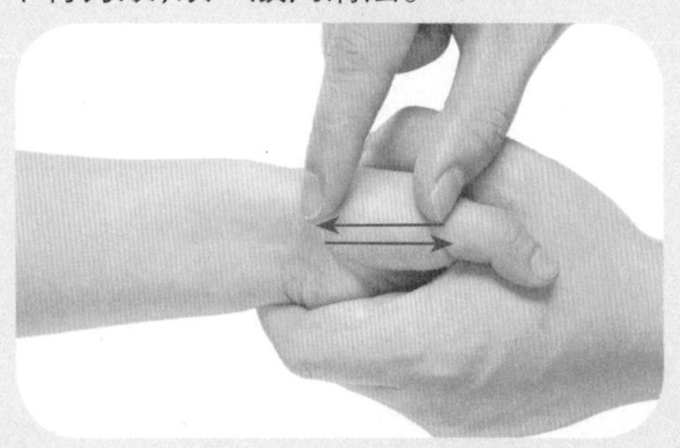

专家心得

本派认为胃穴部位有二：一是拇指下节为胃穴，二是大鱼际外缘白皮与掌背黄皮交界处（赤白肉际处），下齐艮卦部位，亦即小天心穴旁为胃之“真穴”。目前以推拿大鱼际外侧赤白肉际处为主。

心穴【功效】清心安神，镇惊益智。

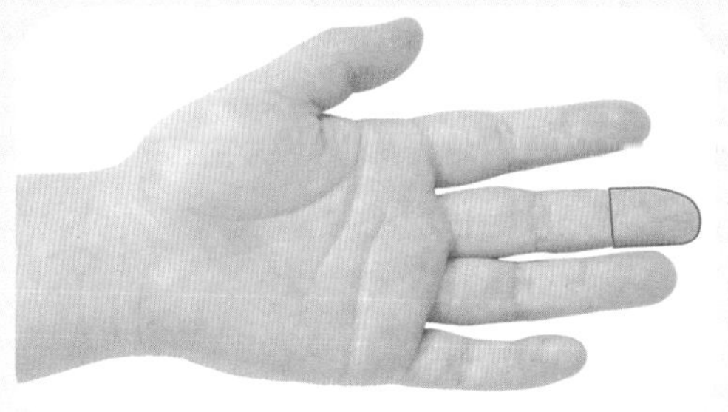

【手法】在中指末节，一般用清补法，从指端到指根来回推之，称为清补心法。

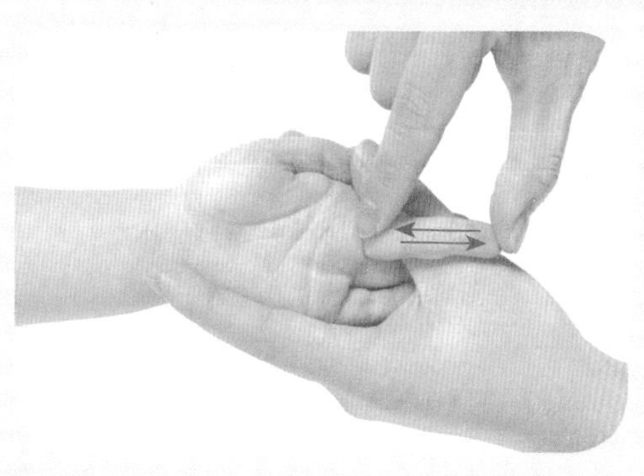

【部位】中指末节掌面（螺纹面）。

【主治】身热无汗，高热神昏，烦躁，夜啼。

专家心得

心血亏，可用清补心法来回推。如无虚，不可妄补。如有心火，也不得用清法，而以推天河水代之。

肺穴【功效】宣通肺气，发散外邪。

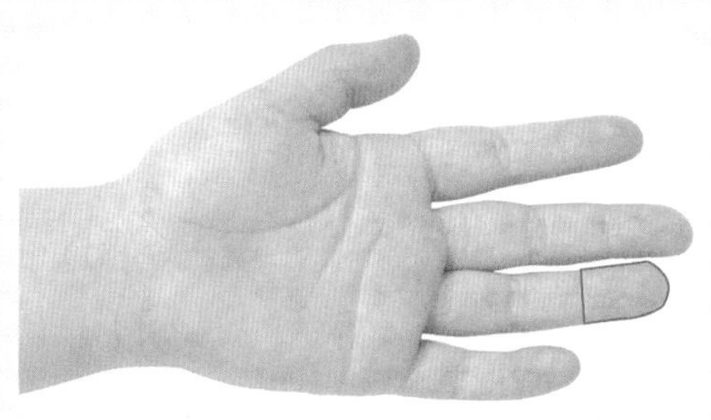

【手法】穴位在无名指末节掌面，清法从无名指指根推到指端，补法从无名指指端推到指根，但补法较少用。

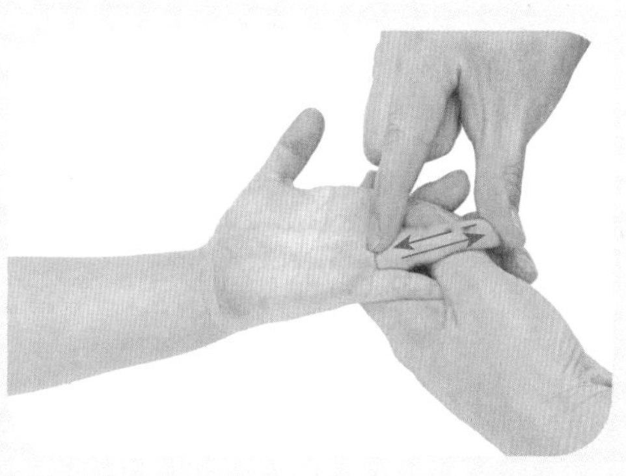

【部位】无名指末节掌面。

专家心得

清肺法常与平肝、推天河水配合应用。退热，治肺炎、肺热，透发麻疹，都用这三个穴。肺非极虚不宜妄补，补则呼吸满闷。如欲补肺，可用补脾法培土生金以代之。

【主治】咳嗽，气喘，伤风感冒。

肝穴【**功效**】疏理肝气，发散外邪，平肝镇惊。

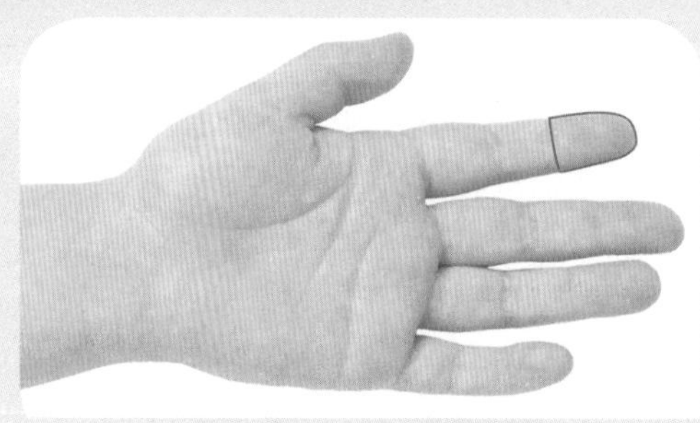

【手法】一般用清法，习惯称为平肝。肝穴的部位在食指末节掌面，其清法是从食指根起一直推到指端，其补法是从指端推到指根。肝主升，补法亦为升，因此非肝极虚不可妄用补法。

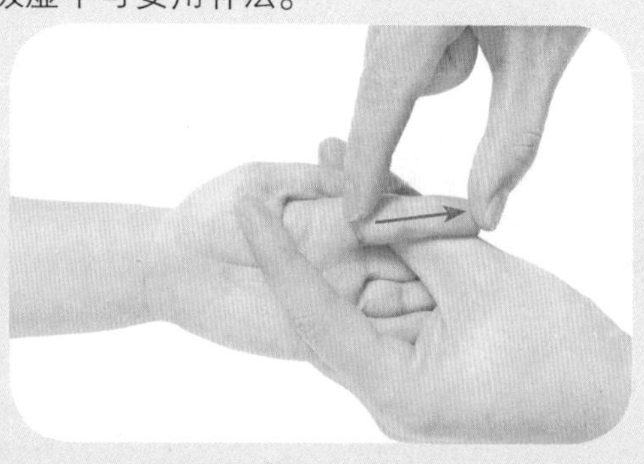

【部位】食指末节掌面。

【主治】急慢惊风，小儿夜啼，伤风感冒，透发斑疹。

专家心得

肝为将军之官，宜平而不宜补。肾水能生肝木，补肾水即可养肝。如山根见青色(山根位置:两目内眦中间鼻梁上低洼处)，为肝有风热，先辨其虚实，实者用平肝法，虚者用补肾法。平肝、清肺、推天河水，三穴配合以清之，即使是麻疹发热，也可应用。因为此三穴配合同时也有表散的力量，可以助疹外透，并可制止发热上冲，且可防止并发肺炎。如已发生肺炎，这三个穴仍然是对症的。此外，肝气郁结、抑郁，也可以专用平肝法，其功效与方剂中的“逍遥散”相同。遇肝虚欲脱，方可酌用直接的补法。

胆穴【**功效**】疏肝利胆，镇惊。

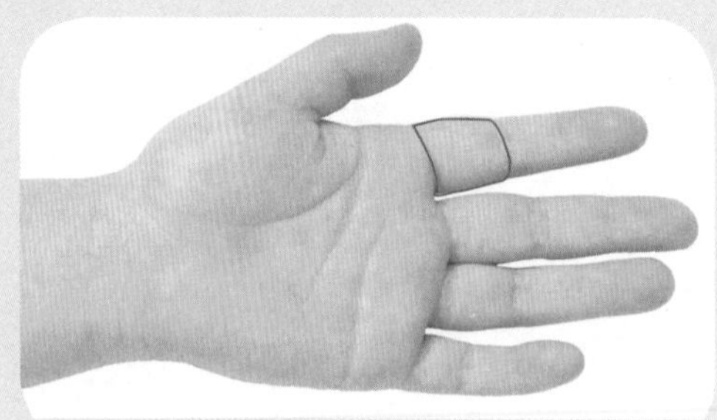

【手法】一般不专用，平肝时连同此穴一并推之。

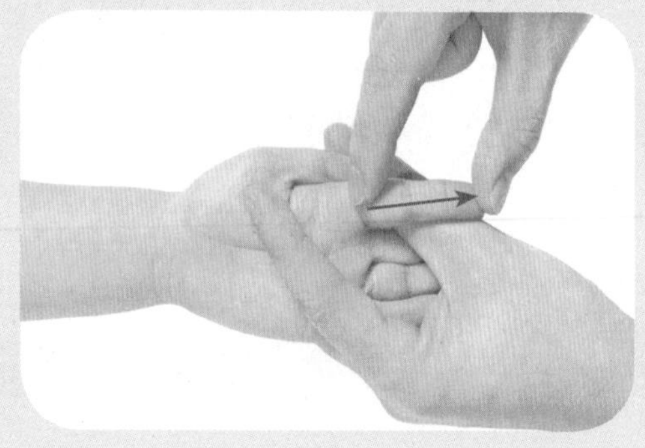

【部位】食指第一节掌面。

【主治】夜啼，惊证，口舌生疮等。

脾穴

【功效】健脾益气，调理中焦。

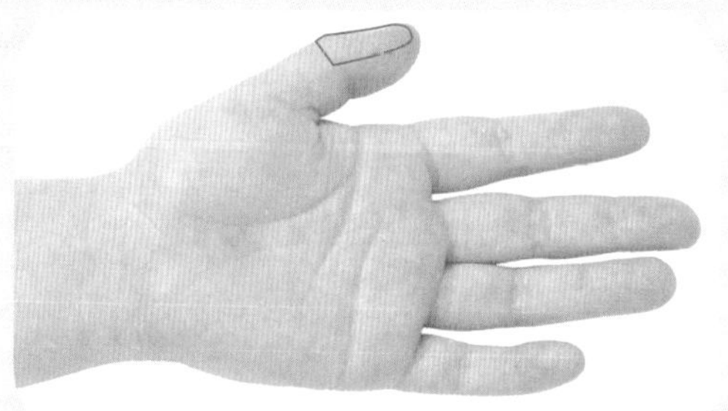

【主治】积滞，腹泻，便秘，虚劳喘嗽，口舌生疮等。

【部位】拇指末节外侧，赤白肉际处。

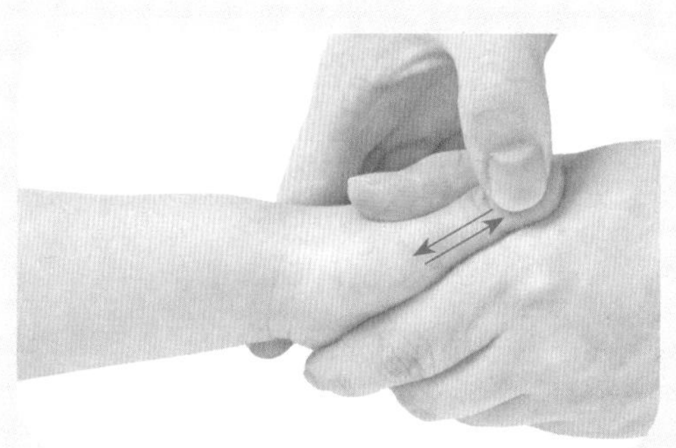

【手法】小儿屈指（不屈亦可），医者向心推之为补；小儿直指，医者离心推之为清，来回推之为清补。拇指的指端末节为其本穴，下节外侧就属胃穴了。因此徐氏原书说推时要拇指内屈，为的是推时不至连及胃穴。但李医师推时并未将两节严格分开，推脾穴时不用屈指，往往连及下节，疗效是一样的。

专家心得

脾虚作泻，先清补大肠以止泻，然后清补脾以加强消化健运。大便燥结，离心推拇指外侧，以泻其火，再用泻大肠法，燥结可愈，后用补肾法以善其后。

脱肛者，先补脾土以生肺金，然后揉二人上马以治肾寒，再补肾水以生肝木，使木安而不克土，最后清补大肠，以加强大肠之功能，必愈。

喘嗽虚证，为肺、脾、肾皆虚，先揉二人上马以补肾中水火，次清肺以清热平气逆，最后补脾土以生肺金。

心脾火盛，口舌生疮，手热身热，先推天河水，然后清补脾。

唇裂肿痛，口外生疮，上眼皮肿，皆属脾火，也有因感寒而肿的，李医师一律用清补脾法通治。

脾主四肢，又主肌肉，如瘫痪无热及软骨症等，皆可多用补脾法为治。

内劳宫

【功效】清热除烦。

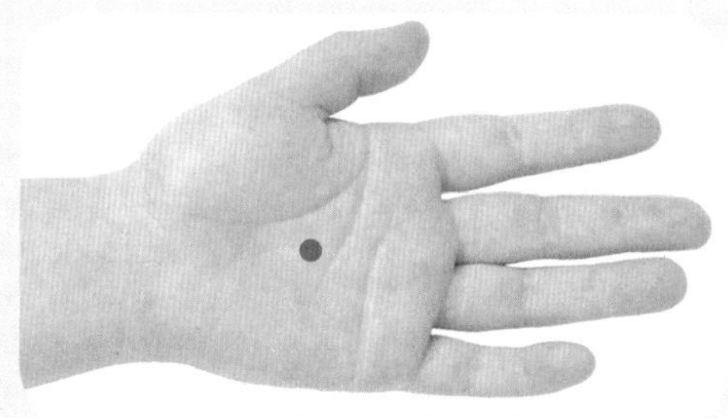

【注】此穴属心，能清心火，但徐氏书中只在论“独穴”处简略一提，并未谈到手法。李医师也未用过，清心火以推天河水代之。

利小便穴【功效】宣通气机，利水通淋。

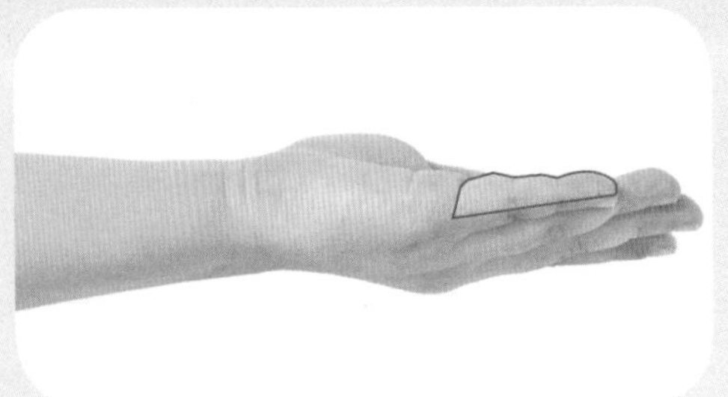

【部位】小指外侧，从指根到指端，赤白肉际处。

徐氏并未指明小肠穴与膀胱穴各自的部位，以他穴之例推想，小肠穴当在小指末节外侧，膀胱穴在小指第一节外侧，因两穴皆利小便，故不须截然分开。

【手法】在小指外侧，从指根推到指端为清，来回推为清补，不单用补法。

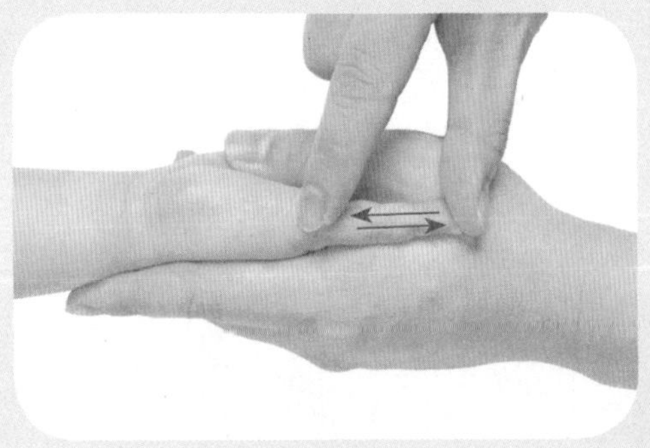

【主治】尿潴留，小便不利，湿热腹泻。

专家心得

膀胱气化不行，则小便不利，需用清法以化郁行气，如因肾虚可加补肾及揉二人上马，以补肾中水火。小肠能泌别水液清浊，用清补法，可以利水道而通小便。

板门【功效】宽胸膈，利胃肠。

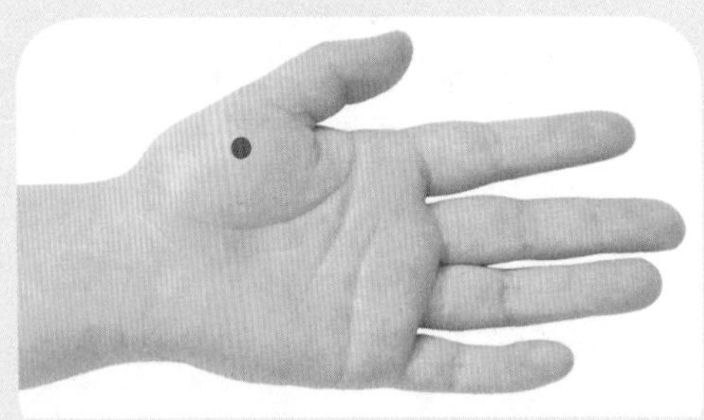

【部位】掌面大鱼际中点，从虎口到腕横纹桡侧端画一直线，在线中点取穴，以指点之，觉有物如筋头，大如小豆粒，重按之则酸麻，即为板门部位。

【手法】以拇指端点住筋头状物，左右旋揉同数。

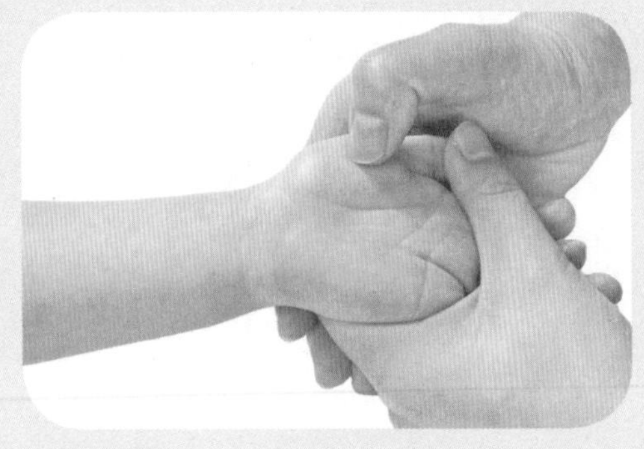

【主治】呕吐，腹泻，幽门狭窄、痉挛，贲门松弛等。

五经穴

【功效】调理五脏六腑之气。

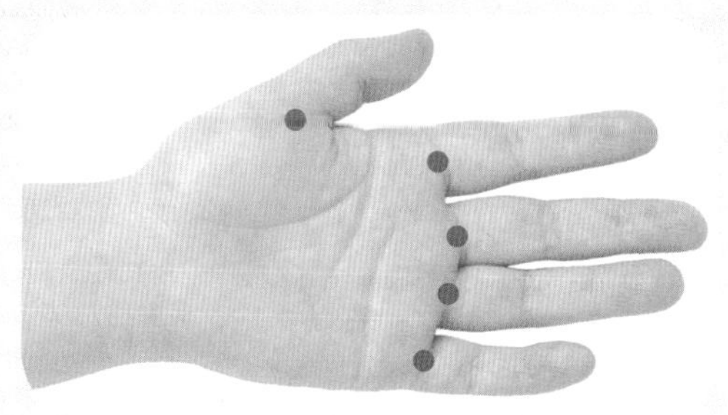

【部位】在掌面，五指根连掌面之横纹正中，每指根一穴，总名五经穴。

【手法】用拇指端来回推之。

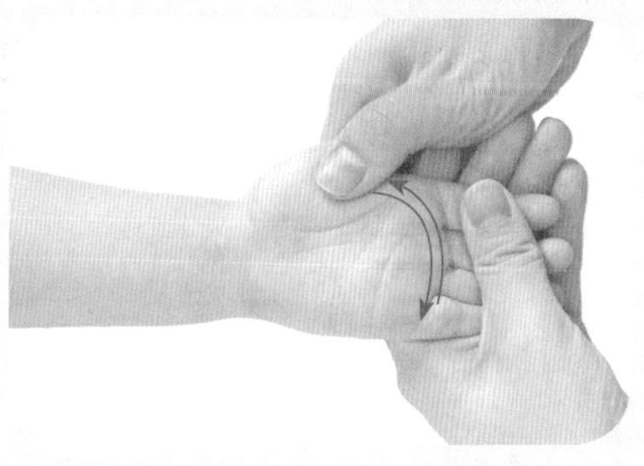

【主治】积滞，纳呆，腹胀，便秘。

专家心得

徐氏云："五经穴，五指根纹，来回推之，开脏腑寒火。"心得其意，用推揉法。

八卦

【功效】行气宽中，利膈消滞。

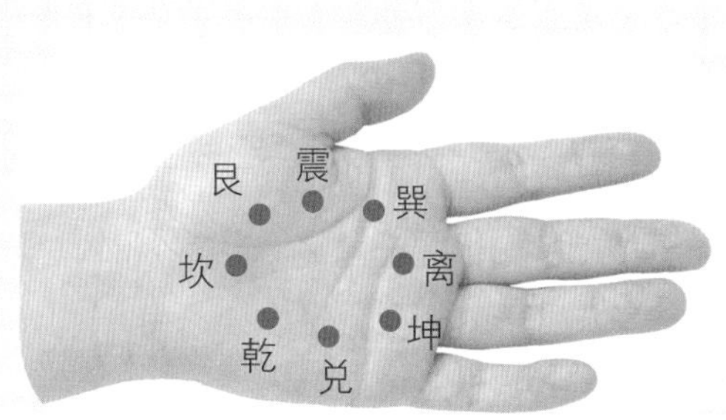

【部位】掌中围绕掌心内劳宫穴一周，缘掌根凹下处及掌边高起之边缘，按乾、坎、艮、震、巽、离、坤、兑八卦分布，呈环状。

【主治】胸腹胀痛，咳嗽痰喘，百日咳，积滞，纳呆。

【手法】用运法，自乾宫起至兑宫止，周而复始，旋转摩擦之，为顺运八卦，反之从艮卦推至震卦则为逆运八卦。但离宫属心，不宜强刺激，故运至离宫处下按宜轻，或用医者左手大指微掩其处而运之。

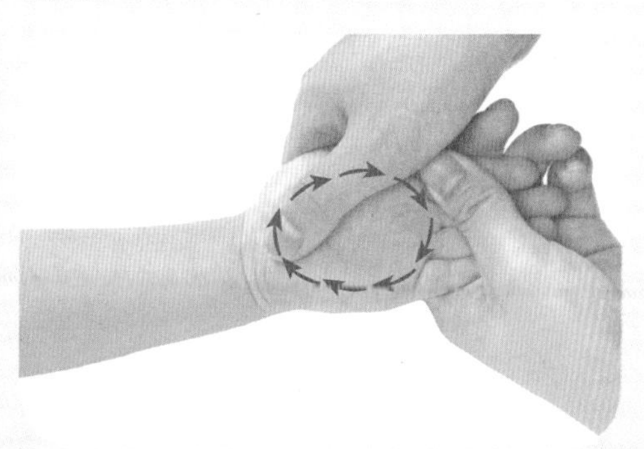

专家心得

五脏之气不调而诱发胸膈作闷、痰火郁结、喘嗽交作、百日咳等，都可用运八卦法，以宽胸利膈、开郁降气，且能助气调气，加强中气的运化力量，并能消痞化积。

大四横纹【功效】调理脏腑，疏通气机。

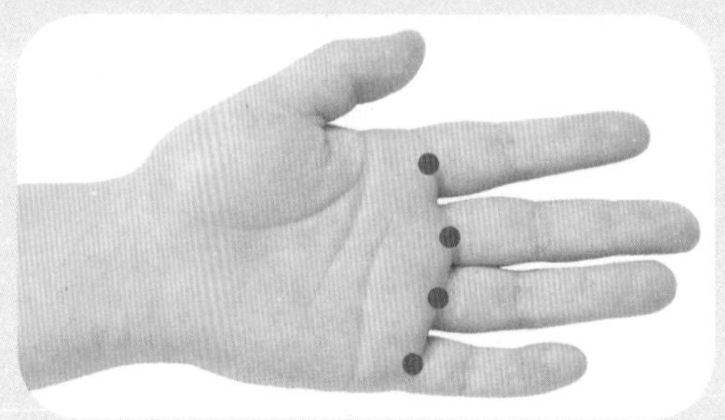

【部位】食指、中指、无名指、小指根各指连掌面之横纹正中，即五经穴除去拇指处穴。

【主治】腹胀，腹痛，干咳少痰，积滞，纳呆，便秘，泄泻等。

【手法】以拇指端侧面自小儿食指根推至小指根，来回推之，也可用揉法。

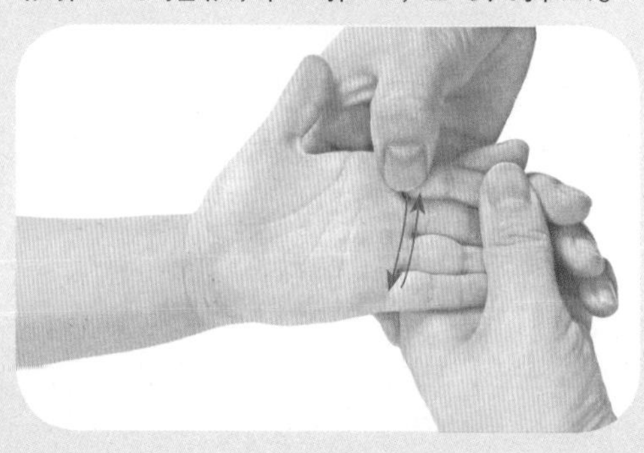

专家心得

来回推之，调理脏腑寒火，治腹胀。揉之，能和气血，功用同五经穴。

小天心【功效】镇惊安神，益智。

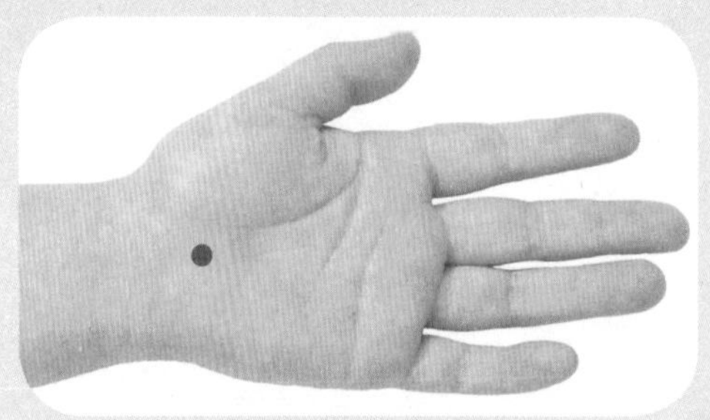

【部位】在掌根部大小鱼际之交点，八卦之坎宫部位，即过掌中心从腕横纹起到指根之连线四分之，从腕横纹数第一分点，左右两边凸肉之间凹处为小天心穴。

【手法】用捣法，上下左右捣或直捣。

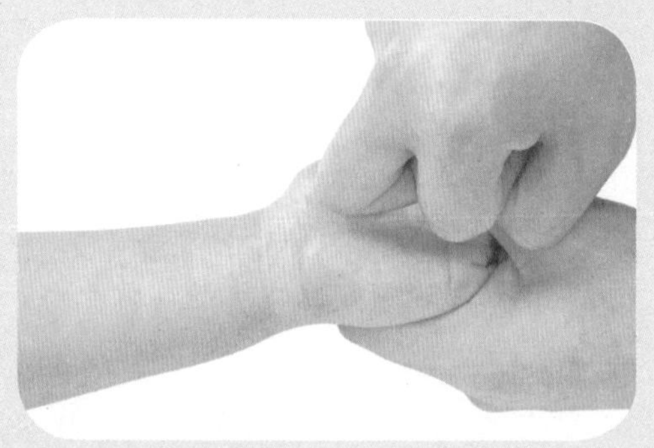

【主治】斜视，惊证，慢惊风。

专家心得

眼睛向上下左右翻或向一侧斜，治疗时向相反方向捣小天心以纠正之，如左斜向右捣，上翻向下捣，得纠正即止，不可过捣。风热上冲头目、角弓反张，用下捣法。亦有前仆而不后仰之症（俗名“磕头风”），可用上捣法。急喘实火，则用直捣法。

分阴阳【功效】和气血,调阴阳,分寒热。

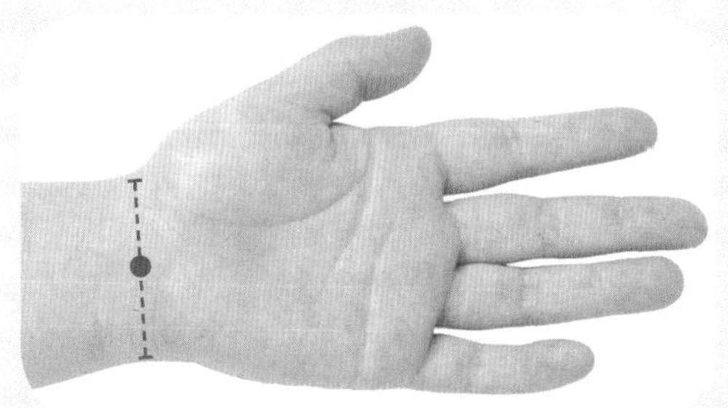

【部位】徐氏说:“从小天心上横纹处两分,外推之。”但小天心上除掌根外别无横纹,从掌根中心向两旁推则又非是。李医师指出,应为从小天心略偏向掌根横纹处用两拇指向两旁分推。(有人将两边的穴位称为阳池、阴池,但不是本书所指推拿穴位的阳池穴。)

【手法】用两拇指螺纹面从穴位中点向左右分推。

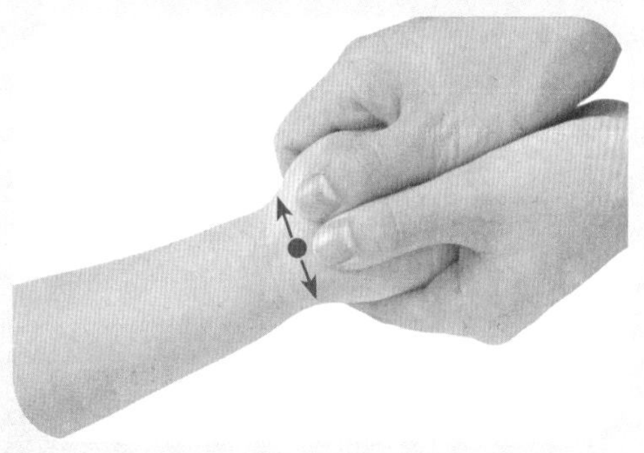

【主治】寒热往来,气血不和,胸膈满闷。

合阴阳【功效】能使阴阳相交,气血谐和。

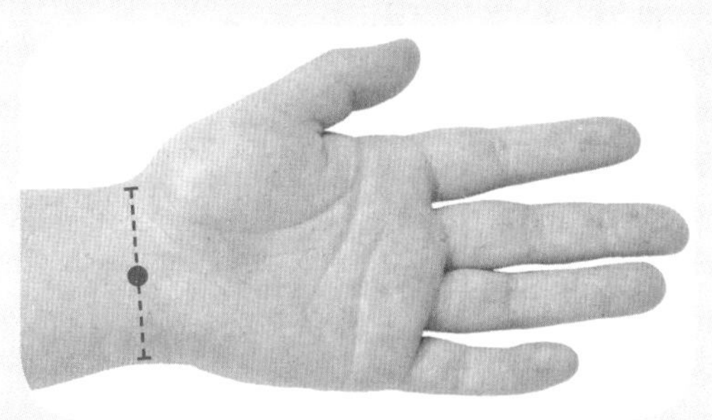

【部位】从小天心略偏向掌根横纹处,用两拇指从两旁向中心推。

【手法】与分阴阳相反,照前部位从两边向中心合推之。

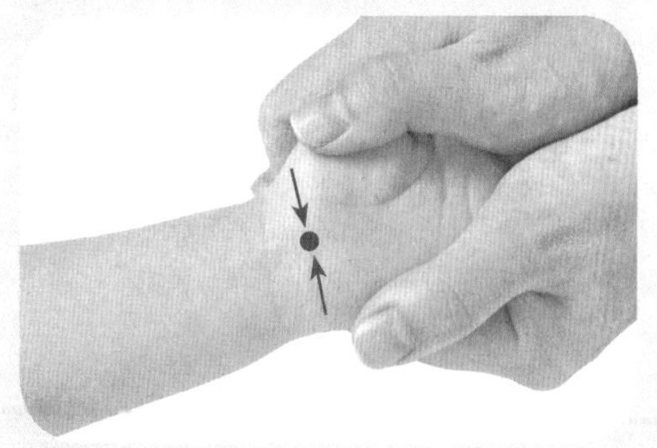

【主治】胸膈满闷,气血不和。

专家心得

徐氏说用本法与他穴配合治痰涎壅盛,先推肾穴取热,次用合阴阳法,最后推天河水,其痰既散。徐氏推各穴皆 300 次,应酌量增加。

肾穴

【功效】益气固脱，补肾养肝。

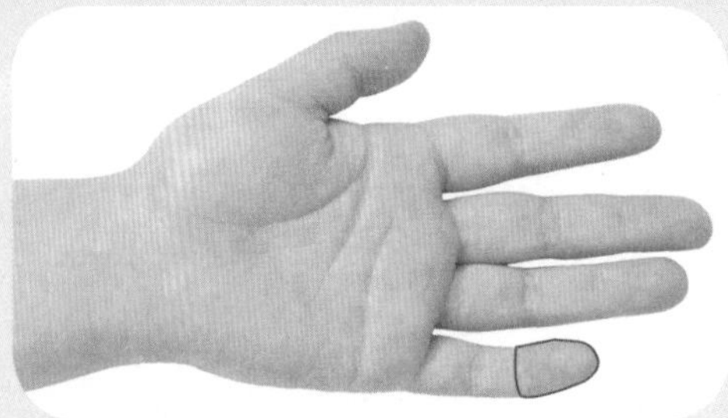

【部位】小指末节掌面。

【主治】遗尿，脱肛，泄泻，虚劳喘嗽等。

【手法】从小指端推到指根连掌处为补法，不用清法。

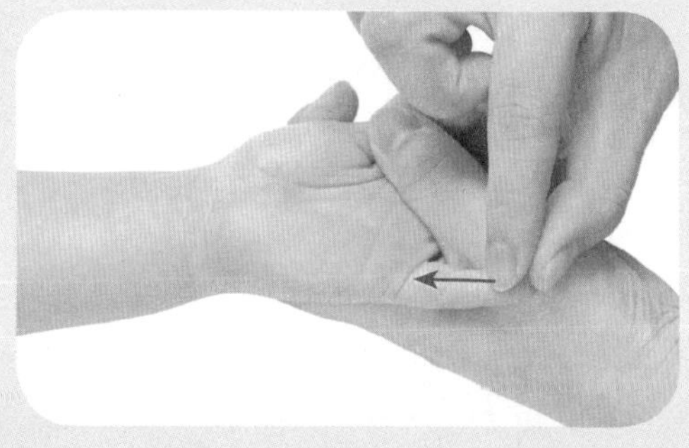

专家心得

肾水不足，虚火上炎，非一般清热法所能降，必须用补肾法以滋肾水，则虚火自退。肝不宜补，肝虚者，用补肾法生肾水以养肝，即可补肝。

小横纹

【功效】化痰止咳，清利湿热。

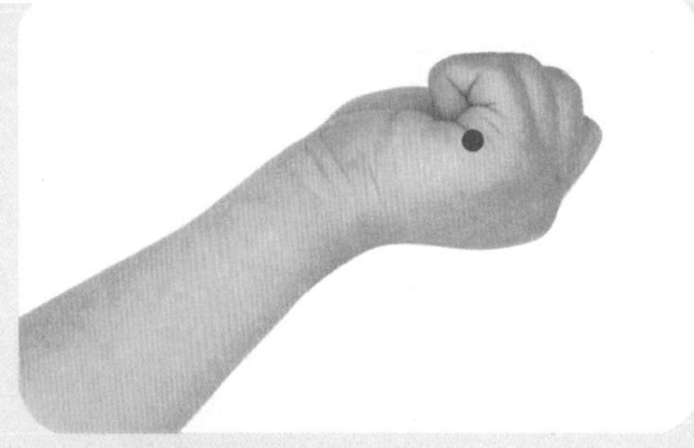

【部位】小指掌指关节下横纹，穴在纹中偏外处。

【手法】揉之，左右同数。

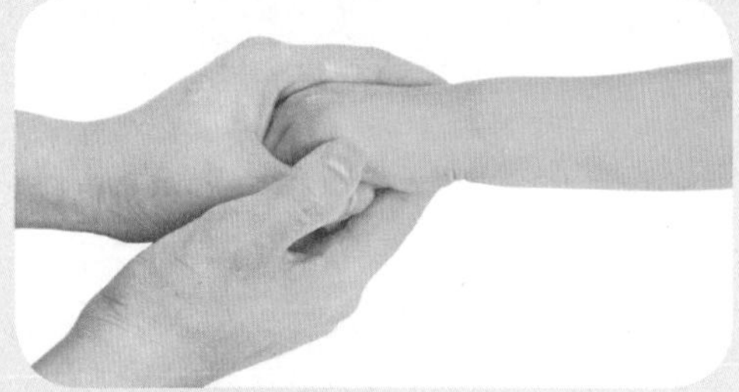

【主治】喘嗽（气管炎），肺炎，积滞，口疮。

膻中穴

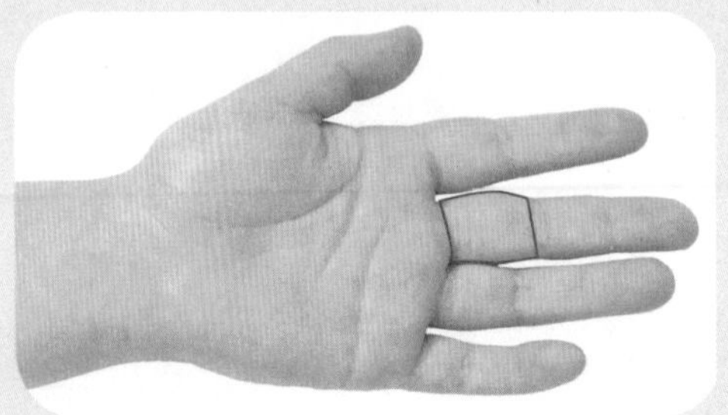

【部位】在中指第一节掌面，未见李医师应用。（本穴与人体任脉之膻中穴同名，但并非同一穴位。）

天门入虎口

【功效】健脾和胃，顺气和血。

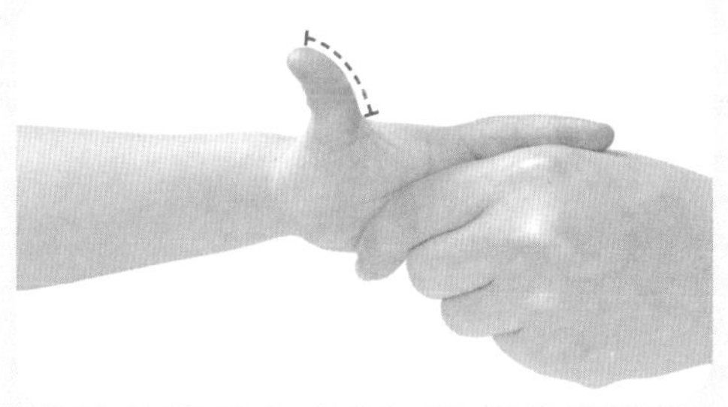

【部位】拇指内侧。

【主治】腹痛，泻痢，积滞，纳呆。

【手法】拇指内侧，由指端下推至指根。

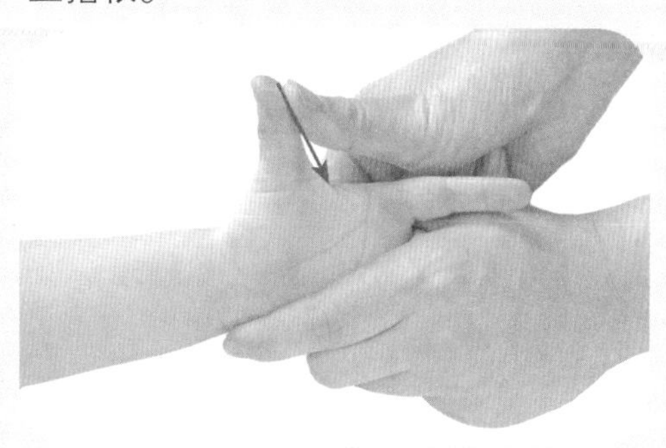

虎口入天门

【功效】健脾和胃，顺气和血。

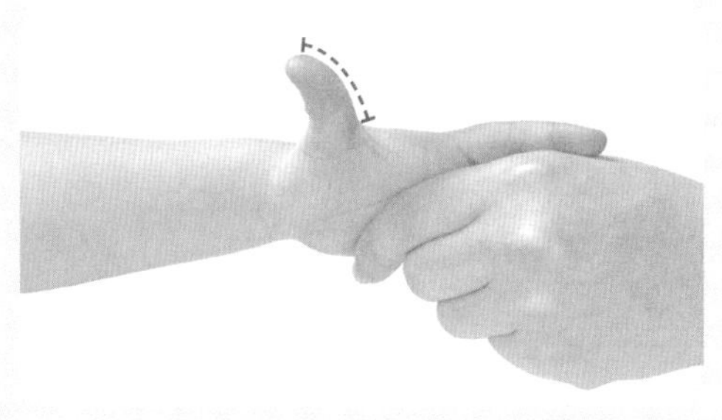

【部位】拇指内侧。

【手法】徐氏书云："自食指下节（应为食指第一节）上推，为虎口入天门。"

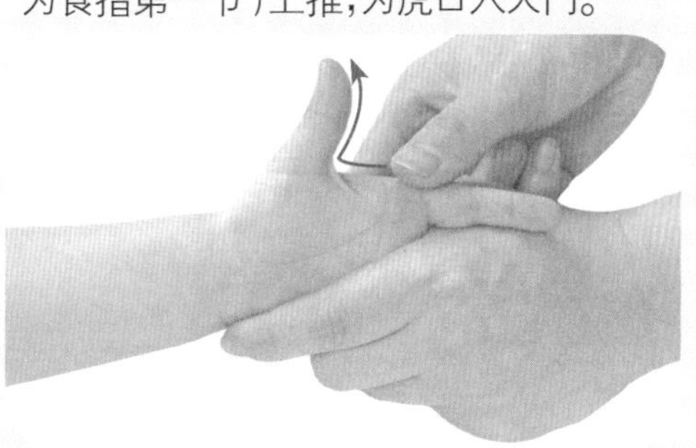

【主治】徐氏并未说明其主治，且与大肠穴重复。李老亦未用过，姑且存待考证。

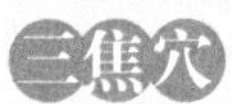

三焦穴

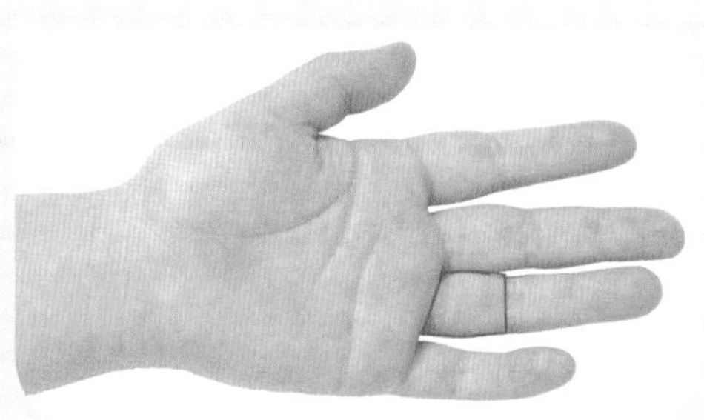

【部位】无名指第一节掌面。

【手法】不专用，清肺时连同此穴一并推之。

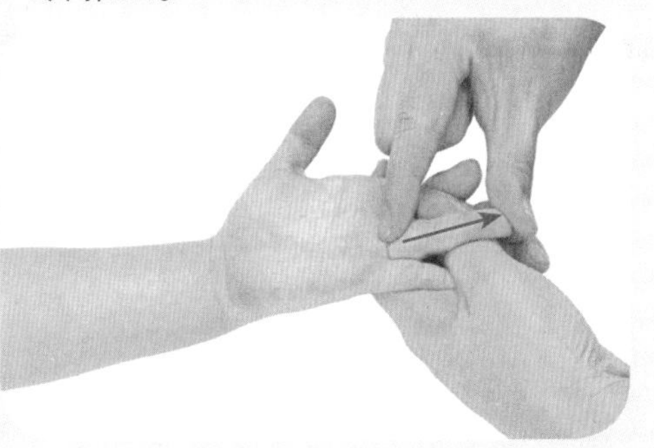

运水入土【功效】补肾健脾。

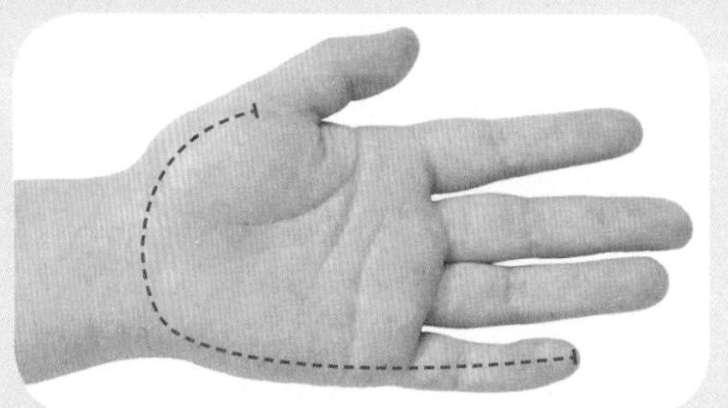

【部位】自掌面小指尖沿掌边至坎宫。（李医师说应推到拇指根部）。

【主治】疳积，痢疾，腹泻，便秘等。

【手法】从小指尖沿掌边推至拇指根。

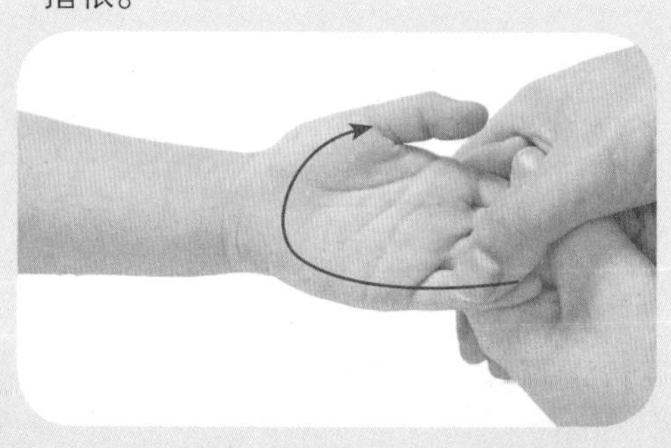

运土入水【功效】健脾补肾。

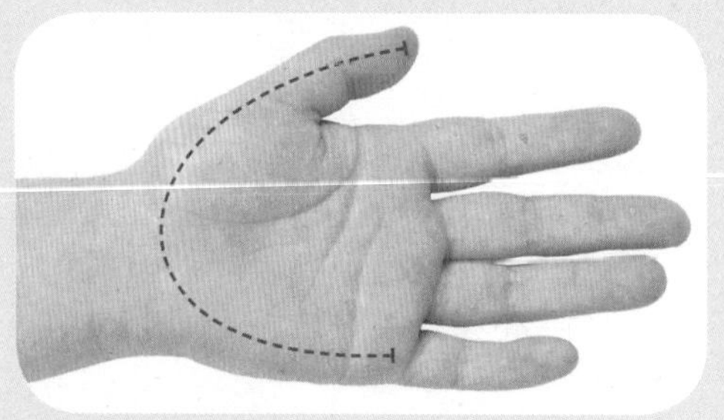

【部位】自掌面拇指尖沿掌边至小指根。

【主治】消化不良，吐泻，痢疾。

【手法】自掌面拇指尖沿掌边推至小指根。

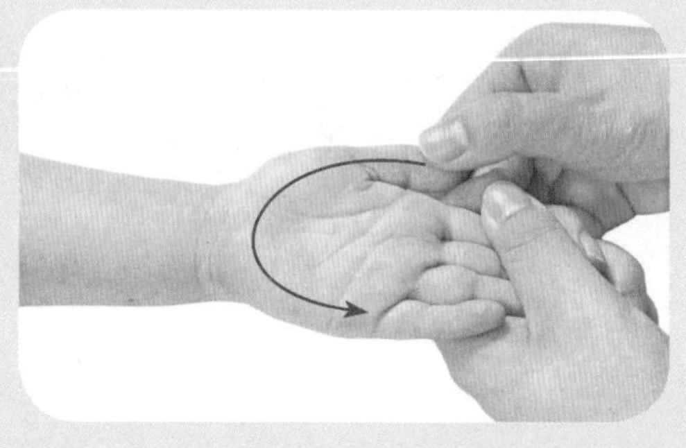

后溪穴【功效】行气消滞。

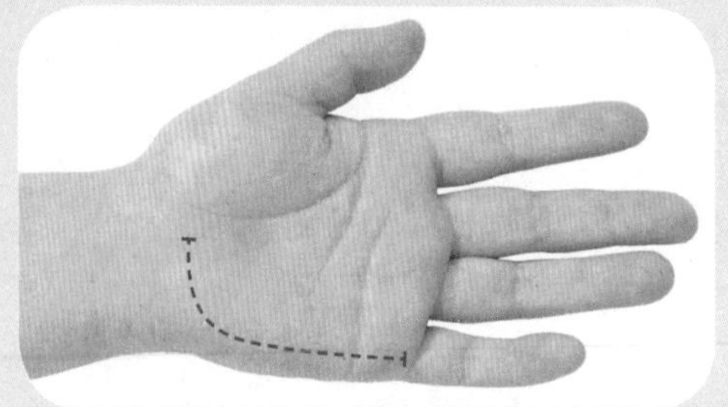

【部位】从小指侧掌指关节下横纹起沿掌边引弧线至近坎宫处。

【手法】从小指侧掌指横纹推至近坎宫处。

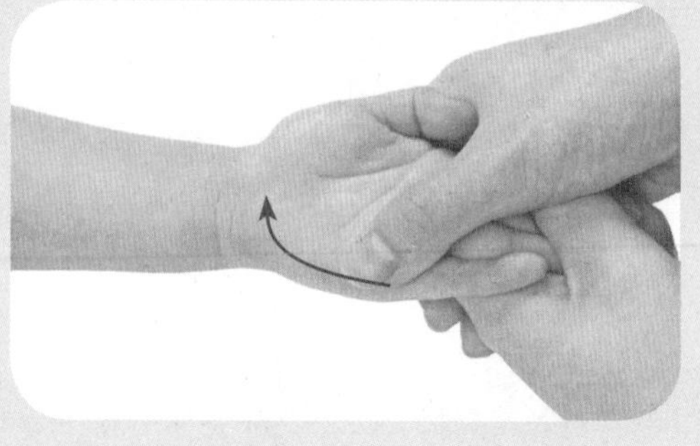

【主治】积滞，纳呆，小便赤涩不利。

六腑

【功效】清脏腑之实热，消积导滞。

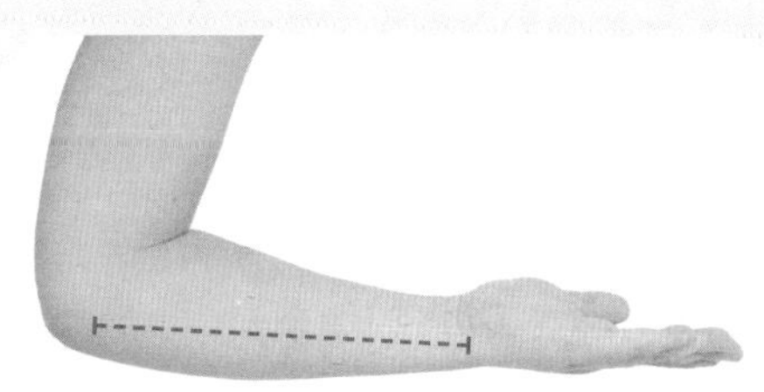

【手法】从肘横纹推至腕横纹，需将患者之手臂顺正，使小指在下呈立掌，或小指在上呈立掌。

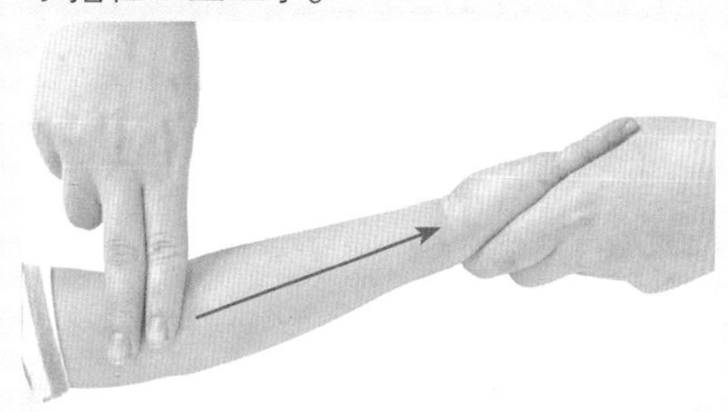

【部位】前臂尺侧（小指侧）一面，从肘弯至腕横纹，为线型穴。

【主治】感冒发热，壮热不退，便秘，积滞，腹泻。

专家心得

此为凉穴。徐氏说："大补元精，即心血也。"体会其意，这一穴虽为凉穴，也非一味寒凉，同时也有壮水制火、滋阴潜阳之义。因此，即使兼有虚热也可用它。徐氏特别提出温毒颈肿，喉痹窒息，推此 30000 次立愈。不论肿左肿右，或夜轻日重，都可取此穴。此外，凡虚热证，疮疹痘斑，头、目、牙、耳实火都可专用此穴，以愈为度。又说：痴癫痰迷心窍，推此穴 15000 次有效，又方如下：六腑为君，推 15000 次；天河水为臣，推 10000 次；后溪穴为佐，推 4500 次；三关为使，推 500 次。共 30000 次。

天河水

【功效】清心除烦，镇惊安神，退热发表。

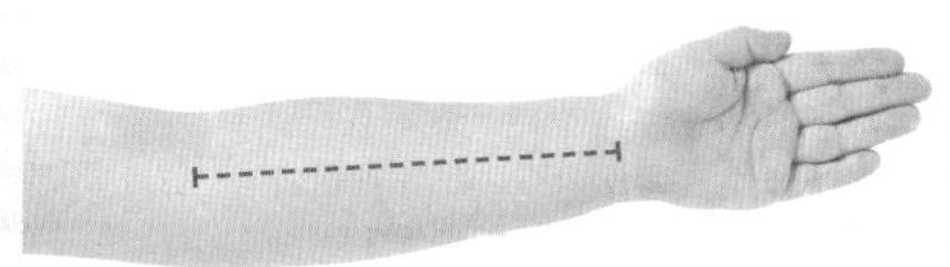

【手法】由腕横纹中点推至肘横纹，直线推动，用力要匀。

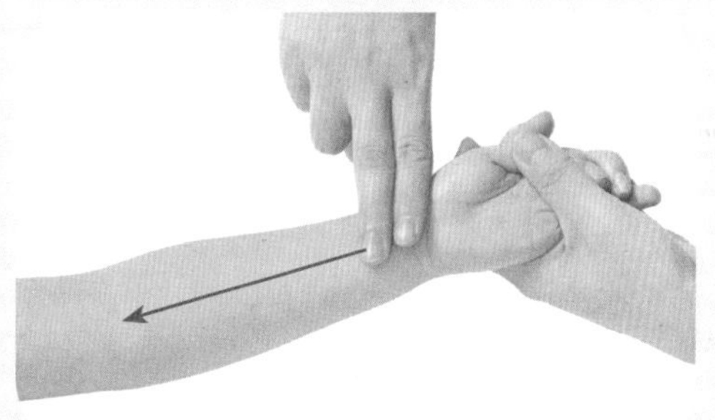

【部位】掌面自腕横纹中点起，向肘部至肘横纹而止，为线型穴。

【主治】感冒发热，惊慌不安，口舌生疮，烦躁不寐。心经有热亦用此穴清之。

三关【功效】回阳生热，温暖下元。

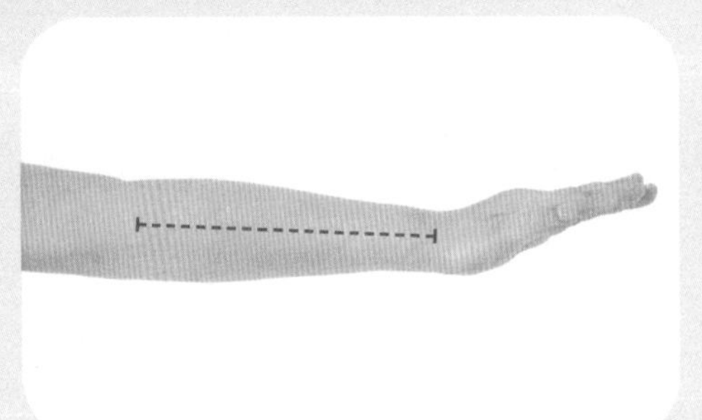

【部位】在前臂桡侧（拇指侧）一面，从腕横纹起至肘部，为线型穴。

【主治】风寒感冒，下元虚寒。

【手法】将患者左臂顺正，使拇指在上，推的部位保持在前臂的上侧，自腕横纹推至肘横纹，用力要匀。

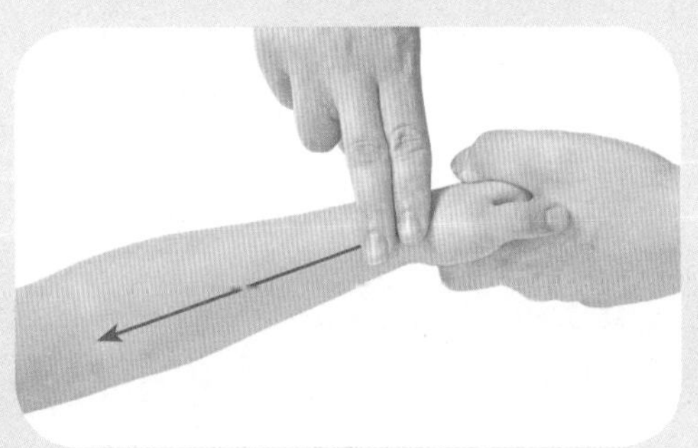

专家心得

此为暖穴，大补肾中元气，回阳生热。寒痰迷塞心窍，推500次即有效。徐氏说用以治“痴”，效果显著。中风病，需用热力祛风、开郁、祛痰，以此独穴多推，以醒为度。

二、手掌背穴位

五指节【功效】镇惊安神，调和气血。

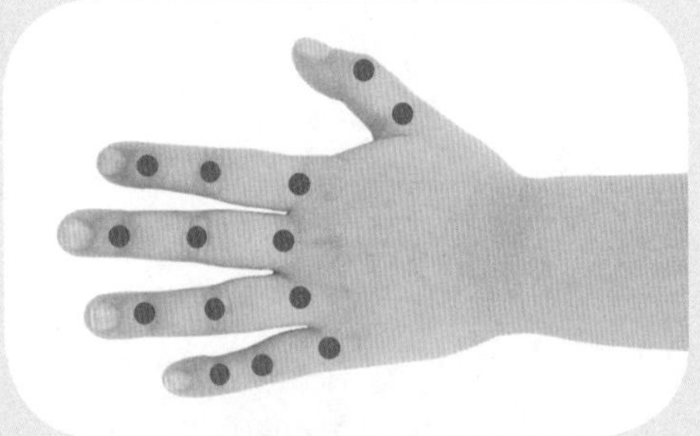

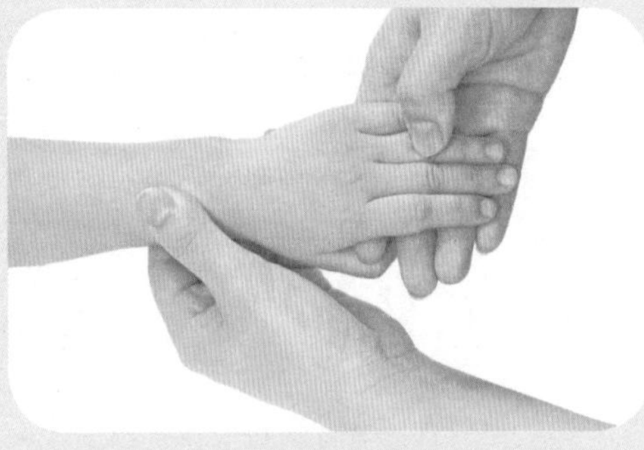

【部位】五指各关节。

【主治】伤风感冒，积滞，泄泻等。

【手法】用拇指端指甲揉、捻、掐之。

专家心得

掌面和掌背五指各关节皆属五指节，掐五指节时掌面和掌背均可。多用得效，诸穴推毕，都可用此法以和气血。

外劳宫【功效】温里祛寒，止痛。

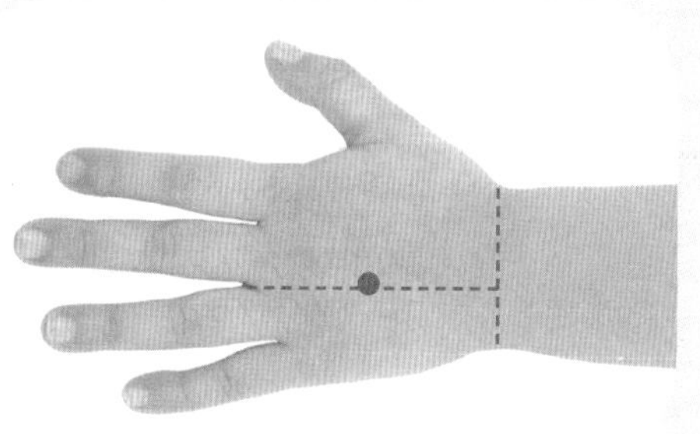

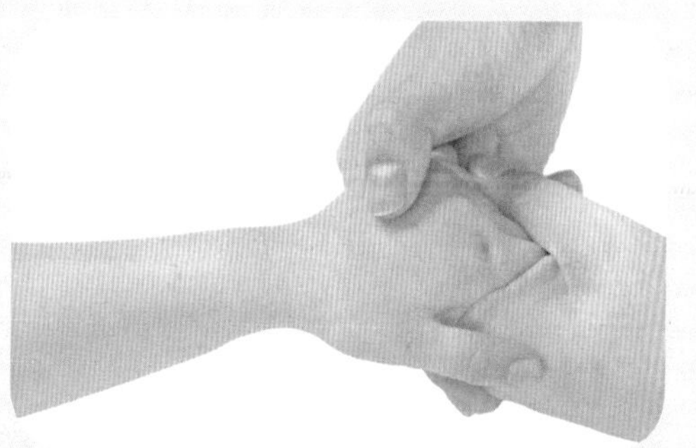

【部位】在掌背正中第3、第4掌骨中间凹处，与内劳宫相对。

【手法】左右揉同数，揉时应屈患者小指。

【主治】腹痛，腹泻，胃脘疼痛。

专家心得

此为暖穴，善治下元寒证。凡脏腑风寒冷痛，腹痛属寒，日久不愈，揉不计数，以愈为度。

一窝风【功效】温中散寒，通窍。

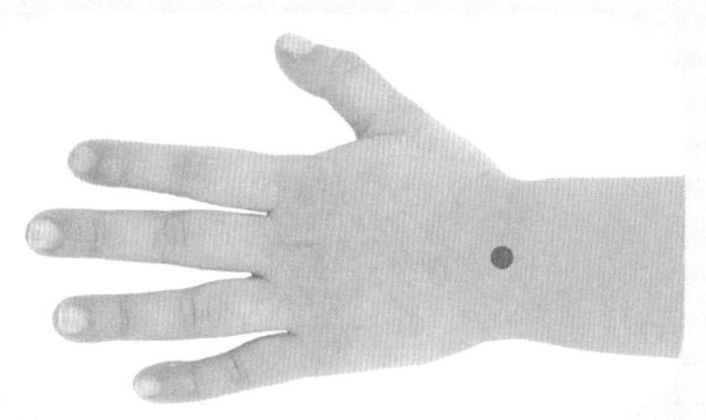

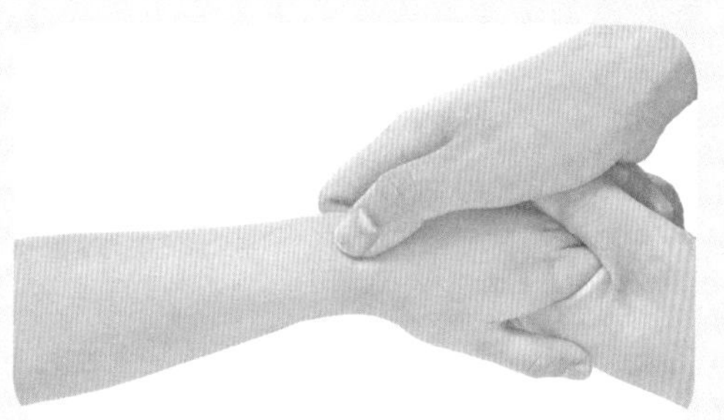

【部位】在掌背，掌与前臂相连的腕窝处，上屈时出现皱褶之中心。

【手法】左右揉同数。

【主治】风寒感冒，鼻塞流涕。

阳池【功效】升清降浊，止疼痛，明目，镇惊。

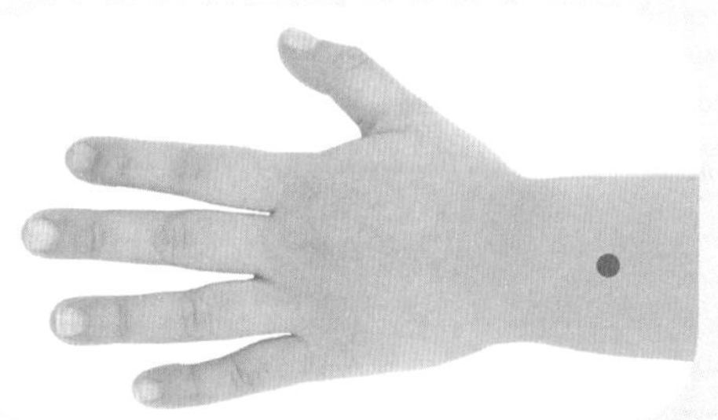

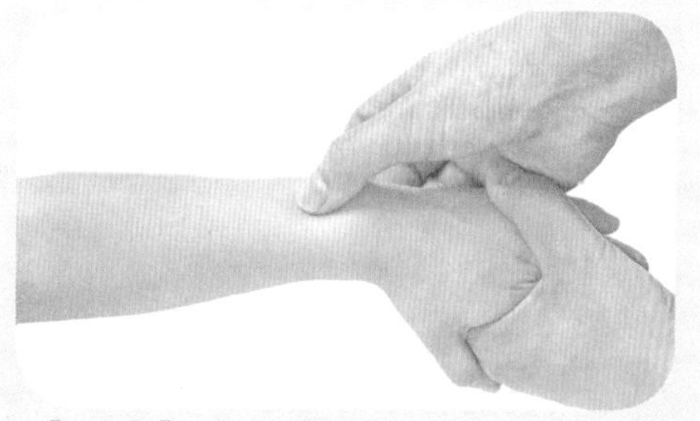

【部位】一窝风直上有一凹处，即为本穴。顺一窝风穴向腕上引直线，大人约寸余，小儿视手臂长短约计之。

【手法】左右揉同数。

【主治】头部一切疾患，头痛不论寒热虚实皆效。可用以治高血压眩晕。

列缺【功效】发汗解表，醒神开窍。

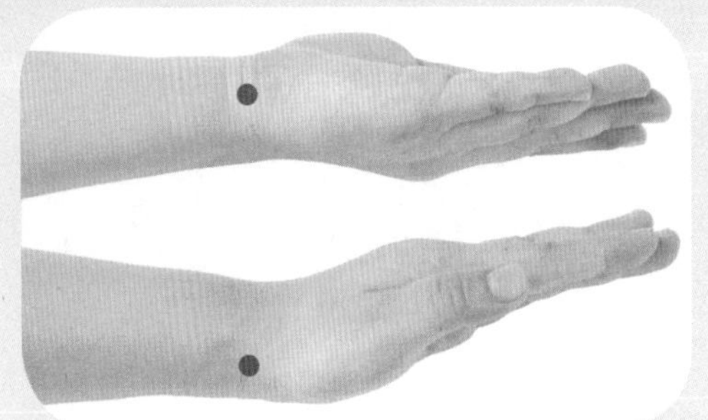

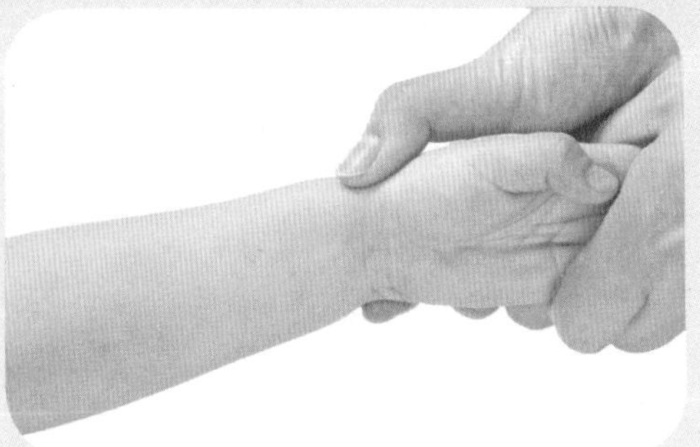

【部位】在掌根连腕处两侧之凹陷内，非针灸学上之列缺穴。

【主治】风寒感冒，头痛，鼻塞，痘疹。

【手法】用大拇指及食指、中指在腕两侧两穴处用力卡拿之，这就是推拿的“拿”法。

专家心得

此为发汗、解表、通窍之穴，拿之汗出为止。歌哭无端，胡言乱语，俗所谓“邪祟”，拿列缺出汗，痰开神清，即可得愈。治中恶不省人事，阴脉不绝，拿之可醒。

二人上马【功效】温肾阳，清虚热。

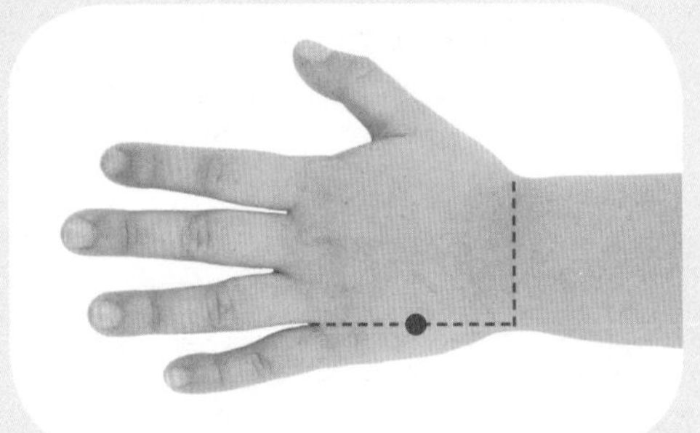

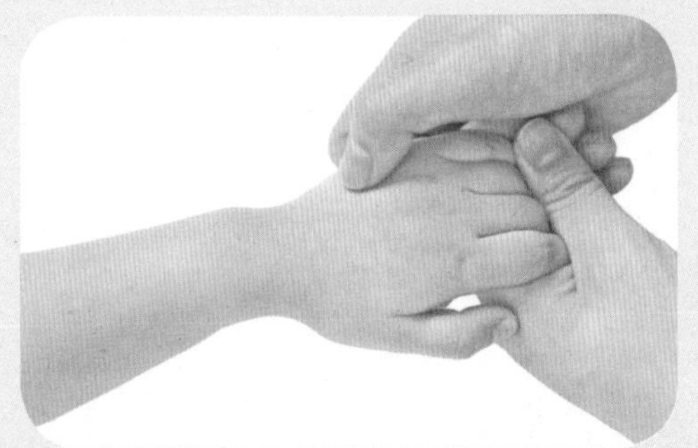

【部位】在掌背小指、无名指两掌骨中间，由指根至腕横纹之掌骨二分点偏下，取凹陷处。二人上马常简称“二马”。

【手法】左右揉。

【主治】腰膝酸软，虚劳发热，久泻不止，夜啼，遗尿。

专家心得

大补肾中水火，左揉气降，右揉气升。虚火牙痛，耳鸣阳痿，足软不能履地，腰以下痛，眼赤而不痛，一切属肾虚的证候，都可以用此穴补肾为治。凡虚火上炎，颈肿咽痛，单双蛾（扁桃体肿大）而下午痛甚，皆可用此穴以退虚热，以愈为度，如上午痛甚，就不是虚火，应以推六腑治之。

三、头面穴位

百会【功效】 开提阳气，温肾固脱。

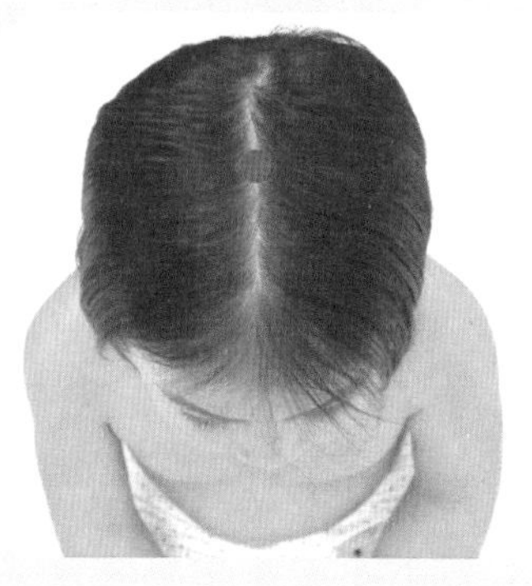

【部位】在头顶，前后正中线与两耳尖连线交会处。

【手法】按、揉。

【主治】头痛，脱肛，惊痫。

囟门【功效】 温通阳气，镇惊安神。

【又名】信风、囟会。

【部位】百会前 3 寸，属督脉。从前发际正中引直线上至百会，百会前有凹陷处。

【手法】按、揉。

【主治】头痛，鼻塞，惊风。

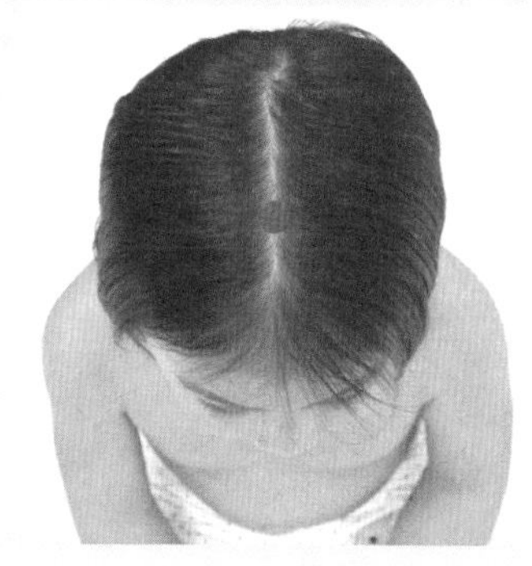

天庭【功效】 清心镇惊安神。

【又名】 神庭、上天心、大天心、天门、三门。

【部位】 头部前正中线，入前发际 0.5 寸处，属督脉。

【手法】揉、按。

【主治】头痛，眩晕，眼疾及口眼歪斜。

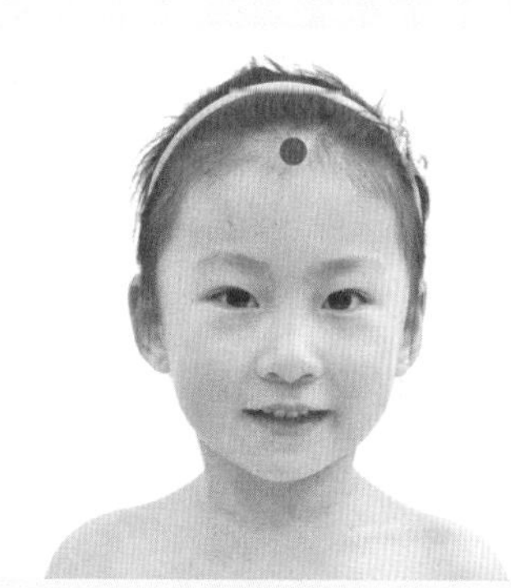

印堂【功效】疏风清热，明目镇惊。

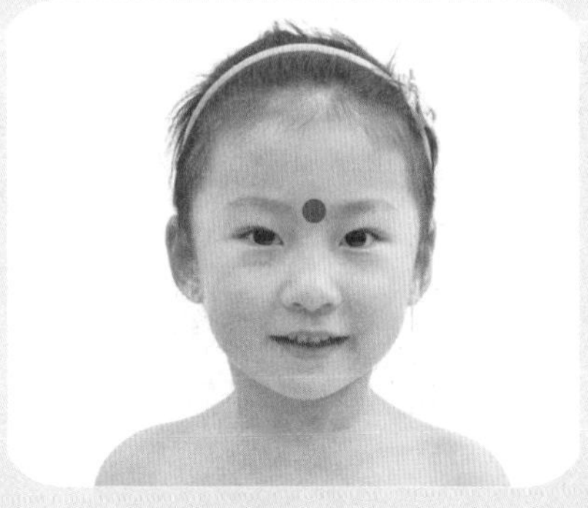

【又名】眉心、二门。

【部位】在两眉之间，两眉头连线的中点。

【手法】按、揉。

【主治】头痛，鼻出血，小儿惊风。

【注】 眉心印堂为望色之处，用水洗净以察其色，再结合脉象和症状，就可以做出诊断。

黄蜂入洞【功效】发散风寒，宣通鼻窍。

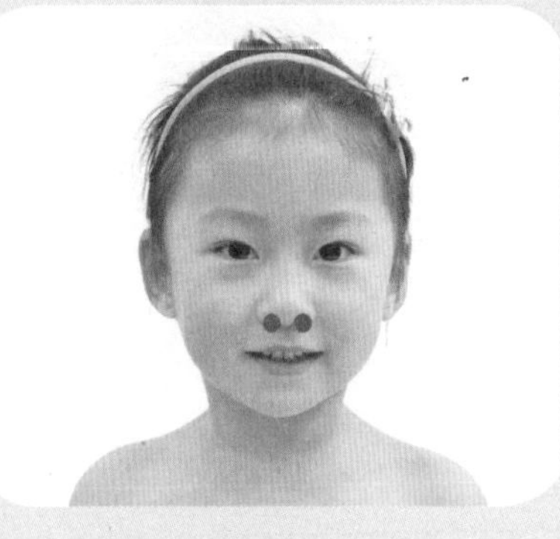

【部位】两鼻孔。

【手法】中指、食指抵入患者二鼻孔，左右旋转。这是特殊穴位的特殊手法。

【主治】伤风感冒，鼻塞不通。

洗皂【功效】发散外邪，宣通肺窍。

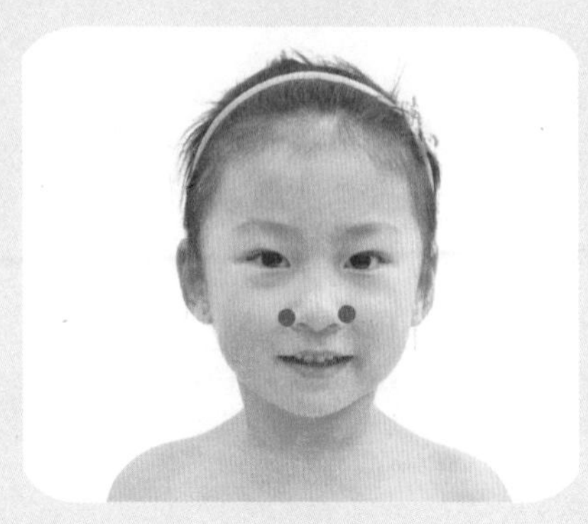

【部位】鼻翼两旁。

【手法】医者用两手拇指外侧面，在患者鼻之两侧抵鼻旁及连鼻之颜面部自上向下推擦，齐鼻头而止。这也是特殊手法之一。

【主治】风寒、风热感冒，鼻塞不通，鼻流浊涕等。

第六章

脏腑点穴法

脏腑点穴源于河北王雅儒老先生集多年临床经验编著出版的《脏腑图点穴法》一书。这种按摩方法是根据经络穴位和脏腑部位,用点穴的方法,从脏腑治疗着手,调理脏腑气分,恢复脏腑机能。除治疗五脏六腑之疾病外,也治四肢头面等疾病,治疗范围及临床应用非常广泛。脏腑点穴法可作为本书第七章所述小儿常见病三字经派推拿治疗外的辅助治疗方法。

在儿科临证中，脏腑点穴法与李德修三字经派推拿手法相结合，正所谓强强联合，相得益彰。“第七章，小儿常见病推拿治疗”中所述病症均可辅以脏腑点穴法治疗。因此，略述其治疗手法，以供参考。本手法中所述部分穴位与针灸腧穴虽同名，但其位置不同，属于不同的穴位。

脏腑点穴常规手法共 22 式，既可单独施治，又可与其他手法相互配合应用，适用于临床各症。具体手法有调、补、泻三种，送往迎来谓之调，顺时针为补，逆时针为泻。如病情需要，可临症加穴，但需掌握一个原则，即点按穴位的力度要大于施推拿手法的力度，这样不至于使浊气上泛。

一 穴位介绍

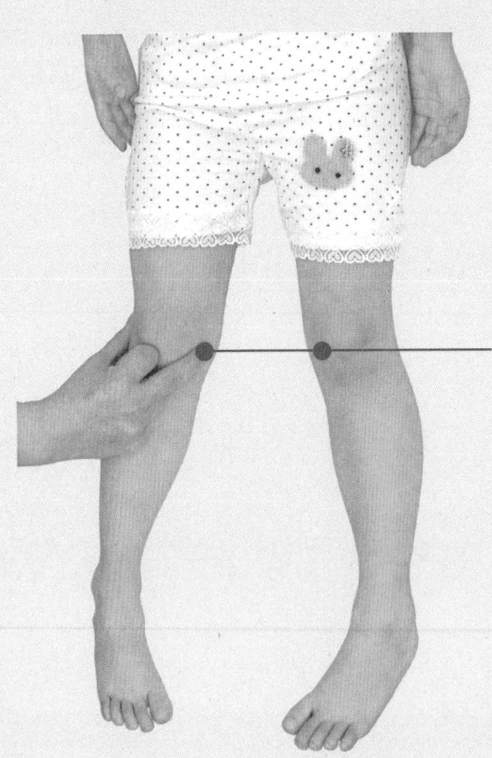

阴陵泉 相当于针灸腧穴的血海穴，胫骨内侧髁下缘凹陷处（脾经穴）

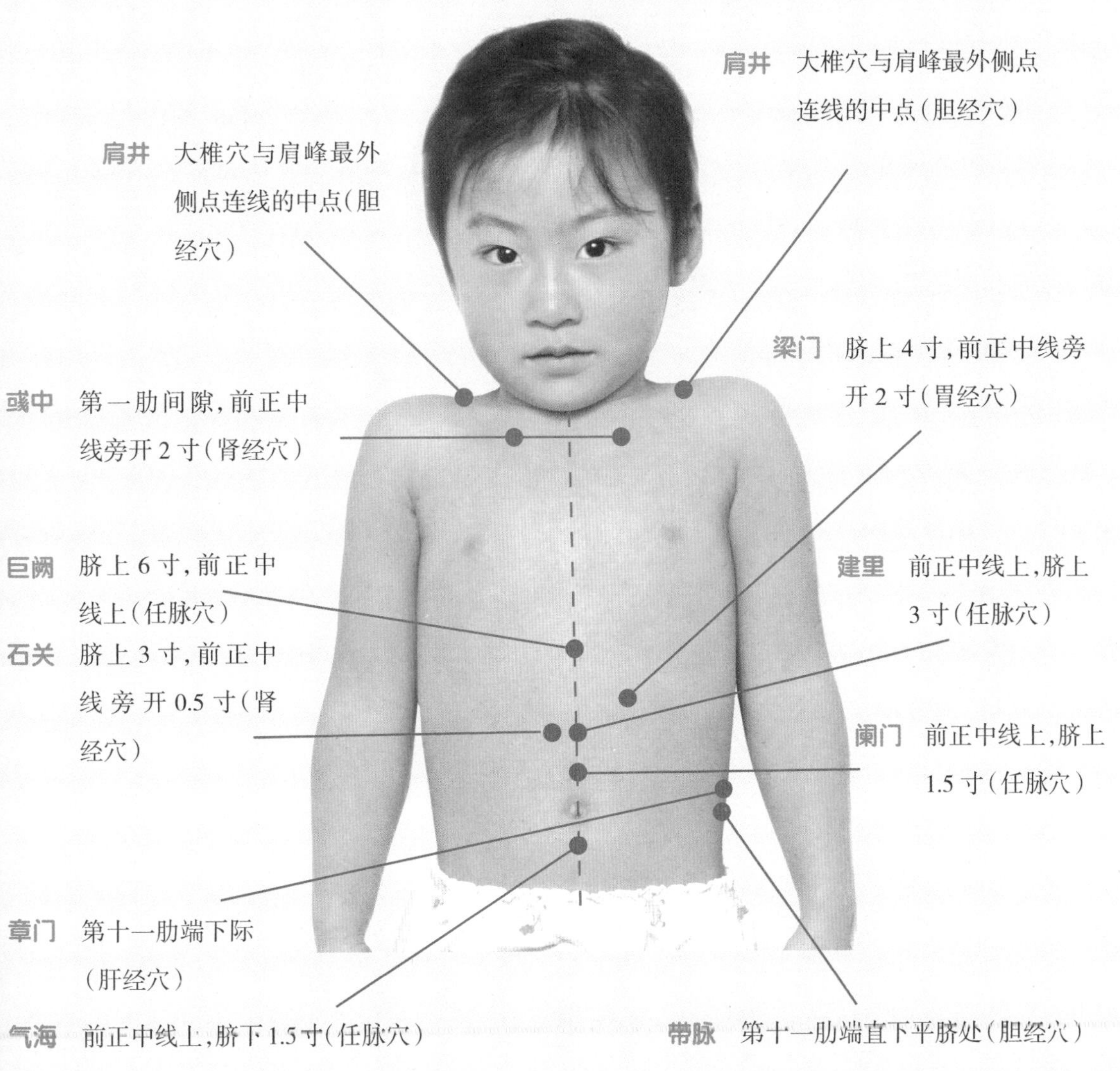
肩井 大椎穴与肩峰最外侧点连线的中点（胆经穴）
肩井 大椎穴与肩峰最外侧点连线的中点（胆经穴）
梁门 脐上4寸，前正中线旁开2寸（胃经穴）
彧中 第一肋间隙，前正中线旁开2寸（肾经穴）
巨阙 脐上6寸，前正中线上（任脉穴）
建里 前正中线上，脐上3寸（任脉穴）
石关 脐上3寸，前正中线旁开0.5寸（肾经穴）
阑门 前正中线上，脐上1.5寸（任脉穴）
章门 第十一肋端下际（肝经穴）
气海 前正中线上，脐下1.5寸（任脉穴）
带脉 第十一肋端直下平脐处（胆经穴）

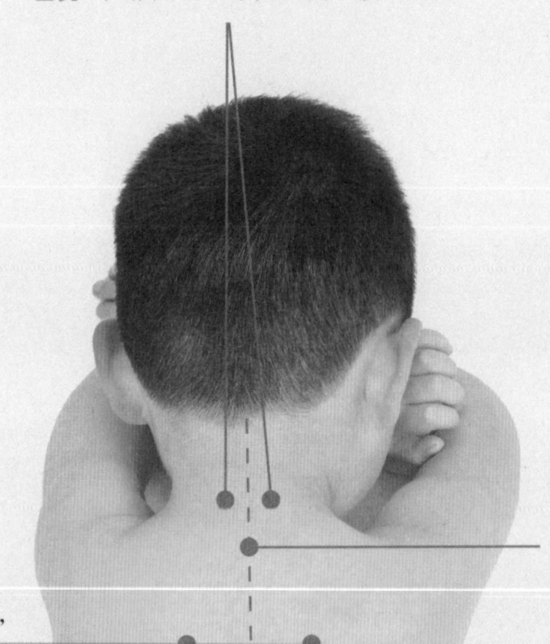

百劳 大椎穴上 2 寸,后正中线旁开 1 寸
大椎 后正中线上,第七颈椎棘突下凹陷中(督脉穴)
膏肓 第四胸椎棘突下,后正中线旁开 3 寸(膀胱经穴)
脾俞 第十一胸椎棘突下,后正中线旁开 1.5 寸(膀胱经穴)
肾俞 第二腰椎棘突下,后正中线旁开 1.5 寸(膀胱经穴)

二 操作手法

第1式

医者用左手拇指按住患儿的巨阙部位，用右手中指按住其阑门，旋转推按，约2分钟，或以气通为度。

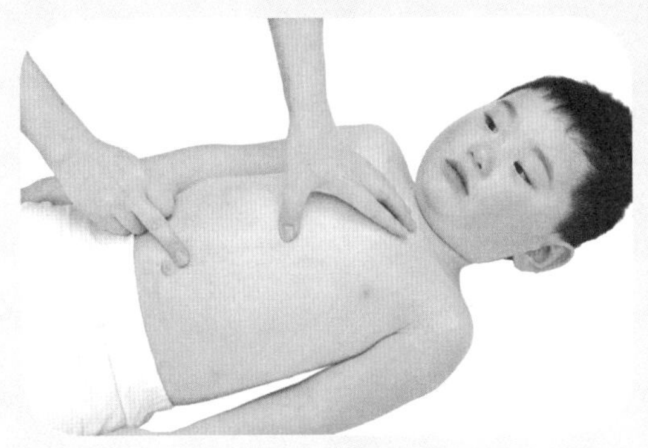

第2式

医者用左手拇指仍按住巨阙不动，用右手中指按住建里穴，旋转推按，约2分钟，或以建里穴气通为止。

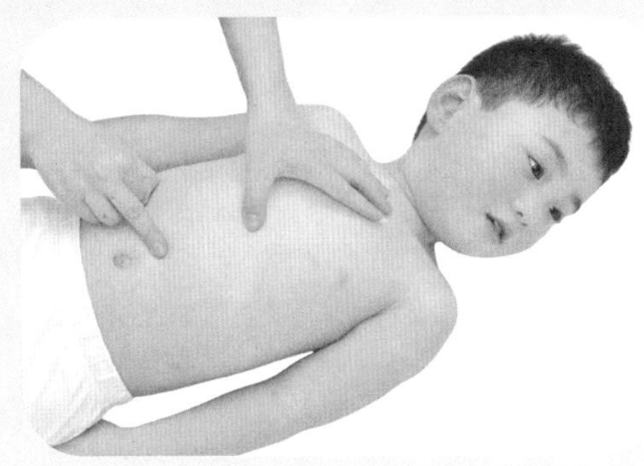

第3式

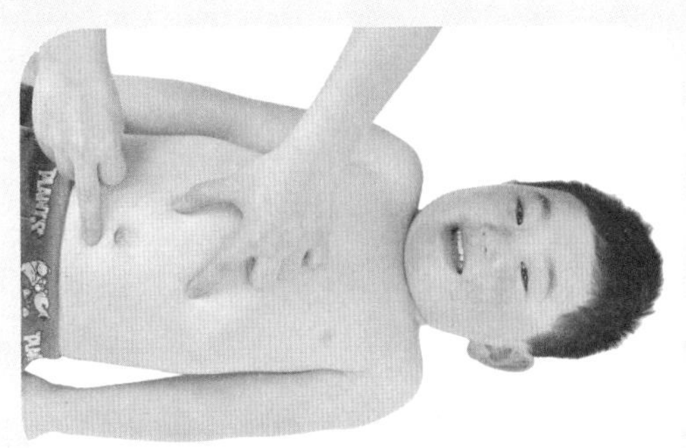

医者用左手拇指按住右石关部位，食指或中指按住左梁门部位，右手中指按住气海穴，旋转推按，约1分钟，或感觉直下气通即止。此穴易通，不宜久治，以防气脱。

第4式

两手放带脉处，医者用左手食指或中指和右手拇指同时按住阑门与水分之间的部位，左手拇指、右手食指和中指扣住腹部两侧带脉，往里拢拨，同时右手食指和中指，微微向里斜托，轻轻抖动，但扣住的带脉部位不能移动，以阑门感觉跳动为止，约1分钟，然后慢慢放开。

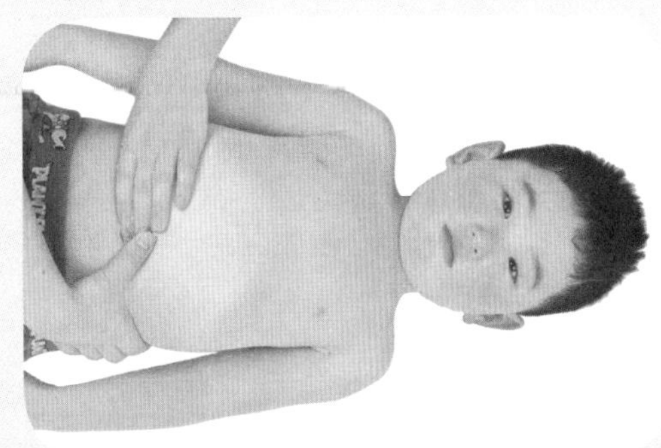

第5式

医者用左手拇指按住巨阙部位不动，右手拇指按住阑门穴，中指按住左章门部位，推按1~2分钟，旋转推按以气通为度。

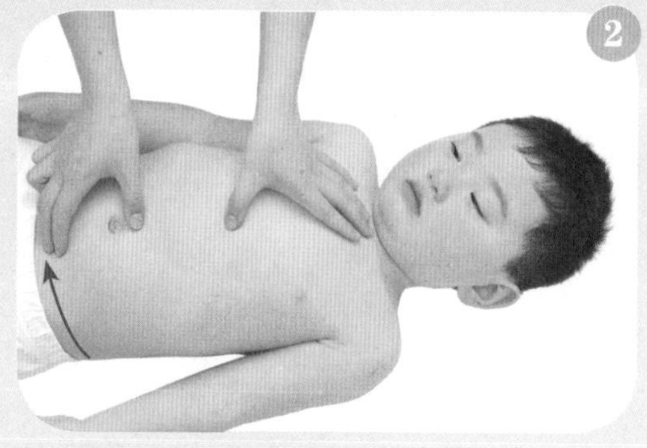

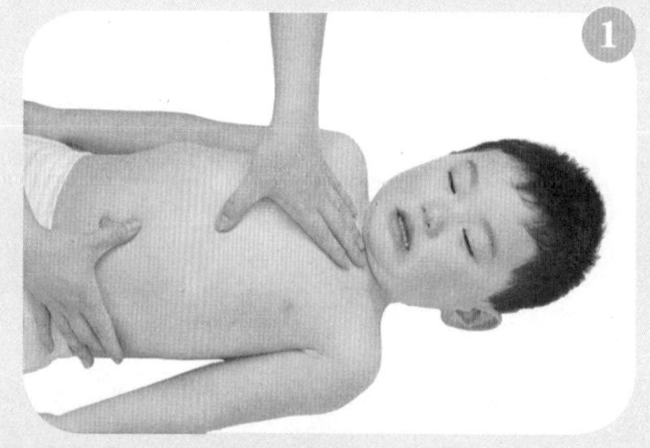

推按毕，用右手食指和中指，由章门穴往下偏右斜推至少腹，最多不超过3次。

第6式

医者左手不动，用右手中指按住左梁门穴，拇指按住右石关穴，旋转推按1~2分钟，或以气通为度，推按毕，拇指和中指仍按以上2穴，进行拧拨1~3次。

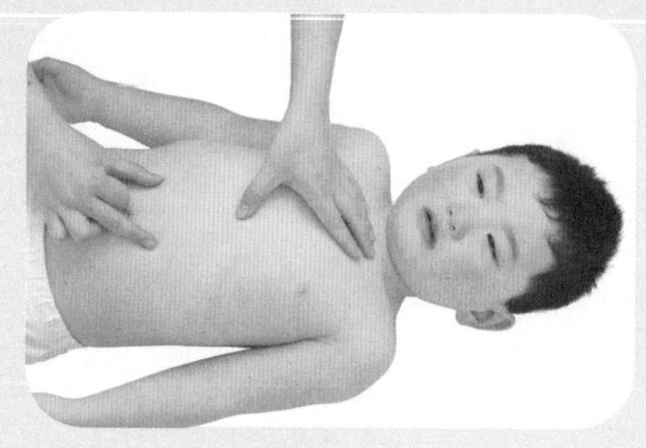

第7式

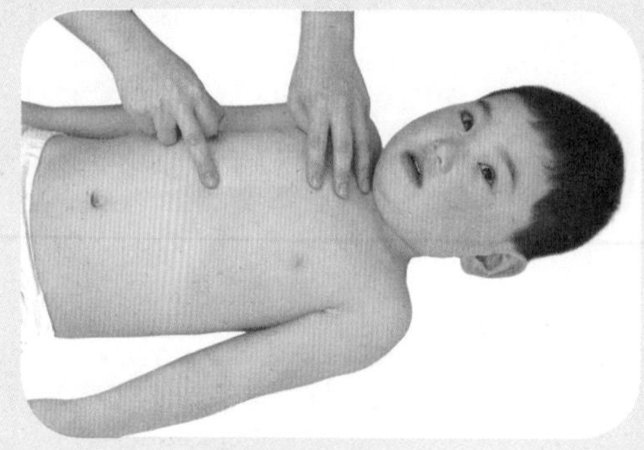

医者用左手无名指扣天突穴，中指按璇玑穴，食指按华盖穴，右手中指按住巨阙部位，旋转推按，约2分钟，或以气通为度。

第 8 式

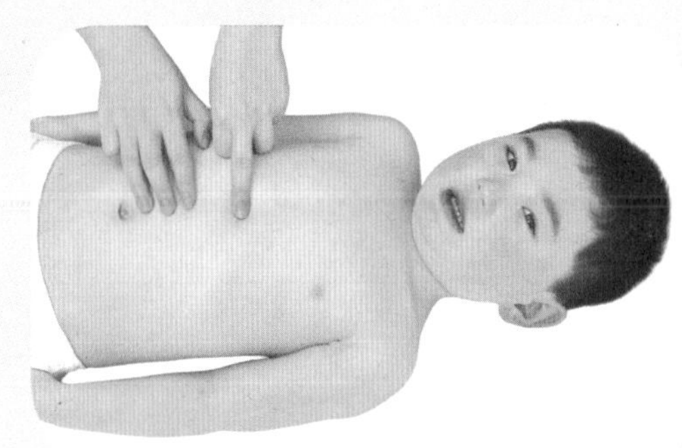

医者用左手中指或食指按住巨阙部位，用右手食指按上脘穴，中指按中脘穴，无名指按建里穴，同时旋转推按，推按 1~2 分钟，感到中脘、建里部位气通即止。

第 9 式

按照第 1 式，推按阑门穴 1 次。

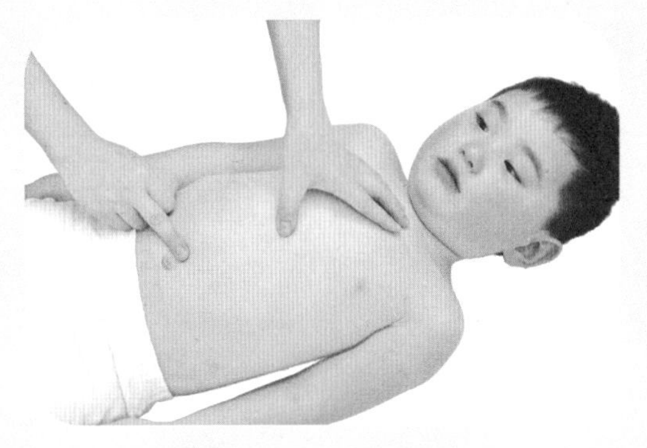

第 10 式

按照第 3 式，推按气海穴 1 次。

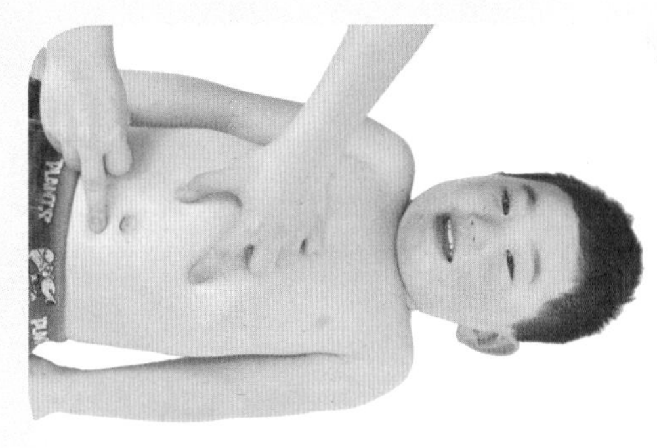

第 11 式

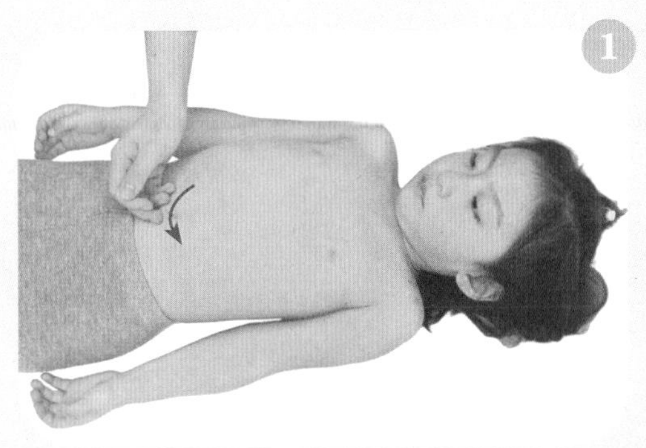

1

并压三把，即在第 10 式做完后，右手中指仍按气海，无名指和小指蜷起，靠住患儿少腹，自右少腹右侧，缓缓压推至正面，中指和食指蜷起，翻压少腹，自左少腹左侧缓缓压推至少腹部正中，再用手背缓缓向下压推至关元部位，做 1 次即可。

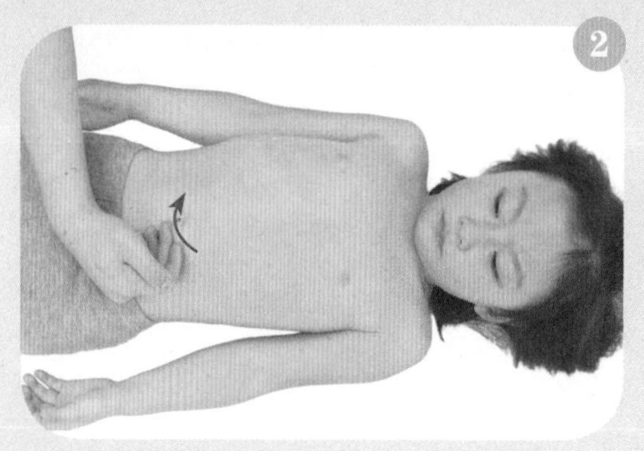

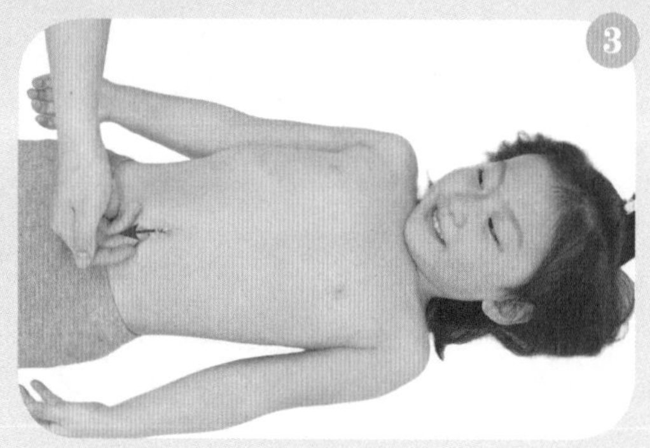

第 12 式

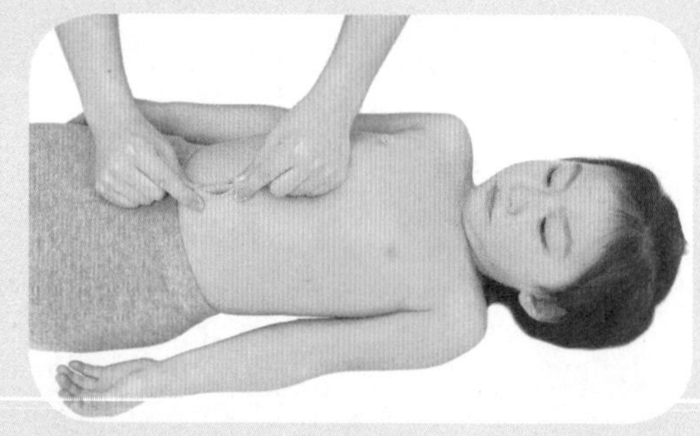

引气归元。医者用左手捏住建里部位，右手捏住气海部位，同时提起，往上提三提，轻轻放开。

第 13 式

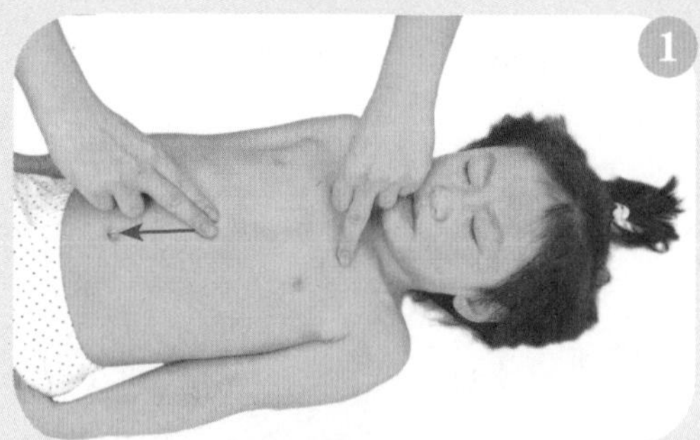

医者用左手拇指和中指扣住两侧或中穴，先用右手食指和中指，由巨阙部位向下直推至阑门，连续 3 次；再用右手拇指将左腿阴陵泉部位的筋按住拨开；然后用右手中指将右腿阴陵泉部位的筋按住拨开。

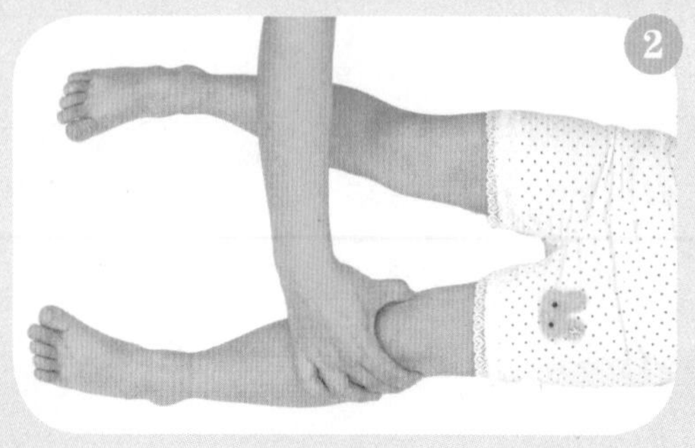

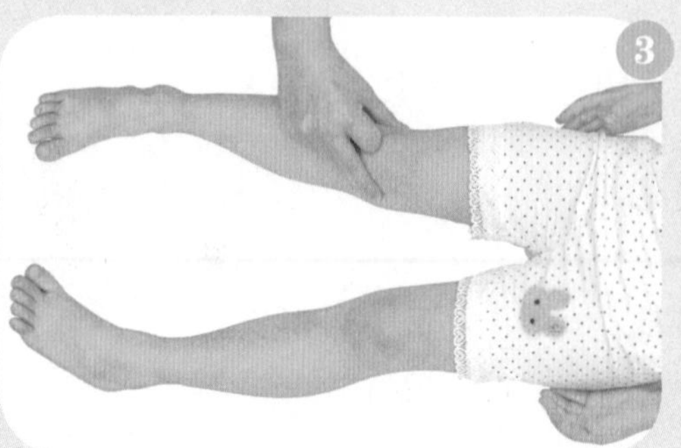

第 14 式

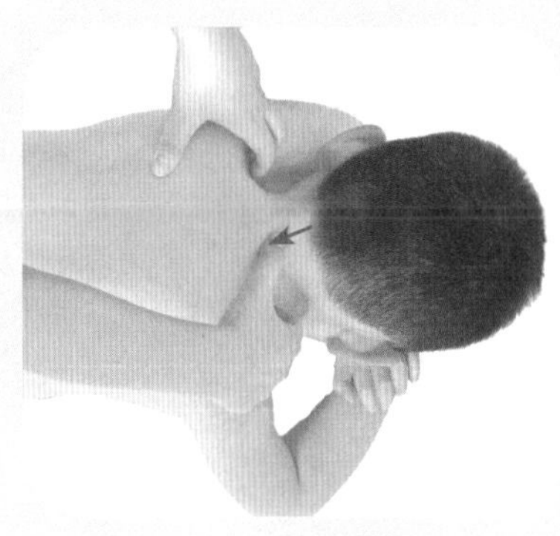

扶患儿坐起或令其俯卧。医者用两手食指、中指扣住患儿的两侧肩井穴;右手拇指缓推风府、哑门 3~5 次。

第 15 式

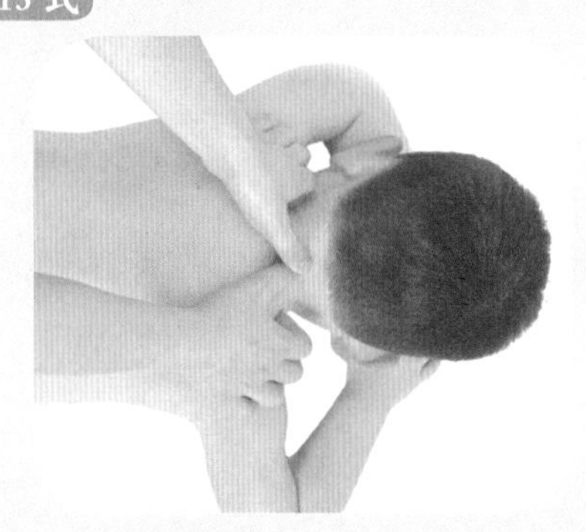

医者两手食指、中指仍扣两肩井穴;用右手拇指按住百劳穴,左手拇指加按于右手拇指上。两手食指、中指往里扣,拇指往下按,至病人有感觉时为止,约 1 分钟。

第 16 式

医者两手食指、中指不动;两拇指扣住两侧膏肓穴的大筋按压约 1 分钟。

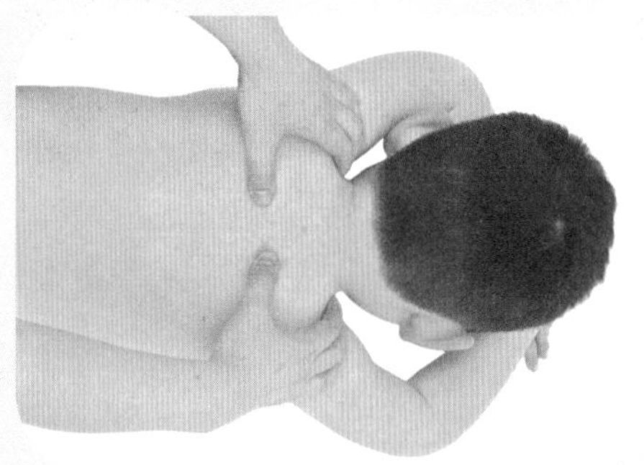

治疗小儿常见病,一般都是在常规手法的基础上,辨证加减取穴。每日施治 1 次,6 天为 1 个疗程。病未愈可连续或间隔再做第 2 疗程,直至治愈。治急重病,可酌情 1 日施治 2~3 次。

第 17 式

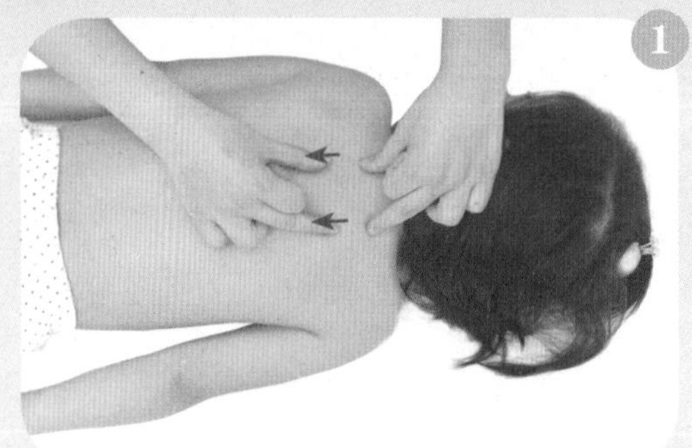

医者用右手拇指、中指扣住两侧膏肓穴的大筋(如钳形)按住不动,左手拇指、中指(如钳形)扣住两侧风门穴的大筋,顺其筋脉向下缓缓往里拨弄至两侧膏肓穴并扣住不动。

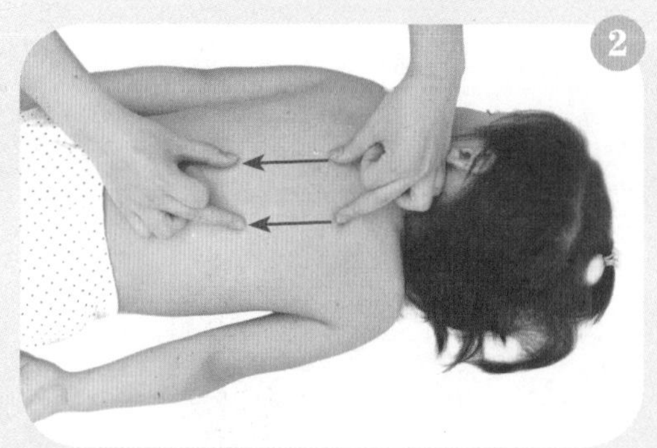

随即用右手拇指和中指扣住两侧脾俞穴的大筋,按压脾俞穴约 1 分钟,左手仍扣住膏肓穴的大筋,顺其筋脉,向下缓缓推至两侧脾俞穴为止。

第 18 式

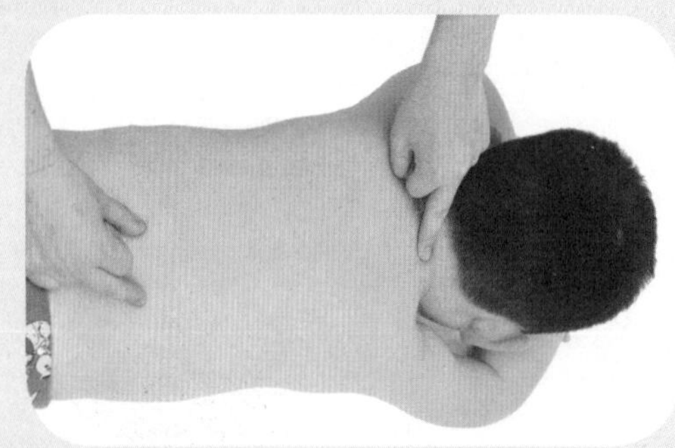

医者用左手中指按百劳穴;右手拇指、食指或中指扣住两侧肾俞穴大筋,往里合按,继揉之约 1 分钟。

第 19 式

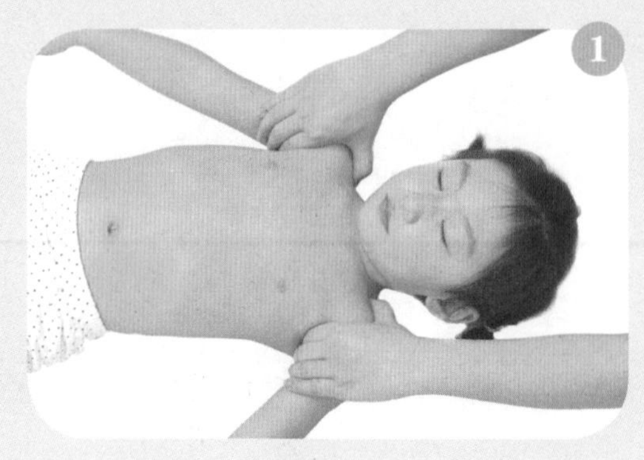

医者用两手拇指扣住患者两肩头,两手食指和中指扣住两腋窝前面的筋,分拨数次。

再用两手食指和中指按住两肩头，两手拇指从背后插向腋下，用拇指提拨腋下后面的筋3~5次，随即顺其筋脉，缓缓向下拨至两肘，做3遍。

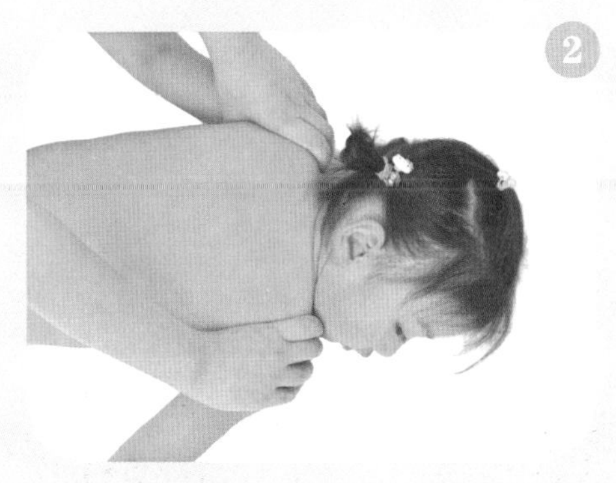

第20式

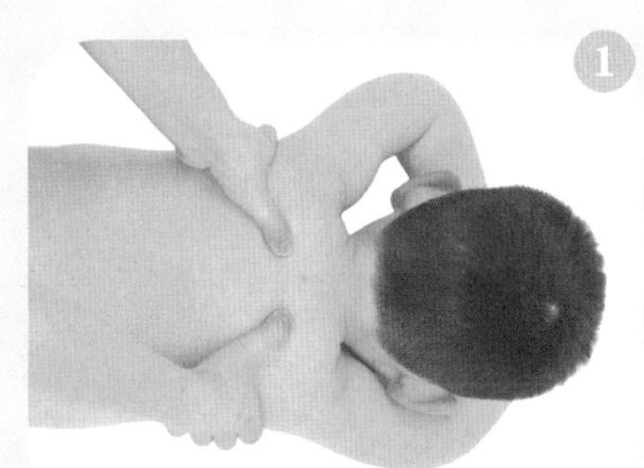

医者用两手食指和中指插向其两肋，扣住不动；两拇指扣住两侧膏肓穴，用拇指端扣拨两侧膏肓穴处的大筋，往里合按约半分钟。

然后用两手拇指顺其筋脉沿脊之两侧，缓缓往下并左右分推至两侧肾俞穴为止。

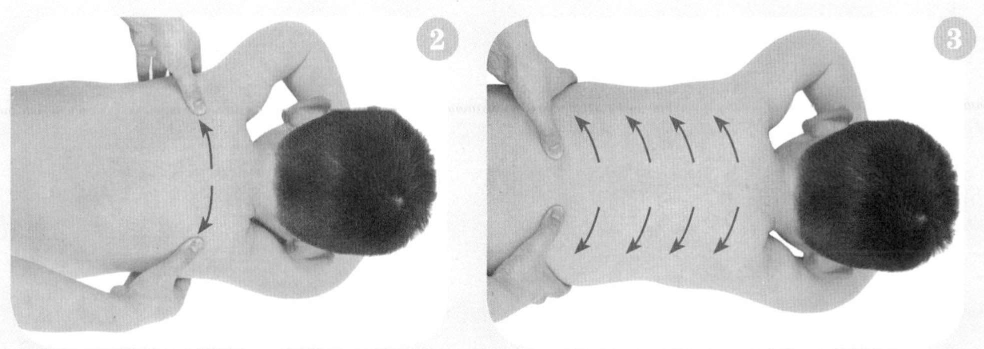

第21式

医者两手握拳，挤按脊柱两侧的大筋，自风门穴起，顺其筋脉徐徐向下按至两侧肾俞穴。

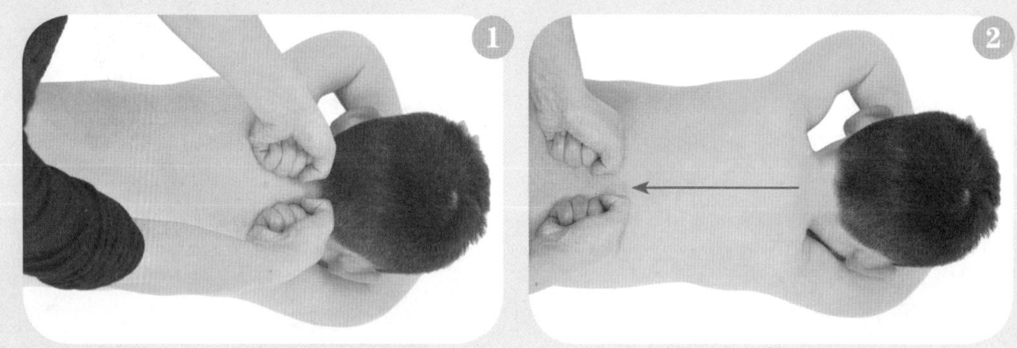

第22式

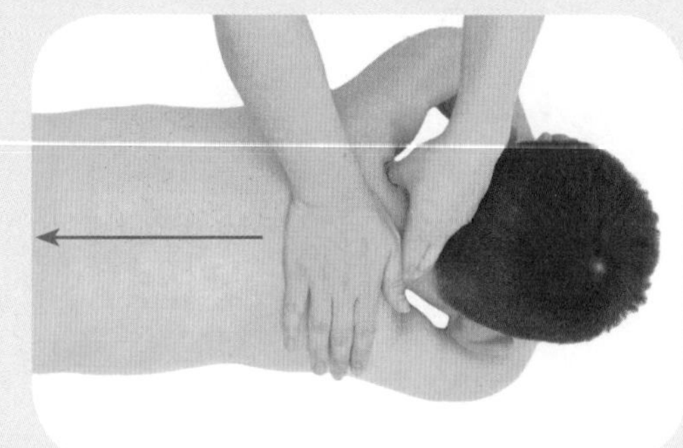

医者用左手拇指和中指扣住两侧肩井穴，用右手掌按住百劳向下推至尾闾部位，3~5次。

脏腑点穴注意事项

1. 患儿平躺后，暴露腹部，自然放松，不要讲话；医者态度应和蔼，手法应轻柔，不可强行施以手法。

2. 冬季进行脏腑点穴按摩时应注意保暖，且医者双手不可过凉，避免患儿受凉感冒。

3. 患儿餐后不应立即施以手法，运动后应稍作休息再进行脏腑点穴按摩。

4. 治疗期间忌食生冷、油腻食物。

第七章

小儿常见病推拿治疗

小儿常见疾病的三字经派推拿治疗，对于儿童健康成长和一些体弱多病患儿的病情恢复都有很好的疗效，且手法简单易学，安全无副作用。推拿治疗可促进疾病的早日痊愈，使一些体弱多病的患儿体质增强从而提高抗病能力。

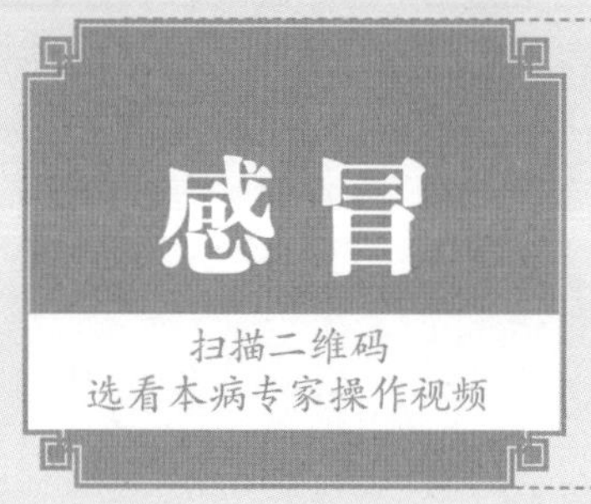

本病四季均可发生，尤以秋冬最常见，多因气候突变，遭受风寒侵袭，而使卫表失和、肺气不宣所致。

◎一般感冒

【临床表现】恶寒发热，头疼体疼，鼻塞流涕，咳嗽，喷嚏，食欲不振，呕吐，有汗或无汗，便秘，溲赤等。

【治则】解表，散寒，清热。

发热轻（37.5℃~39℃）

【治法】平肝10分钟，清肺10分钟，推天河水15分钟，掐五指节2~3遍。

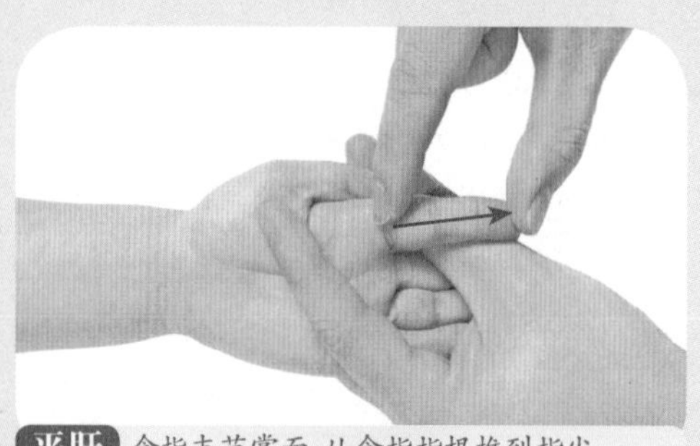

平肝 食指末节掌面，从食指指根推到指尖

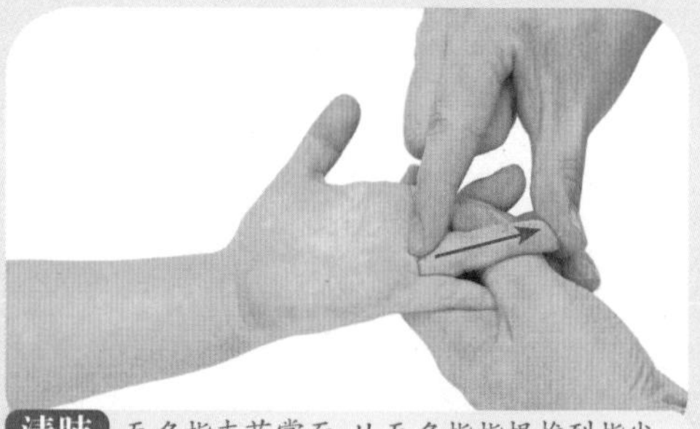

清肺 无名指末节掌面，从无名指指根推到指尖

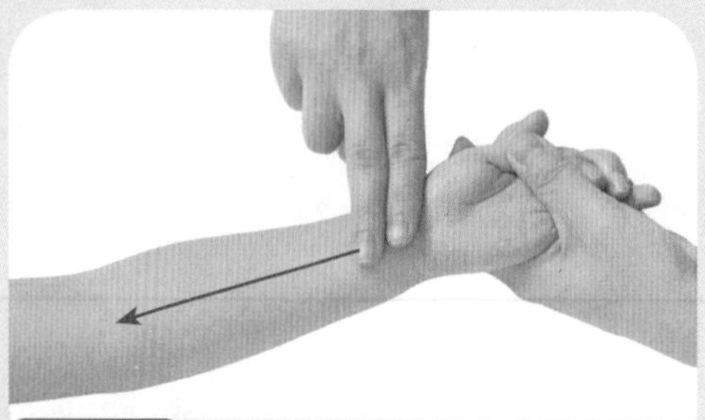

推天河水 由腕横纹中点推至肘横纹

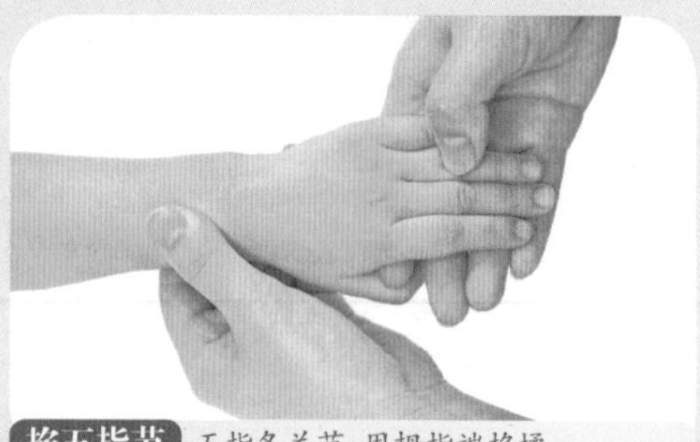

掐五指节 五指各关节，用拇指端掐揉

发热重（39℃~40℃）

【治法】平肝清肺10分钟，推六腑15分钟，提捏大椎5~10次，掐五指节2~3遍。

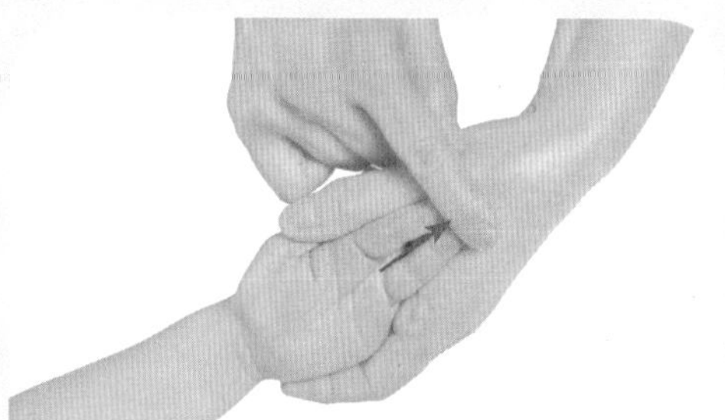

平肝清肺 从食指和无名指的指根并推向指端

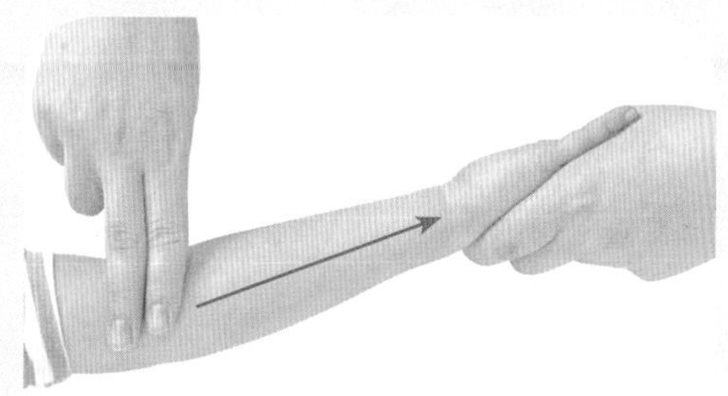

推六腑 前臂尺侧，从肘横纹推至腕横纹

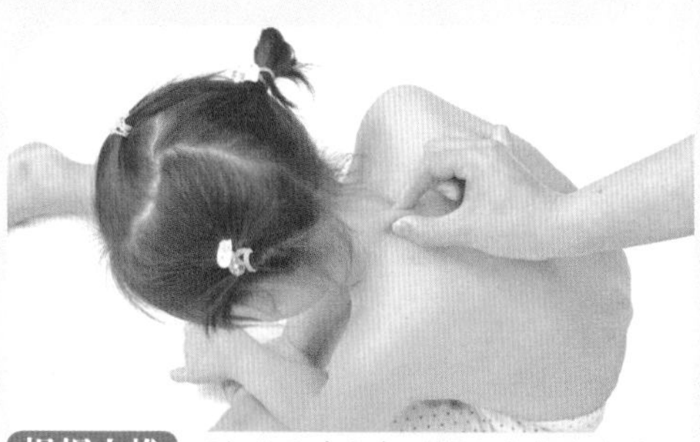

提捏大椎 用拇指和食指相对提捏大椎处皮肤

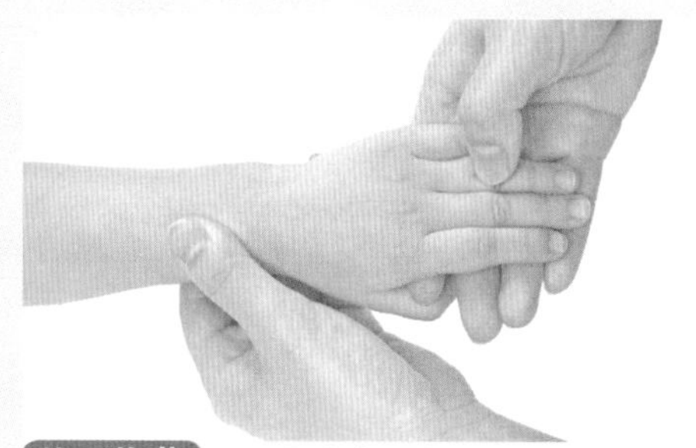

掐五指节 五指各关节，用拇指端掐揉

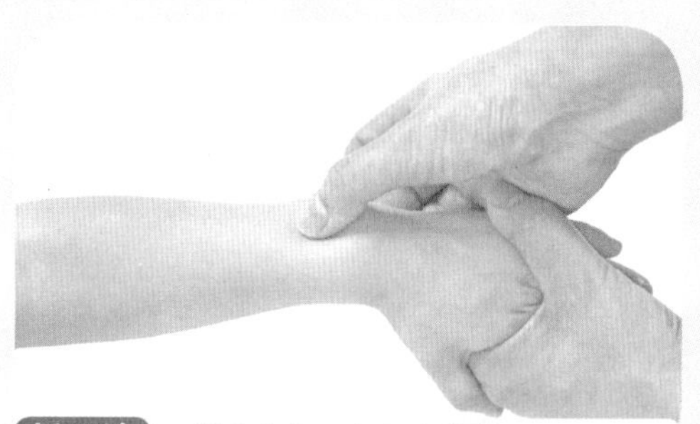

揉阳池 一窝风直上凹陷处，拇指揉

【对症加减】鼻塞加揉阳池10分钟；呕吐加清胃10分钟；咳嗽重加运八卦10分钟。

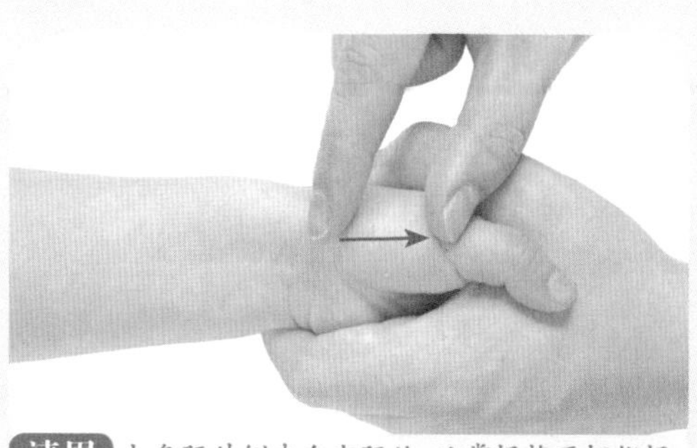

清胃 大鱼际外侧赤白肉际处，从掌根推至拇指根

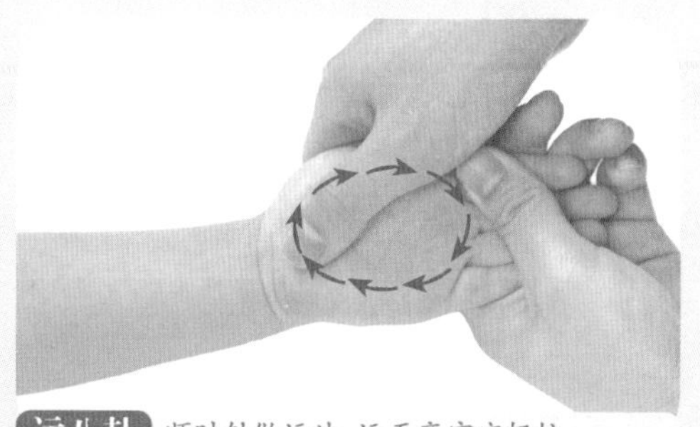

运八卦 顺时针做运法，运至离宫宜轻按

◎感冒夹痰

【临床表现】感冒症状兼见咳痰，舌苔微黄、腻或黏，脉浮滑数。

【治则】解表，祛风热，兼宽胸理气化痰。

【治法】平肝 10 分钟，清肺 15 分钟，推天河水 10 分钟，运八卦 15 分钟。

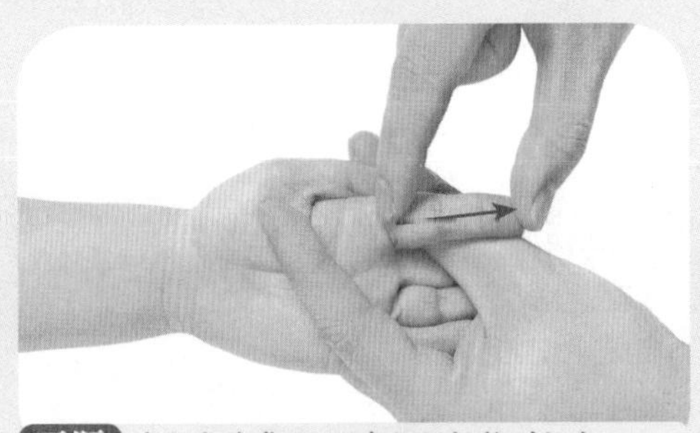

平肝 食指末节掌面，从食指指根推到指尖

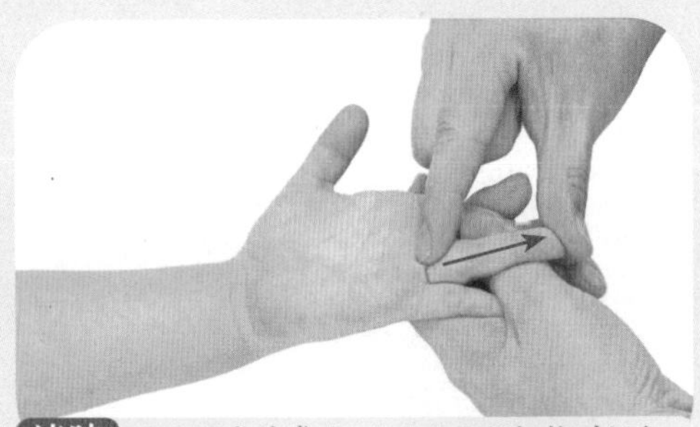

清肺 无名指末节掌面，从无名指指根推到指尖

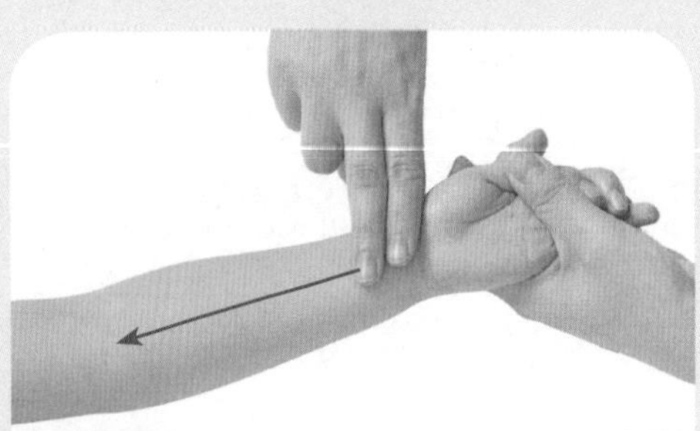

推天河水 由腕横纹中点推至肘横纹

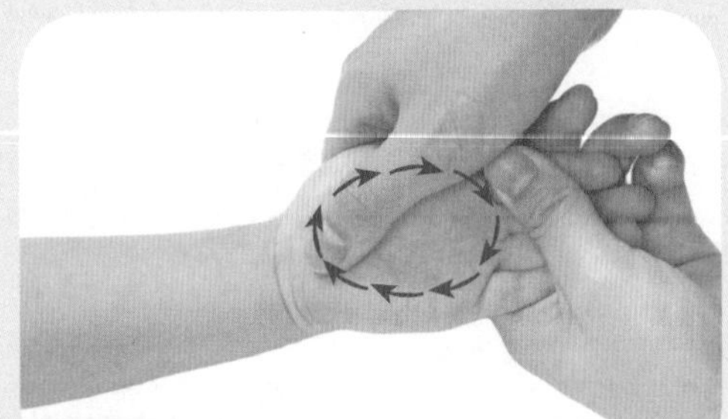

运八卦 顺时针做运法，运至离宫宜轻按

【对症加减】痰盛加清补脾 10 分钟；高热加推六腑 15 分钟。

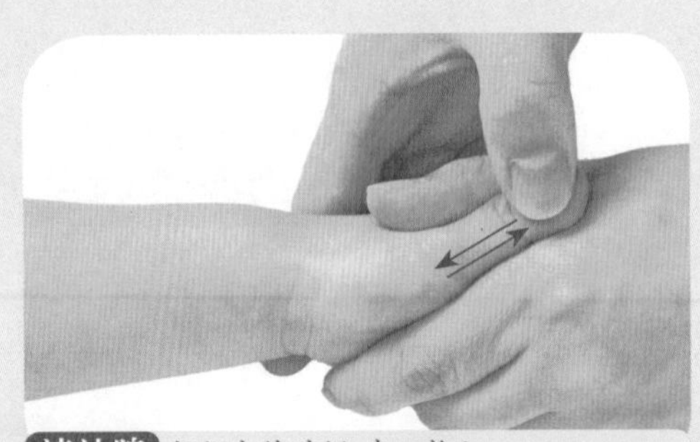

清补脾 拇指末节外侧，来回推之

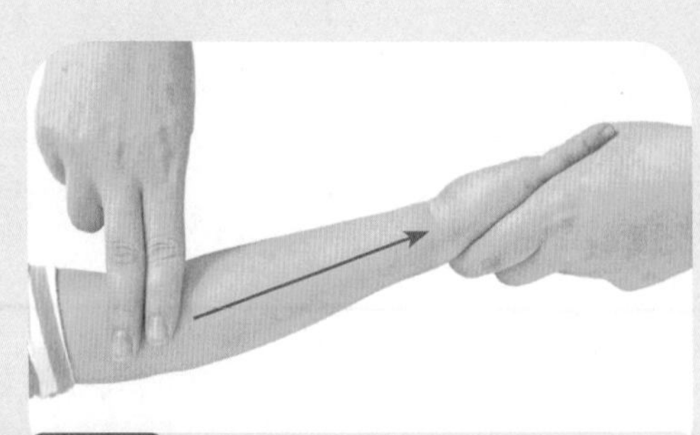

推六腑 前臂尺侧，从肘横纹推至腕横纹

◎感冒夹惊

【临床表现】感冒症状兼见烦躁，惊厥，高热，甚或角弓反张，苔黄偏干，脉弦数。

【治则】解表，祛风热，息肝风，安神镇惊。

【治法】平肝30分钟，清肺15分钟，推天河水30分钟。

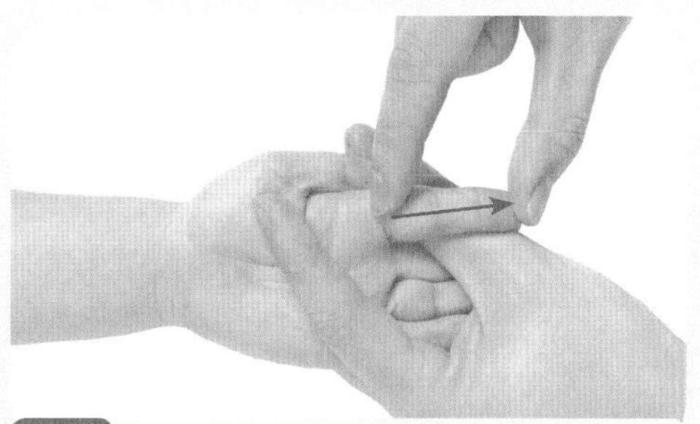
平肝 食指末节掌面，从食指指根推到指尖

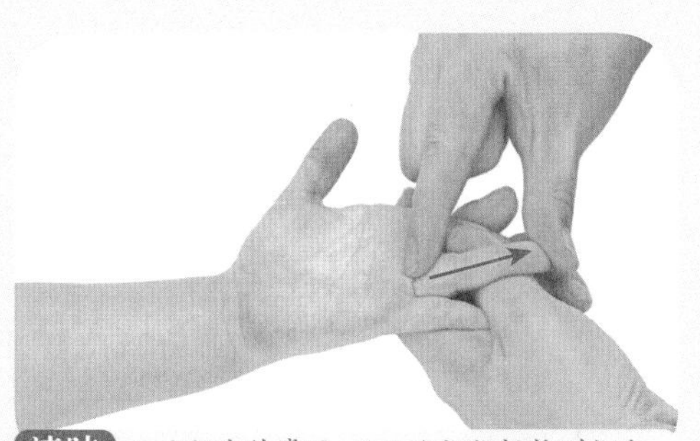
清肺 无名指末节掌面，从无名指指根推到指尖

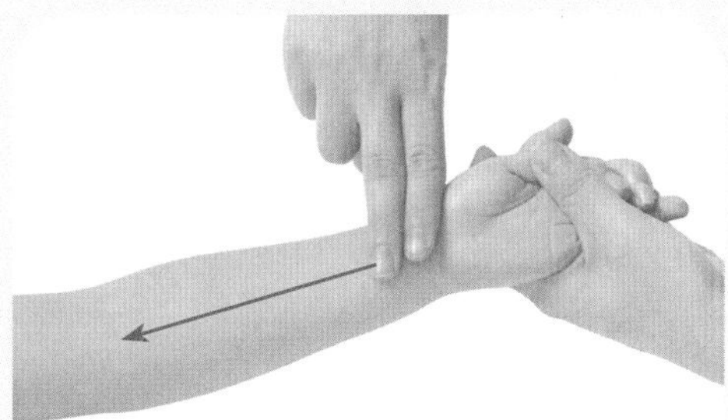
推天河水 由腕横纹中点推至肘横纹

【对症加减】高热加推六腑15分钟；如见角弓反张，目上翻、惊厥等临床表现加下捣小天心1~2分钟；眼斜视，则向相反方向捣小天心1~2分钟。

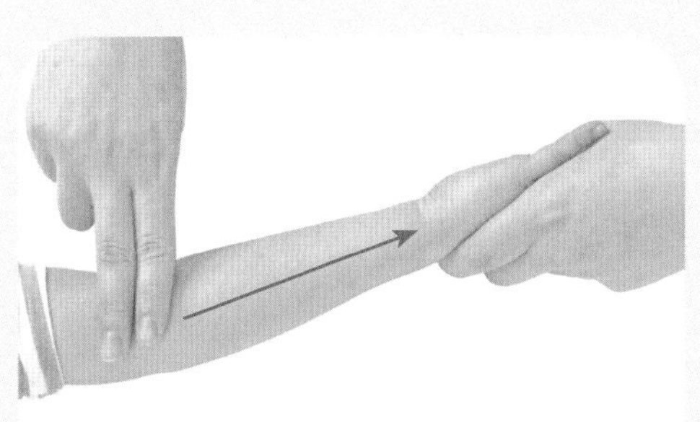
推六腑 前臂尺侧，从肘横纹推至腕横纹

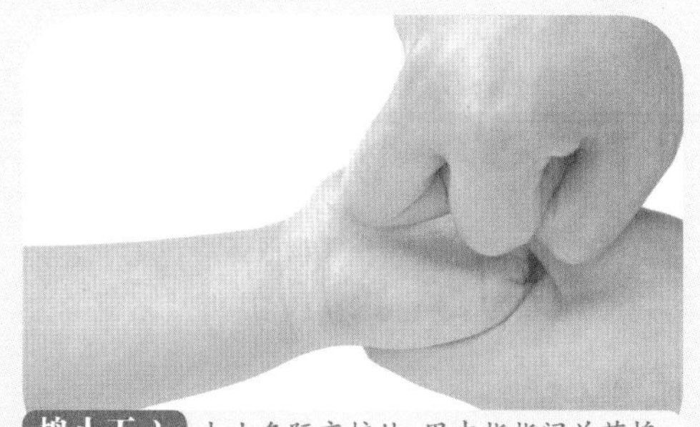
捣小天心 大小鱼际交接处，用中指指间关节捣

◎感冒夹滞

【临床表现】感冒症状兼乳食停滞者，症见纳呆、吐泻、腹胀、肠鸣，或见高热，舌苔黄厚，脉滑实。

【治则】解表，祛风热，兼理气化积。

【治法】平肝清肺 15 分钟，推天河水 10 分钟，运八卦 15 分钟，清脾 10 分钟。

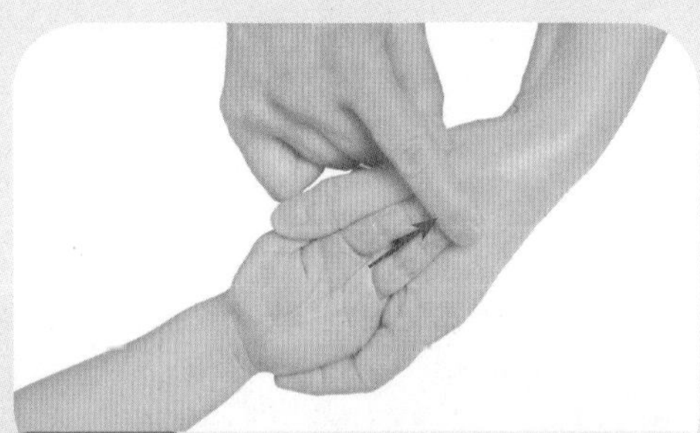

平肝清肺 从食指和无名指的指根并推向指端

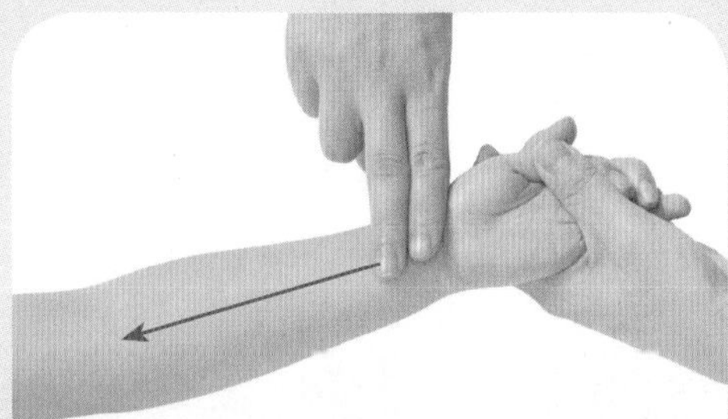

推天河水 由腕横纹中点推至肘横纹

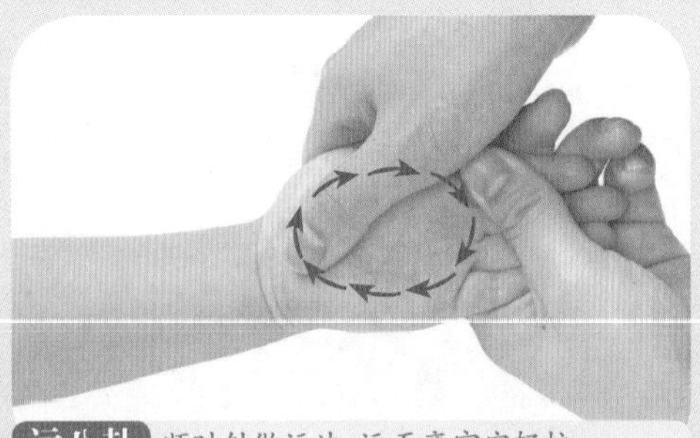

运八卦 顺时针做运法，运至离宫宜轻按

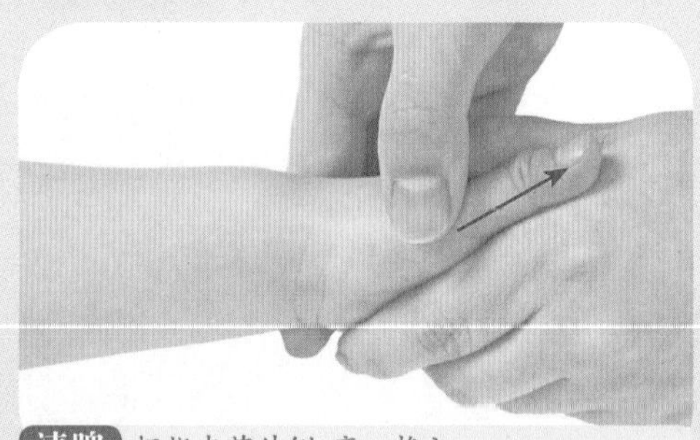

清脾 拇指末节外侧，离心推之

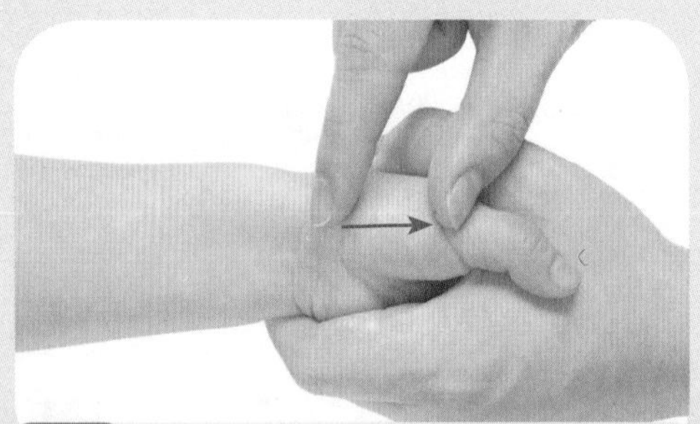

清胃 大鱼际外侧赤白肉际处，从掌根推至拇指根

【对症加减】呕吐加清胃 10 分钟；见有形食积加清大肠 10 分钟；高热加推六腑 15 分钟。

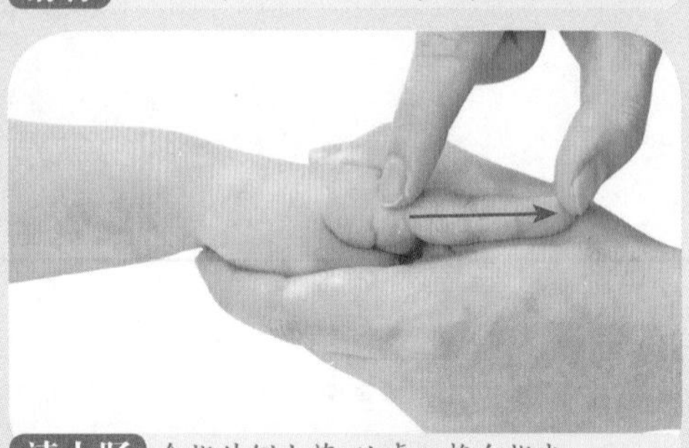

清大肠 食指外侧上节，从虎口推向指尖

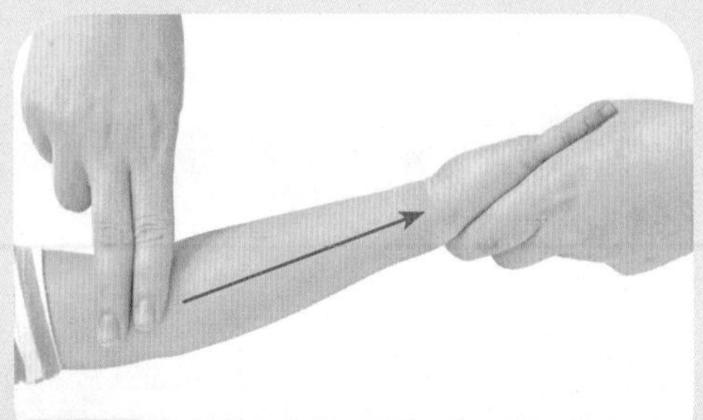

推六腑 前臂尺侧，从肘横纹推至腕横纹

◎感冒寒热往来

【临床表现】乍寒乍热，先寒后热，得汗则解，证属寒热错杂或邪传少阳。

【治则】分疏阴阳，调和气血。

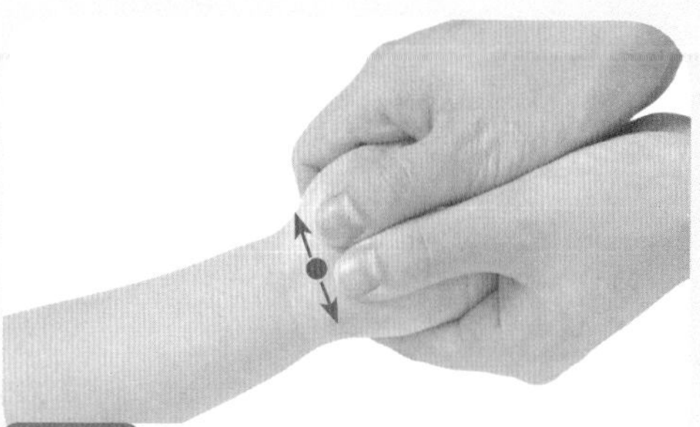

分阴阳 从小天心略偏向掌根横纹处向左右分推

【治法】分阴阳 10 分钟，推大四横纹 10 分钟，或揉外劳宫 15 分钟。

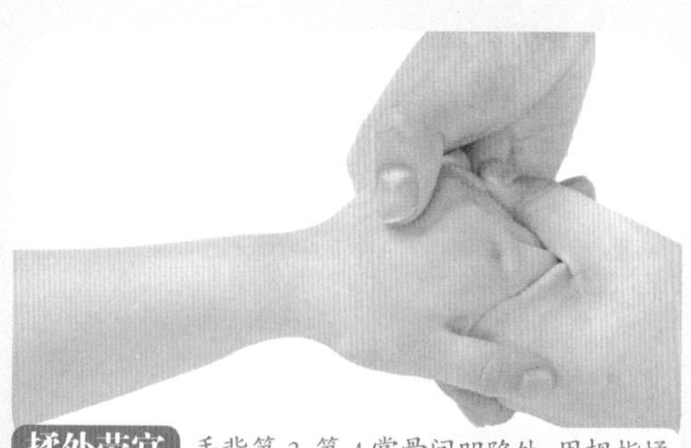

揉外劳宫 手背第 3、第 4 掌骨间凹陷处，用拇指揉

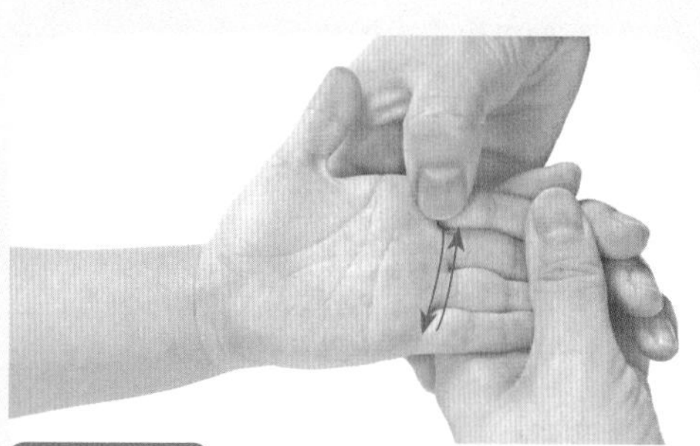

推大四横纹 用拇指从食指根至小指根来回推

【对症加减】见少阳证（邪在半表半里，症见寒热往来、胸胁苦满、不欲饮食、心烦喜呕、口苦咽干、目眩等），加平肝、清肺、推天河水各 15 分钟。

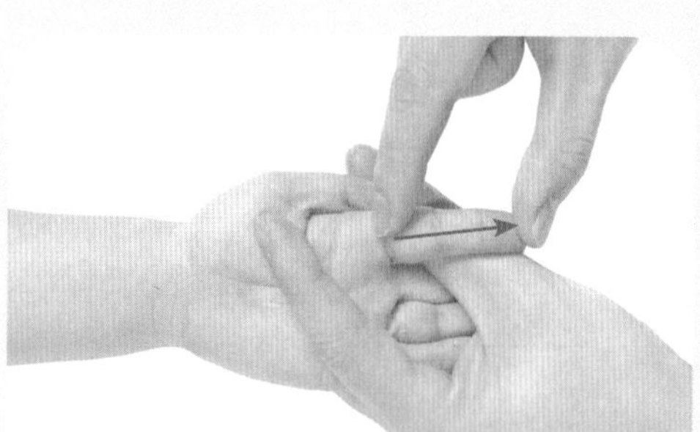

平肝 食指末节掌面，从食指指根推到指尖

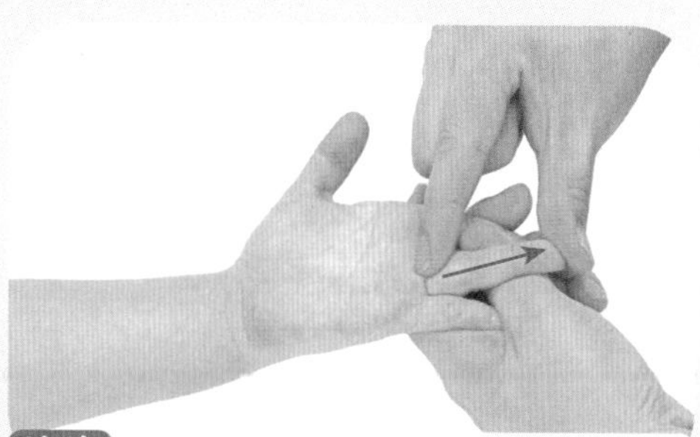

清肺 无名指末节掌面，从无名指指根推到指尖

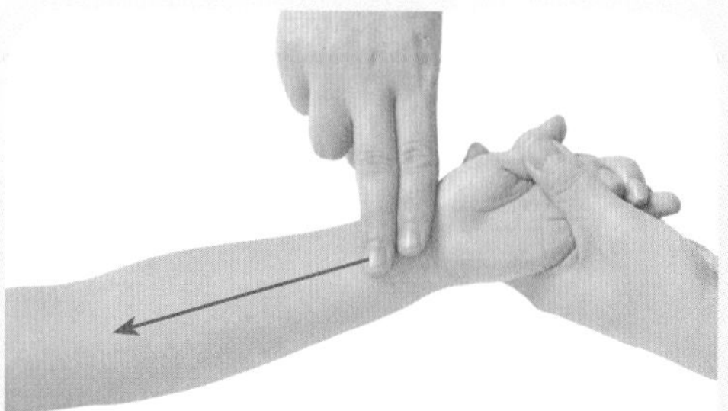

推天河水 由腕横纹中点推至肘横纹

用本按摩手法每天治疗 1 次，一般感冒推拿 1 次即效，推 2~3 次可愈。

◎ 病案举例

风寒感冒 孙某，男，4 岁。 **就诊时间：**2011 年 8 月 31 日

【主症】咳嗽、流涕、发烧 3 天，体温 38.5℃，口服阿奇霉素及雾化治疗后未效。舌红，苔薄白，夜间经常磨牙，二便正常，纳食可。

【诊断】风寒感冒。

【治则】疏风解表，宣肺。

【治法】推六腑 50 分钟，推天河水 30 分钟，平肝清肺 15 分钟，揉一窝风 15 分钟。推拿约两小时，出汗后体温 37.1℃。次日磨牙轻，因洗澡重感冒，发烧 39℃，改用推六腑 50 分钟、推天河水 30 分钟、平肝清肺 10 分钟、推大四横纹 15 分钟，加捏脊 5~7 遍。治疗 3 次痊愈，家长要求继续巩固治疗 3 次。

风热感冒 马某，男，5 岁。 **就诊时间：**2011 年 11 月 14 日

【主症】感冒 2 天，发烧，咳嗽，夜间烦躁不安，纳呆，舌尖红，二便正常，体温 38.8℃，口服阿奇霉素、地塞米松治疗效果不佳。

【诊断】风热感冒。

【治则】清热解表，宣肺止咳。

【治法】推六腑 40 分钟，运八卦 15 分钟，平肝清肺 10 分钟，推天河水 20 分钟。推拿约 1.5 小时，出汗后体温 37.5℃。告知家长 2 小时后体温会更高，属正常现象，是体内邪热外表的过程，第二天早晨发热全退。去推六腑，继续推 3 次痊愈，之后每周保健推拿一次，再未感冒，体重增加 1.5 千克。

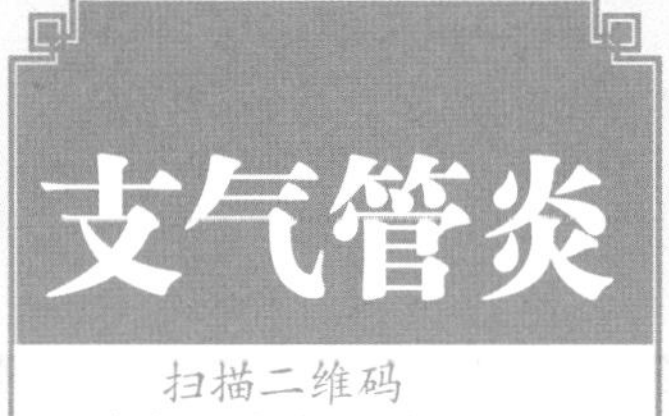

本病可由细菌或病毒感染引起，亦可由理化性刺激（如煤烟、灰尘、冷空气刺激等）引起，按病程长短，分为急性和慢性两种。

◎急性支气管炎

【临床表现】初起有感冒的临床表现，继则咳嗽加重，可有发热、胸闷、气促、食欲不振，初为干咳，以后痰渐多。

【治则】解表清肺，止咳化痰。

【治法】运八卦 10~15 分钟，平肝 10 分钟，清肺 10 分钟，清胃 10 分钟，推天河水 10 分钟。

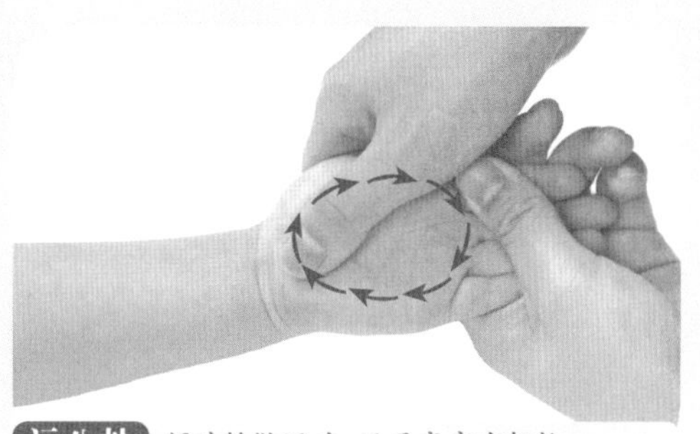

运八卦 顺时针做运法，运至离宫宜轻按

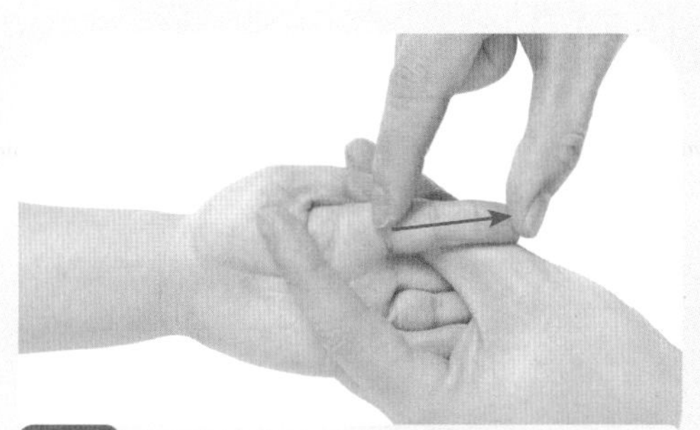

平肝 食指末节掌面，从食指指根推到指尖

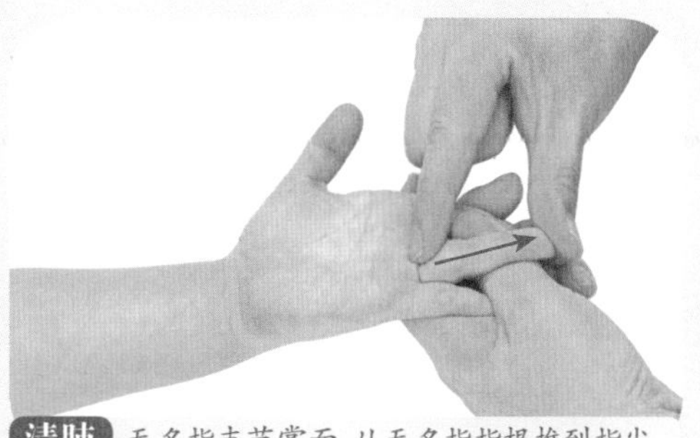

清肺 无名指末节掌面，从无名指指根推到指尖

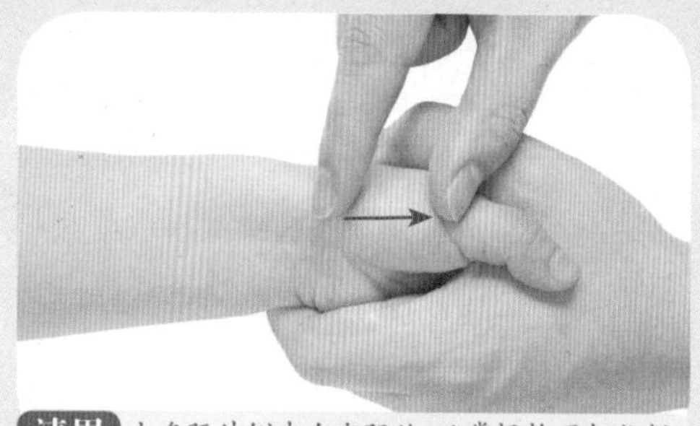

清胃 大鱼际外侧赤白肉际处，从掌根推至拇指根

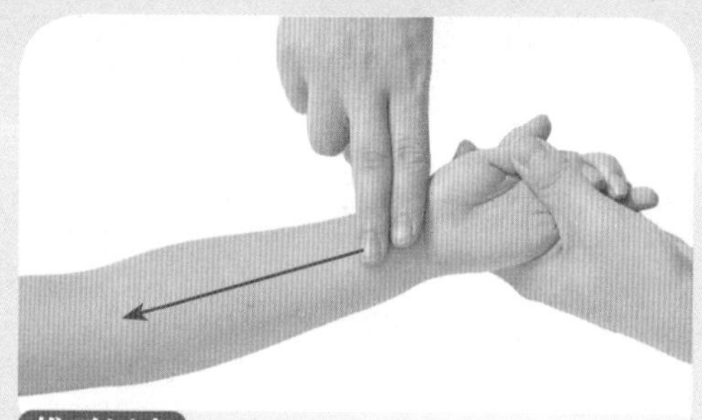

推天河水 由腕横纹中点推至肘横纹

【对症加减】1. 若发热超过 38.5℃，以上手法加用推六腑 10 分钟。

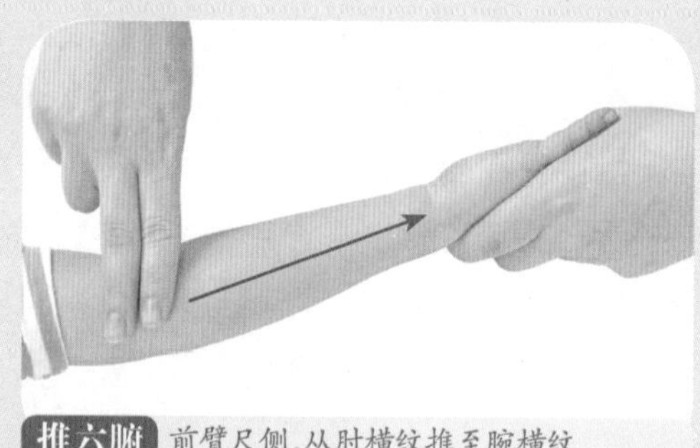

推六腑 前臂尺侧，从肘横纹推至腕横纹

【对症加减】2. 若喘重运八卦可改为逆运八卦 10 分钟；喘重痰多，肺部有湿性啰音，去清胃，加揉小横纹 10 分钟；唯独喘重，少痰或无痰，肺部有干性啰音，揉小横纹改用推大四横纹 10 分钟。

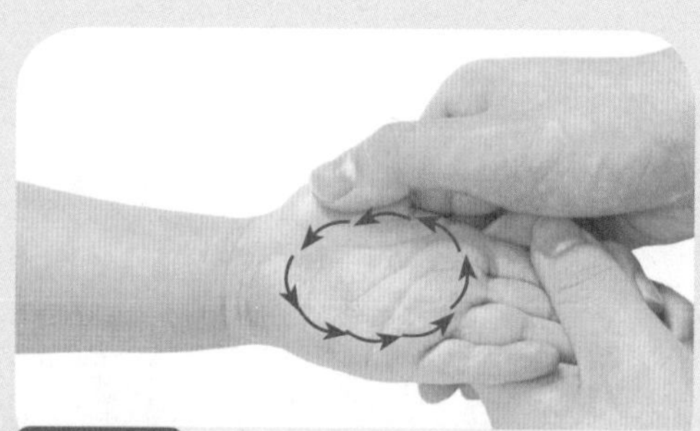

逆运八卦 逆时针做运法，运至离宫宜轻按

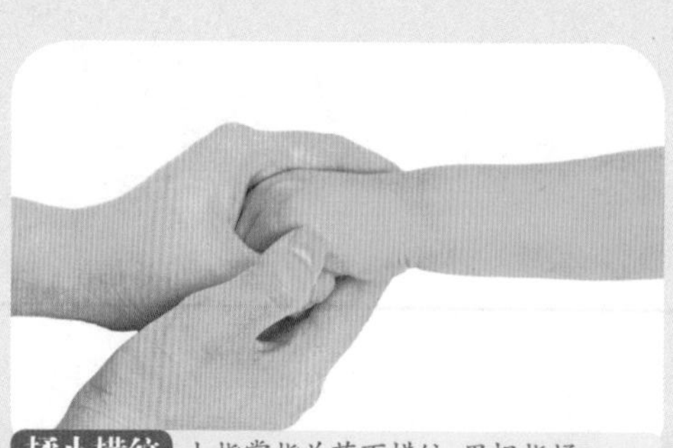

揉小横纹 小指掌指关节下横纹，用拇指揉

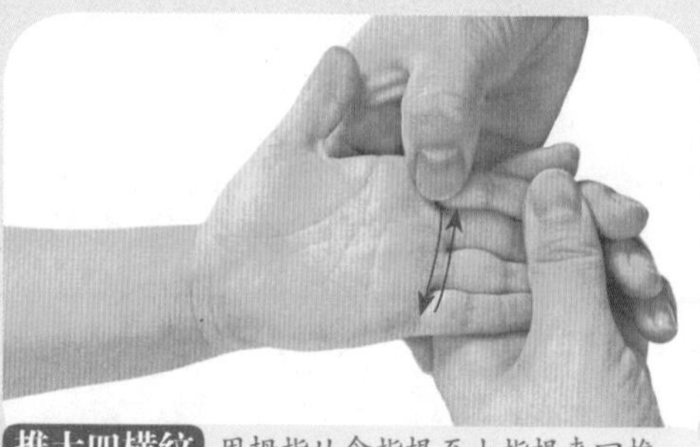

推大四横纹 用拇指从食指根至小指根来回推

◎慢性支气管炎

【临床表现】急性支气管炎如反复发作可发展为慢性支气管炎。轻者仅早晚咳嗽，重者可有发热、咳嗽、吐痰明显、活动后喘、呼吸带哮鸣声、日渐消瘦等表现。

【治则】健脾益气，止咳平喘。

【治法】可先按急性气管炎治疗，推拿2次后改用补法：揉二人上马10分钟，补脾10分钟，平肝5分钟，清肺10分钟。

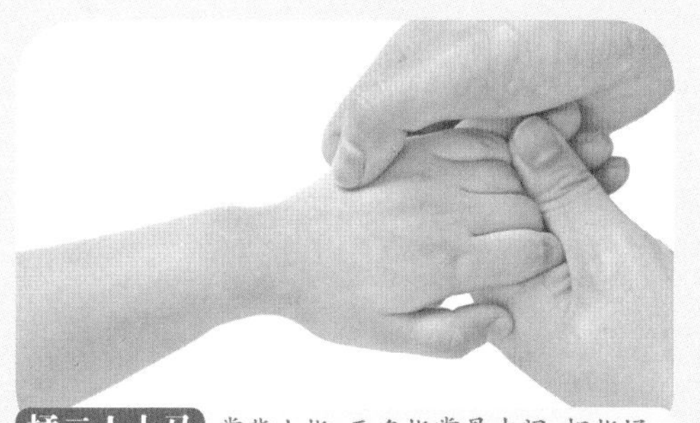

揉二人上马 掌背小指、无名指掌骨中间，拇指揉

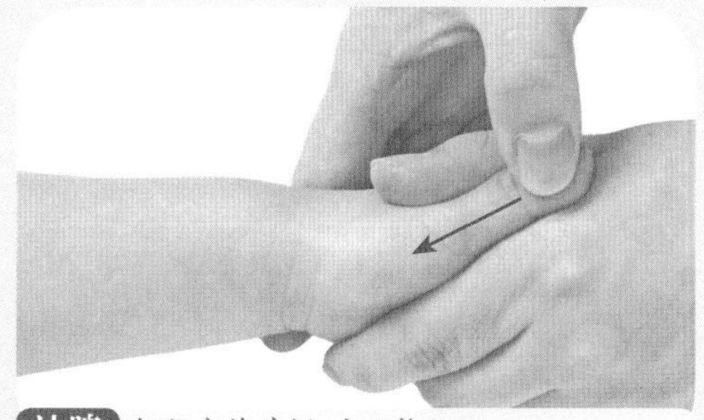

补脾 拇指末节外侧，向心推之

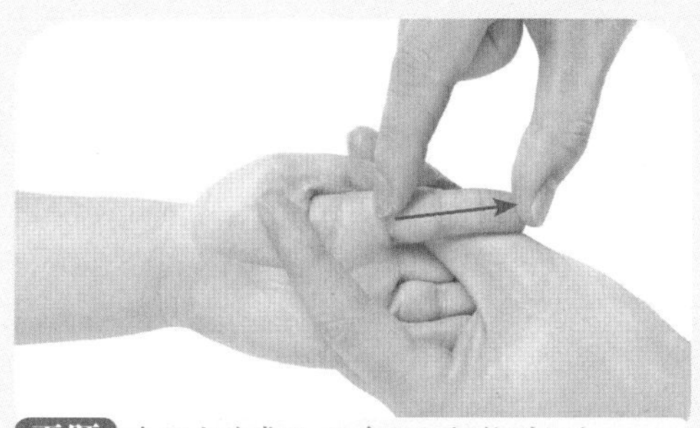

平肝 食指末节掌面，从食指指根推到指尖

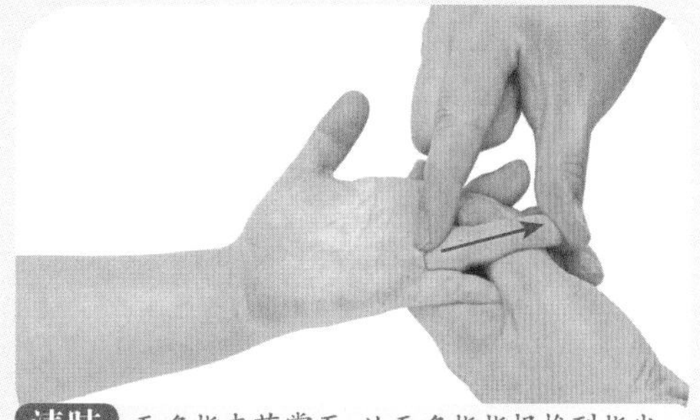

清肺 无名指末节掌面，从无名指指根推到指尖

◎慢性支气管炎急性发作

【临床表现】出现发热、喘重、痰多，此是虚中夹实证。

【治则】清补兼施。

【治法】选择一：逆运八卦10分钟，揉二人上马10分钟，推大四横纹10分钟，清胃5分钟，推六腑15分钟。

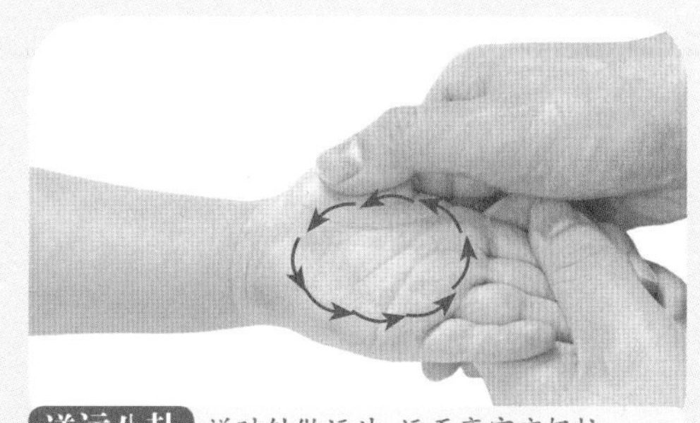

逆运八卦 逆时针做运法，运至离宫宜轻按

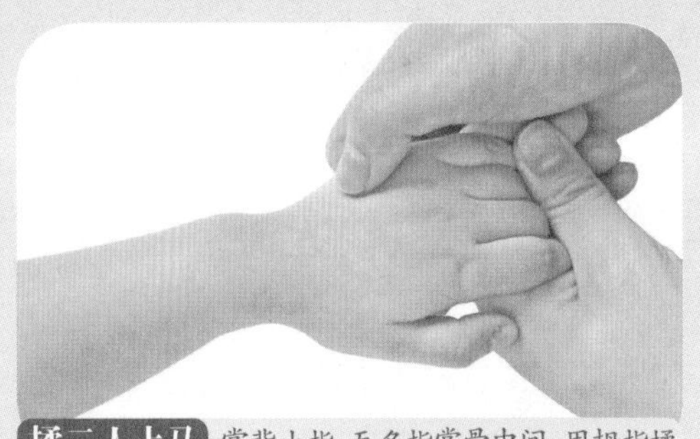
揉二人上马 掌背小指、无名指掌骨中间，用拇指揉

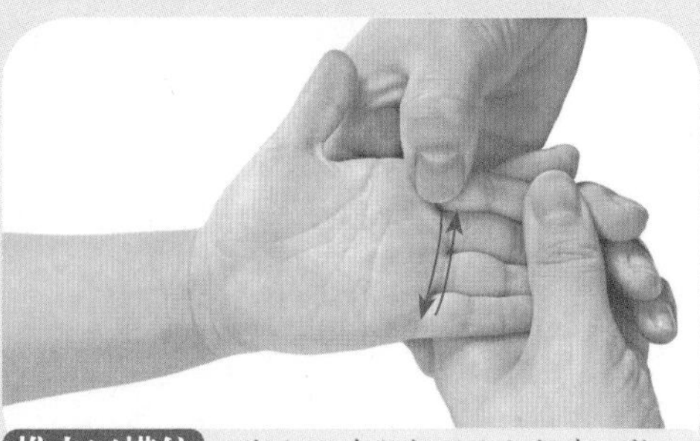
推大四横纹 用拇指从食指根至小指根来回推

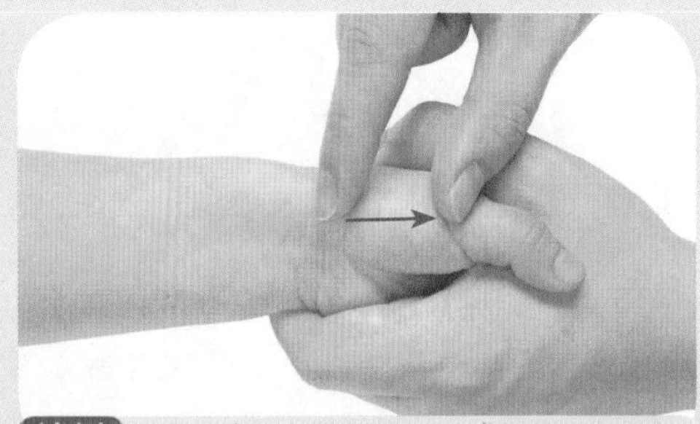
清胃 大鱼际外侧赤白肉际处，从掌根推至拇指根

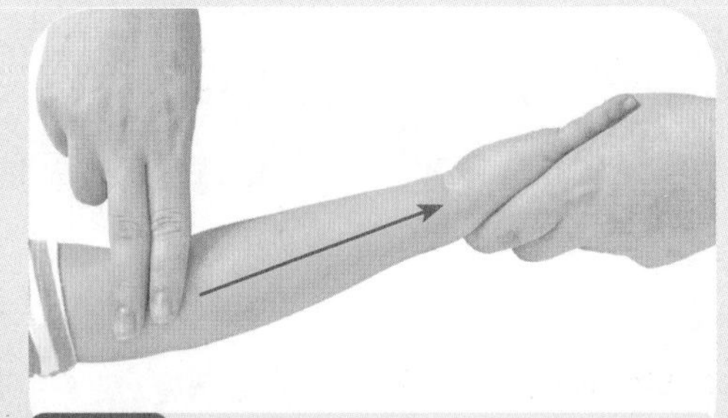
推六腑 前臂尺侧，从肘横纹推至腕横纹

【**治法**】选择二：揉二人上马 10 分钟，补脾 10 分钟，清肺 10 分钟，推天河水 10 分钟。

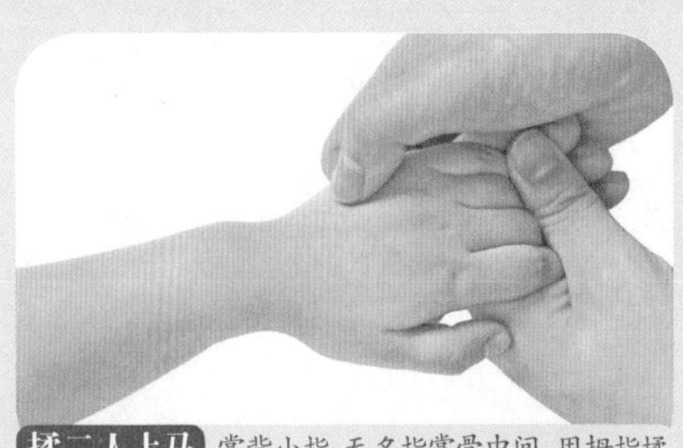
揉二人上马 掌背小指、无名指掌骨中间，用拇指揉

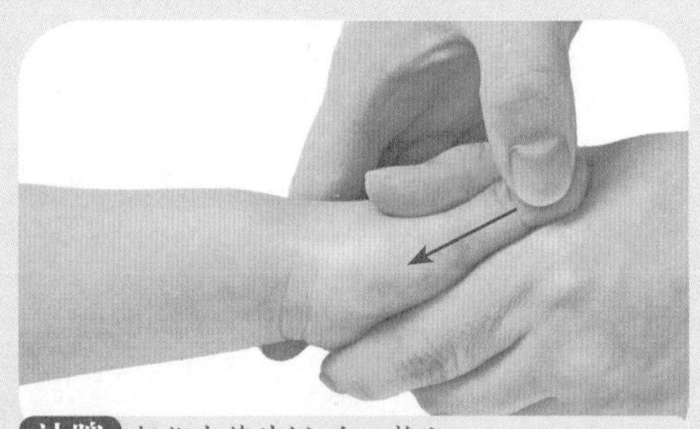
补脾 拇指末节外侧，向心推之

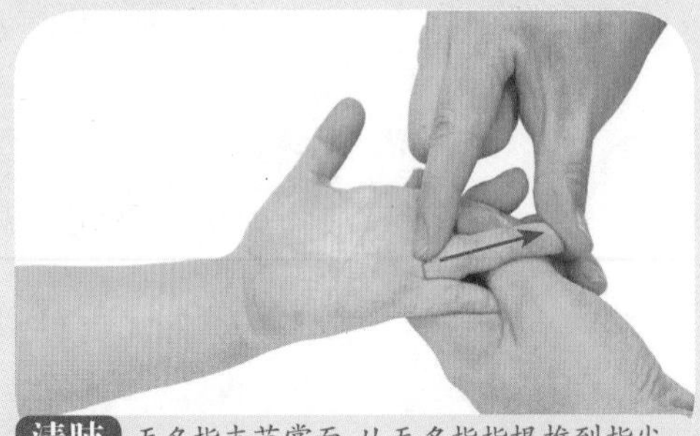
清肺 无名指末节掌面，从无名指指根推到指尖

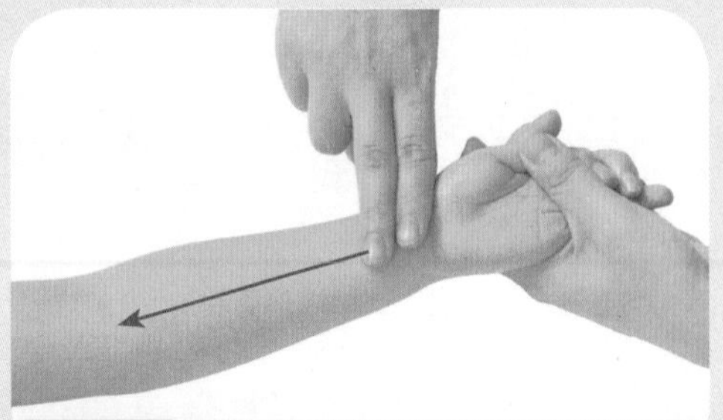
推天河水 由腕横纹中点推至肘横纹

◎ 病案举例

小儿咳喘 张某，男，11 个月。 **就诊时间：**2012 年 2 月 20 日

【**主症**】感冒 10 余天，咳喘 1 天。曾在社区医院推拿 10 天，之后症状并无好转。昨日来诊时，咳喘，憋气，活动加重，食欲差，大小便正常。患儿为早产儿，出生时体重 2.75 千克，母乳喂养。体温为 36.9℃，神志清，面色微黄，唇周色青，双肺可闻及哮鸣音，舌淡，苔薄白，腹软，指纹淡。

【**诊断**】小儿咳喘。

【**治则**】温肺化痰，止咳平喘。

【**治法**】逆运八卦 15 分钟，平肝清肺 10 分钟，推天河水 20 分钟，揉小横纹 10 分钟，捣小天心 1~2 分钟。第二天喘轻，上法去逆运八卦，改用顺运八卦 15 分钟。3 日后去揉小横纹，加揉二人上马 20 分钟，推拿治疗 6 次痊愈。

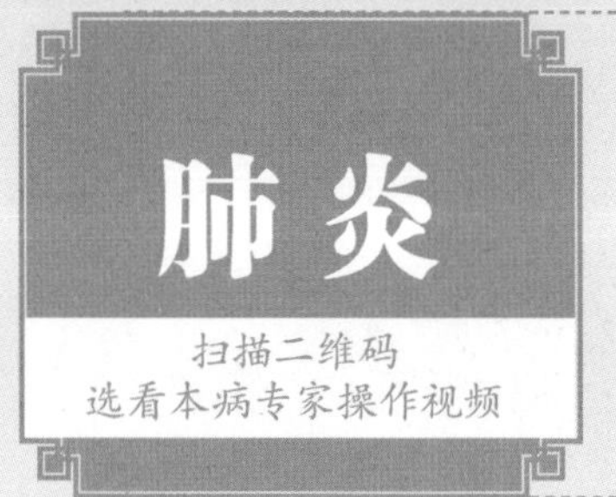

小儿肺炎是婴幼儿时期的常见病，在我国北方地区的冬春季节多见。小儿肺炎多是由病原体感染或吸入羊水等引起的肺部炎症。主要临床表现有发热、咳嗽、呼吸急促或呼吸困难，可闻及肺部啰音。

◎肺炎

【临床表现】初起发热，咳嗽，流涕，食欲不振，有时呕吐，继则出现呼吸困难。

【治则】清肺化痰。

【治法】逆运八卦10分钟，平肝10分钟，清肺10分钟，揉小横纹10分钟，推六腑10分钟。

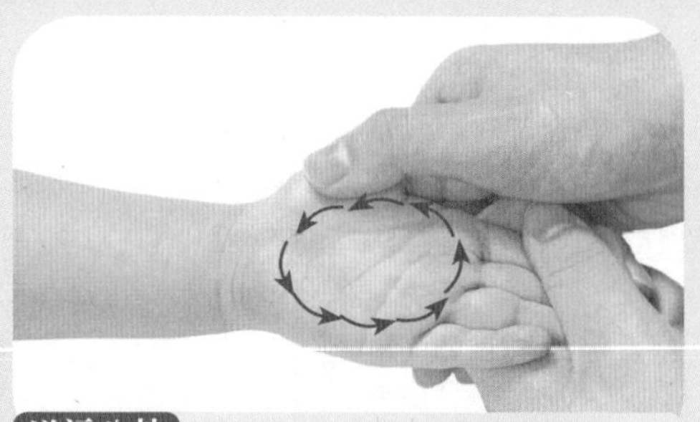

逆运八卦 逆时针做运法，运至离宫宜轻按

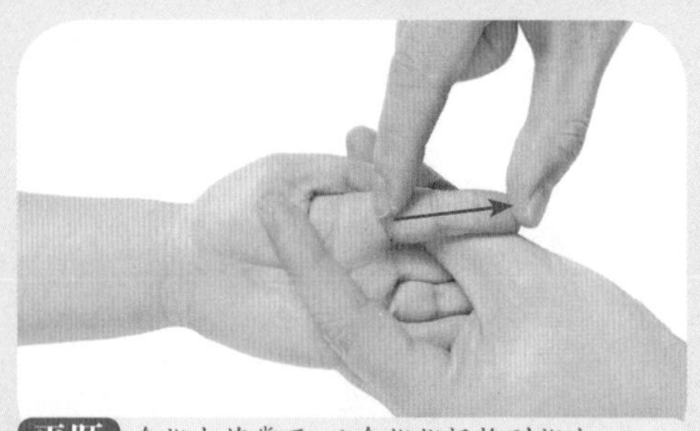

平肝 食指末节掌面，从食指指根推到指尖

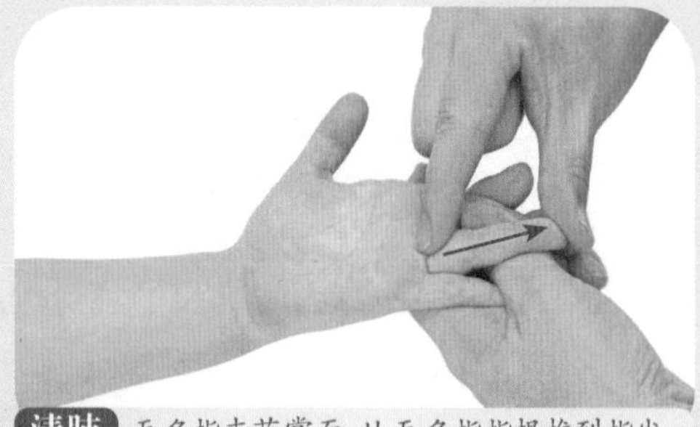

清肺 无名指末节掌面，从无名指指根推到指尖

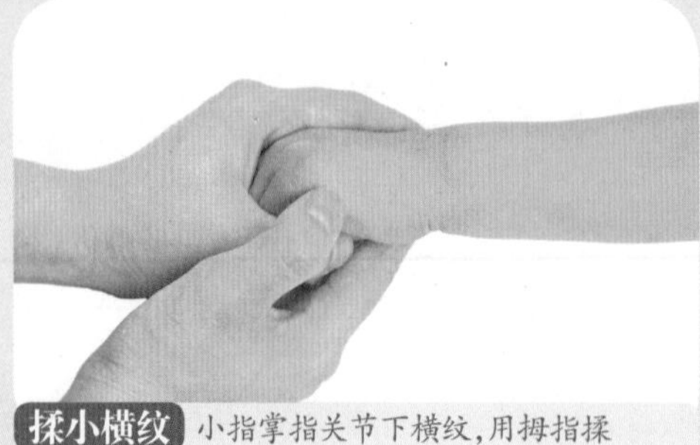

揉小横纹 小指掌指关节下横纹，用拇指揉

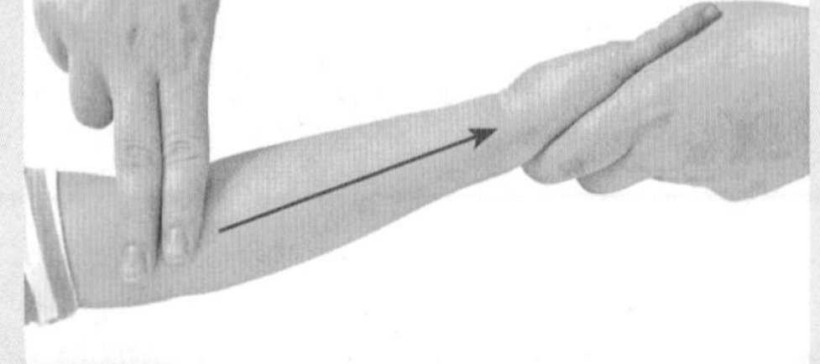

推六腑 前臂尺侧，从肘横纹推至腕横纹

【对症加减】1. 若高热引起惊厥，加捣小天心 1~2 分钟；若头痛鼻塞加揉阳池 10 分钟。

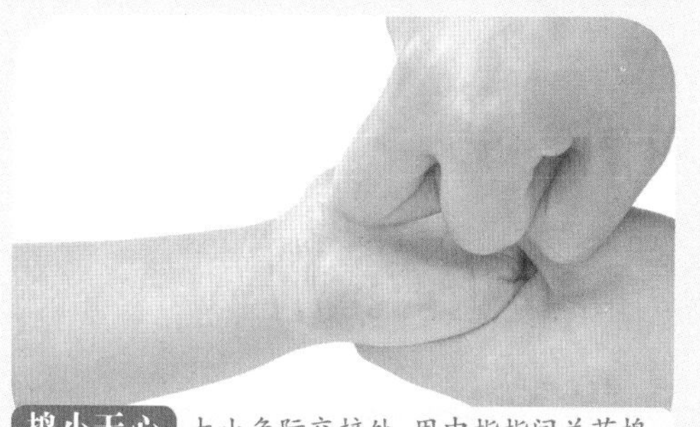

捣小天心 大小鱼际交接处，用中指指间关节捣

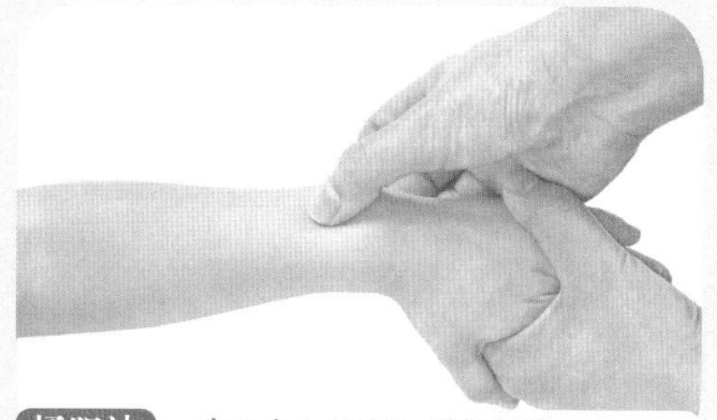

揉阳池 一窝风直上凹陷处，用拇指揉

【对症加减】2. 治疗后体温下降，咳喘减轻，少痰或无痰，肺有干啰音者，改用运八卦 10 分钟，平肝清肺 10 分钟，推大四横纹 10 分钟，推天河水 10 分钟。

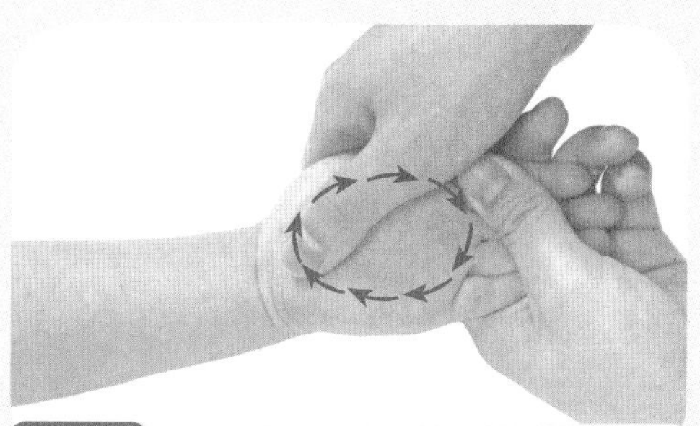

运八卦 顺时针做运法，运至离宫宜轻按

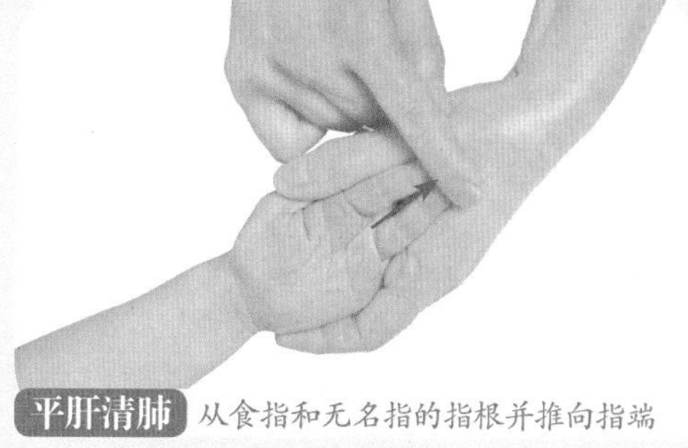

平肝清肺 从食指和无名指的指根并推向指端

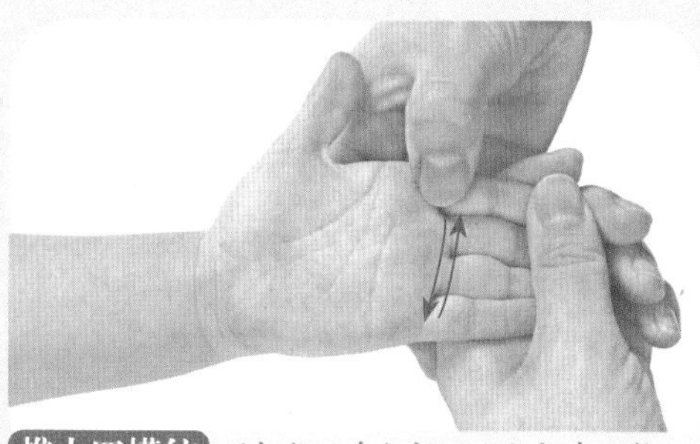

推大四横纹 用拇指从食指根至小指根来回推

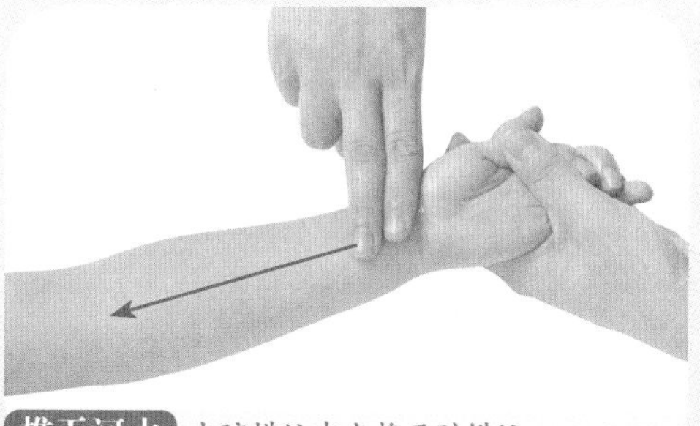

推天河水 由腕横纹中点推至肘横纹

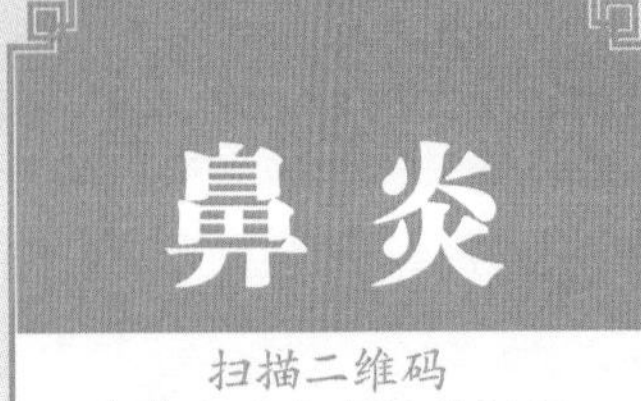

鼻炎是由病毒、细菌、各种理化因子及某些全身性疾病引起的鼻腔黏膜的炎症。中医认为多因外感风热或风寒，肺气虚寒，胆经郁热，郁久化火，上犯于鼻而致。

◎鼻炎

【临床表现】鼻塞，流涕。主要观察鼻涕的色、质、量、气味等。涕量多，色白，清稀无味，多属寒。涕量多，色黄，质稠有味但不重，多属热。鼻塞严重，流涕色黄绿，质稠味重，或带血迹，多属胆热移脑。

【治则】宣肺通窍，清泻肝胆。

【治法】1. 寒证：平肝 10 分钟，清肺 10 分钟，揉一窝风 10 分钟，揉外劳宫 5 分钟。

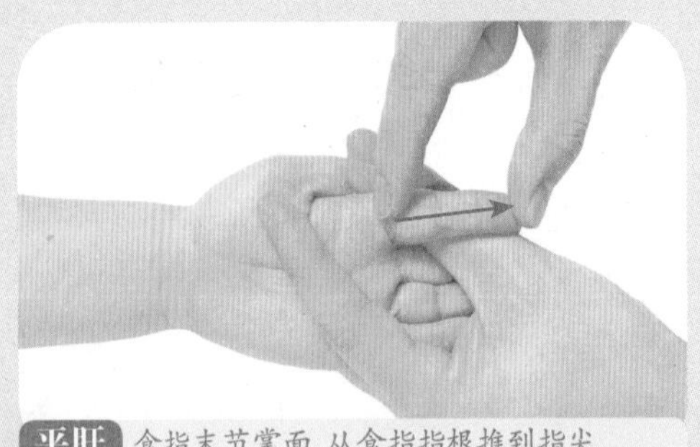

平肝 食指末节掌面，从食指指根推到指尖

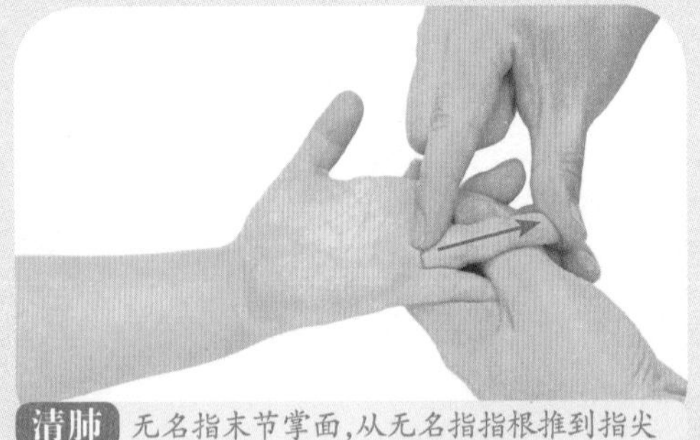

清肺 无名指末节掌面，从无名指指根推到指尖

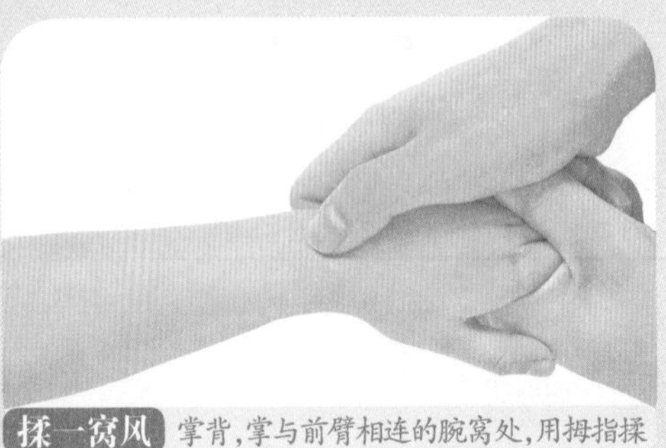

揉一窝风 掌背，掌与前臂相连的腕窝处，用拇指揉

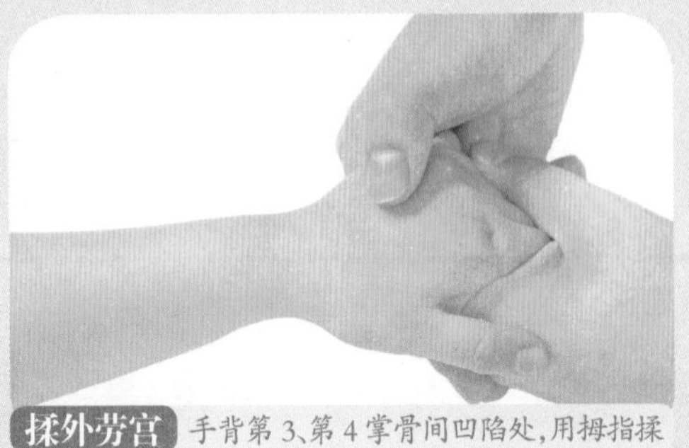

揉外劳宫 手背第 3、第 4 掌骨间凹陷处，用拇指揉

【治法】2. 热证：推天河水 10 分钟，平肝清肺 10 分钟，揉阳池 10 分钟。

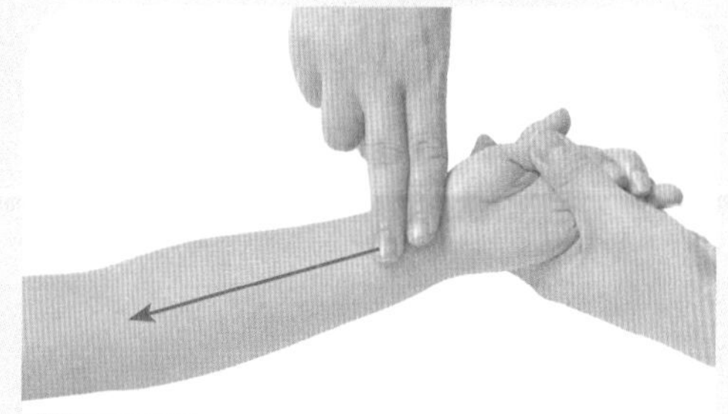

推天河水 由腕横纹中点推至肘横纹

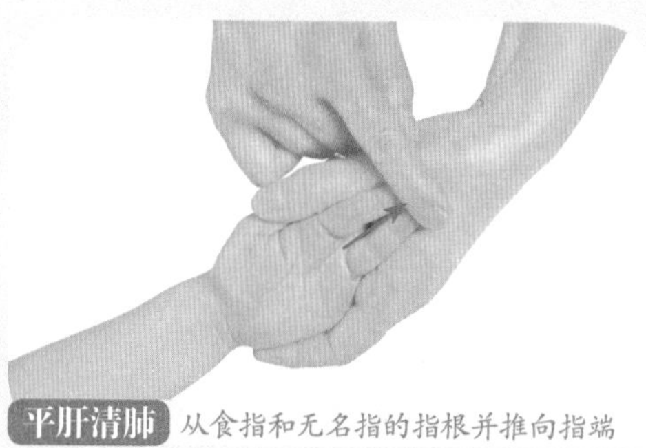

平肝清肺 从食指和无名指的指根并推向指端

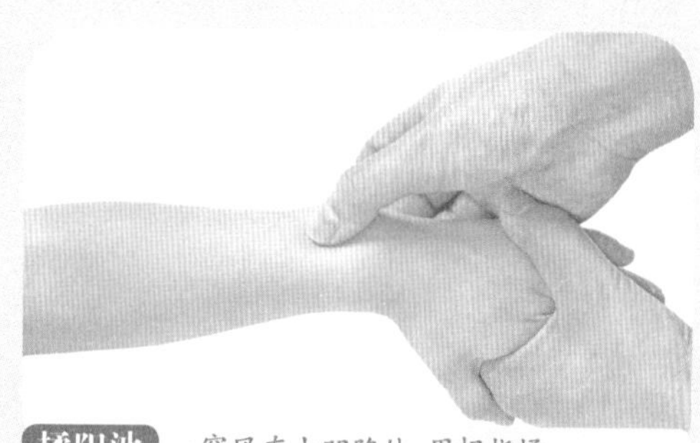

揉阳池 一窝风直上凹陷处，用拇指揉

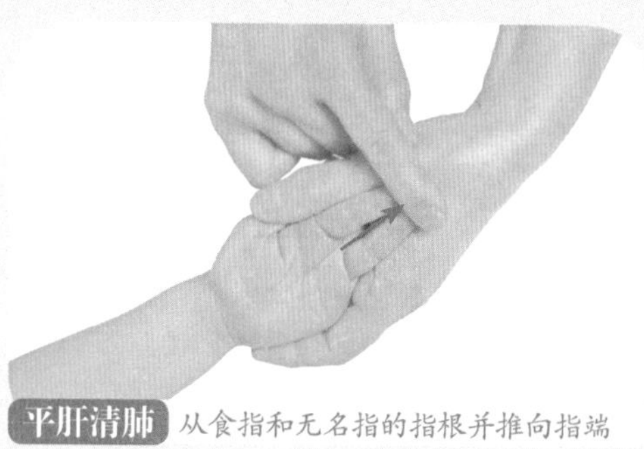

平肝清肺 从食指和无名指的指根并推向指端

【对症加减】流涕色黄绿，质稠味重者，取穴改用平肝清肺 20 分钟，推六腑 15 分钟，揉阳池 10 分钟。

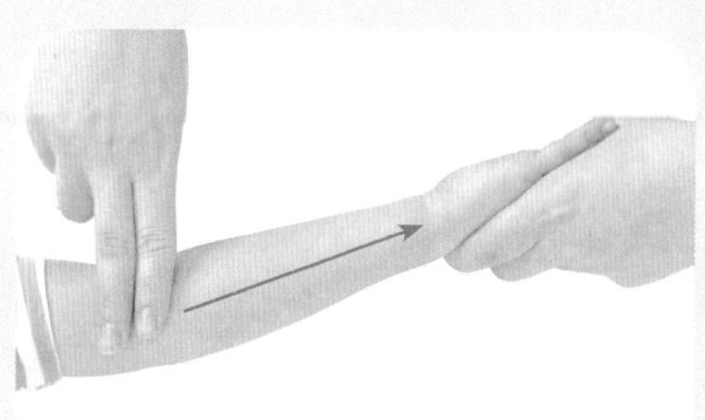

推六腑 前臂尺侧，从肘横纹推至腕横纹

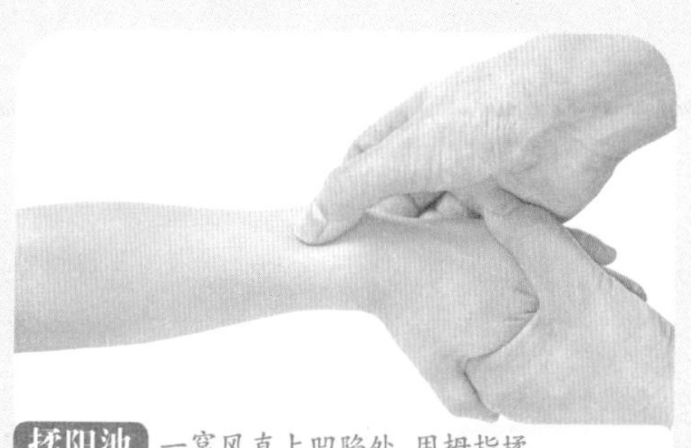

揉阳池 一窝风直上凹陷处，用拇指揉

◎ 病案举例

鼻 炎 祝某，女，9岁。 **就诊时间：** 2011年9月18日

【主症】时常鼻塞不通1年多，易感冒，易疲劳出汗，头痛，纳食可，口中有味，喜冷饮，大便偏干色黑，手足不温。自今年3月起经常感冒，起荨麻疹，舌质红，苔薄白，脉细。

【诊断】鼻炎。

【治则】疏风解表。

【治法】运八卦15分钟，平肝清肺10分钟，推天河水30分钟，清胃5分钟，推大四横纹10分钟，加脏腑点穴。施治后鼻塞轻，睡眠质量提高。次日上法加揉二人上马30分钟，推拿1周后痊愈。

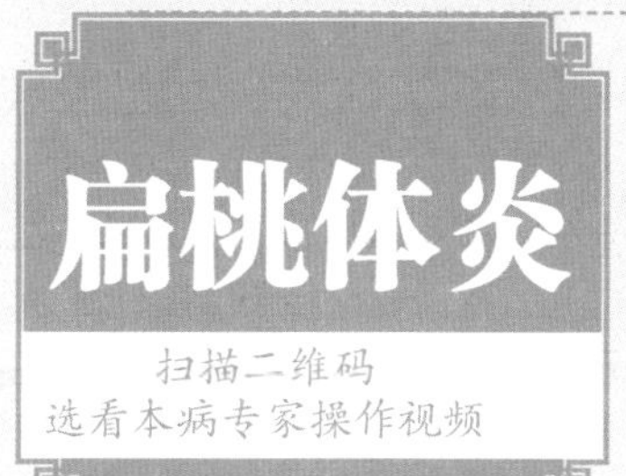

风热邪毒从口鼻而入，侵犯肺胃二经，咽喉为肺胃之门户，首当其冲，邪毒相搏上炎，郁结于咽喉两旁导致扁桃体炎。此病多为急性，多属实证。

◎扁桃体炎

【临床表现】发热或高或低，咽疼，吞咽不利，有时伴烦躁、口干、便秘。

【治则】清热解毒，利咽通腑。

【治法】平肝清肺 10 分钟，清胃 10 分钟，推天河水 20 分钟。

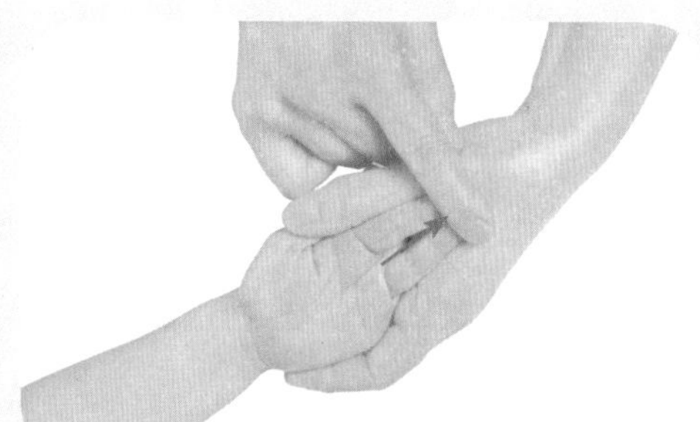

平肝清肺 从食指和无名指的指根并推向指端

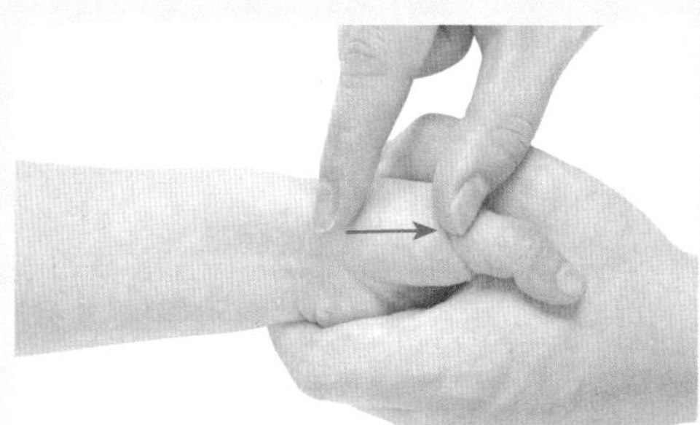

清胃 大鱼际外侧赤白肉际处，从掌根推至拇指根

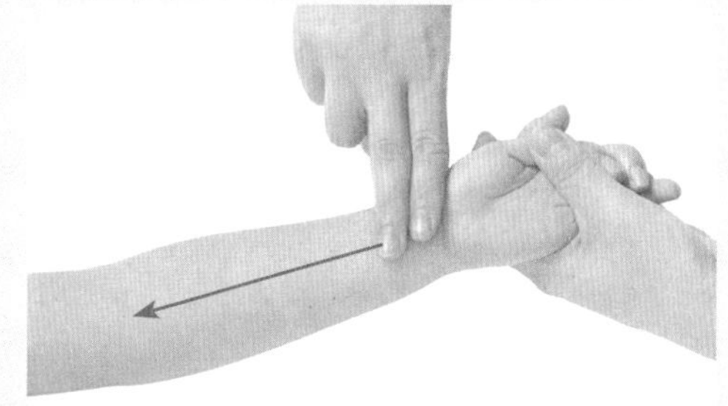

推天河水 由腕横纹中点推至肘横纹

【对症加减】热重者，去推天河水，改用推六腑 30 分钟。

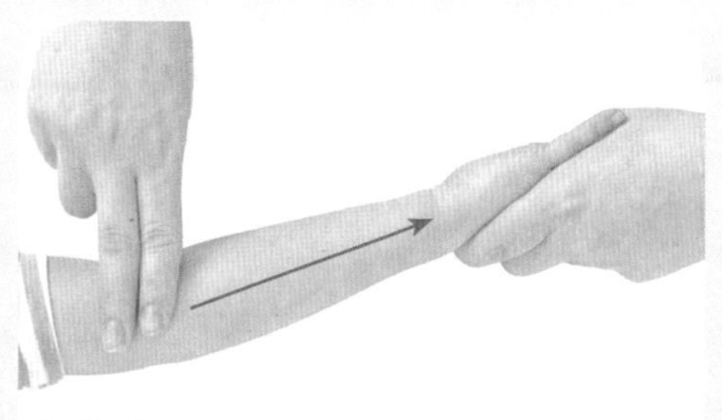

推六腑 前臂尺侧，从肘横纹推至腕横纹

单纯性口腔炎

扫描二维码
选看本病专家操作视频

本病多数是因上火有热引起的，也有因消化不良，或食物太热烫伤黏膜而致口腔内发炎。

◎普通口内炎症（单纯性口腔炎）

【临床表现】患者多有牙龈红肿，面颊内黏膜红肿，或舌上有少量溃疡（多呈白点状，俗称“口苔”），唾液量增多，嚼食时疼痛，因而食欲减退，吃乳时哭闹，睡眠也时常不安。发热者脉多数，其他原因者脉多无显著的改变，体温也无变化。

【治则】清泄里热。

【治法】发热者：清胃 10 分钟，推天河水 20 分钟，推六腑 10 分钟。不发热者去推六腑。

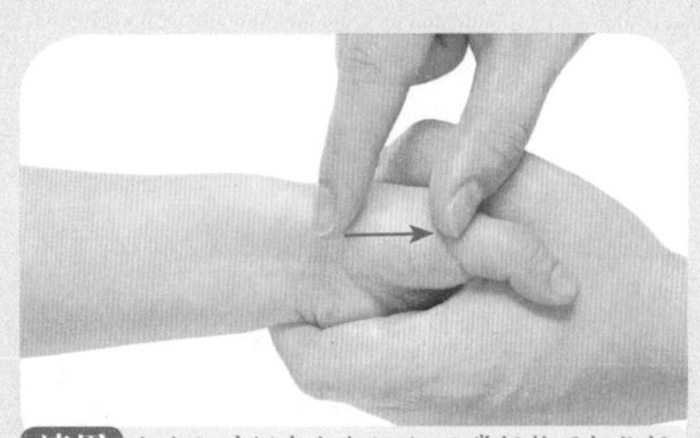

清胃 大鱼际外侧赤白肉际处，从掌根推至拇指根

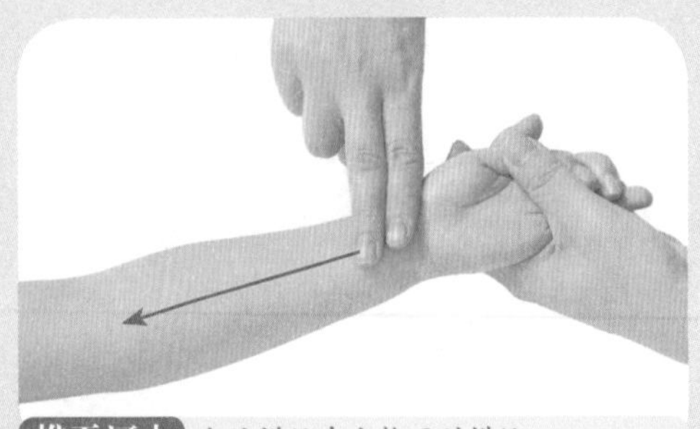

推天河水 由腕横纹中点推至肘横纹

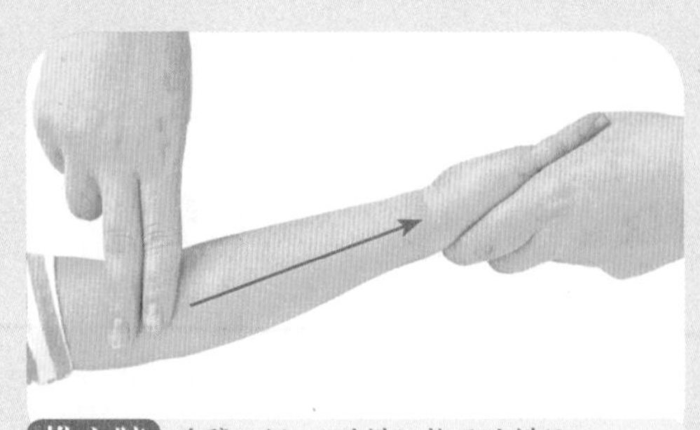

推六腑 前臂尺侧，从肘横纹推至腕横纹

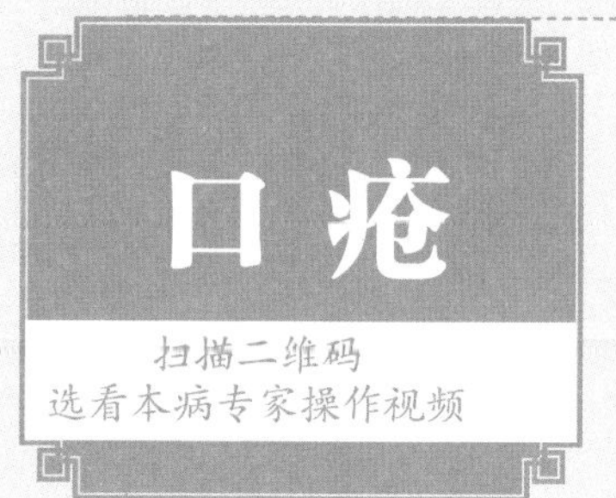

口疮

扫描二维码
选看本病专家操作视频

口疮是指口腔黏膜发生的炎症性的病变，多见于上呼吸道感染、发热之后。中医认为多因内热蕴于心脾二经，循经发于口舌所致。

◎口疮

【临床表现】 舌尖红赤，舌有白色溃疡点，流口水，往往因疼痛而吮乳困难，重者发热，烦躁不安。

【治则】 清心泄火。

【治法】 选择一：清胃15分钟，推天河水15分钟，推大四横纹10分钟。

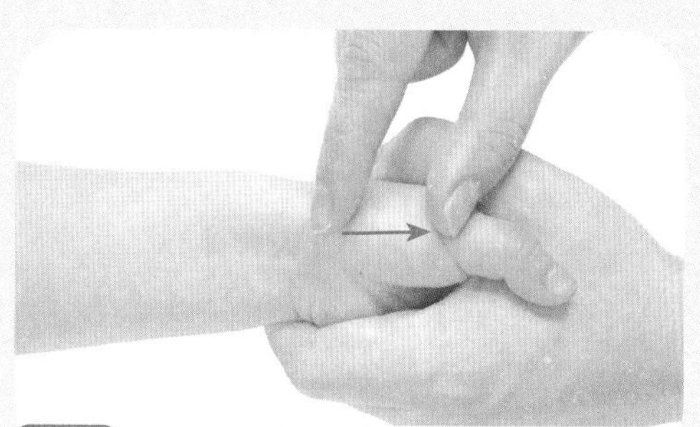

清胃 大鱼际外侧赤白肉际处，从掌根推至拇指根

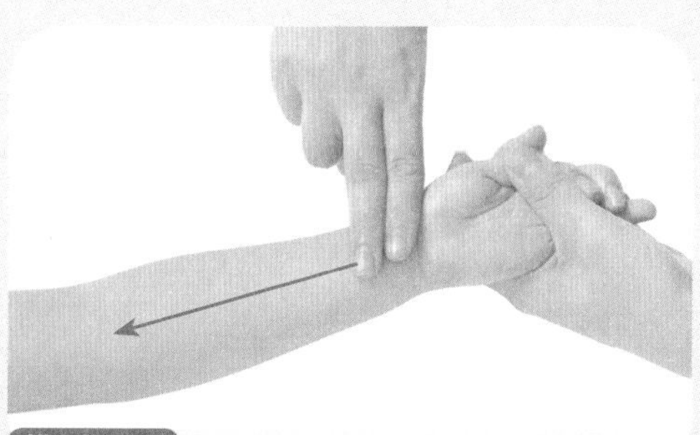

推天河水 由腕横纹中点推至肘横纹

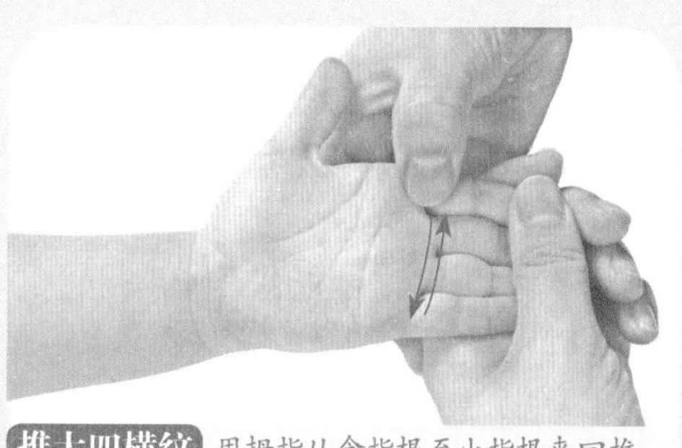

推大四横纹 用拇指从食指根至小指根来回推

【治法】选择二:清脾 15 分钟,清胃 15 分钟,推天河水 10 分钟。

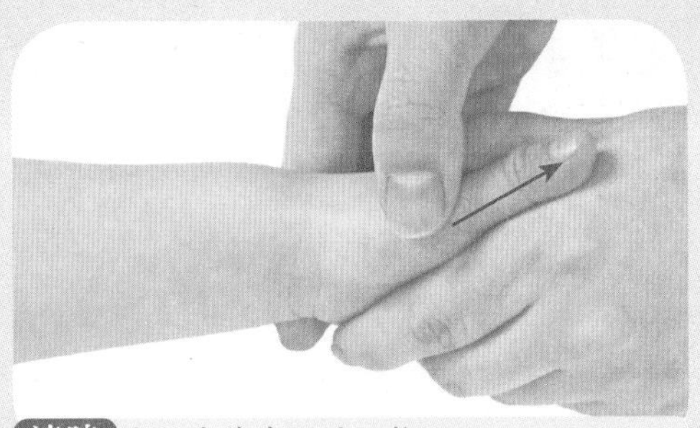
清脾 拇指末节外侧,离心推之

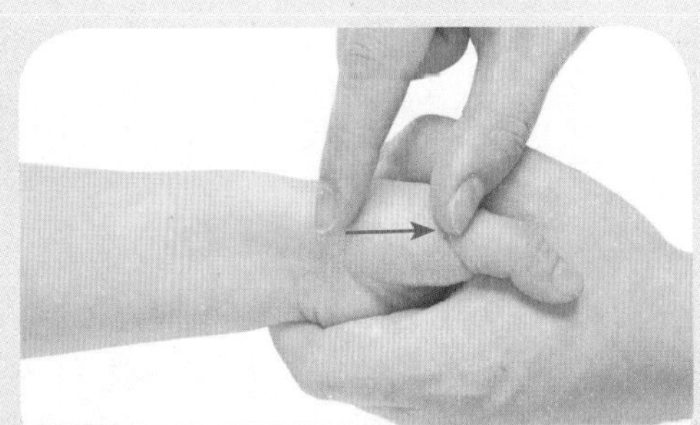
清胃 大鱼际外侧赤白肉际处,从掌根推至拇指根

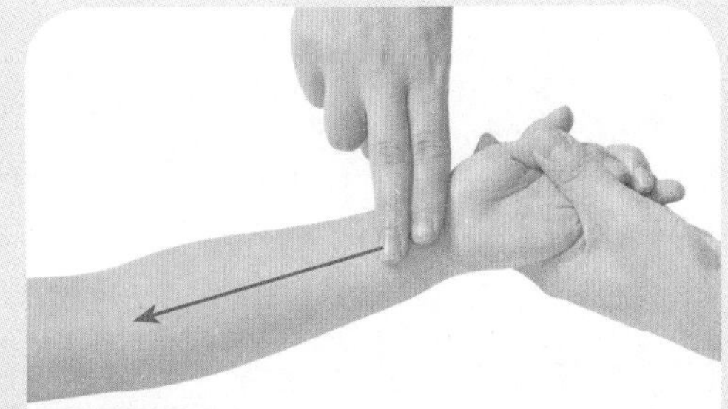
推天河水 由腕横纹中点推至肘横纹

【对症加减】发热,加用推六腑 20 分钟;流口水重,加揉小横纹 10 分钟;烦躁、惊悸,加捣小天心 1~2 分钟。可外用柿霜、西瓜霜或冰硼散涂口疮处。

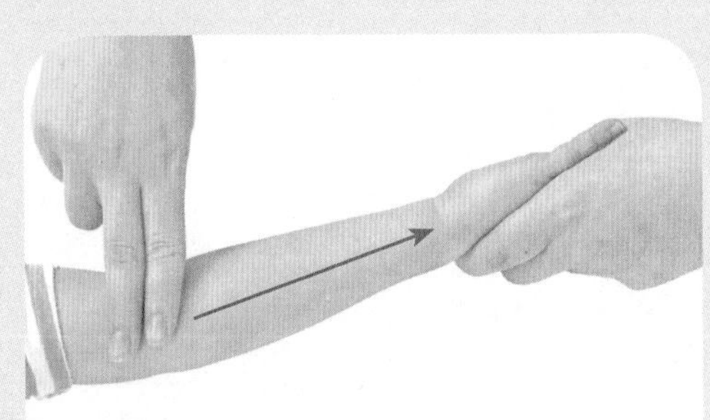
推六腑 前臂尺侧,从肘横纹推至腕横纹

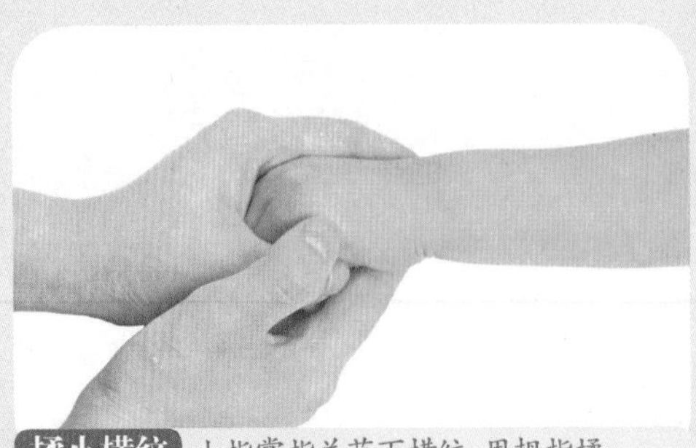
揉小横纹 小指掌指关节下横纹,用拇指揉

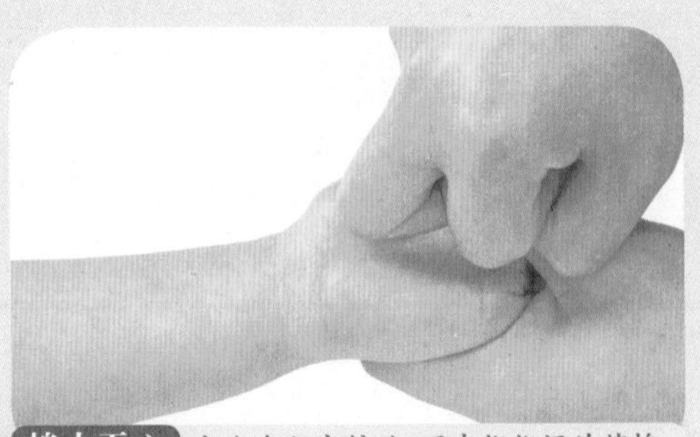
捣小天心 大小鱼际交接处,用中指指间关节捣

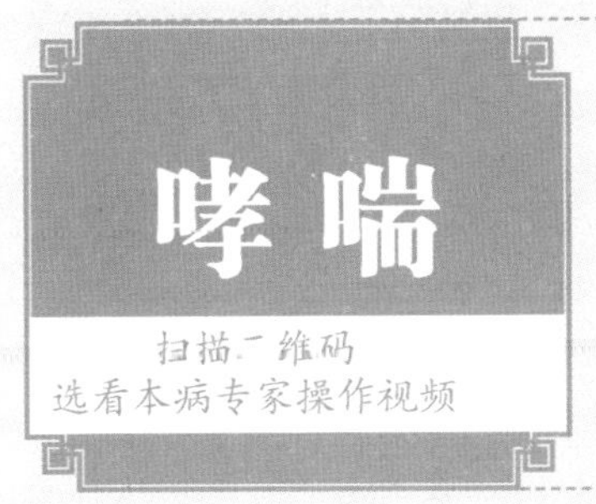

哮喘是一种发作性痰鸣气喘的疾病，以阵发性哮鸣气促、呼气延长为特征，多与肺、脾、肾三脏有关，其病机多为本虚标实，一般急性发作期以邪实为主，缓解期以正虚为主。

◎哮喘

【临床表现】寒证者，咳喘哮鸣，吐痰清稀，面色㿠白，形寒怕冷；热证者，咳喘哮鸣，痰色黄稠，口干咽燥或有发热。缓解期，面色㿠白，神疲乏力，自汗，食少便溏，形寒怕冷。

【治则】寒证宜温肺化痰，降逆平喘；热证宜清热化痰，降逆平喘；缓解期宜健脾补肾纳气。

【治法】1. 寒证哮喘：逆运八卦 15 分钟，揉外劳宫 10 分钟，推大四横纹 10 分钟，清肺 5 分钟。

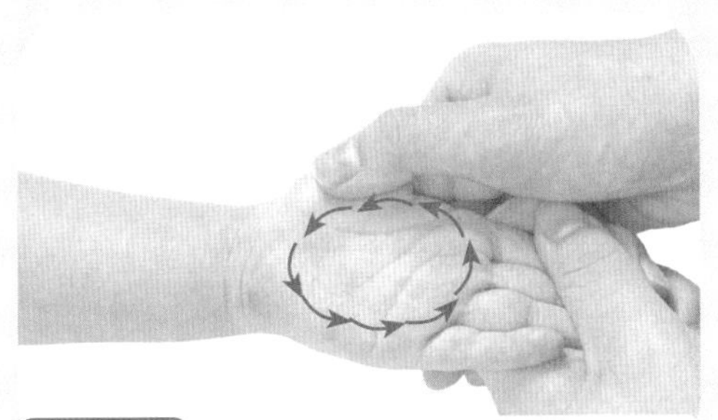

逆运八卦 逆时针做运法，运至离宫宜轻按

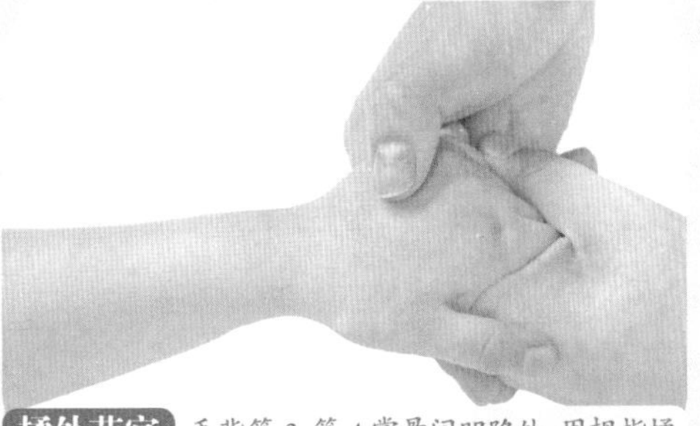

揉外劳宫 手背第 3、第 4 掌骨间凹陷处，用拇指揉

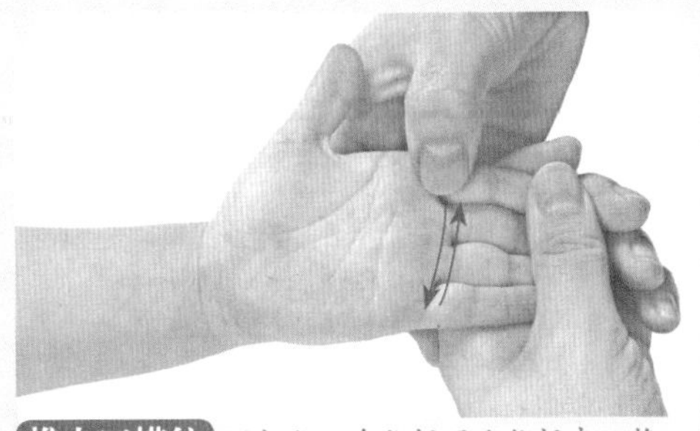

推大四横纹 用拇指从食指根至小指根来回推

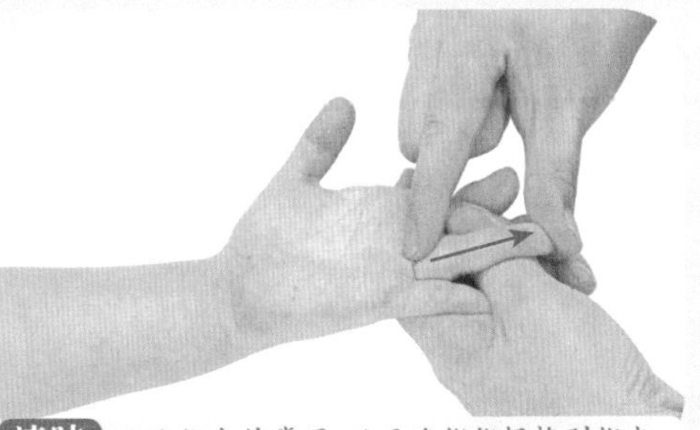

清肺 无名指末节掌面，从无名指指根推到指尖

【治法】2. 热证哮喘：逆运八卦 15 分钟，推天河水 10 分钟，推大四横纹 10 分钟。

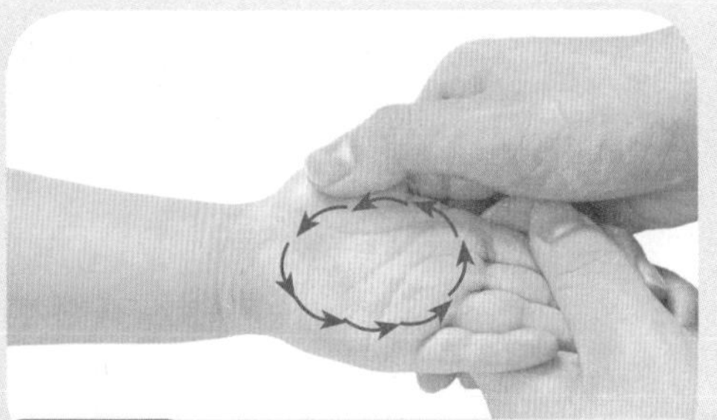

逆运八卦 逆时针做运法，运至离宫宜轻按

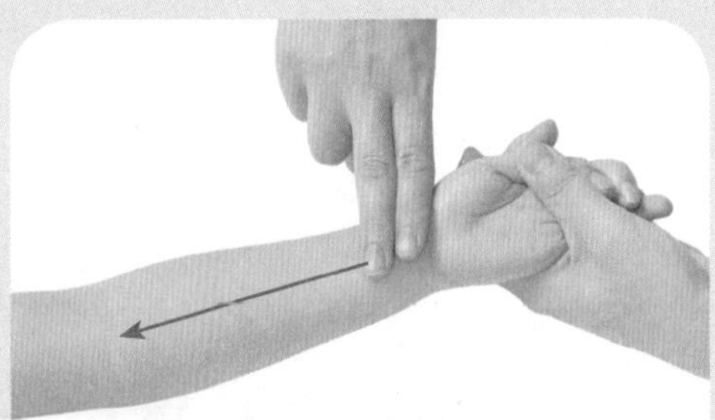

推天河水 由腕横纹中点推至肘横纹

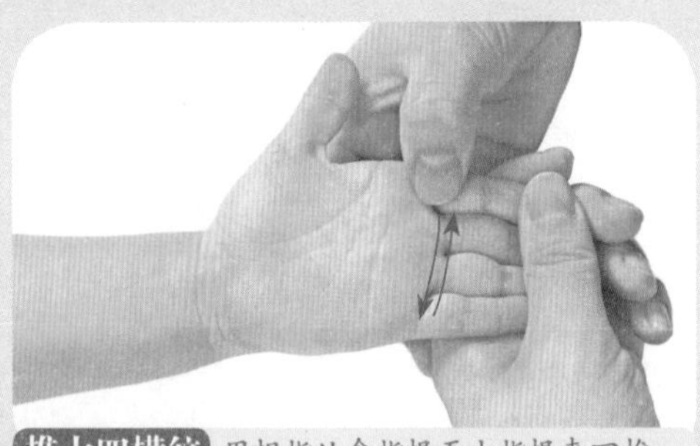

推大四横纹 用拇指从食指根至小指根来回推

【治法】3. 缓解期：揉二人上马 15 分钟，清补脾 15 分钟，运八卦 10 分钟。

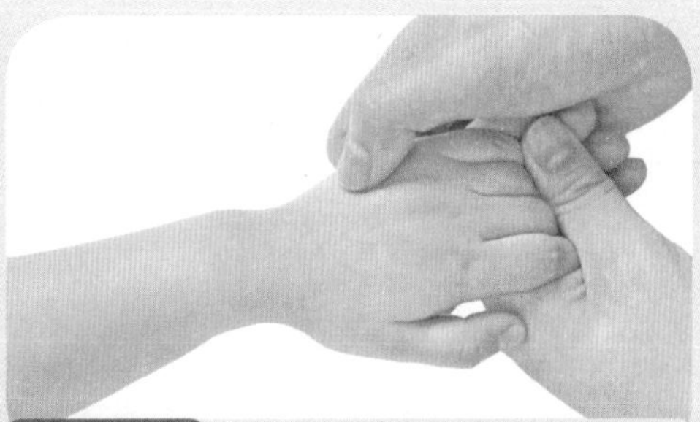

揉二人上马 掌背小指、无名指掌骨中间，用拇指揉

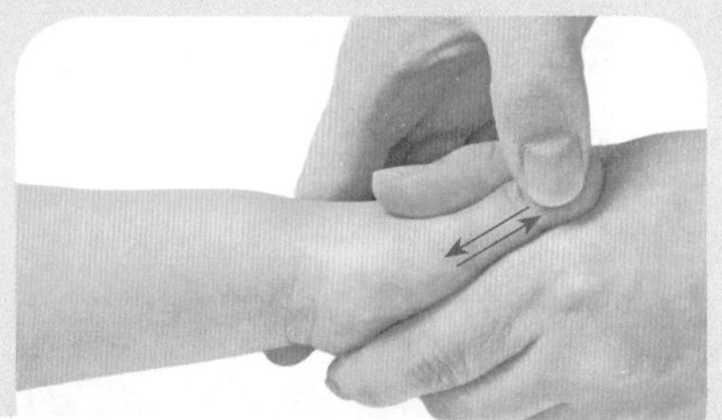

清补脾 拇指末节外侧，来回推之

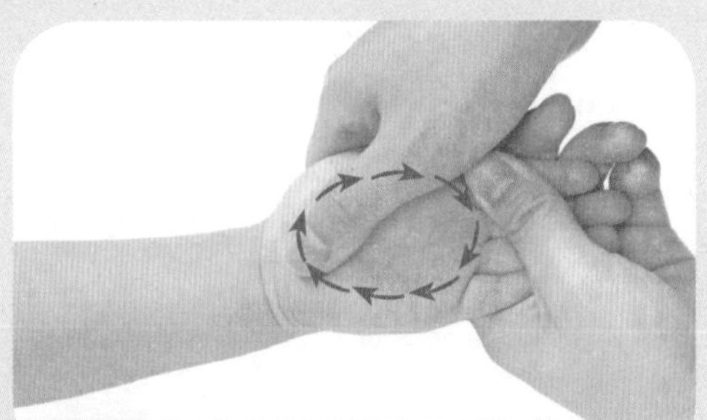

运八卦 顺时针做运法，运至离宫宜轻按

【对症加减】如热重，去推天河水改用推六腑 15 分钟。

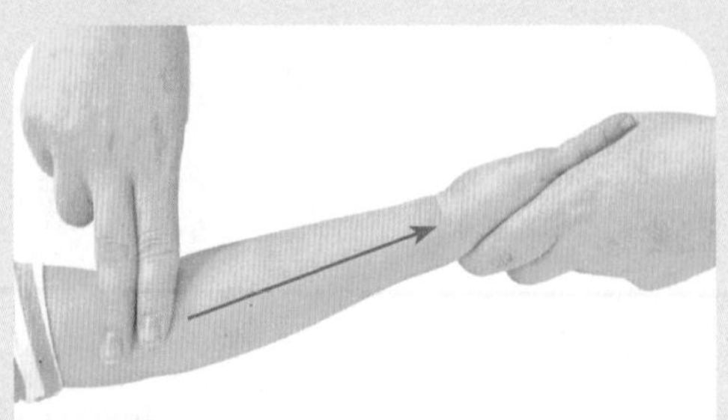

推六腑 前臂尺侧，从肘横纹推至腕横纹

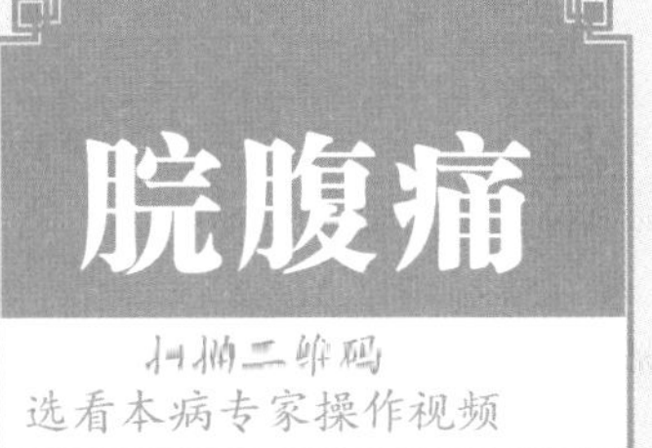

脘腹痛

扫描二维码
选看本病专家操作视频

小儿腹痛较为常见，部位不定，病因非一，总由气机遏阻，血瘀气滞，因而作痛。病位在中脘，或在近两胁处，或绕脐，或在脐下。小儿肠胃功能尚弱，运化无力，内外干扰皆可致痛，或受寒邪，或因郁热，或由食积气滞，或由跌仆血瘀，或由虚冷，病因较多。

◎气郁腹痛

【临床表现】 小孩因故哭叫，家人抑制使其不能发泄，或强以乳食，迫使小儿止哭入睡，睡中时作痉挛性长息，易患胸胁痛，甚至发热，一般皆以为腹痛，以痛时身体扭动为特征，或见呃逆，舌苔滞（苔与舌质不分），脉弦紧。

【治则】 理气止痛。

【治法】 平肝 15 分钟，运八卦 15 分钟，推大四横纹 10 分钟，揉板门 10 分钟。

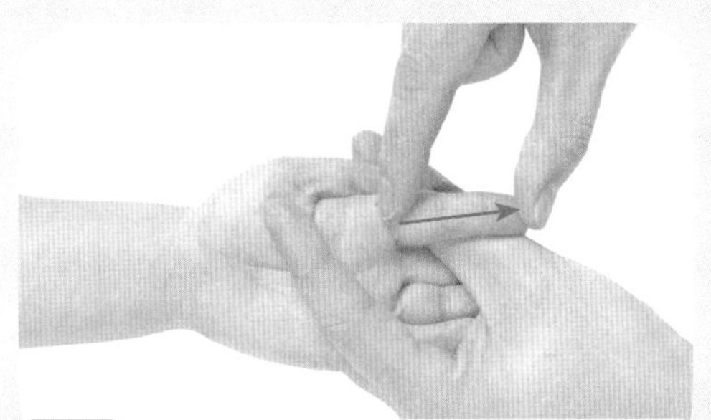

平肝 食指末节掌面，从食指指根推到指尖

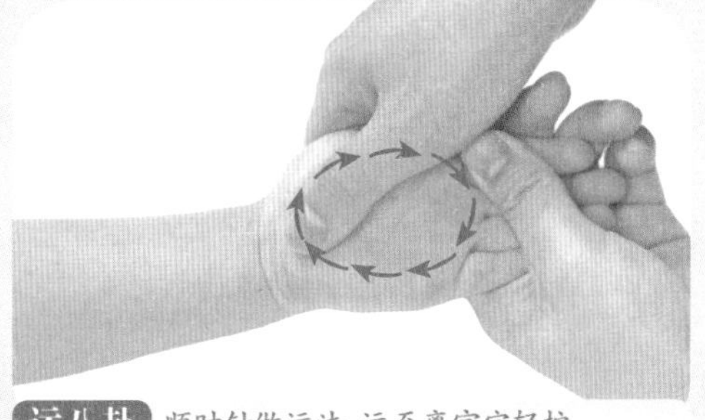

运八卦 顺时针做运法，运至离宫宜轻按

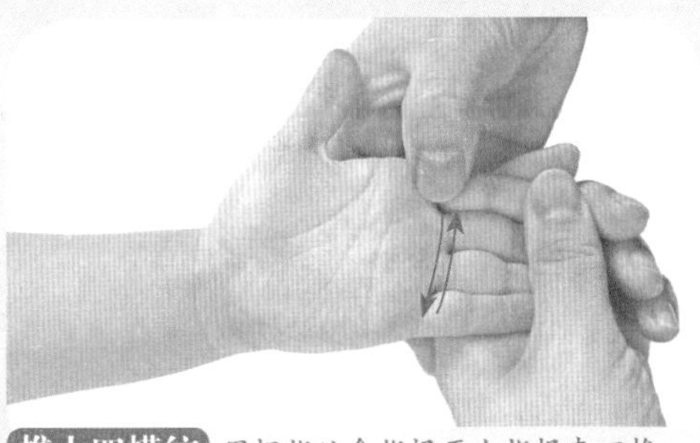

推大四横纹 用拇指从食指根至小指根来回推

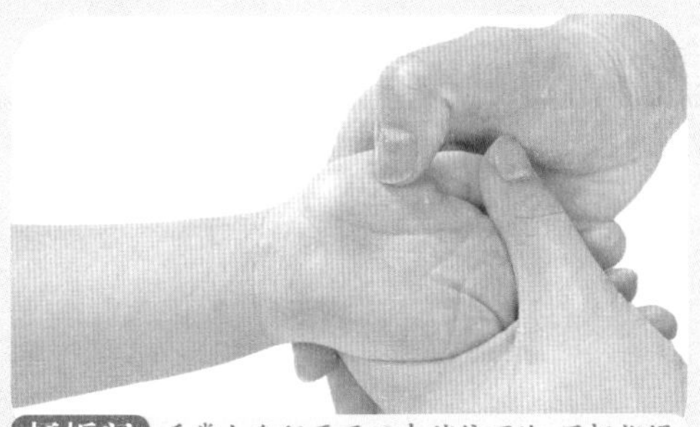

揉板门 手掌大鱼际平面正中稍偏下处，用拇指揉

◎食积腹痛

【临床表现】饮食不节，零食无度，食积不消而易生热，且致气机郁滞，肠鸣辘辘，扪有散块，或见呕吐，得泻痛减，苔厚，脉滑数。

【治则】消导，清热，止痛。

【治法】平肝10分钟，清胃10分钟，清脾10分钟，运八卦15分钟，揉板门15分钟，清大肠15分钟。

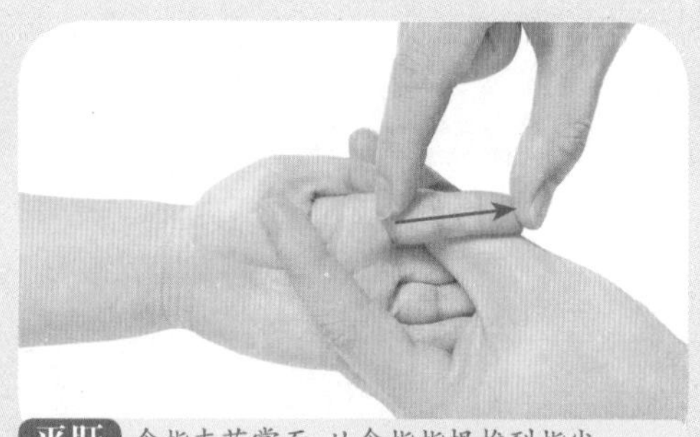

平肝 食指末节掌面，从食指指根推到指尖

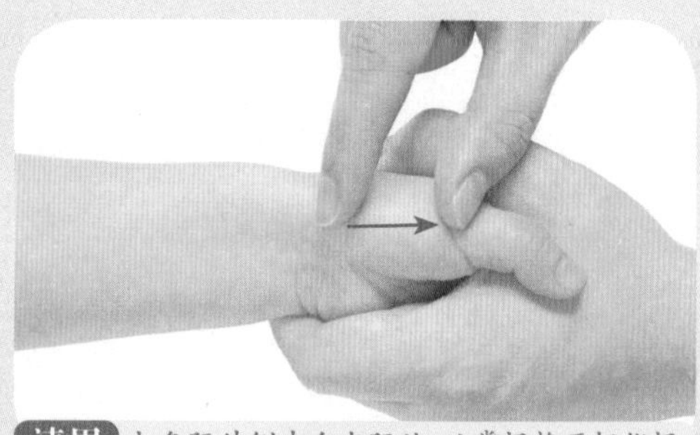

清胃 大鱼际外侧赤白肉际处，从掌根推至拇指根

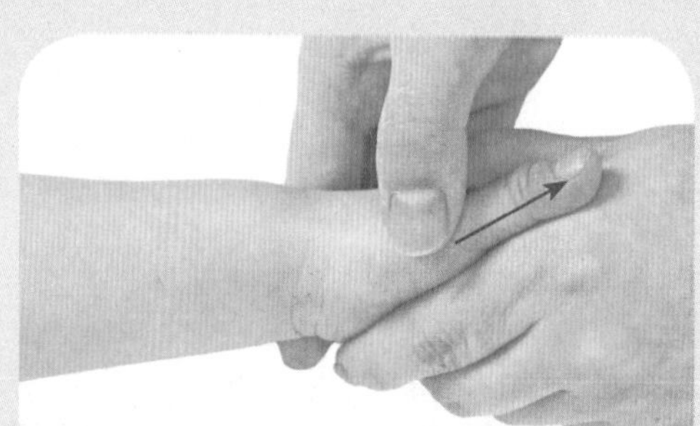

清脾 拇指末节外侧，离心推之

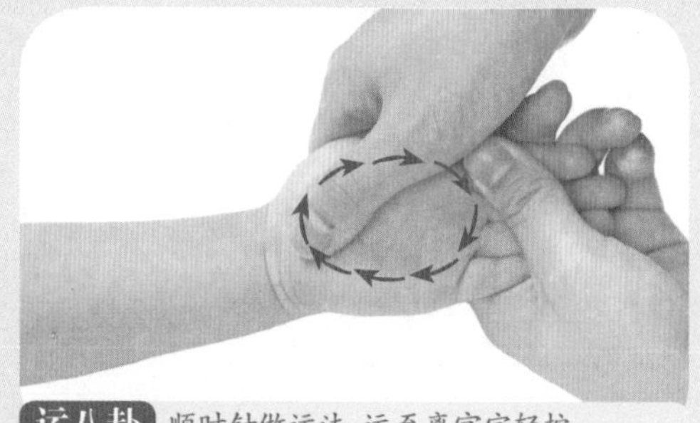

运八卦 顺时针做运法，运至离宫宜轻按

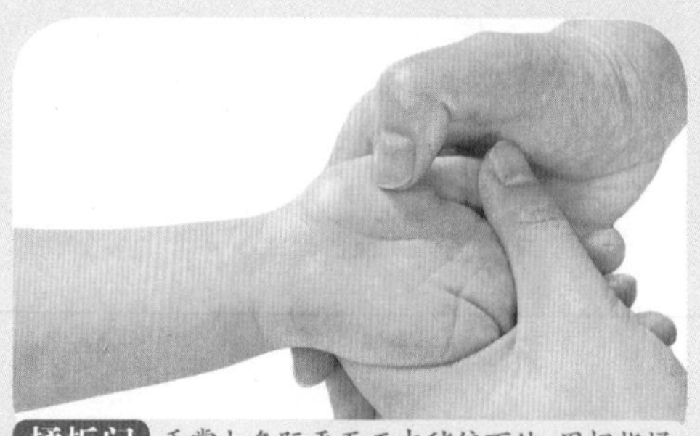

揉板门 手掌大鱼际平面正中稍偏下处，用拇指揉

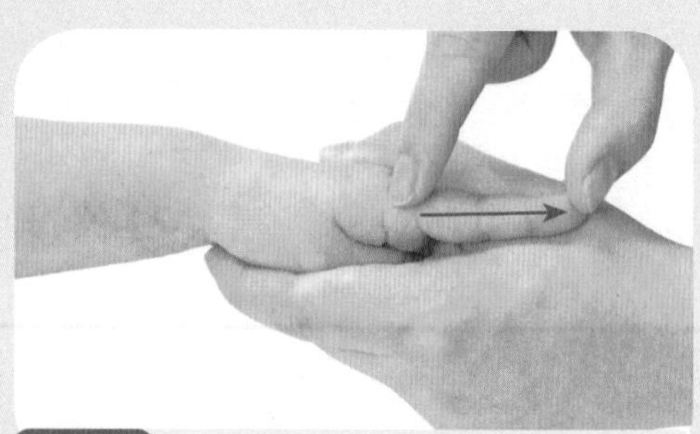

清大肠 食指外侧上节，从虎口推向指尖

◎寒性腹痛

【临床表现】感受寒邪，脐腹为风寒所侵，或当风进食，或恣食生冷瓜果，寒邪滞于肠胃，寒凝收引，不能通和，因而作痛。痛多绕脐，思热饮，喜暖，舌苔薄白，脉象沉紧或迟。

【治则】温中散寒，理气止痛。

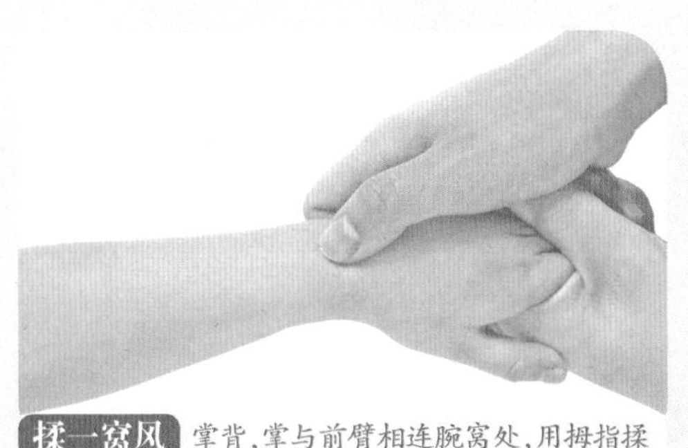

揉一窝风 掌背，掌与前臂相连腕窝处，用拇指揉

【治法】揉一窝风10分钟，揉外劳宫10分钟，揉板门15分钟，运八卦15分钟，推天河水10分钟。

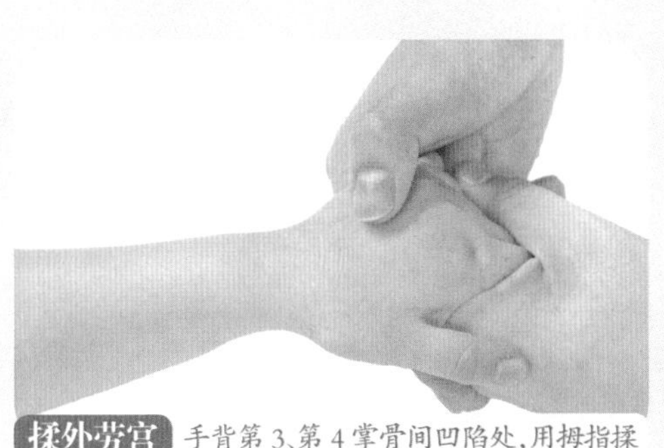

揉外劳宫 手背第3、第4掌骨间凹陷处，用拇指揉

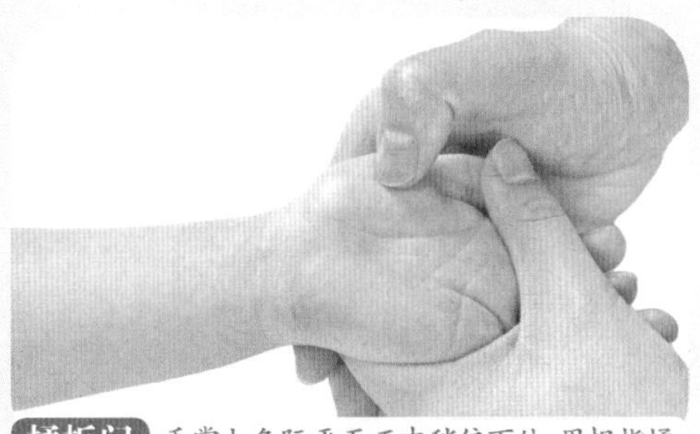

揉板门 手掌大鱼际平面正中稍偏下处，用拇指揉

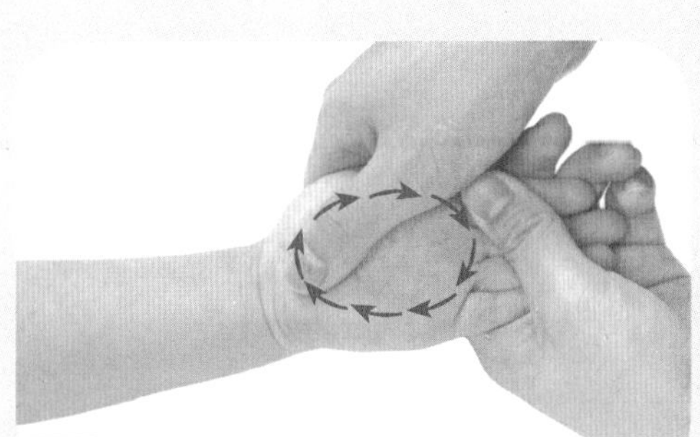

运八卦 顺时针做运法，运至离宫宜轻按

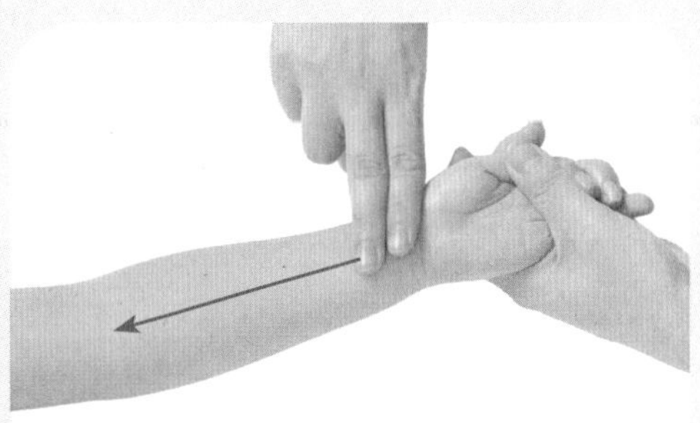

推天河水 由腕横纹中点推至肘横纹

【对症加减】若为有形寒积，可加清补大肠10分钟。

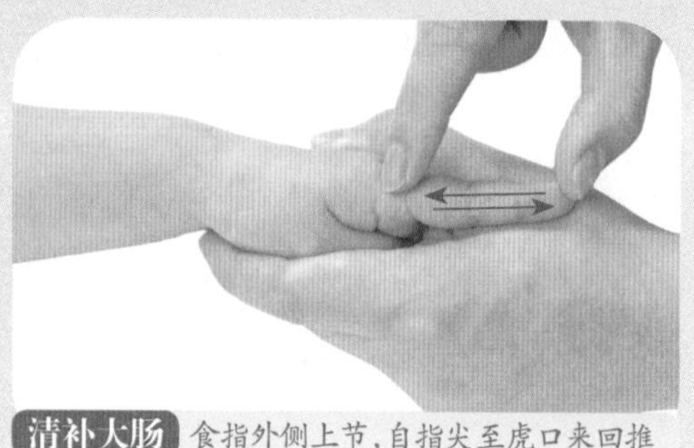

清补大肠 食指外侧上节，自指尖至虎口来回推

◎热性腹痛

【临床表现】热邪内郁，腹外部扪之亦热，肠鸣作呕，舌苔黄腻，脉滑濡而数。

【治则】散热，和胃肠，止痛。

【治法】平肝10分钟，清胃10分钟，推天河水10分钟，揉板门15分钟。

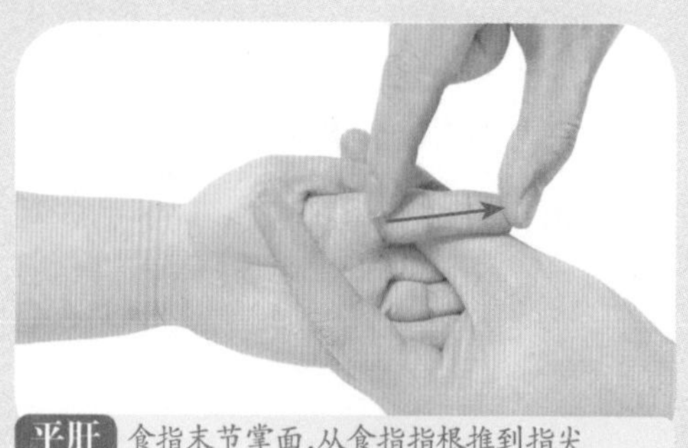

平肝 食指末节掌面，从食指指根推到指尖

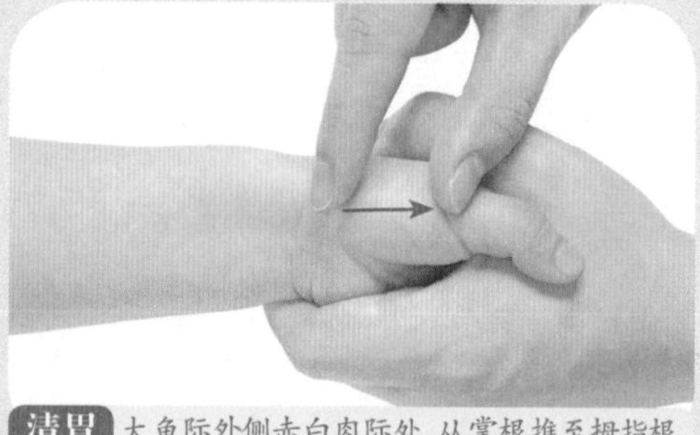

清胃 大鱼际外侧赤白肉际处，从掌根推至拇指根

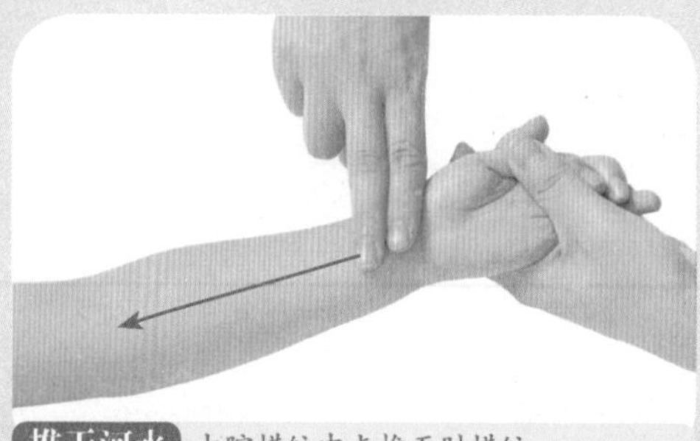

推天河水 由腕横纹中点推至肘横纹

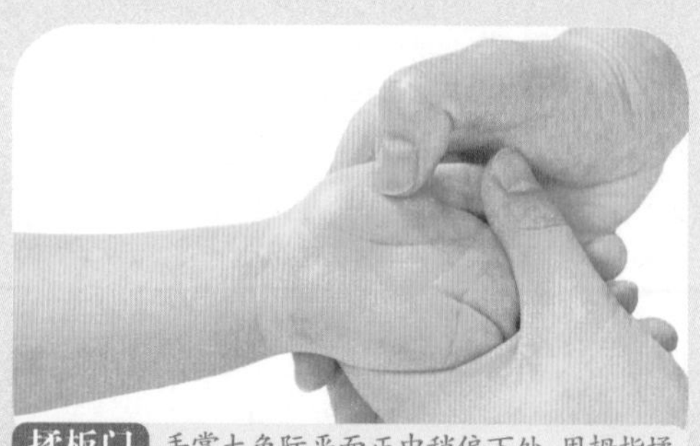

揉板门 手掌大鱼际平面正中稍偏下处，用拇指揉

◎肠套叠腹痛

【临床表现】患儿不进食也腹痛，无矢气，大便闭，腹肌紧张，舌色淡，脉沉细涩。此为元阳不足，阴气凝郁，气机阻滞所致。

【治则】助元阳。

【治法】揉外劳宫（手法力量加重）20 分钟，清脾 10 分钟，清胃 10 分钟，清大肠 15 分钟，推大四横纹 15 分钟，肠套叠愈后用清补脾善后 10 分钟。

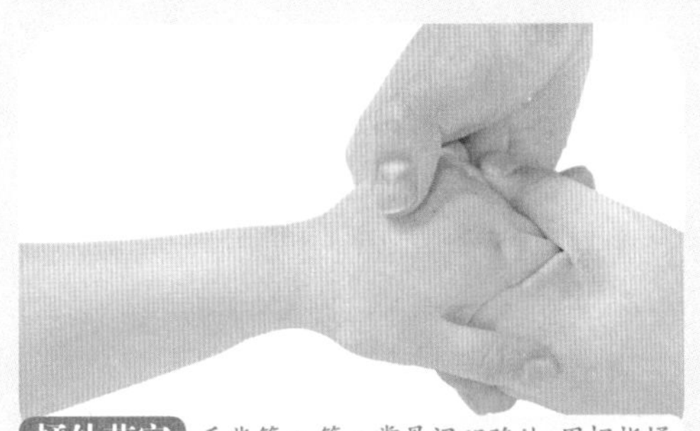
揉外劳宫 手背第 3、第 4 掌骨间凹陷处，用拇指揉

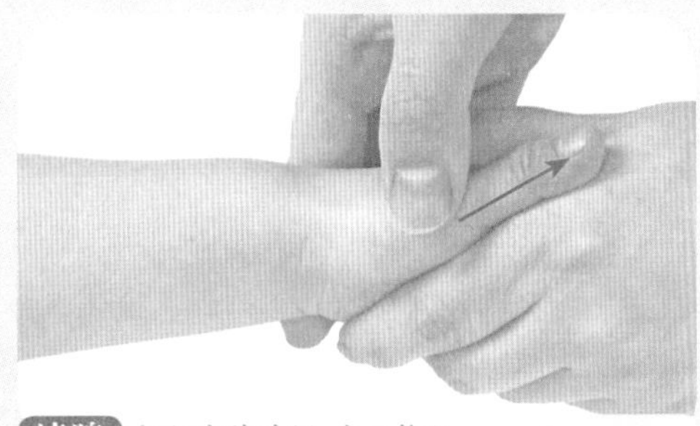
清脾 拇指末节外侧，离心推之

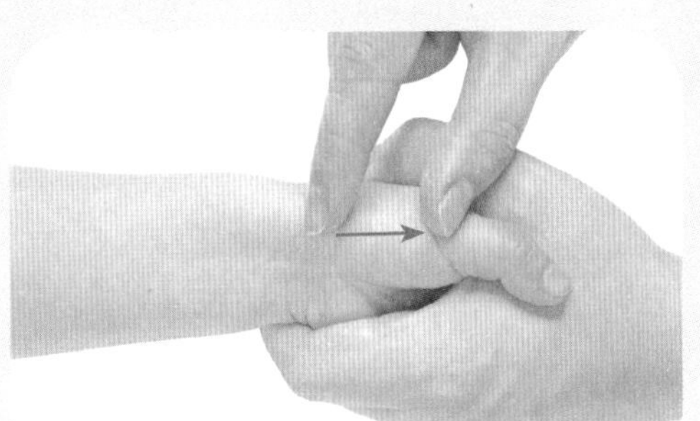
清胃 大鱼际外侧赤白肉际处，从掌根推至拇指根

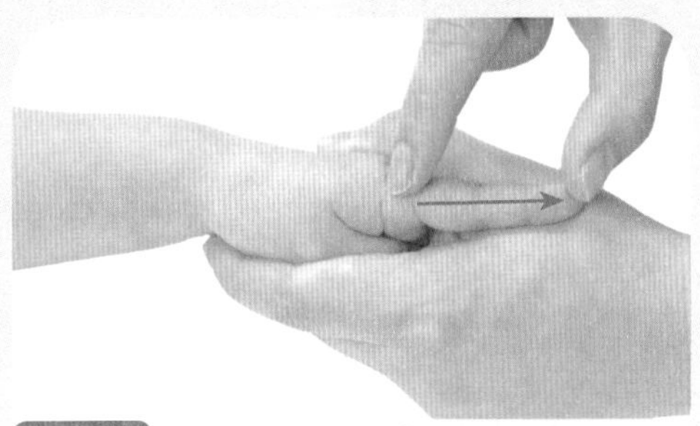
清大肠 食指外侧上节，从虎口推向指尖

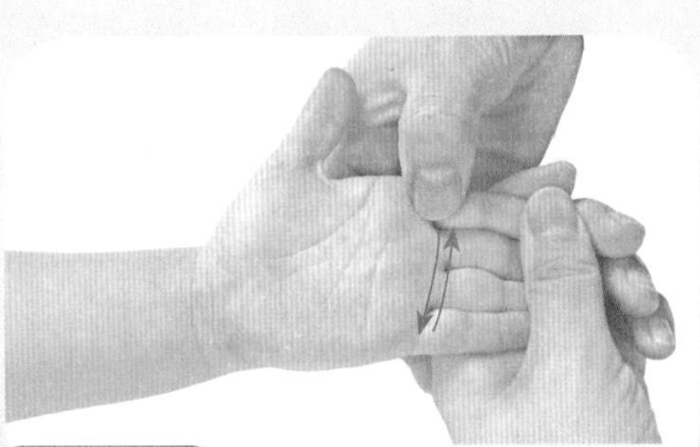
推大四横纹 用拇指从食指根至小指根来回推

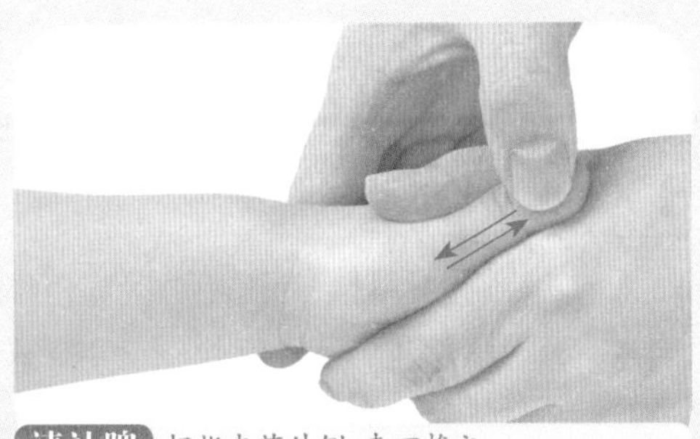
清补脾 拇指末节外侧，来回推之

◎蛔虫腹痛

【临床表现】痛时上身扭动，下唇内口腔黏膜扪之如沙砾状。小儿好挖鼻孔，目下视白睛有靛青色藻状花纹，或伴吐蛔。蛔遇寒上窜胆道，得暖则退行，用宽展胆道之穴，并以下行之穴位助之，同时暖胃止痛，可得缓解，续推数次可以不发，但有内热者效果不明显，之后仍需用药驱蛔。

【治则】温暖肠胃，宽利胆道，引蛔下行。

【治法】第一次，揉外劳宫 15 分钟，平肝 15 分钟。

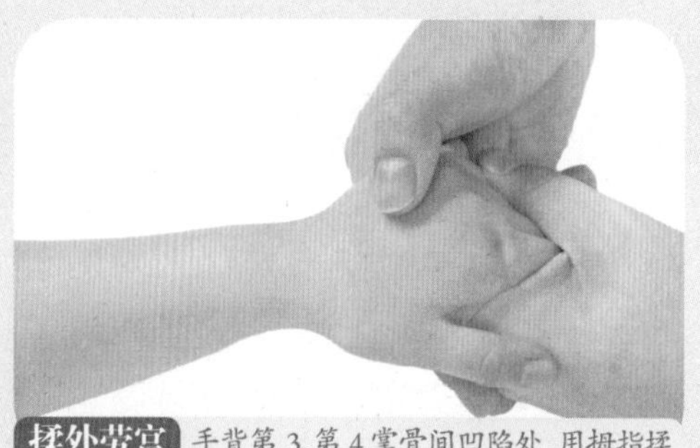
揉外劳宫 手背第 3、第 4 掌骨间凹陷处，用拇指揉

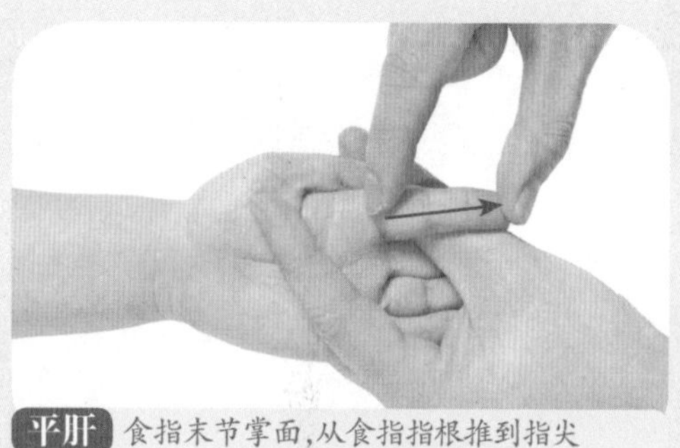
平肝 食指末节掌面，从食指指根推到指尖

【治法】第二次，揉外劳宫 15 分钟，清胃 10 分钟，清大肠 10 分钟。

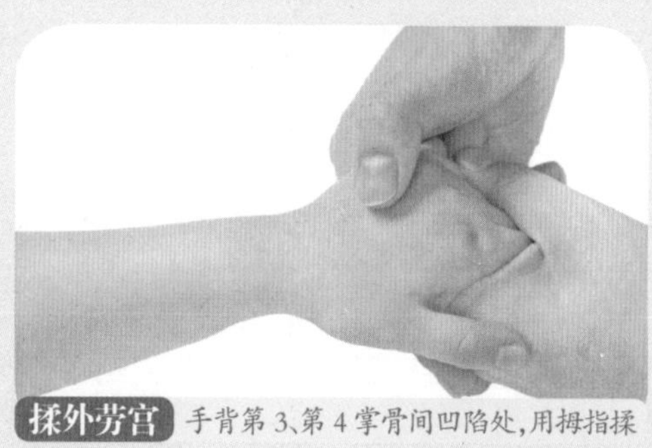
揉外劳宫 手背第 3、第 4 掌骨间凹陷处，用拇指揉

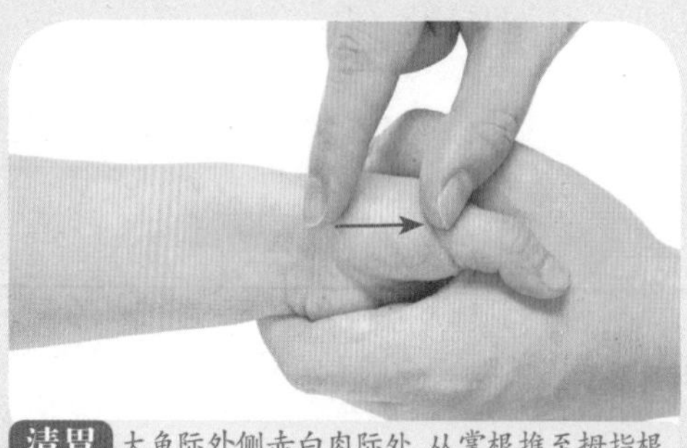
清胃 大鱼际外侧赤白肉际处，从掌根推至拇指根

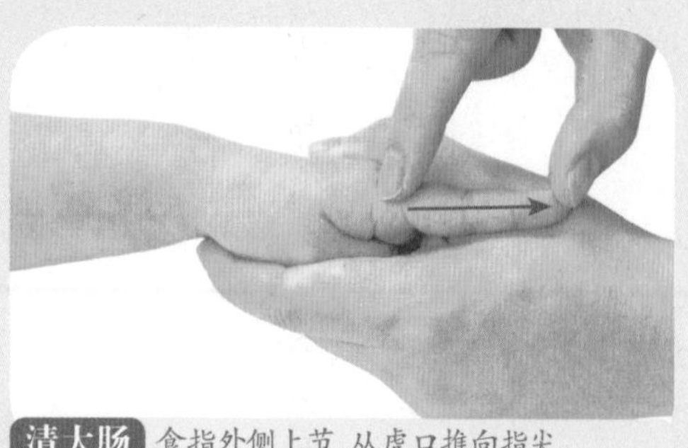
清大肠 食指外侧上节，从虎口推向指尖

◎瘀血腹痛

【临床表现】小儿跌仆较重，时见微热，痛在胸腹，痛时身体不动或少动，印堂青，舌偏青黯，脉紧涩。

【治则】活血化瘀，止痛。

【治法】推大四横纹 10 分钟，揉外劳宫 10 分钟，揉板门 15 分钟，推天河水 10 分钟。

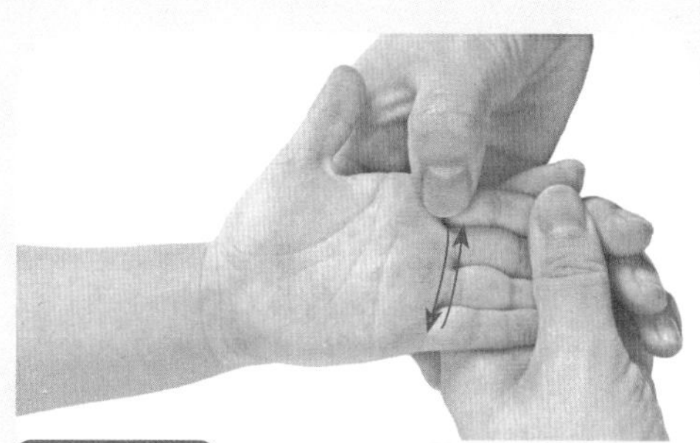

推大四横纹 用拇指从食指根至小指根来回推

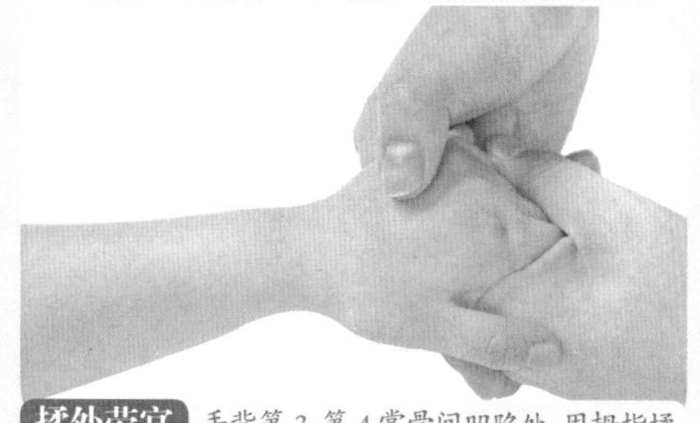

揉外劳宫 手背第 3、第 4 掌骨间凹陷处，用拇指揉

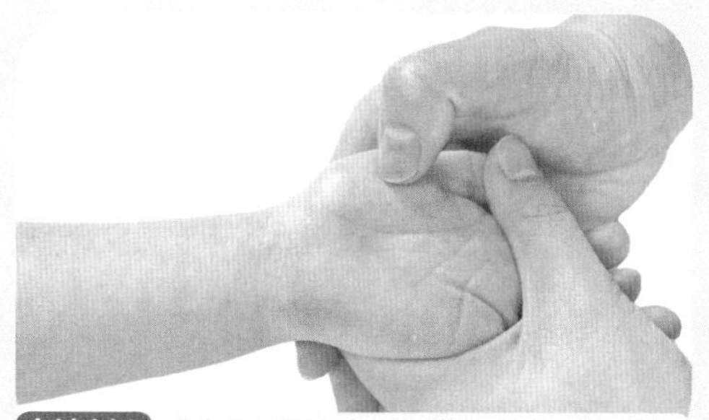

揉板门 手掌大鱼际平面正中稍偏下处，用拇指揉

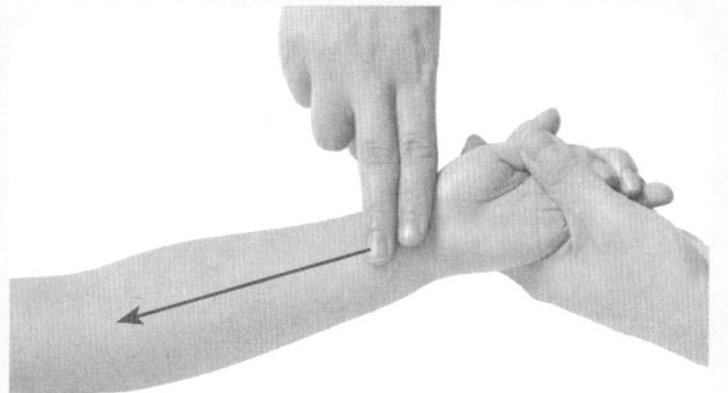

推天河水 由腕横纹中点推至肘横纹

◎虚寒腹痛

【临床表现】小儿倦怠纳呆，四肢无力，时见厥冷，睡觉时喜俯身而卧，正之仍俯，眠中露睛，腹部喜按喜热敷，此为慢性隐痛而患儿不能自诉，面色苍白，舌苔淡薄白，脉沉缓，久之可成慢惊。

【治则】温中，健脾，止痛。

【治法】揉外劳宫 15 分钟，清补脾 10 分钟，揉板门 15 分钟，推大四横纹 10 分钟。

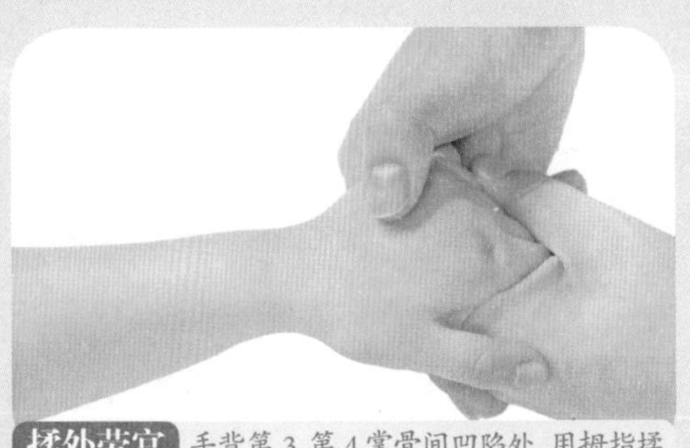
揉外劳宫 手背第3、第4掌骨间凹陷处，用拇指揉

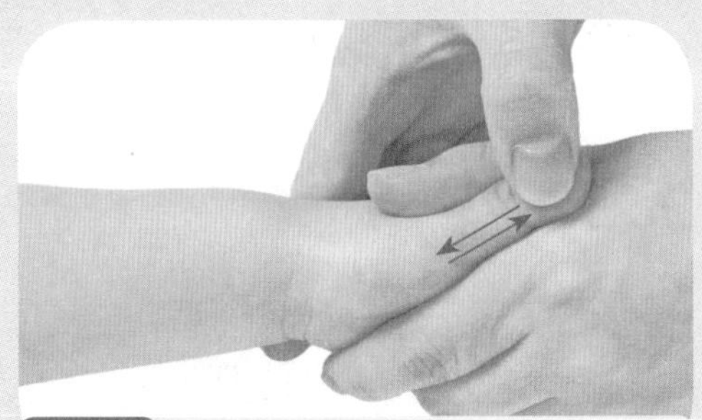
清补脾 拇指末节外侧，来回推之

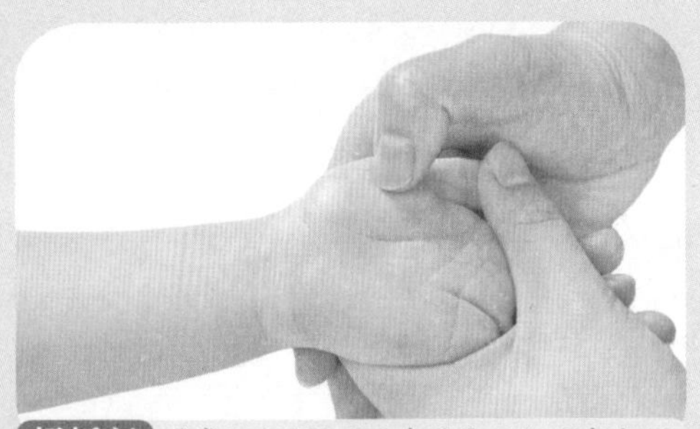
揉板门 手掌大鱼际平面正中稍偏下处，用拇指揉

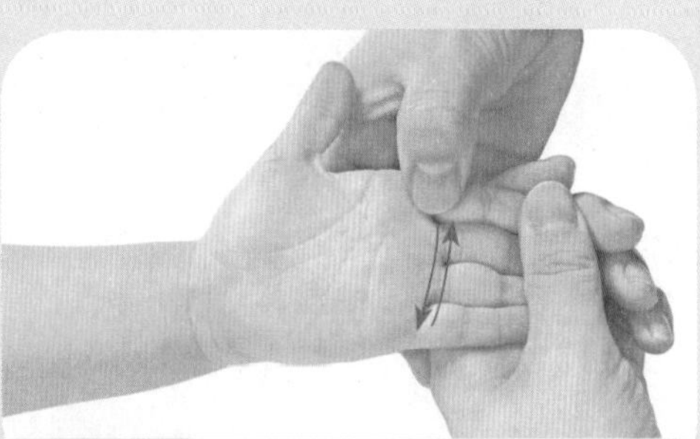
推大四横纹 用拇指从食指根至小指根来回推

中药贴敷治腹痛

配方：木香12克，丁香12克，沉香12克，香附8克，陈皮12克，白芍12克，生姜6克，小茴香20克。

选穴：腹部痛处。

用法：将药物捣烂或研细末，炒热后贴敷患处。

【辨证配方】

1. 寒湿腹痛：上方加桂枝12克，艾叶30克。选穴：命门。

2. 热结腹痛：上方加冰片3克，樟脑3克。选穴：期门。

3. 虫积腹痛：上方加槟榔12克，百部6克。选穴：血海。

【注意事项】

1. 注意腹部保暖，避免寒邪、湿热之邪侵袭腹部。

2. 注意饮食卫生，不宜过食生冷瓜果，少喝冷饮。

3. 热结脘腹引起腹痛，不宜用炒热的药物贴敷，待冷后贴敷为宜。

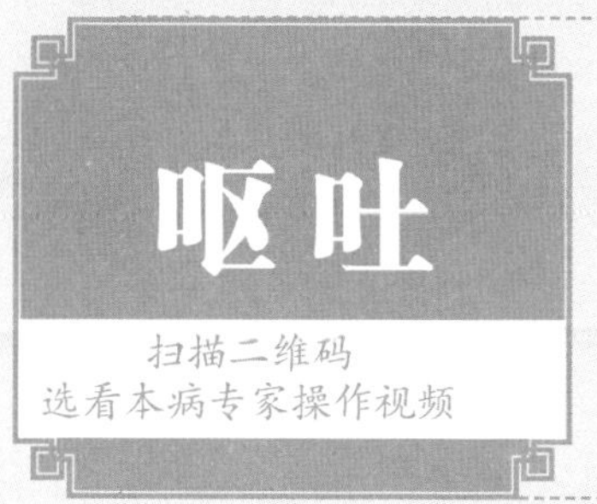

呕吐

小儿呕吐，病因非一，食积胃肠、胃阴不足、跌仆受惊等各种原因使胃气不得和降，皆可致呕吐。总因脏腑气血失调，胃失和降而上逆，或干呕，或吐食，久则脾胃正气虚损，导致营养不良，而生他变，必须审证求因，及时治疗。小儿呕吐，寒热虚实皆有。

◎伤食呕吐

【临床表现】给乳儿喂乳过量，幼儿过食甜腻食物以及难消化食物，而使食滞积于中脘，每见食乳中间或饮食后忽然呕吐，或见喷溢状呕吐，往往无呕恶之声。舌苔厚，脉弦滑。

【治则】消积，降逆止吐。

【治法】揉板门 15 分钟，运八卦 15 分钟，清胃 10 分钟，清补脾 10 分钟。

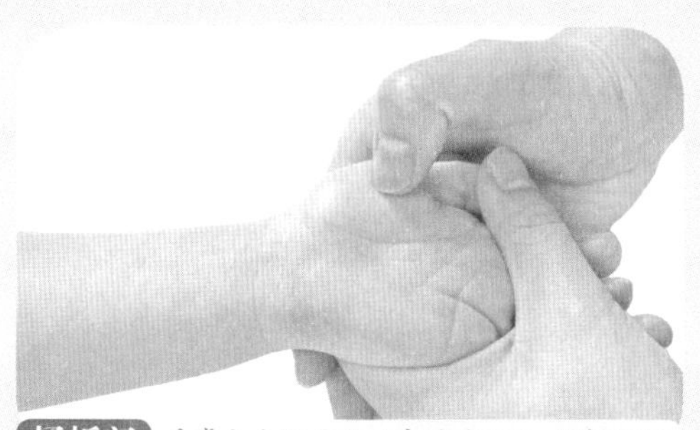

揉板门 手掌大鱼际平面正中稍偏下处，用拇指揉

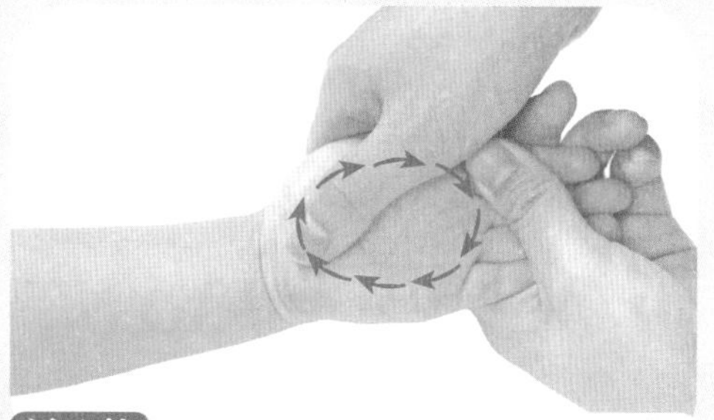

运八卦 顺时针做运法，运至离宫宜轻按

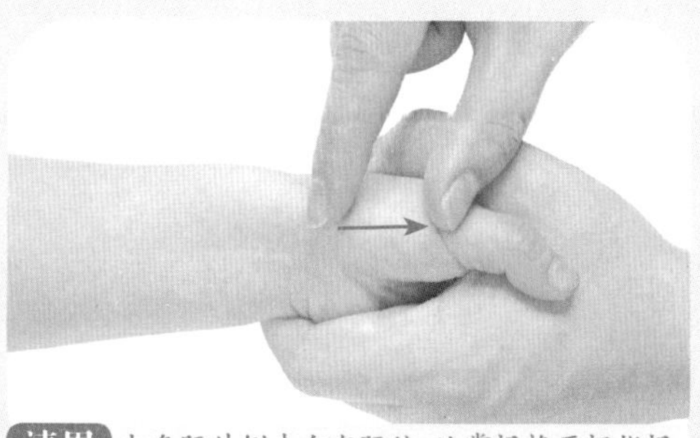

清胃 大鱼际外侧赤白肉际处，从掌根推至拇指根

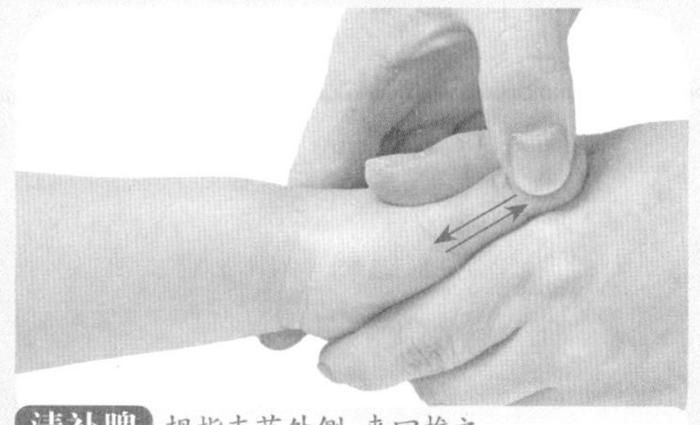

清补脾 拇指末节外侧，来回推之

◎胃热呕吐

【临床表现】烦躁口渴，腹内热，恶心，食入即吐，吐物酸腐，大便臭秽或见秘结，唇赤，舌质红，苔黄，脉象滑数有力。

【治则】清胃，和中，降逆。

【治法】清胃 15 分钟，平肝 10 分钟，推天河水 10 分钟，运八卦 15 分钟。

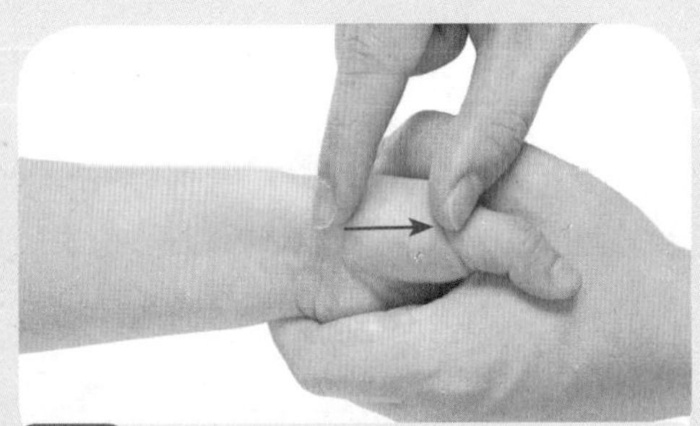

清胃 大鱼际外侧赤白肉际处，从掌根推至拇指根

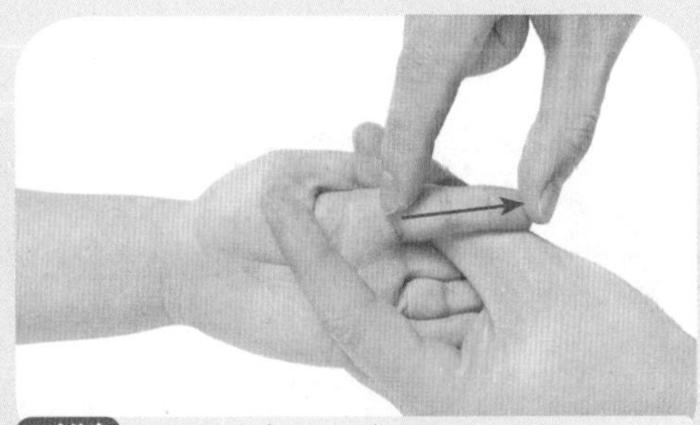

平肝 食指末节掌面，从食指指根推到指尖

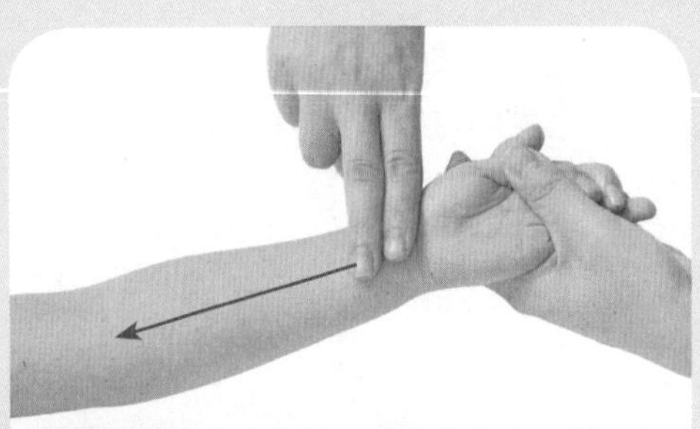

推天河水 由腕横纹中点推至肘横纹

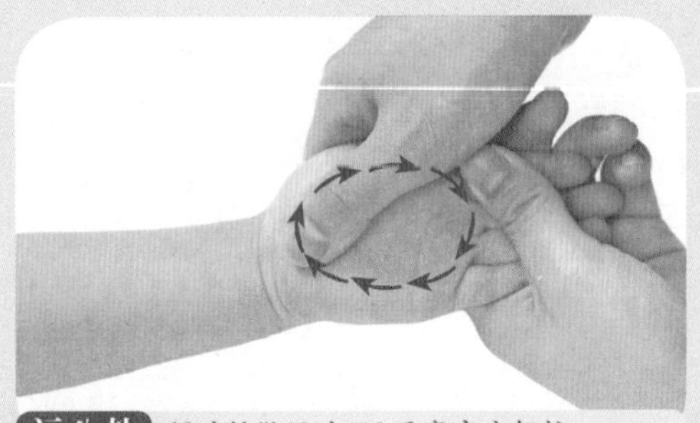

运八卦 顺时针做运法，运至离宫宜轻按

【对症加减】腹痛加揉板门 15 分钟；便秘加清大肠 10 分钟。

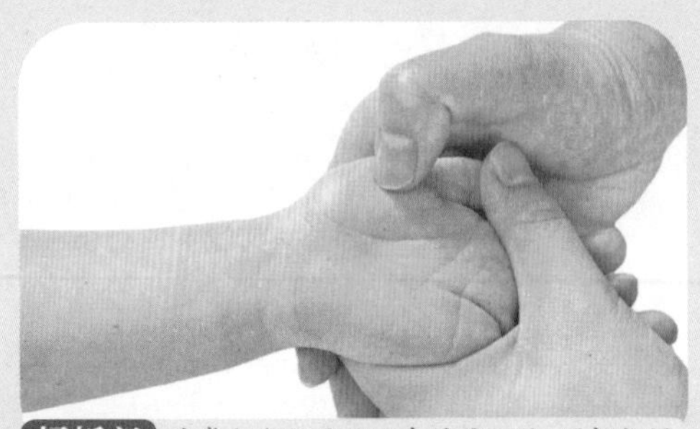

揉板门 手掌大鱼际平面正中稍偏下处，用拇指揉

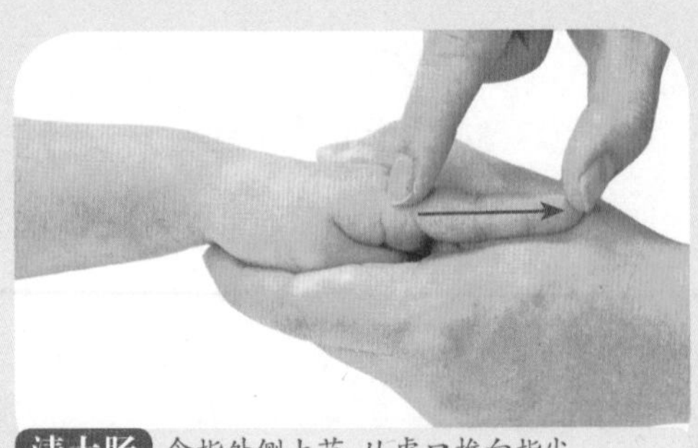

清大肠 食指外侧上节，从虎口推向指尖

◎阴虚呕吐

【临床表现】病伤气阴，热耗胃津，胃不得濡，不能润降，厌食，呃逆干呕。得食则胃燥不受，反见呕吐，胃阴更耗，必生内热，又称虚火呕吐。

【治则】清补脾胃，降逆止呕。

【治法】揉二人上马 10 分钟，揉板门 15 分钟，清胃 10 分钟，运八卦 15 分钟，清补脾 15 分钟。

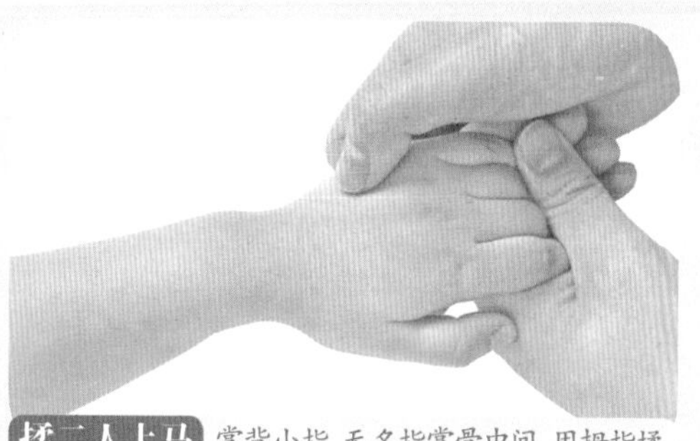

揉二人上马 掌背小指、无名指掌骨中间，用拇指揉

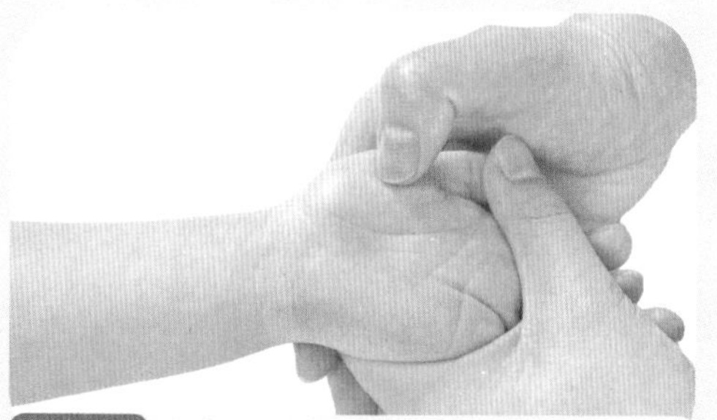

揉板门 手掌大鱼际平面正中稍偏下处，用拇指揉

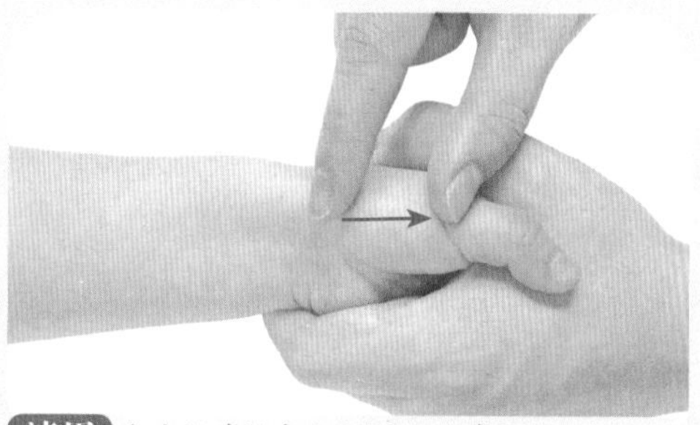

清胃 大鱼际外侧赤白肉际处，从掌根推至拇指根

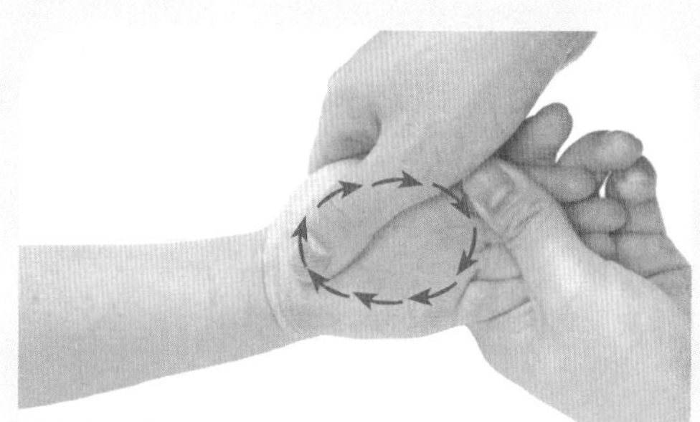

运八卦 顺时针做运法，运至离宫宜轻按

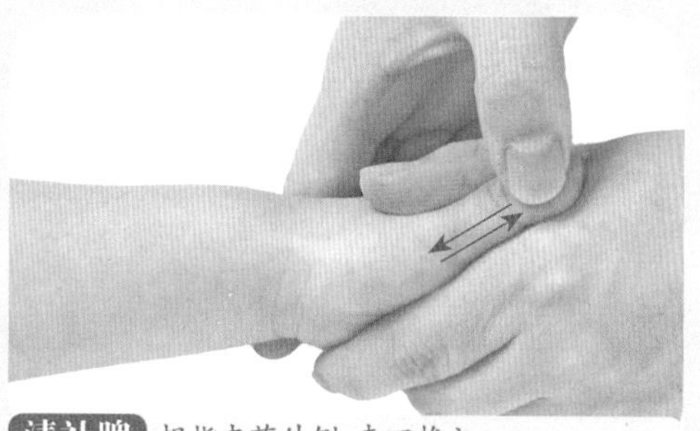

清补脾 拇指末节外侧，来回推之

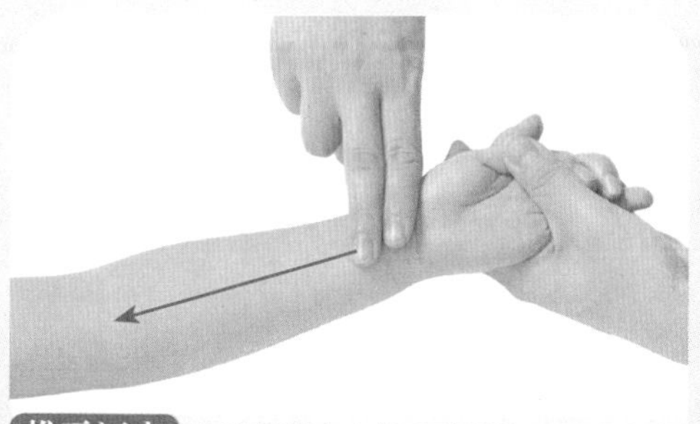

推天河水 由腕横纹中点推至肘横纹

【对症加减】生虚热者加推天河水 10 分钟。

◎夹惊呕吐

【临床表现】跌仆受惊，或食时被惊，或先有痰热，而致气机逆乱，胃失和降，食随气逆，常见痉挛、喷射性呕吐。或痰热上涌，气血逆乱，蛔虫不安而上扰，有时吐蛔，皆属此类。兼见恶心时作，呕吐黏涎，夜眠多惊，抽搐，或手足蠕动，易成惊风。

【治则】平肝镇惊，清热降逆，化痰止呕。

【治法】平肝 10 分钟，清胃 10 分钟，运八卦 15 分钟，揉板门 15 分钟，推天河水 10 分钟，揉外劳宫 10 分钟。

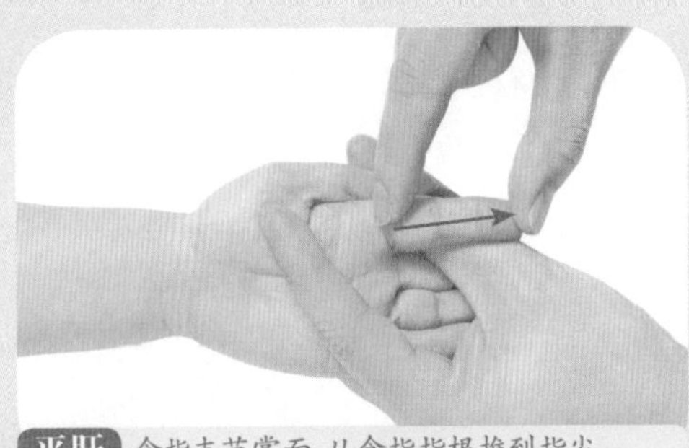

平肝 食指末节掌面，从食指指根推到指尖

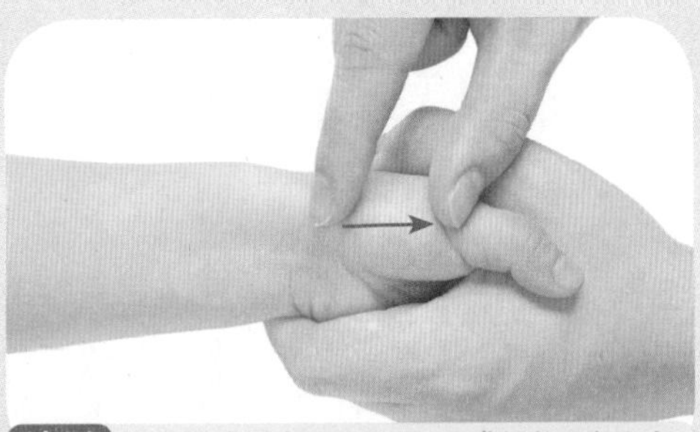

清胃 大鱼际外侧赤白肉际处，从掌根推至拇指根

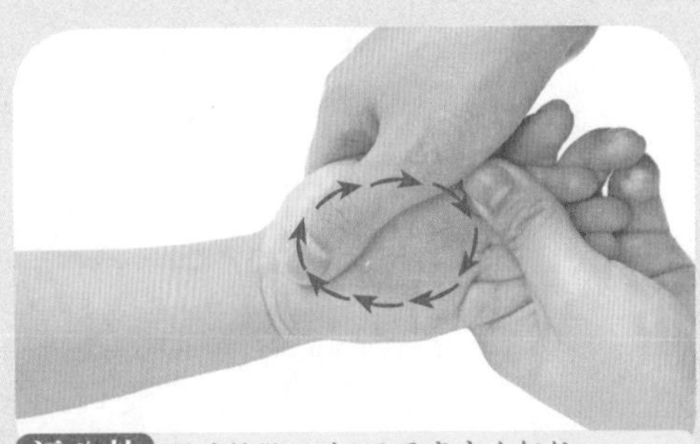

运八卦 顺时针做运法，运至离宫宜轻按

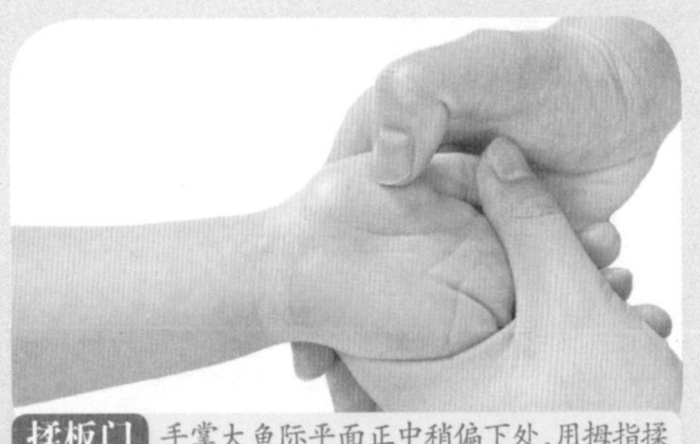

揉板门 手掌大鱼际平面正中稍偏下处，用拇指揉

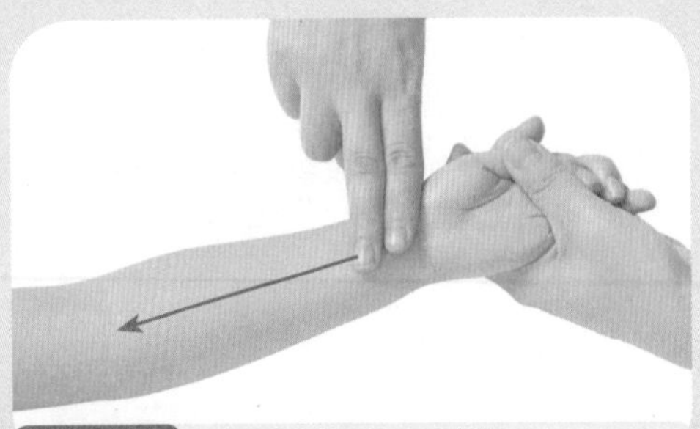

推天河水 由腕横纹中点推至肘横纹

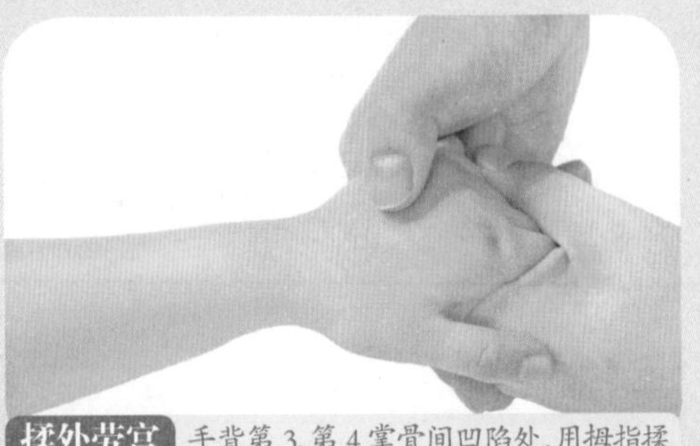

揉外劳宫 手背第 3、第 4 掌骨间凹陷处，用拇指揉

◎胃寒呕吐

【临床表现】小儿素体脾胃虚弱，中阳不足，又因恣食生冷瓜果，寒滞中脘，或感寒邪，客于胃肠，滞阻升降之机，以致胃气上逆，食后移时方呕，可朝食暮吐，吐物无腐气，腹多寒痛，或伴腹泻，舌淡苔白，脉弦迟或沉紧。

【治则】温中降逆，驱除寒积。

【治法】揉外劳宫15分钟，揉板门15分钟，平肝10分钟，清胃10分钟，运八卦15分钟。

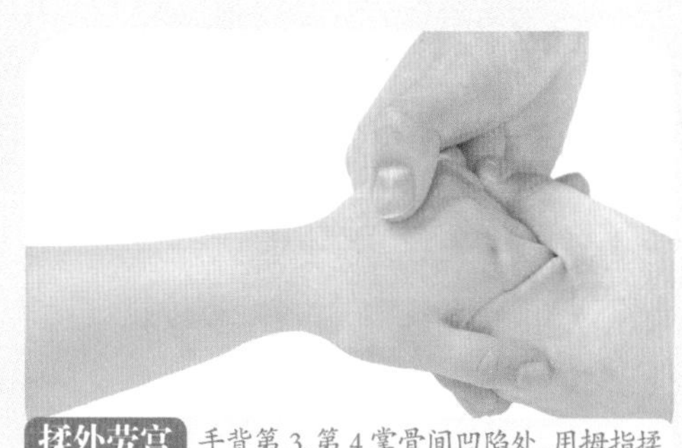

揉外劳宫 手背第3、第4掌骨间凹陷处，用拇指揉

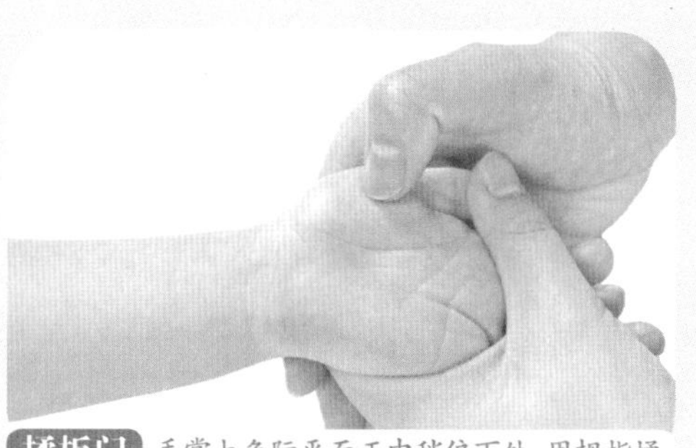

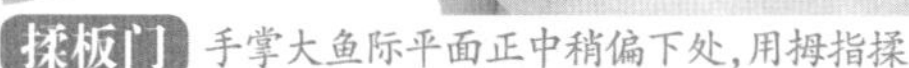

揉板门 手掌大鱼际平面正中稍偏下处，用拇指揉

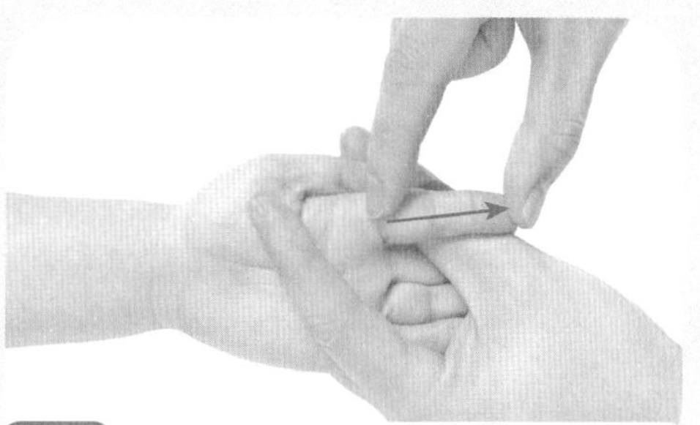

平肝 食指末节掌面，从食指指根推到指尖

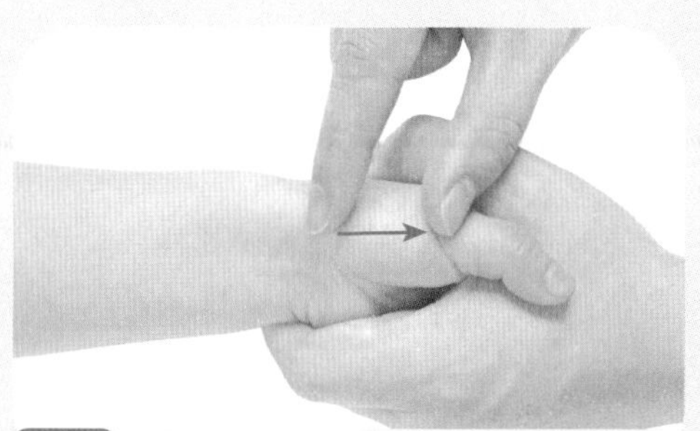

清胃 大鱼际外侧赤白肉际处，从掌根推至拇指根

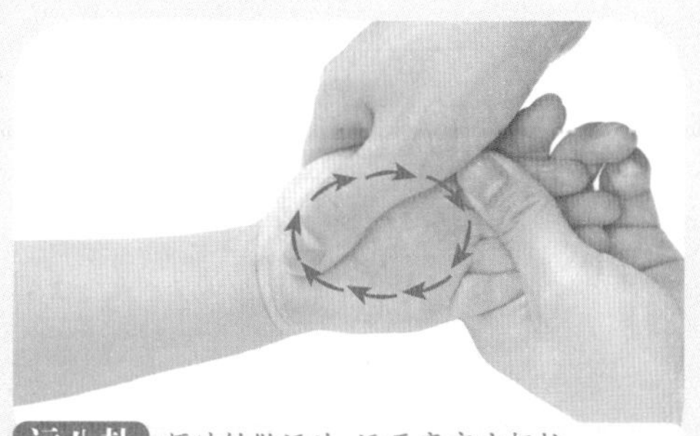

运八卦 顺时针做运法，运至离宫宜轻按

【对症加减】外中寒邪致腹痛，加揉一窝风15分钟；有形寒积加清大肠15分钟；寒伤脾胃加清补脾10分钟，兼冷泻亦同。

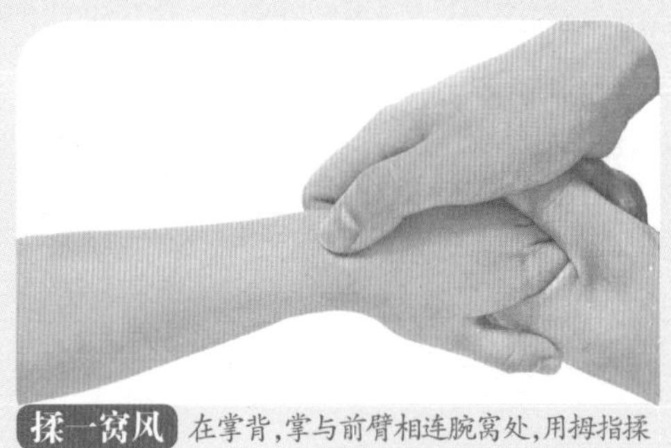
揉一窝风 在掌背，掌与前臂相连腕窝处，用拇指揉

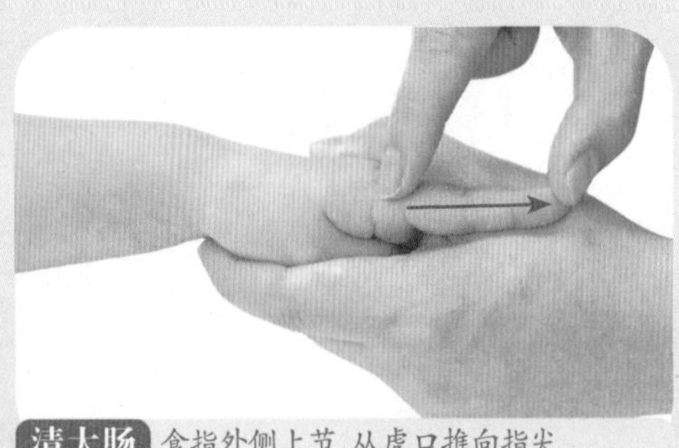
清大肠 食指外侧上节，从虎口推向指尖

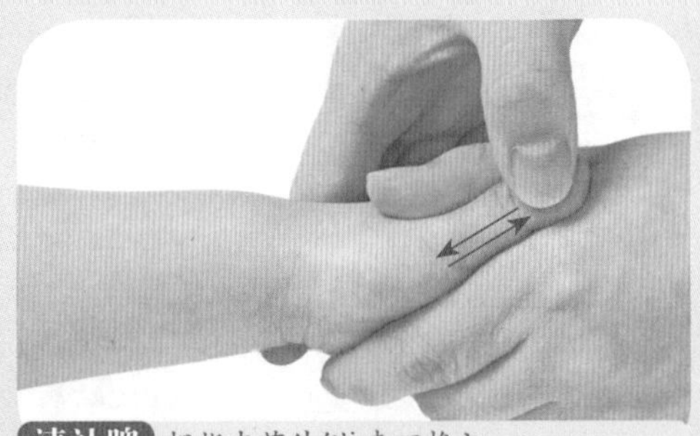
清补脾 拇指末节外侧，来回推之

◎ 病案举例

呕　吐　高某，男，10岁。　**就诊时间：**2011年8月9日

【主症】晚餐进食炸肉、虾、可乐、冰糕，引发呕吐7次，开始吐所进食物，味腐臭，后进水也吐，伴发热、腹痛，体温38℃。

【诊断】呕吐。

【治则】积滞化热，胃失和降。

【治法】运八卦20分钟，清胃15分钟，推六腑60分钟，揉板门20分钟。推拿约2小时。次日早进米汤，未吐。继上治疗，时间减半。第三天去推六腑改推天河水30分钟，继推3次痊愈。

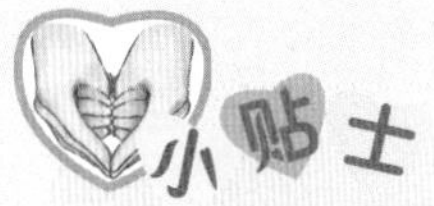

1. 小儿吐奶保健法

小儿吸奶时，由于体位不正、吸奶频急、吸入冷气、或哭闹等，常可导致小儿呛奶呕吐。宜抱小儿直立，令其伏于母肩，用手掌轻轻拍打小儿上背部，以震动胸部器官，畅通肺部气息，协调呼吸，顺理胃气，通达胃肠，呕吐则可缓解。

2. 小儿积食呕吐治疗法

处方1：扁豆50～100克。

用法：水煎20～30分钟，取汁饮服，每日早、中、晚各服1～3汤匙。

功效：健脾止吐止泻。

处方2：芒果1个。

用法：煎汤饮服，每日早、中、晚各服1～3汤匙。

功效：益胃气，止呕吐。

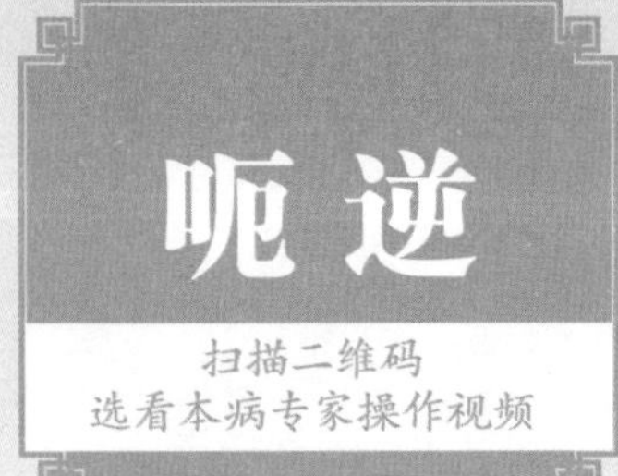

呃逆是指气逆上冲，以喉间呃呃作声为特征的一种病症。其虽属胃病，但与肺、肝、肾等脏有关，多因寒热相搏，胃气上逆动膈而致。本节讨论的是以单纯出现的持续性呃逆为主，若在其他疾病过程中出现亦可参考。

◎呃逆

【临床表现】如呃声持续高亢、有力者多属实证，有时伴口臭、烦渴、便干等热象。呃声低怯无力而断续者，多属虚证，有时伴食少便溏、手足不温。

【治则】和胃降逆。

【治法】1. 实证有热者：运八卦 10 分钟，清胃 10 分钟，推六腑 15 分钟。

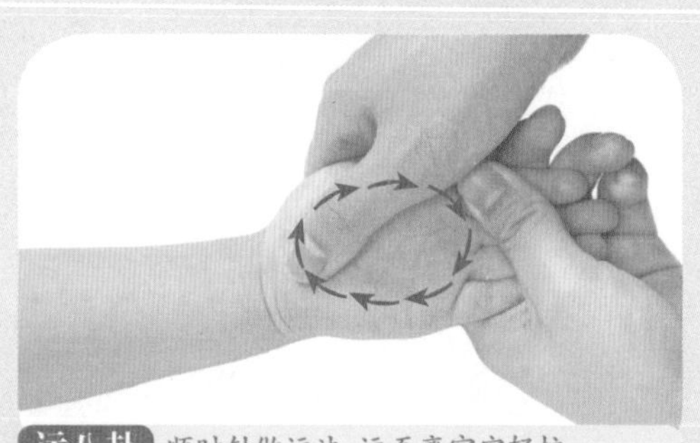

运八卦 顺时针做运法，运至离宫宜轻按

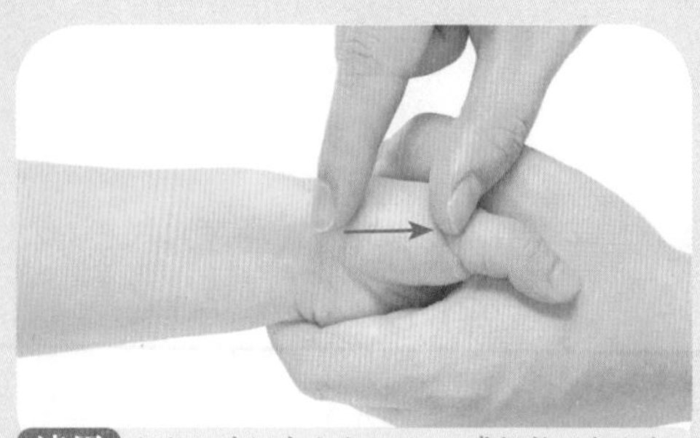

清胃 大鱼际外侧赤白肉际处，从掌根推至拇指根

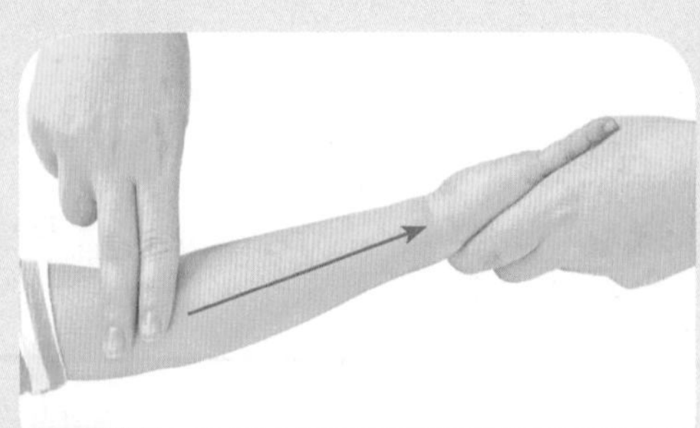

推六腑 前臂尺侧，从肘横纹推至腕横纹

【治法】2. 虚证有寒者：运八卦 10 分钟，揉外劳宫 10 分钟，清补脾 15 分钟。

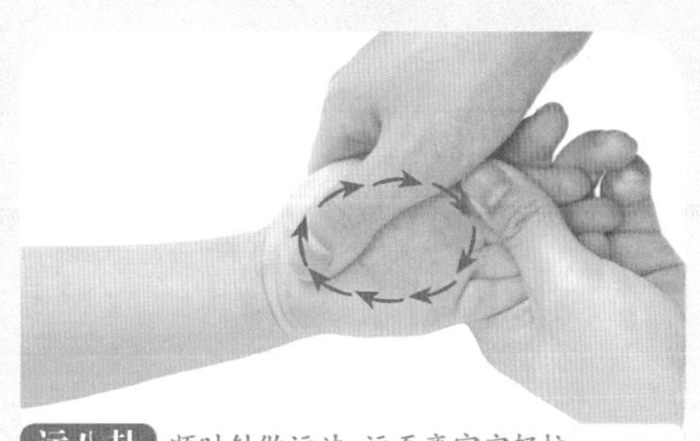

运八卦 顺时针做运法，运至离宫宜轻按

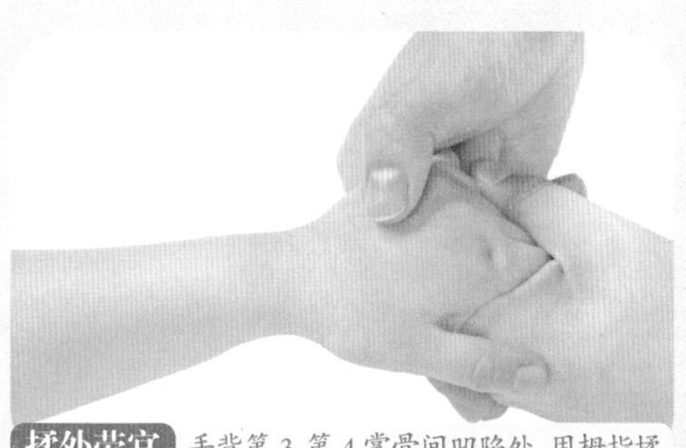

揉外劳宫 手背第 3、第 4 掌骨间凹陷处，用拇指揉

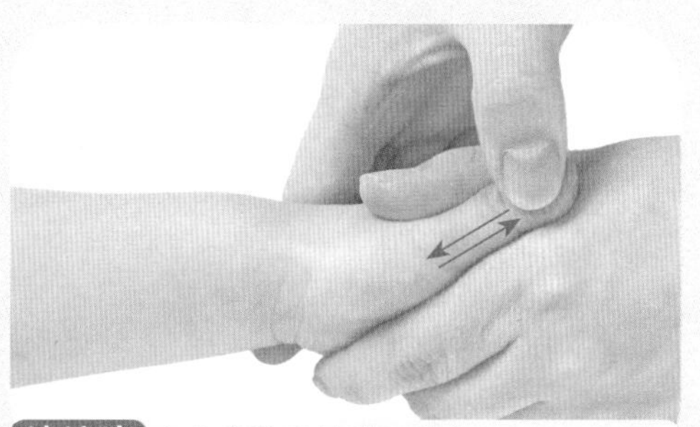

清补脾 拇指末节外侧，来回推之

单验方

1. 胃寒呃逆

处方：刀豆 12 克。

用法：煎汤饮，每日饮 3 次，每次饮 3 ~ 5 汤匙。

功效：散寒，止呃逆。

2. 胃热呃逆

处方：柿蒂 2 ~ 3 个。

用法：煎汤饮，每日早、中、晚饮用，每次饮 3 ~ 5 汤匙。

功效：散逆气，下唠气。

3. 胃虚呃逆

处方：荔枝 3 ~ 5 个。

用法：煎汤饮，每日饮 3 ~ 5 次，每次饮 3 ~ 5 汤匙。

功效：利咽，治呃逆。

4. 胃实呃逆

处方：甘蔗汁适量。

用法：加热温服。每日服 3 次，每次 3 ~ 5 汤匙。

功效：下气，生津，止呃逆。

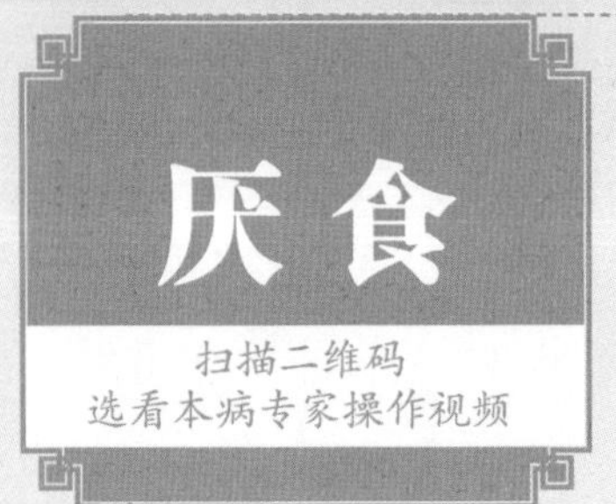

厌食又名“恶食”，是指小儿食欲不振，甚至不思饮食，日久精神疲惫，体重减轻，抗病力弱。厌食产生的原因一般为乳食不节伤及脾胃，或禀赋不足，脾胃虚弱等。厌食往往不是一个独立的病症，而是常常发生于其他疾病的过程中或疾病愈后。因此，临床上要参见其他症状。

◎**厌食**

【临床表现】厌食或拒食，食之无味，面色无华或萎黄，形体偏瘦，大便不成形，或次数多，或夹不消化食物。

【治则】健脾和胃，消食化积。

【治法】运八卦10分钟，清胃10分钟，推天河水10分钟，推大四横纹10分钟。

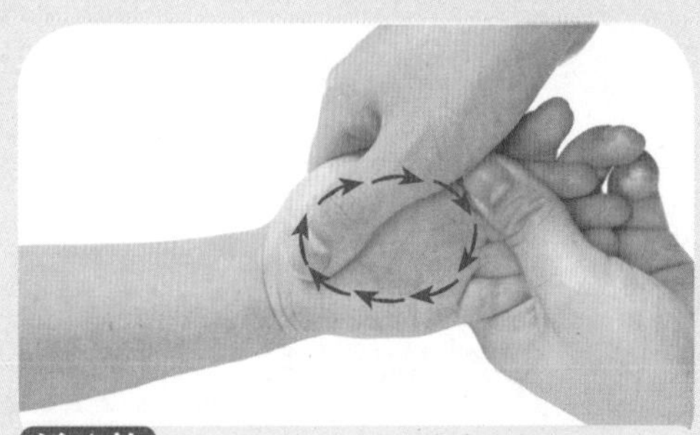

运八卦 顺时针做运法，运至离宫宜轻按

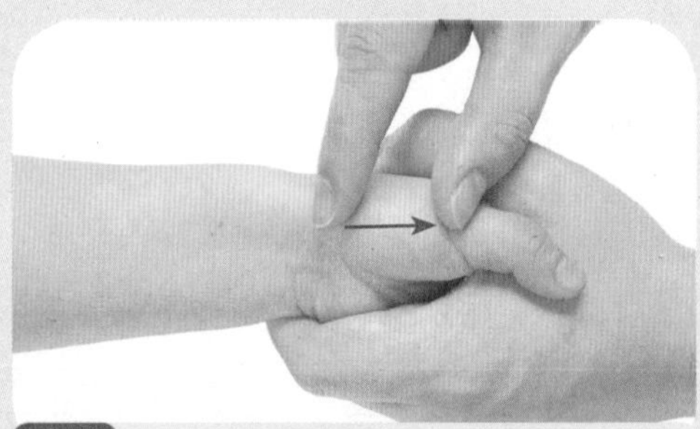

清胃 大鱼际外侧赤白肉际处，从掌根推至拇指根

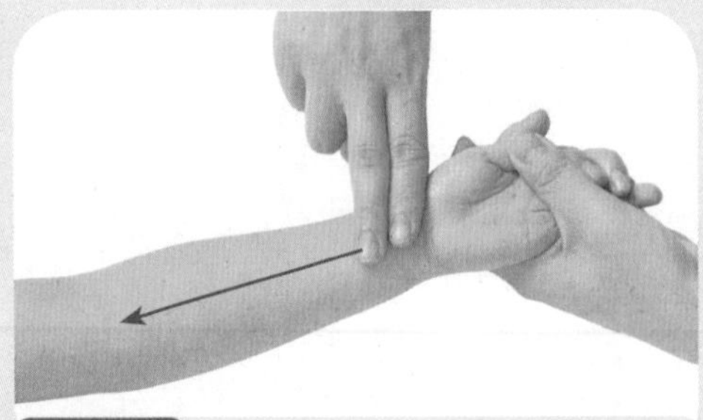

推天河水 由腕横纹中点推至肘横纹

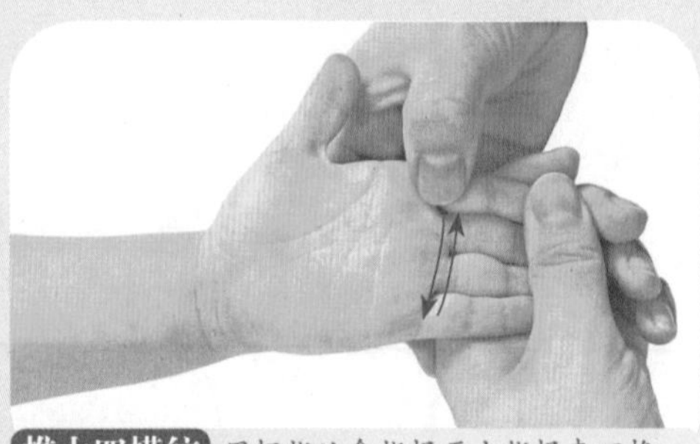

推大四横纹 用拇指从食指根至小指根来回推

【**对症加减**】如属脾胃虚弱，可去清胃，改用清补脾 10 分钟，加捏脊 5~7 遍。

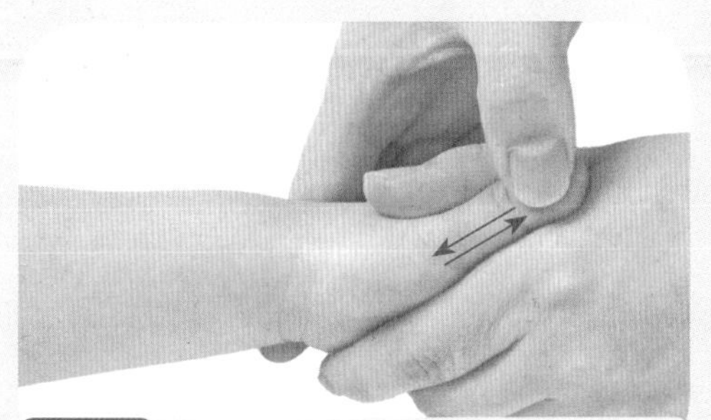

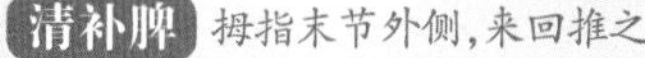

清补脾 拇指末节外侧，来回推之

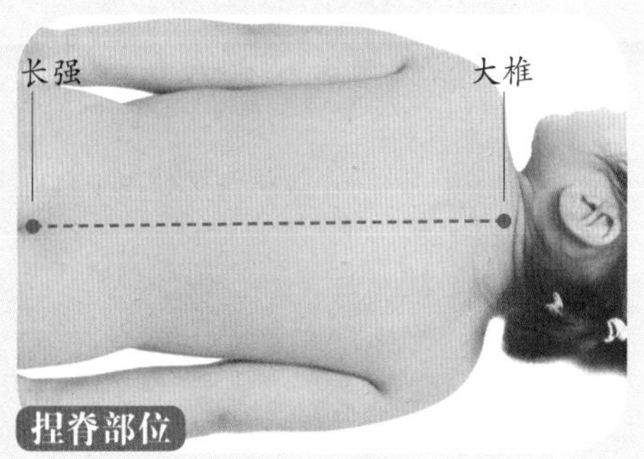

捏脊部位

捏脊手法：双手的拇指分别与食指、中指相对提捏脊柱两旁的肌肉，自下而上，从长强穴至大椎穴。一般捏 5~7 遍。

单验方

配方 1

炙黄芪、炙鸡内金、焦白术、五谷虫各 6 克，炒山药 10 克，焦山楂、焦神曲、焦麦芽各 5 克，茯苓 10 克。

用法：以上诸药共研末，每次取 10 ~ 15 克，水调做饼贴脐，以敷料固定，1 ~ 2 天换 1 次。

功效：消积健脾，助消化。适用于小儿厌食症。

配方 2

炒白术 10 克，麸炒苍术 10 克，砂仁 10 克，陈皮 10 克，薄荷 6 克，鸡内金 6 克，焦山楂 10 克，冰片 1 克。

用法：以上诸药共研末，每次取 5 克，醋调做饼敷脐，以敷料固定，两天换 1 次，1 个月为 1 个疗程。

功效：健胃醒脾，补气消滞。

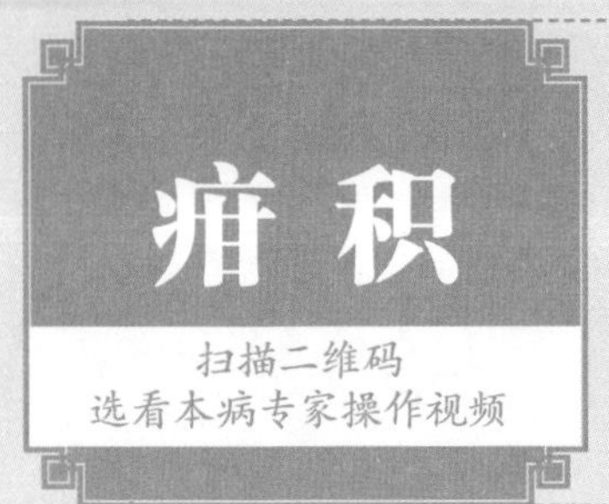

疳积以精神萎靡、面黄肌瘦，甚至肚大筋露、毛发干枯为主症。本病主要由于母乳不足或喂养不当所致。早产儿，或长期生病，如慢性腹泻、慢性痢疾、结核病等，也是常见的致病原因。

◎疳积（小儿营养不良）

【临床表现】面色青黄，肌肉消瘦，皮毛干燥，肚大坚硬，青筋暴露，懒进饮食，大便臭秽（长期消化不良所致），小便混浊。

【治则】消导攻积，补脾健胃。

【治法】揉二人上马15分钟，补脾15分钟，平肝5分钟。

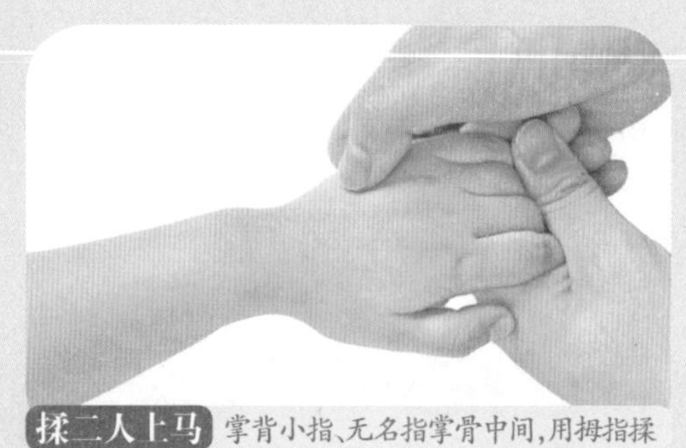

揉二人上马 掌背小指、无名指掌骨中间，用拇指揉

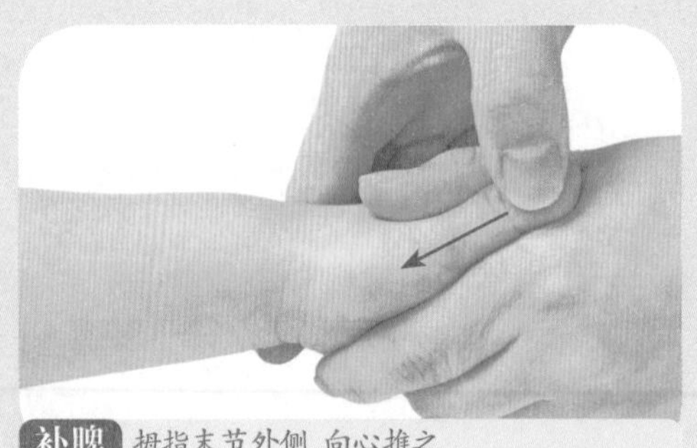

补脾 拇指末节外侧，向心推之

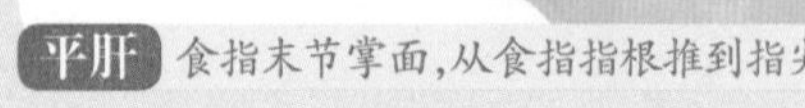

平肝 食指末节掌面，从食指指根推到指尖

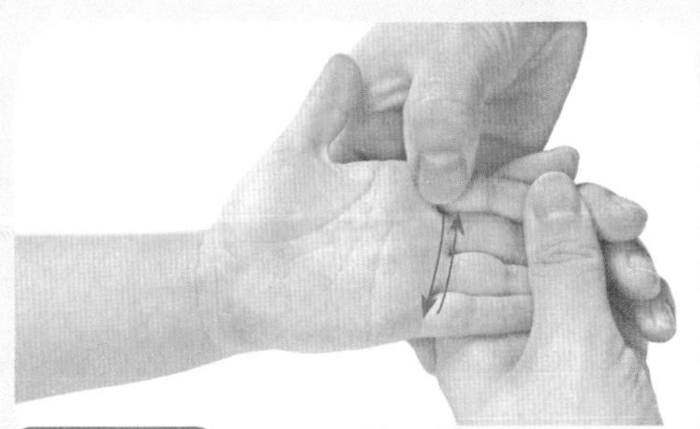
推大四横纹 用拇指从食指根至小指根来回推

【对症加减】腹胀重，加推大四横纹 10 分钟；有痰者，加运八卦 10 分钟；腹痛明显者改揉外劳宫 15 分钟，补脾 15 分钟，平肝 5 分钟。

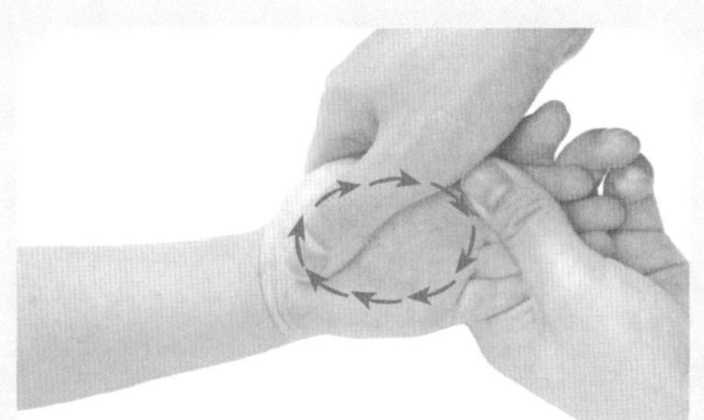
运八卦 顺时针做运法，运至离宫宜轻按

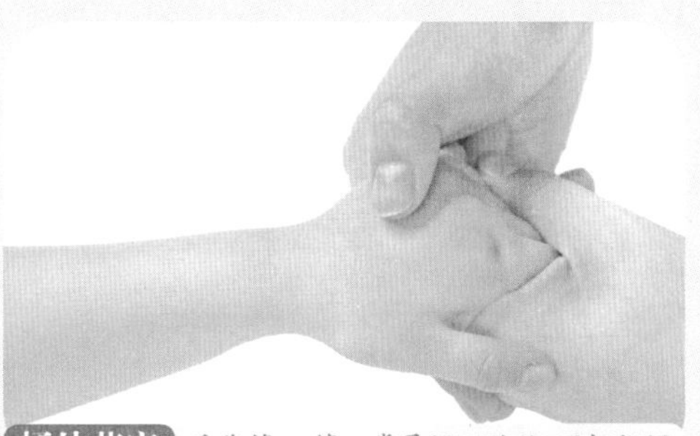
揉外劳宫 手背第 3、第 4 掌骨间凹陷处，用拇指揉

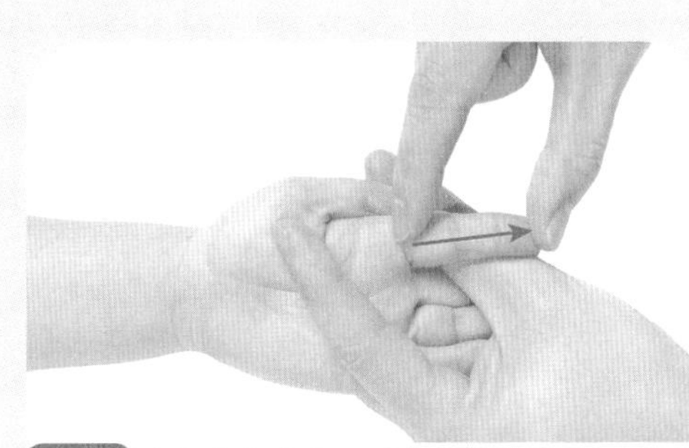
补脾 拇指末节外侧，向心推之

平肝 食指末节掌面，从食指指根推到指尖

以上疗法加刺四缝穴，隔日针一次，对疳积有特效。四缝穴位于食指、中指、无名指、小指四指的掌面近掌侧指关节横纹的中点。刺四缝穴可以清热除烦，通调百脉，治疗疳积，特别适用于烦躁明显者。

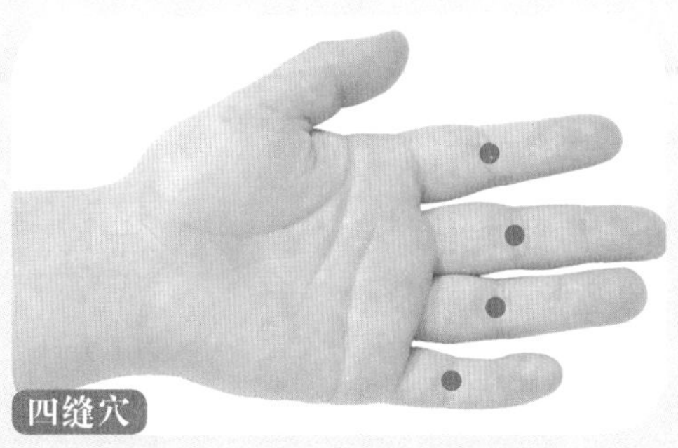
四缝穴

◎ 病案举例

疳　积　郑某，男，12岁。　**就诊时间：**2011年8月1日

【**主症**】胃纳欠佳，进食不香，曾在当地医院检查，无明显异常。从2009年8月起，易感冒，疲乏无力，大便偏干，夜间有时遗尿，手足心热，舌红，苔少，脉细。患儿身材瘦小，面色无华，鸡胸，肋缘外翘。

【**诊断**】疳积（积滞伤脾）。

【**治则**】补脾和胃。

【**治法**】运八卦20分钟，清补脾30分钟，揉二人上马40分钟，推天河水20分钟，加脏腑点穴及捏脊7遍。第一天推拿2次，晚上有饥饿感。第二天治疗同前，清补脾改为补脾30分钟，加推大四横纹15分钟，精神好转。第三天治疗同前，患儿精神愈佳，面色略见红润。告知家人照此法施治，1个月后体重增加了约2.5千克。

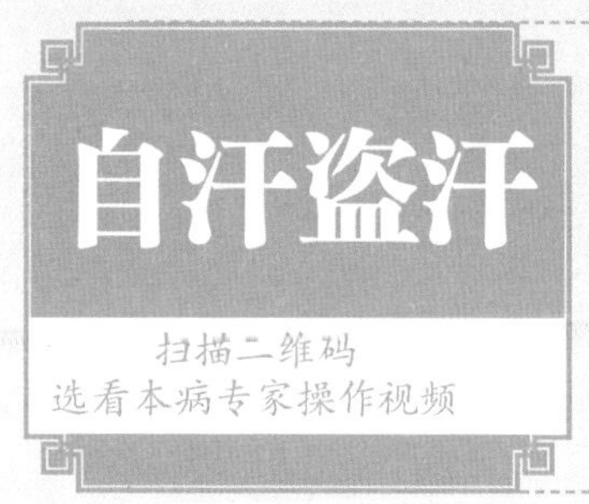

自汗盗汗

扫描二维码
选看本病专家操作视频

所谓自汗，是不因活动、炎热或衣服过厚等原因而汗出不已，多因卫气不固而使津液外泄所致。盗汗则是睡中汗出，醒后即收，收后不恶寒，反觉烦热，多由于阴虚热扰，心液不能敛涩所致。由于汗证发越阳气，外泄阴液，故可影响阳气的盛衰和津液的消长。

◎自汗盗汗

【临床表现】自汗：经常汗出，动则尤甚，形寒肢冷，神疲乏力，易感冒。盗汗：睡时汗出，醒后自止，五心烦热，精神萎靡，舌红少苔。

【治则】自汗，益气固表止汗。盗汗，益气养阴止汗。

【治法】1. 自汗：揉二人上马 15 分钟，清补脾 10 分钟，运八卦 10 分钟，清肺 5 分钟。

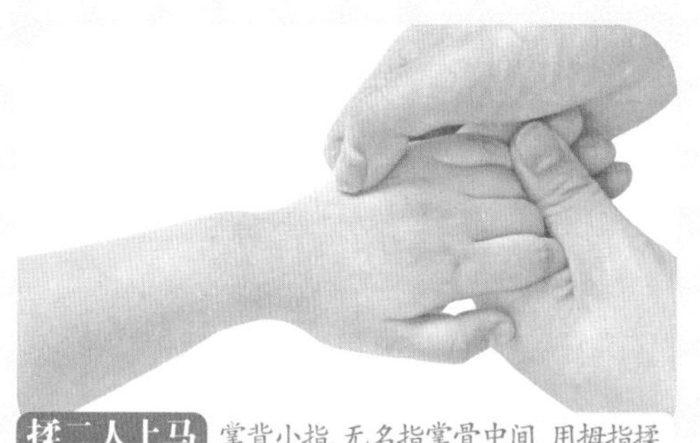

揉二人上马 掌背小指、无名指掌骨中间，用拇指揉

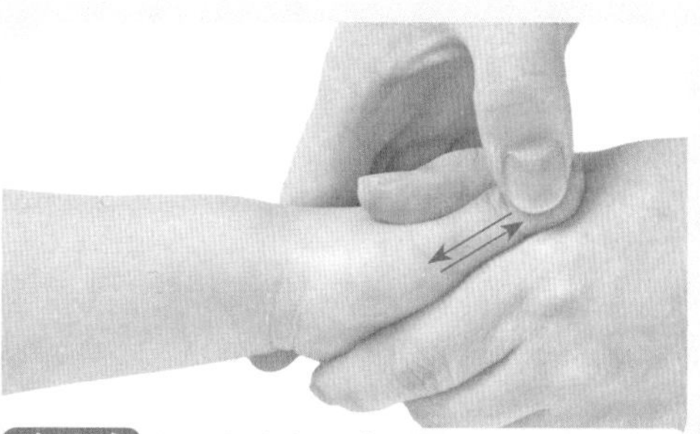

清补脾 拇指末节外侧，来回推之

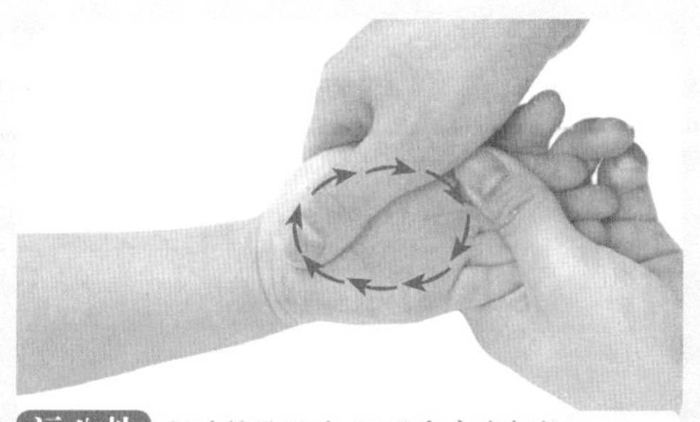

运八卦 顺时针做运法，运至离宫宜轻按

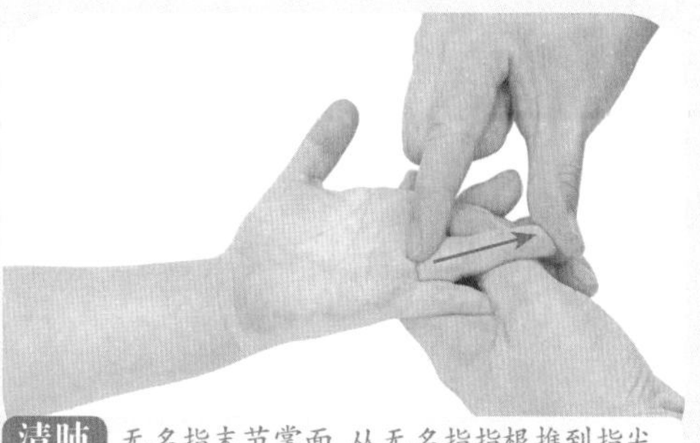

清肺 无名指末节掌面，从无名指指根推到指尖

【治法】2. 盗汗：运八卦 10 分钟，揉二人上马 10 分钟，推天河水 10 分钟，平肝 5 分钟。

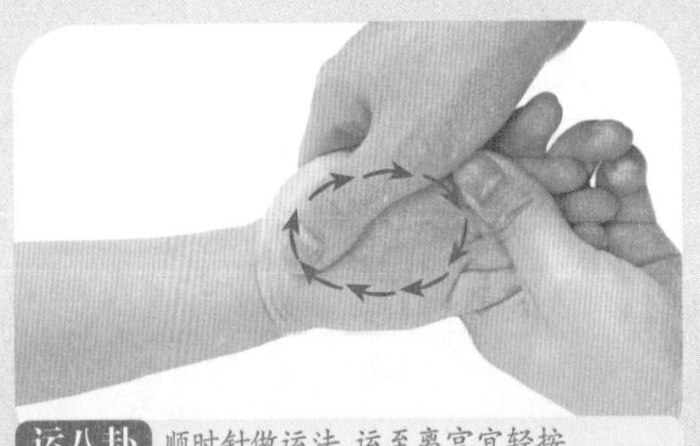
运八卦 顺时针做运法，运至离宫宜轻按

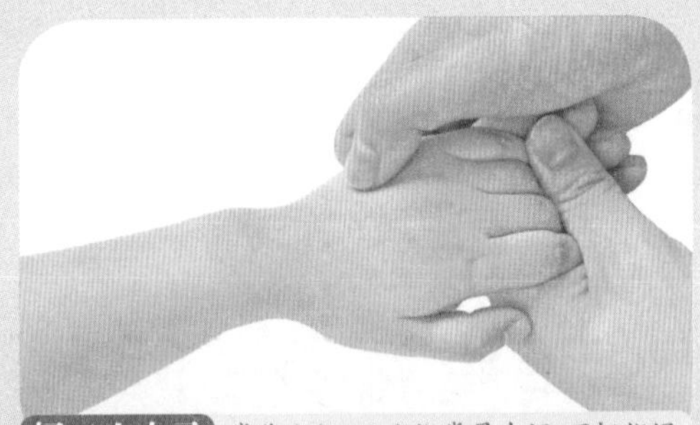
揉二人上马 掌背小指、无名指掌骨中间，用拇指揉

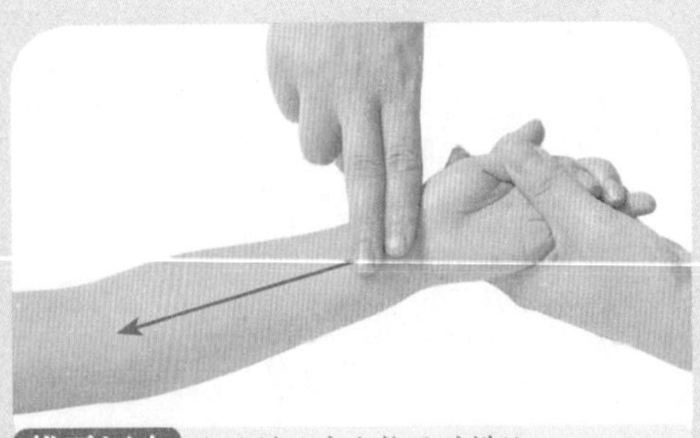
推天河水 由腕横纹中点推至肘横纹

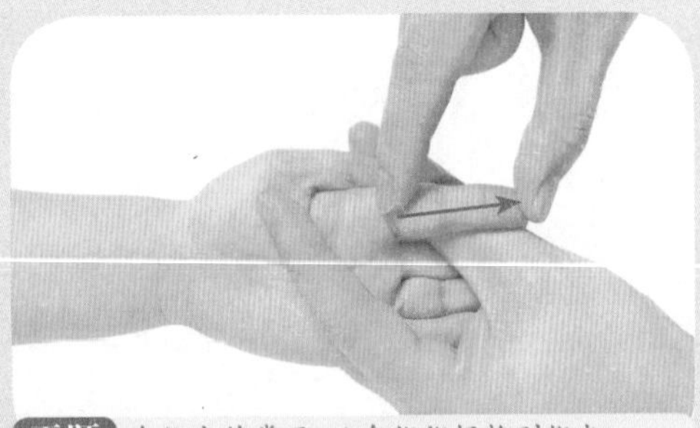
平肝 食指末节掌面，从食指指根推到指尖

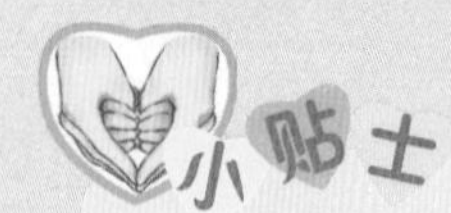

小儿盗汗的护理

1. 对易于盗汗的小儿，应多进行户外锻炼，多晒太阳，以增强体质。

2. 小儿盗汗以后，要及时帮其擦干皮肤并换衣服，避免小儿受凉感冒，注意及时补充水分和盐分。

3. 被褥要经常晾晒，阳光的作用不仅在于加热干燥，还可消毒杀菌。

4. 对缺钙引起的盗汗，应适当补充钙、磷、维生素 D 等。

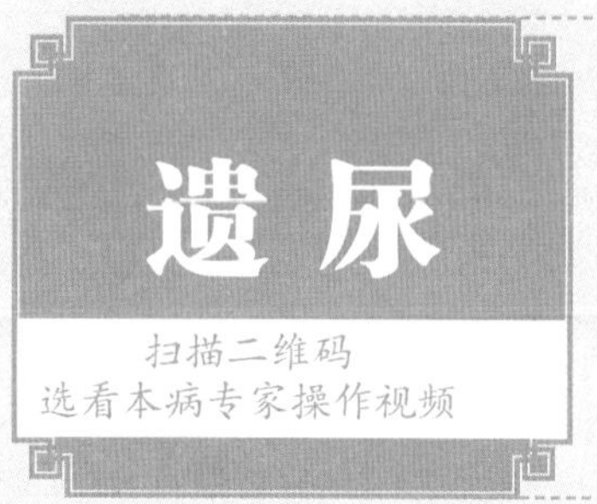

遗尿俗称“尿床”，多指3岁以上小儿睡中小便自遗，醒后方觉的一种疾病。3岁以下小儿或年长儿偶有遗尿不属病态。遗尿的发生主要由于脏腑虚寒所致，或病后体虚而肺脾气虚不摄所致。

◎遗尿

【临床表现】睡中遗尿，尿频清长，神疲乏力，面色㿠白，或气短自汗，大便稀溏。

【治则】温补脾肾，固涩小便。

【治法】揉二人上马20分钟，清补脾10分钟，揉外劳宫10分钟。

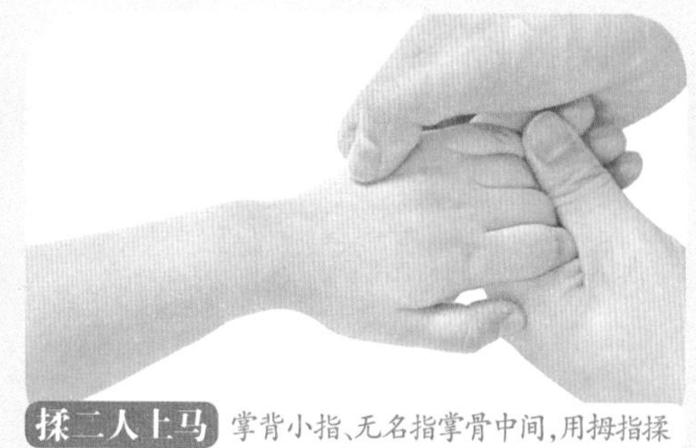

揉二人上马 掌背小指、无名指掌骨中间，用拇指揉

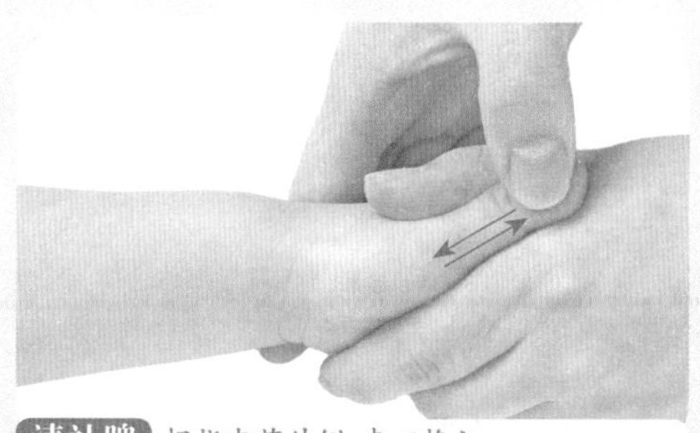

清补脾 拇指末节外侧，来回推之

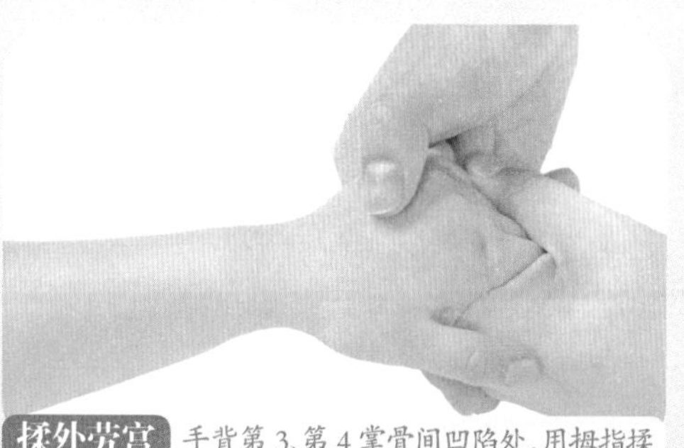

揉外劳宫 手背第3、第4掌骨间凹陷处，用拇指揉

注：尿频，小便频数者，多属虚证，或气虚，或阴虚，治疗可参考遗尿。

【对症加减】如症见小便量少色黄、性情急躁、手足心热者，去揉外劳宫，加平肝 5 分钟、推天河水 10 分钟。

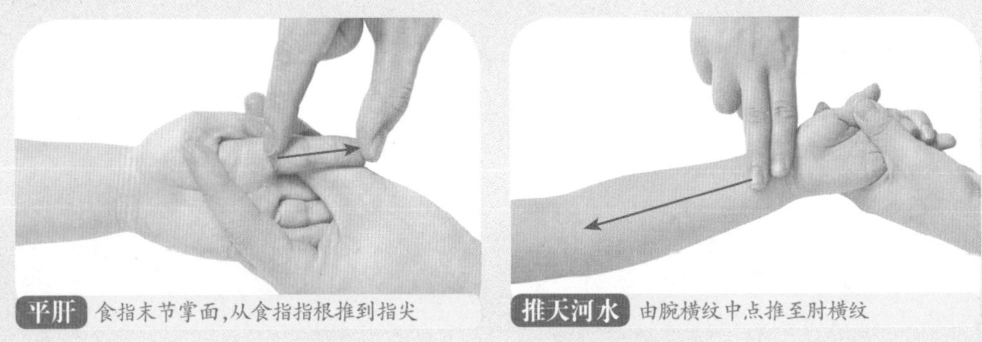
平肝 食指末节掌面，从食指指根推到指尖

推天河水 由腕横纹中点推至肘横纹

◎ 病案举例

遗　尿　周某，男，5 岁。　**就诊时间：**2011 年 11 月 20 日

【主症】经常感冒，咳嗽，流涕；经常睡中遗尿，近一周遗尿加重。大便正常，小便清长。

【诊断】遗尿，下元虚冷。

【治则】温肾固涩。

【治法】运八卦 20 分钟，平肝清肺 10 分钟，推天河水 30 分钟，共 1 小时。次日，咳嗽、流涕轻，上穴加揉二人上马 20 分钟，共 80 分钟。三日，揉二人上马 30 分钟，补脾30 分钟，运水入土 10 分钟，平肝清肺 10 分钟，共 80 分钟。四日，继用上法推拿，未再遗尿。继续推拿 10 天，之后每周保健推拿一次，未再发。

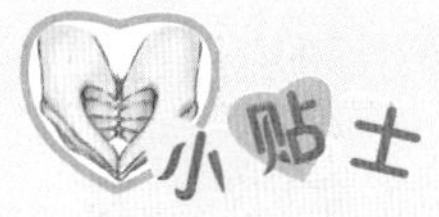

中药贴敷治疗

配方:菟丝子 30 克,桂枝 12 克,五味子 12 克,车前子 12 克,石菖蒲 20 克,樟脑 3 克。

选穴:关元。

用法:将以上药物研细末,用凡士林或姜汁调拌,贴敷穴位,然后温灸 10~15 分钟。

辨证配方

1. 肾虚遗尿:加牡蛎 12 克,金樱子 30 克。选穴:腰眼,涌泉。
2. 膀胱失约:加蝉蜕 12 克,地龙 20 克。选穴:血海,命门。
3. 下元虚寒:加麻黄 6 克,牛膝 12 克。选穴:承山,八髎。

注意事项

1. 观察小儿排尿情况,帮助小儿逐步养成规律性定时排尿的习惯。
2. 每日晚饭后适当控制饮水量。
3. 体质虚弱的小儿应加强营养,避免惊恐。

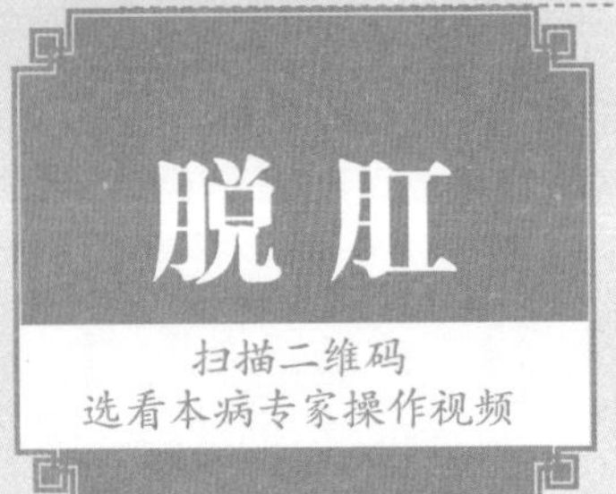

脱肛又称“直肠脱垂”，多见于1~3岁小儿，常并发于其他疾病，因体质虚弱而单纯发病者较少。小儿脱肛，除体质虚弱外，还有其他诱因，如长期腹泻，脾胃虚弱，中气下陷，或长期便秘，或久咳肺虚（因肺与大肠相表里），均可导致脱肛。

◎脱肛

【临床表现】脱肛，初起可自行回复，日久则不能，需用外力。多伴有食欲不振，神疲乏力，自汗，面黄等。

【治则】益气固涩。

【治法】补脾15分钟，揉外劳宫10分钟，清补大肠10分钟。

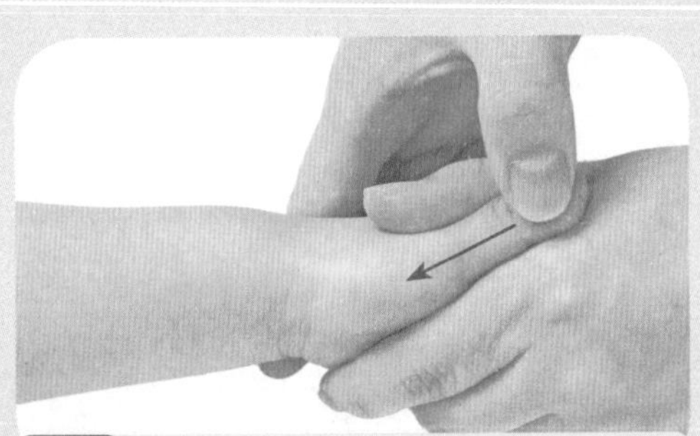

补脾　拇指末节外侧，向心推之

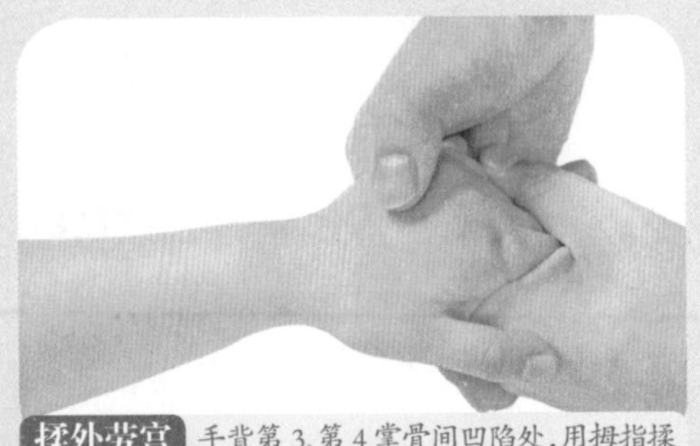

揉外劳宫　手背第3、第4掌骨间凹陷处，用拇指揉

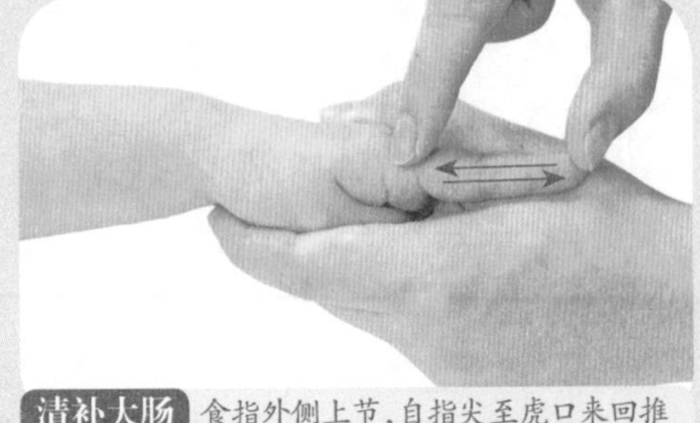

清补大肠　食指外侧上节，自指尖至虎口来回推

【**对症加减**】大便干，加运水入土 5~10 分钟；脾肾不足，大便稀溏，加揉二人上马 10 分钟。

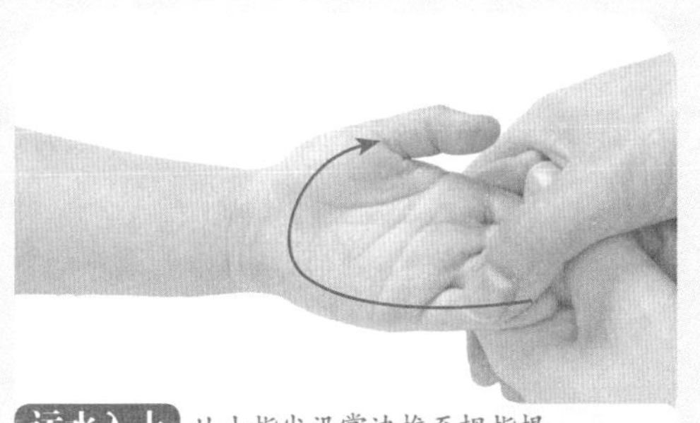
运水入土 从小指尖沿掌边推至拇指根

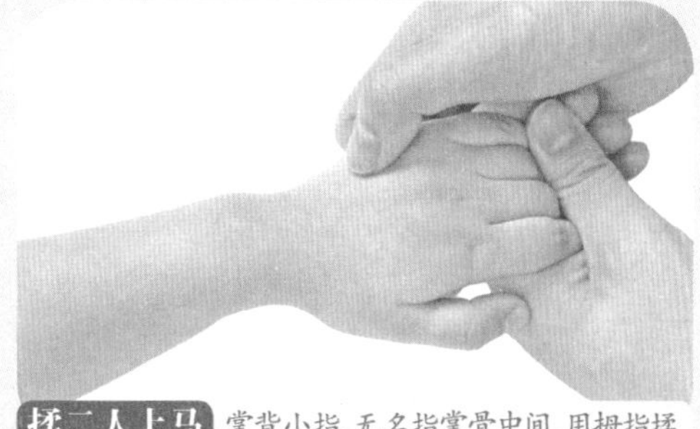
揉二人上马 掌背小指、无名指掌骨中间，用拇指揉

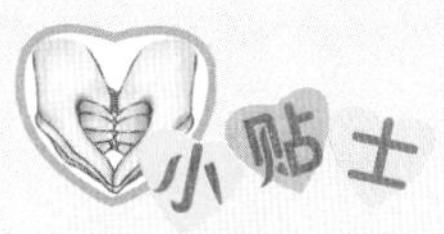

小儿脱肛的护理

1. 对营养不良、身体虚弱引起的脱肛，要给以充足的营养食物，以增加营养，增强肛周肌肉的收缩力，使脱肛好转。

2. 对于便秘、腹泻或咳嗽引起的脱肛，应进行针对性的治疗。

3. 对排便后直肠壁脱出不能自行回复的患儿，家长可用大拇指轻轻地按压脱出的直肠壁，然后稍稍用力将其复位，复位后用棉布等压住肛门。

4. 改变患儿大便的体位，避免蹲式排便，可由家长抱着排便或让其坐高脚痰盂排便。

5. 注意肛门的护理和清洁，鼓励患儿做提肛锻炼。

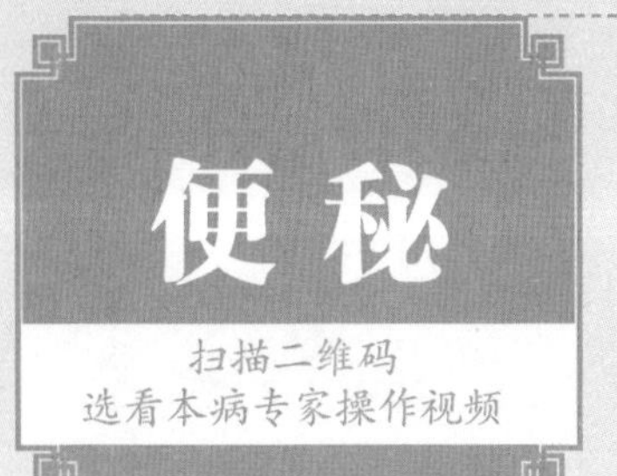

便秘是指粪便干燥坚硬，排出困难，排便次数减少。本病多因喝水太少，或没有养成按时排便的习惯，肠中积热，肠道阴津不足致大肠失润而引起。

◎**便秘**

【临床表现】大便秘结，排便费力，几日一行，重者肛裂出血或脱肛。

【治则】健脾行气，清泄里热。

【治法】选择一：清补脾 10 分钟，清大肠 15 分钟，运水入土 10 分钟，平肝 5 分钟。

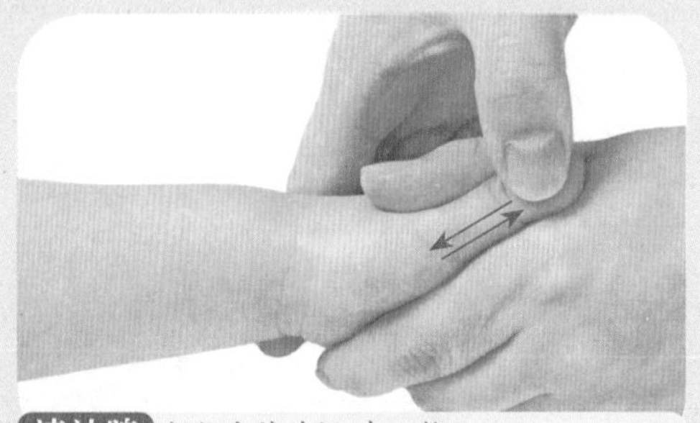

清补脾 拇指末节外侧，来回推之

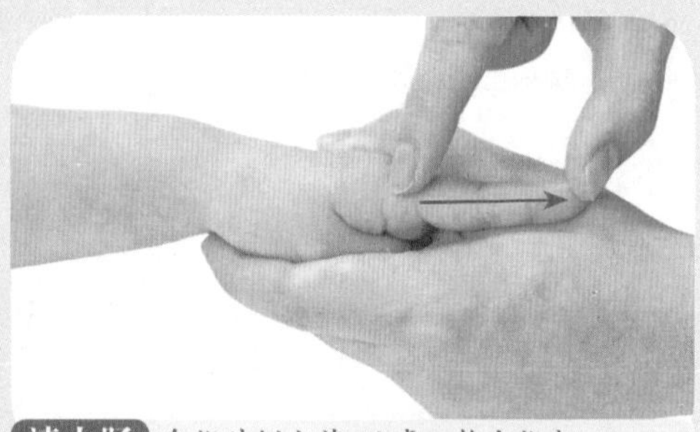

清大肠 食指外侧上节，从虎口推向指尖

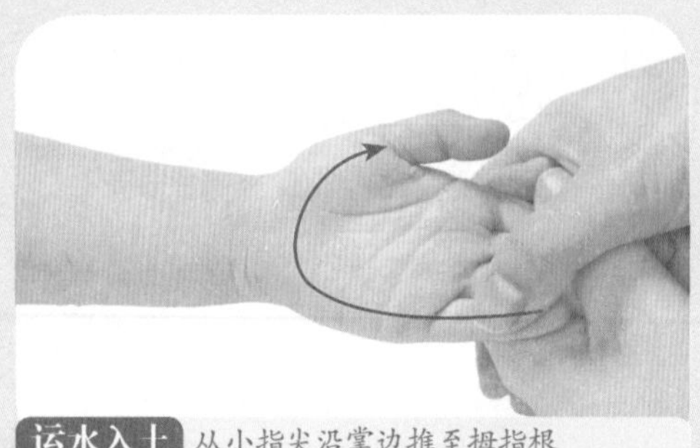

运水入土 从小指尖沿掌边推至拇指根

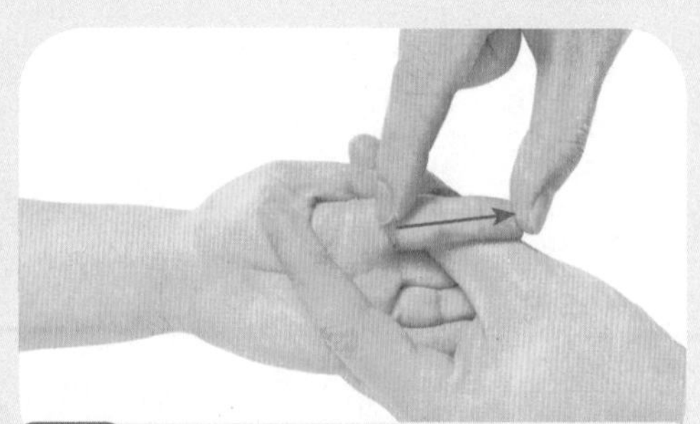

平肝 食指末节掌面，从食指指根推到指尖

【治法】选择二：独揉神阙（即肚脐）10~15分钟，效果较好。

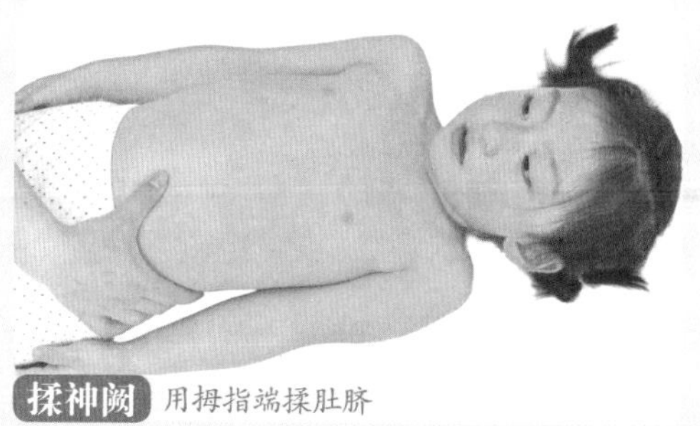

揉神阙 用拇指端揉肚脐

【对症加减】1. 略带热象者：运水入土10分钟，清大肠15分钟，平肝清肺10分钟，推天河水5分钟。

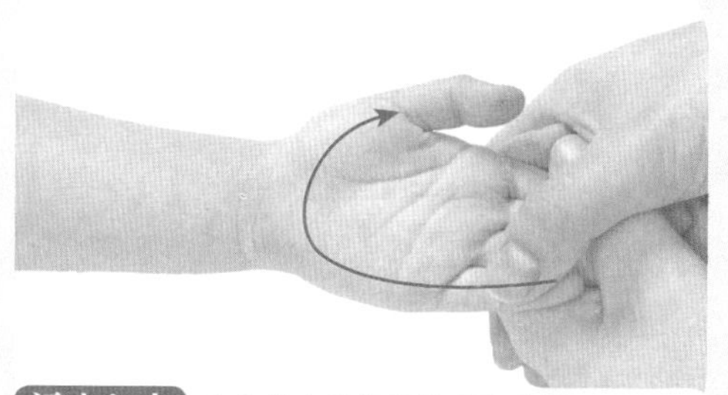

运水入土 从小指尖沿掌边推至拇指根

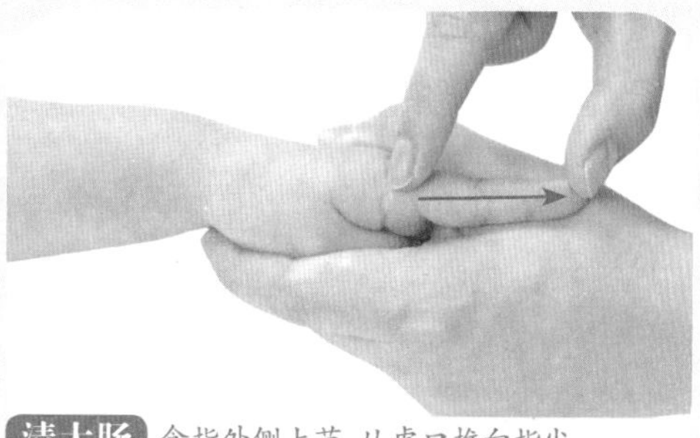

清大肠 食指外侧上节，从虎口推向指尖

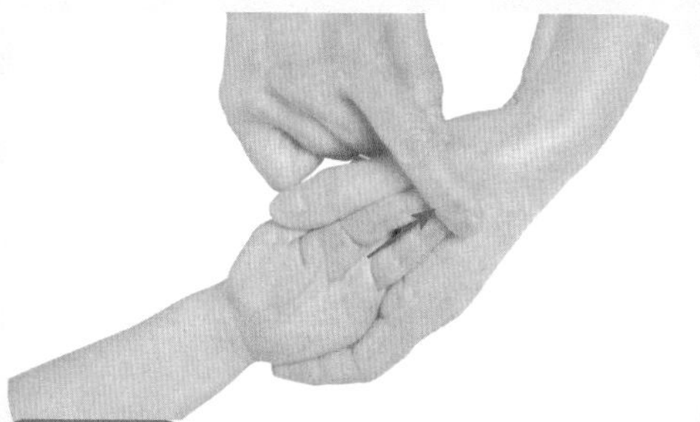

平肝清肺 从食指和无名指的指根并推向指端

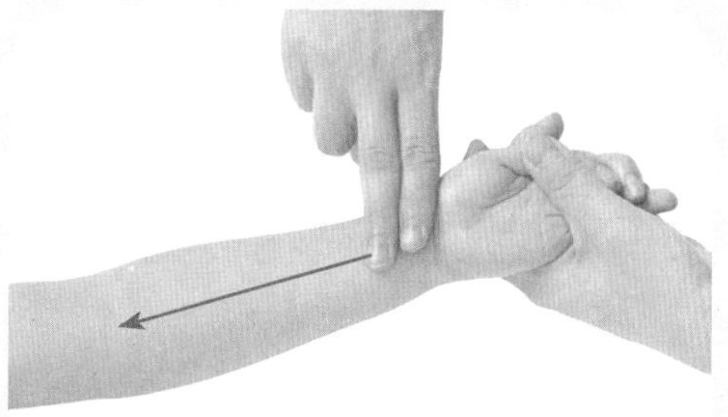

推天河水 由腕横纹中点推至肘横纹

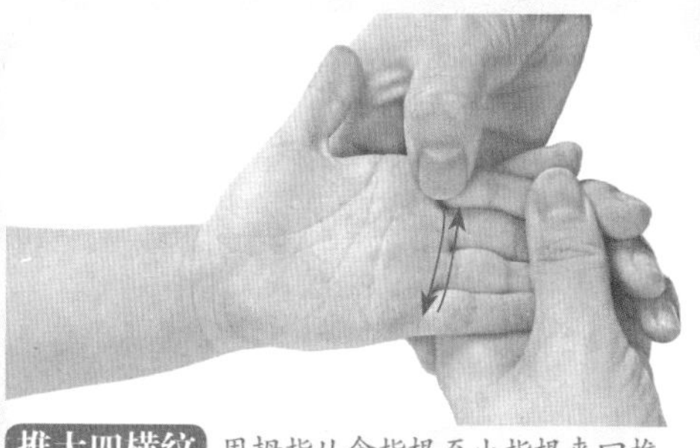

推大四横纹 用拇指从食指根至小指根来回推

【对症加减】2. 腹胀加推大四横纹10分钟。

◎ 病案举例

便　秘　李某，男，4 个月。　　**就诊时间：**2011 年 11 月 2 日

【**主症**】患儿便秘约 2 个月，一般 3~5 天大便 1 次，就诊前已 7 天未大便，食欲可，小便正常，足月顺产，出生时体重 3.1 千克，母乳喂养。面色红润，体温正常，舌红苔白，指纹青紫，腹略胀。

【**诊断**】便秘。

【**治则**】清热通便。

【**治法**】清大肠 10 分钟，推六腑 15 分钟，运八卦 10 分钟，下推七节骨，推后大便 1 次。次日去推六腑加清补脾 10 分钟、推大四横纹 10 分钟，治疗后痊愈。

腹泻

扫描二维码
选看本病专家操作视频

腹泻是指排便次数明显超过平日排便的次数，粪质稀薄，常伴有排便急迫感、肛门不适、失禁等症状。中医病因病机包括：乳食过饱，恣食肥甘，损伤脾胃；内因肠胃积热，外感不正之气致运化失职；过食生冷，或腹部受寒以致寒凝中焦、脾失运化；体质素弱，饮食不节，脾虚失健。

◎脾虚泻

【临床表现】食后作泻，消化不良，大便溏、色淡黄，重则完谷不化、腹胀不渴、面黄肌瘦、不思饮食等。

【治则】健脾止泻。

轻症

【治法】揉外劳宫10分钟，清补脾10分钟，平肝5分钟。

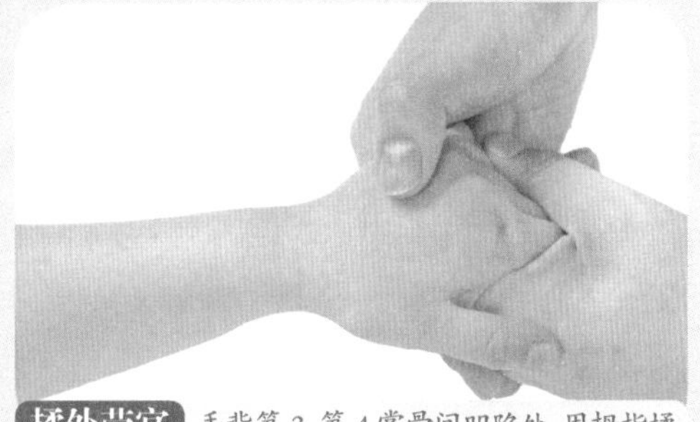

揉外劳宫 手背第3、第4掌骨间凹陷处，用拇指揉

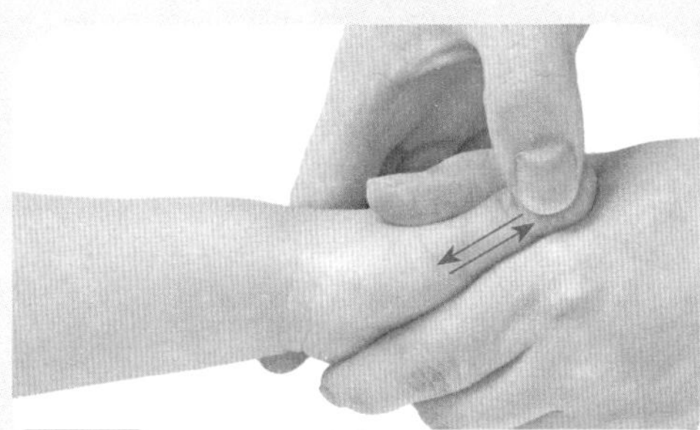

清补脾 拇指末节外侧，来回推之

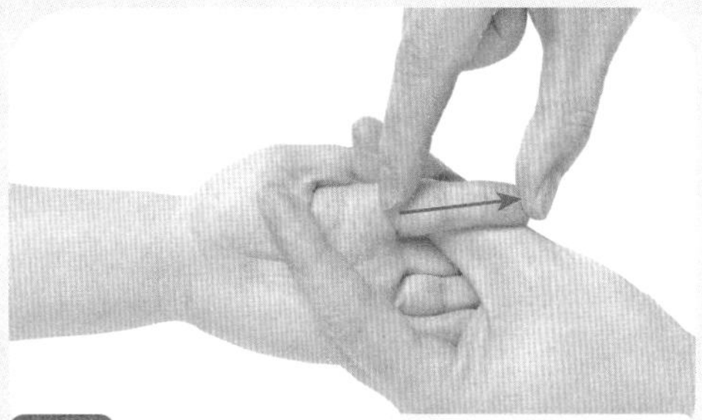

平肝 食指末节掌面，从食指指根推到指尖

【对症加减】有热者加推天河水15分钟。

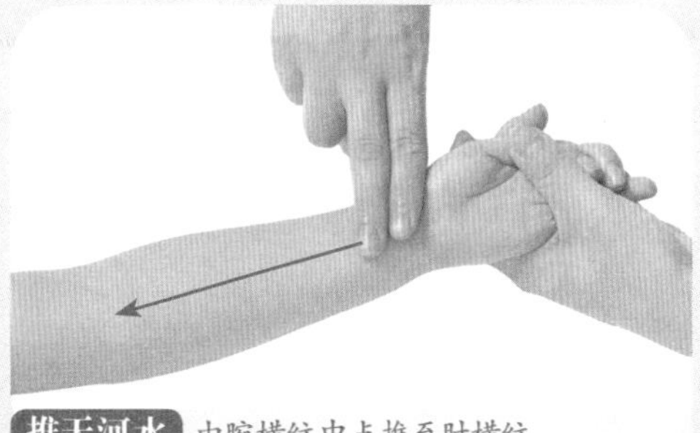

推天河水 由腕横纹中点推至肘横纹

重症

【治法】揉二人上马 10 分钟，清补脾 10 分钟，清补大肠 15 分钟。

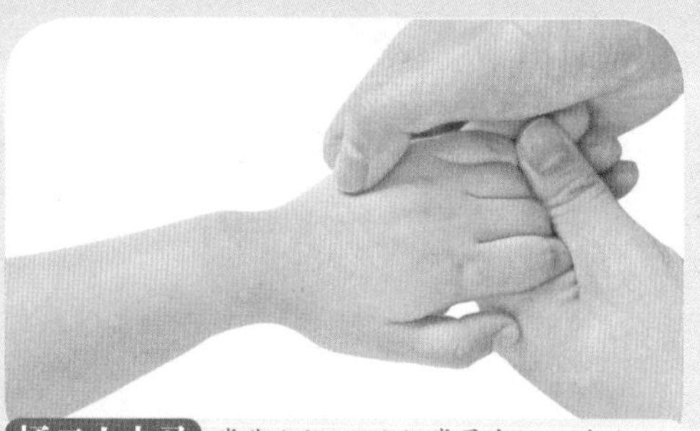
揉二人上马 掌背小指、无名指掌骨中间，用拇指揉

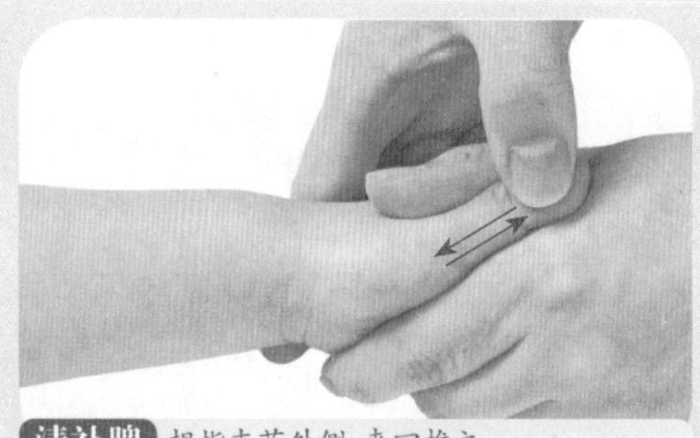
清补脾 拇指末节外侧，来回推之

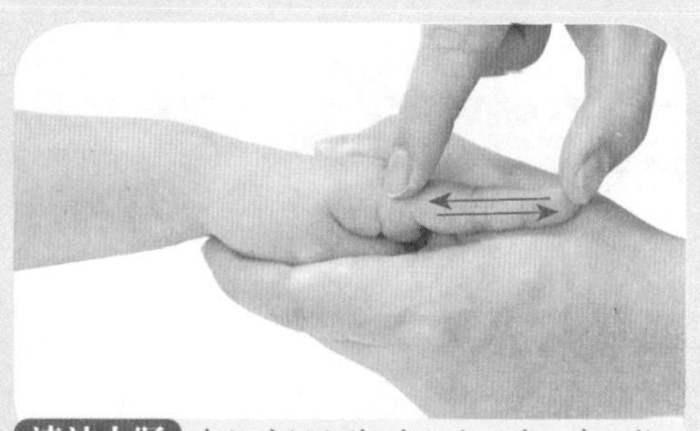
清补大肠 食指外侧上节，自指尖至虎口来回推

◎寒泻

【临床表现】腹痛肠鸣，泄泻清澈，如白水，或色绿，小便清白，面色淡白，口气温和。

【治则】温中止泻。

【治法】揉外劳宫 20 分钟，清胃 10 分钟，推天河水 10 分钟。

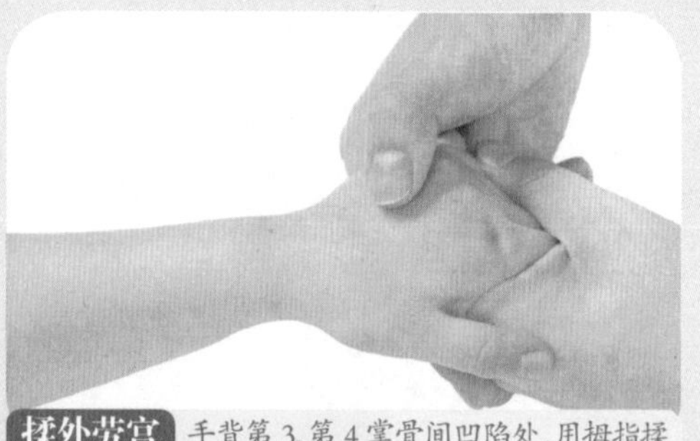
揉外劳宫 手背第 3、第 4 掌骨间凹陷处，用拇指揉

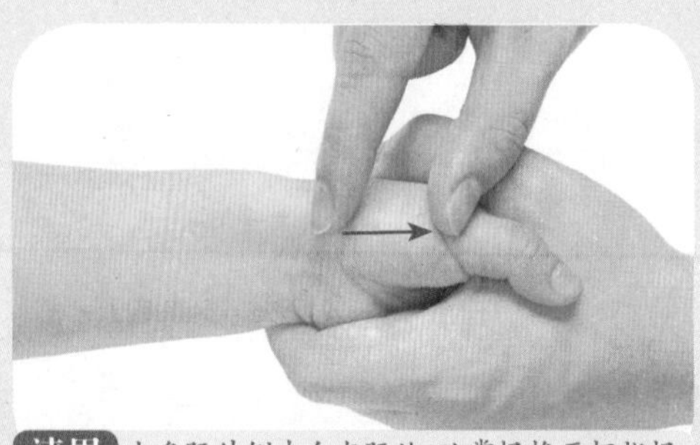
清胃 大鱼际外侧赤白肉际处，从掌根推至拇指根

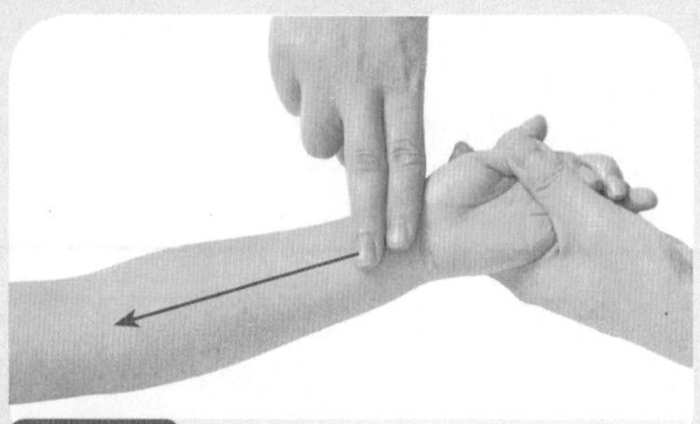
推天河水 由腕横纹中点推至肘横纹

◎伤食泻

【临床表现】口嗳酸气，口渴恶食，腹热胀满，泻时腹痛，泻后痛减，小便赤涩，大便色黄白，臭如败卵，或兼呕吐。伤乳泻者，大便色黄白，内有奶瓣，或呈蛋花样。

【治则】健脾助运化，止泻。

重症：大便每日 10 余次，有脱水现象。

【治法】运八卦 10 分钟，清胃 15 分钟，推天河水 15 分钟，利小便 10 分钟。

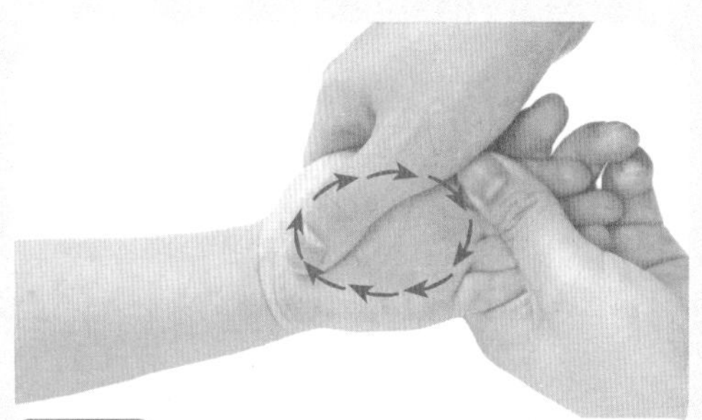

运八卦 顺时针做运法，运至离宫宜轻按

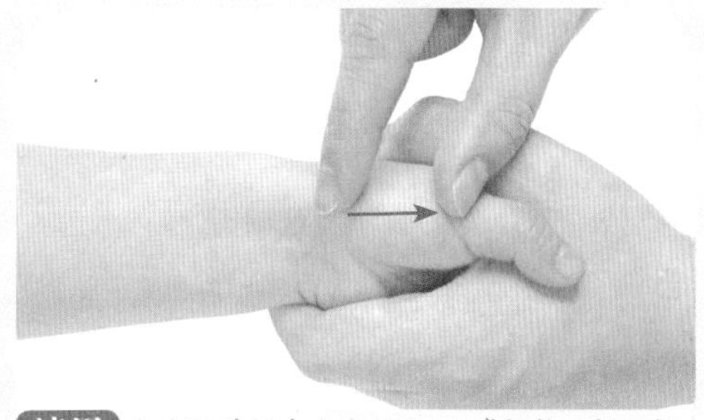

清胃 大鱼际外侧赤白肉际处，从掌根推至拇指根

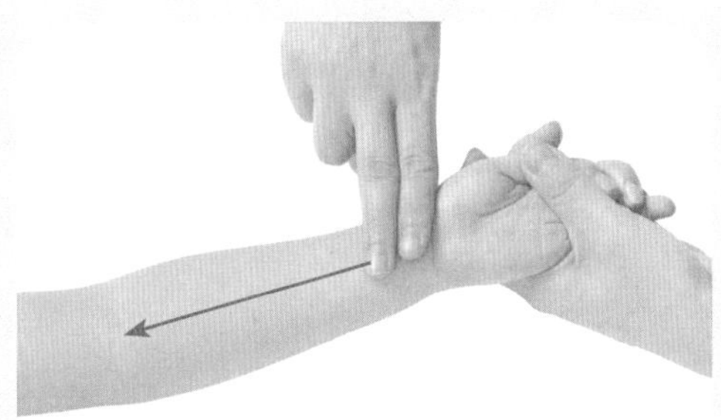

推天河水 由腕横纹中点推至肘横纹

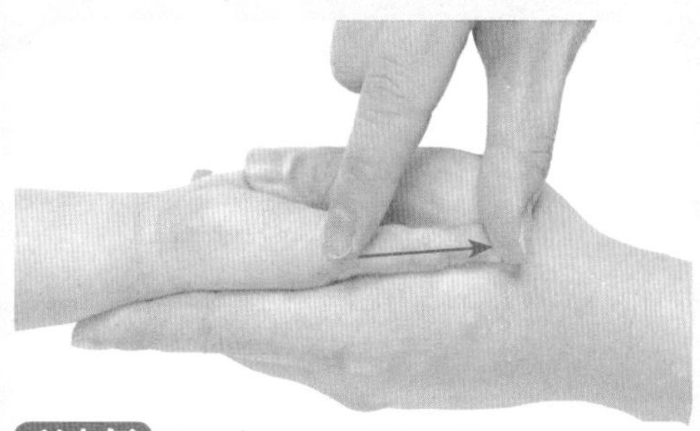

利小便 小指外侧，从指根推到指端

【对症加减】腹痛重者加揉外劳宫 10~15 分钟。

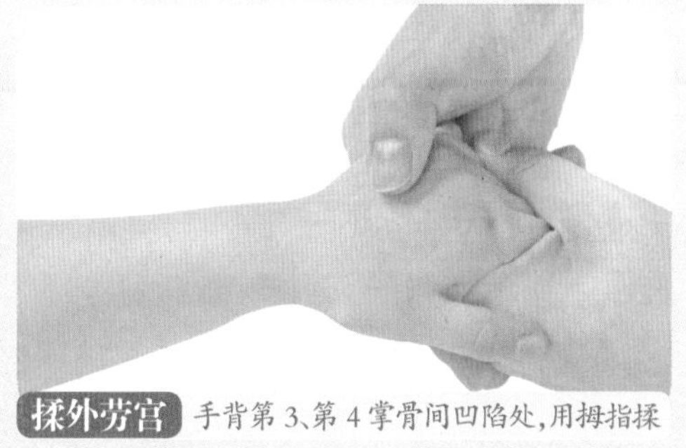

揉外劳宫 手背第 3、第 4 掌骨间凹陷处，用拇指揉

轻症:大便每日 5~6 次。

【治法】运八卦 10 分钟,清胃 15 分钟,推天河水 15 分钟。

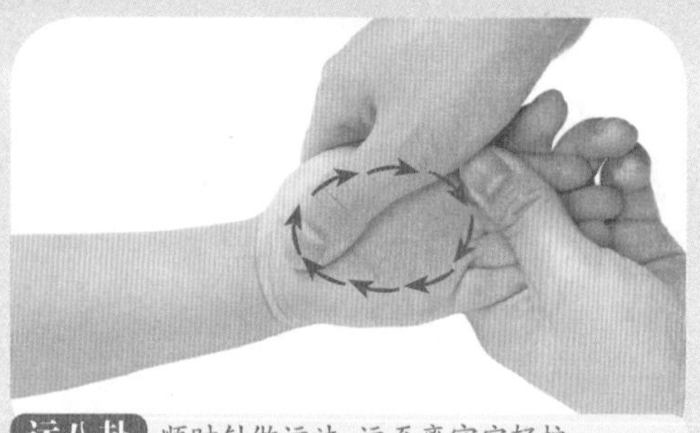
运八卦 顺时针做运法,运至离宫宜轻按

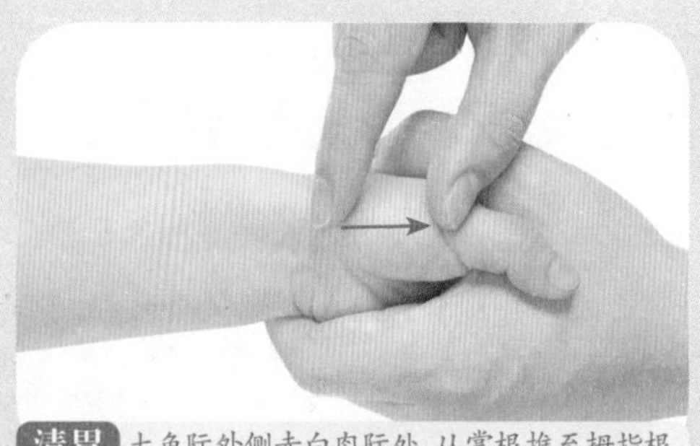
清胃 大鱼际外侧赤白肉际处,从掌根推至拇指根

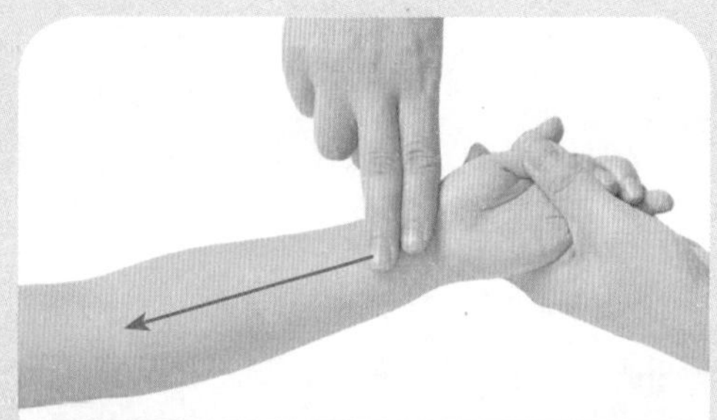
推天河水 由腕横纹中点推至肘横纹

日久邪实兼体虚者,消化不良、便黄、脉滑无力者。

【治法】运八卦 10 分钟,揉二人上马 10 分钟,清胃 10 分钟,推六腑 10 分钟。

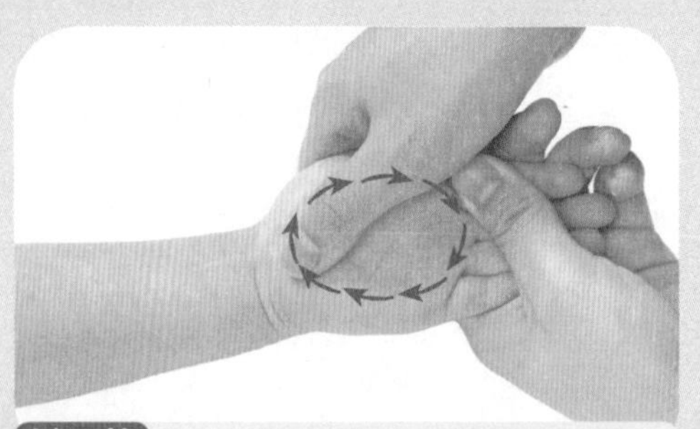
运八卦 顺时针做运法,运至离宫宜轻按

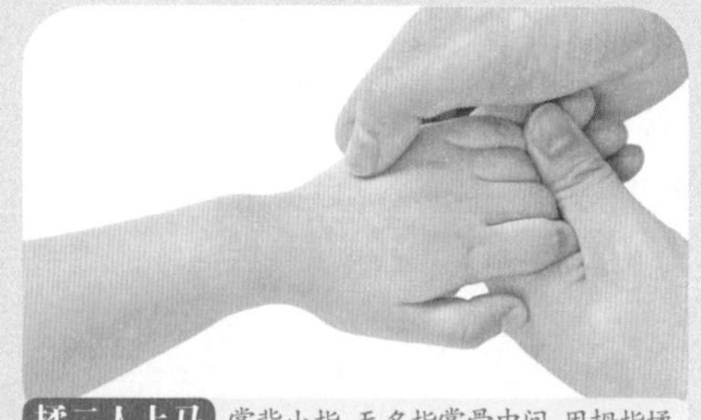
揉二人上马 掌背小指、无名指掌骨中间,用拇指揉

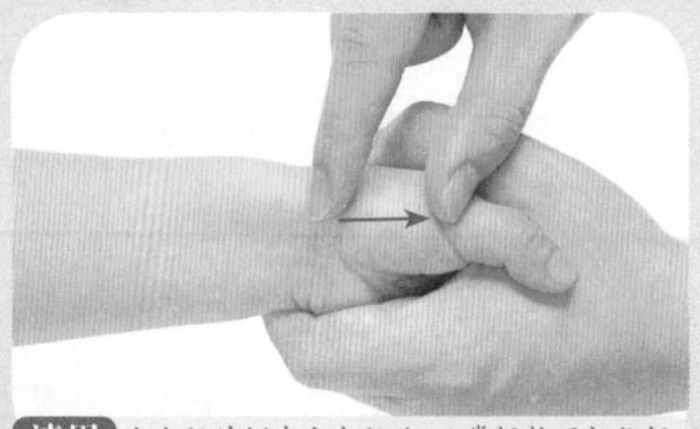
清胃 大鱼际外侧赤白肉际处,从掌根推至拇指根

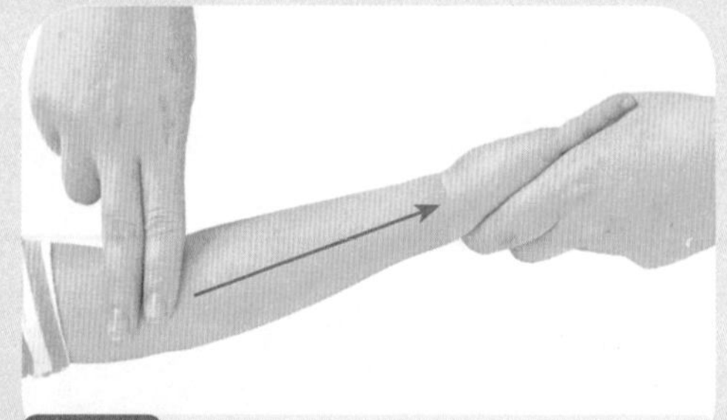
推六腑 前臂尺侧,从肘横纹推至腕横纹

◎热泻

【临床表现】泻时暴注下迫，大便色黄赤、多黄水、臭味重，口渴烦躁，腹痛身热，溲少而黄，肛门灼热。

【治则】清热止泻。

【治法】选择一：推六腑 15 分钟，清大肠 15 分钟，清脾 10 分钟，清胃 10 分钟，下推七节骨 1~2 分钟。

七节骨：位于腰骶正中，命门至尾骨端成一直线。

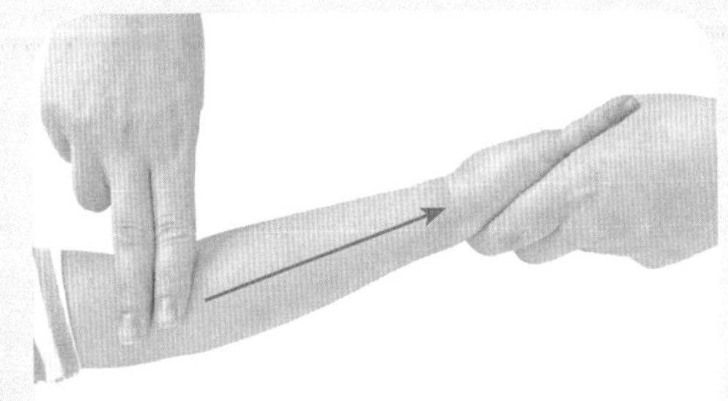

推六腑 前臂尺侧，从肘横纹推至腕横纹

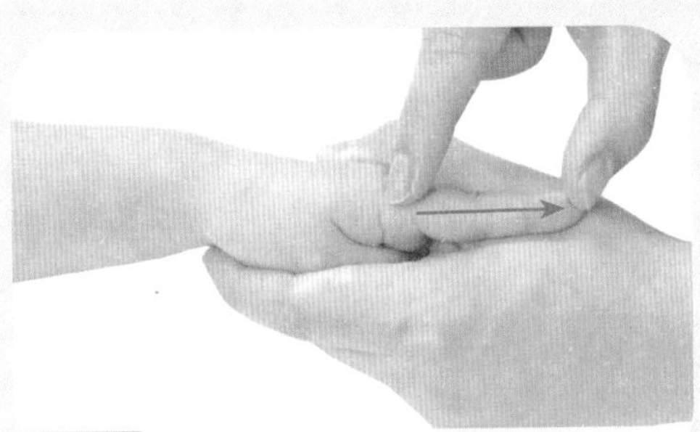

清大肠 食指外侧上节，从虎口推向指尖

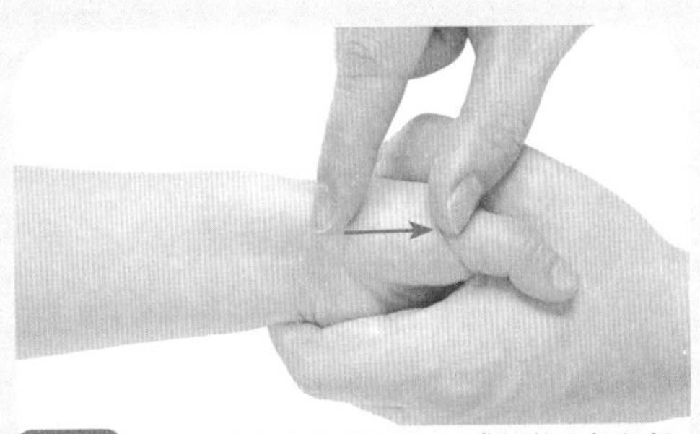

清胃 大鱼际外侧赤白肉际处，从掌根推至拇指根

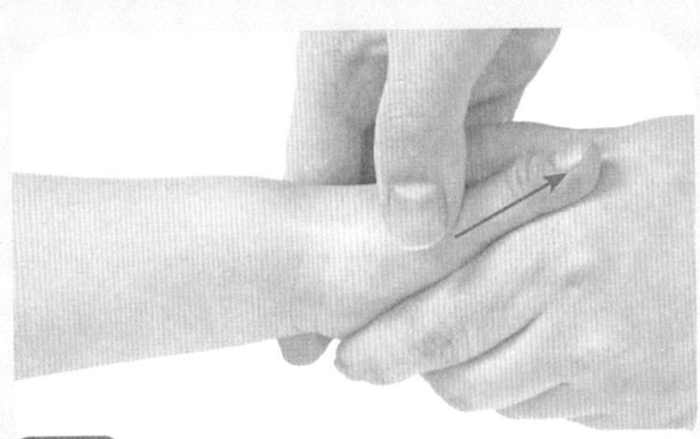

清脾 拇指末节外侧，离心推之

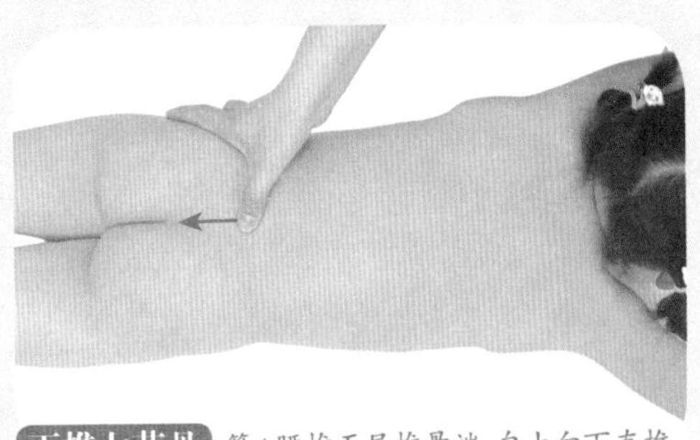

下推七节骨 第4腰椎至尾椎骨端，自上向下直推

【治法】选择二：运八卦 10 分钟，清胃 15 分钟，推六腑 15 分钟。

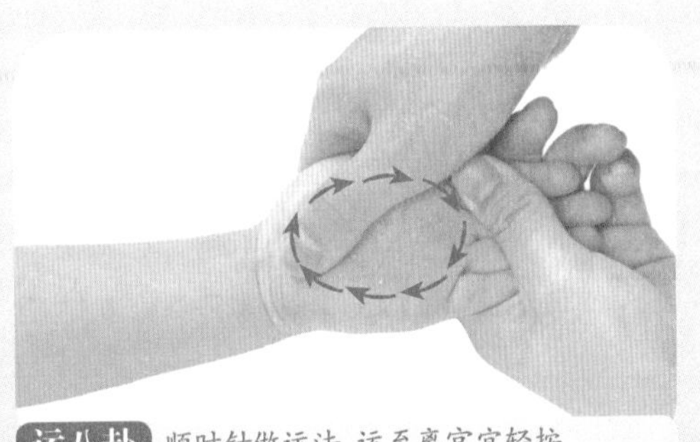

运八卦 顺时针做运法，运至离宫宜轻按

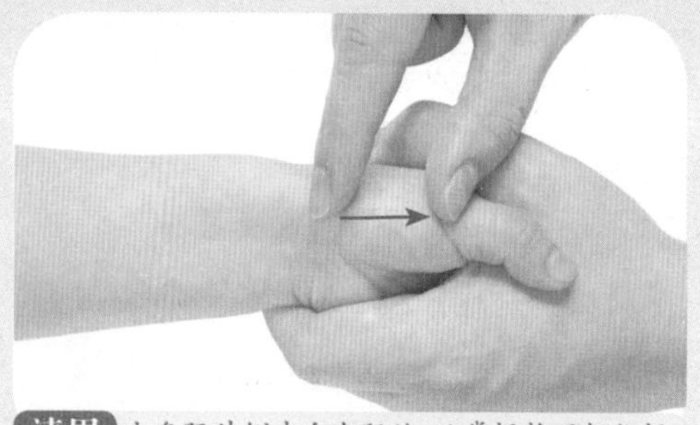
清胃 大鱼际外侧赤白肉际处，从掌根推至拇指根

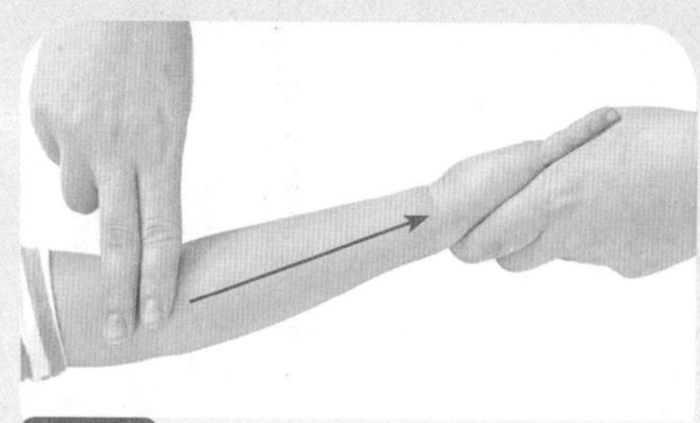
推六腑 前臂尺侧，从肘横纹推至腕横纹

【对症加减】推 1~2 次后症见减轻，可酌情改用运八卦 10 分钟，清胃 15 分钟，推天河水 15 分钟，平肝 5 分钟。

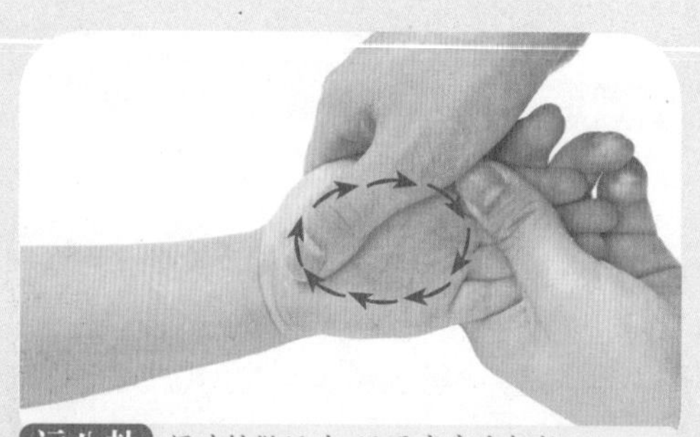
运八卦 顺时针做运法，运至离宫宜轻按

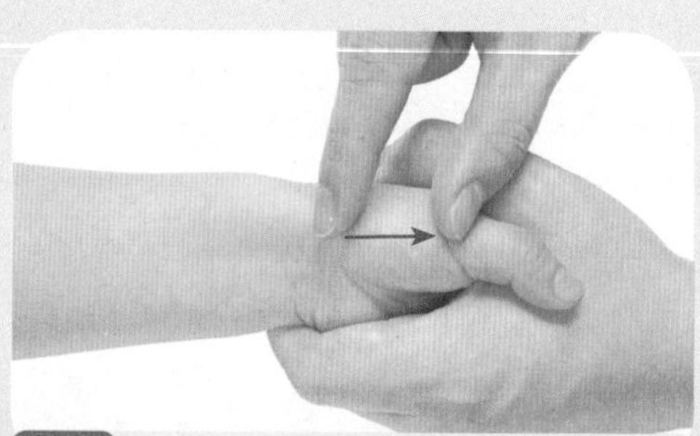
清胃 大鱼际外侧赤白肉际处，从掌根推至拇指根

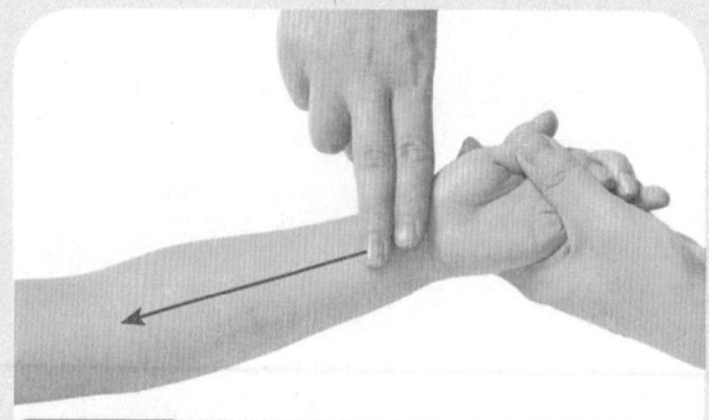
推天河水 由腕横纹中点推至肘横纹

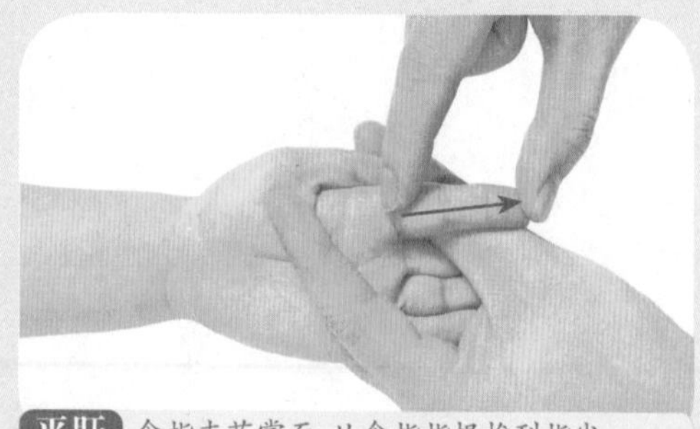
平肝 食指末节掌面，从食指指根推到指尖

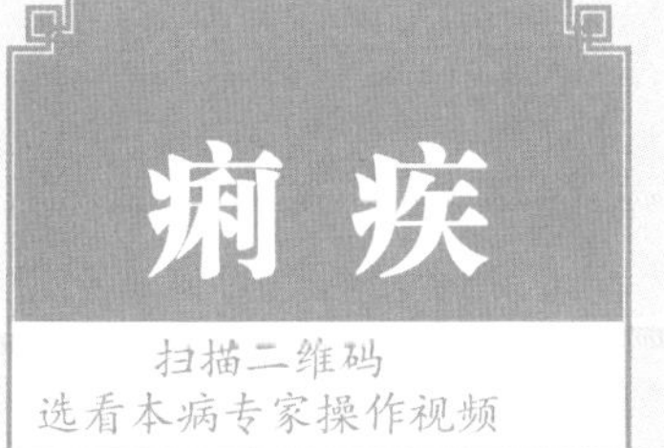

痢疾

扫描二维码
选看本病专家操作视频

痢疾是由痢疾杆菌引起的夏秋季肠道传染病，主要由于恣食生冷，或进食被污染的食物而内伤脾胃，或外感暑湿疫疠之邪，而生湿化热，下注于肠，酝酿成痢。临床表现主要有畏寒、发热、腹痛、腹泻、里急后重、大便混有脓血等，可分为急性、慢性两种。急性治疗不充分，以致病程迁延 2 个月以上者为慢性。

◎慢性痢疾

【临床表现】腹痛、腹泻反复发作，或大便次数较多而脓血便不明显。

【治则】补中益气，清肠固涩。

【治法】选择一：揉外劳宫 15 分钟，清补大肠 15 分钟，揉二人上马 10 分钟，平肝 5 分钟。

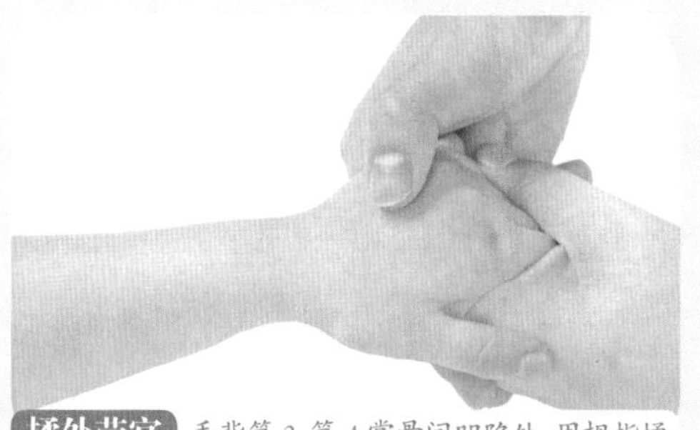

揉外劳宫 手背第 3、第 4 掌骨间凹陷处，用拇指揉

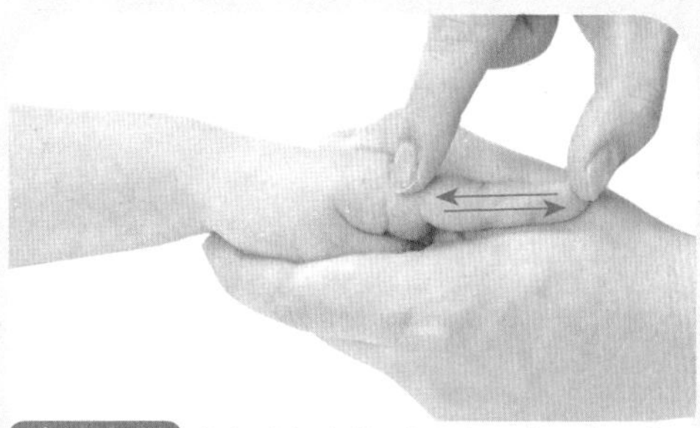

清补大肠 食指外侧上节，自指尖至虎口来回推

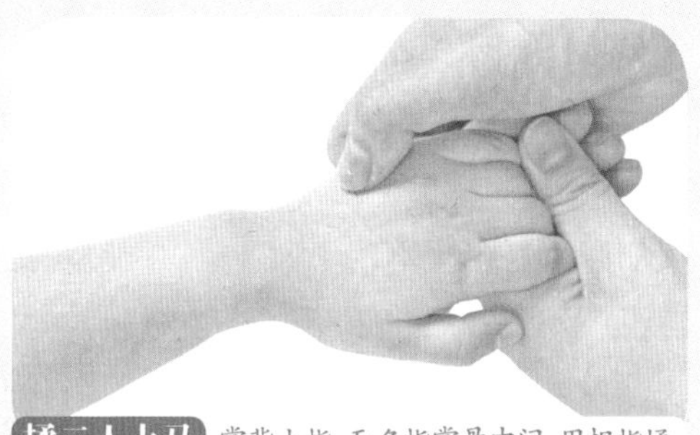

揉二人上马 掌背小指、无名指掌骨中间，用拇指揉

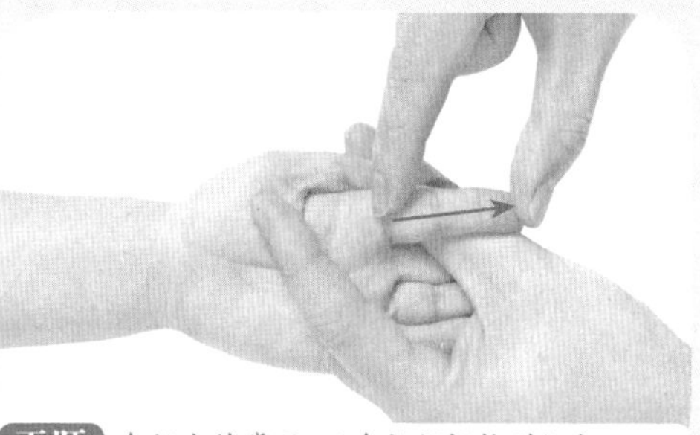

平肝 食指末节掌面，从食指指根推到指尖

【治法】选择二：清补大肠，独穴推 40 分钟效佳。

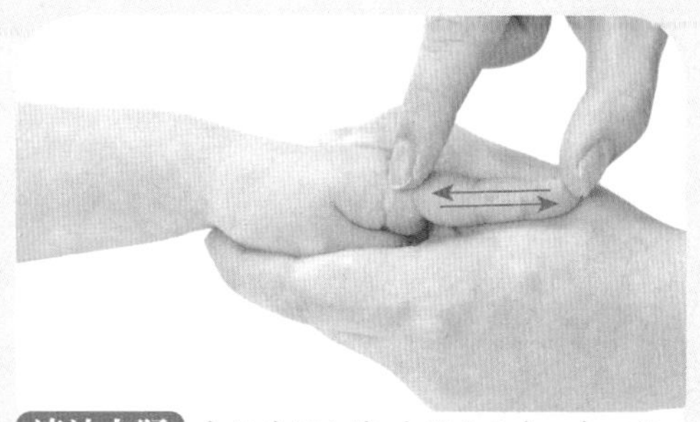

清补大肠 食指外侧上节，自指尖至虎口来回推

◎急性痢疾

①白痢

【临床表现】症见痢下色白，肠鸣腹痛，面唇青白，渴喜热饮，小便清白。

【治则】温中化湿，利气调中。

【治法】揉外劳宫10分钟，清补大肠15分钟，清补脾10分钟。

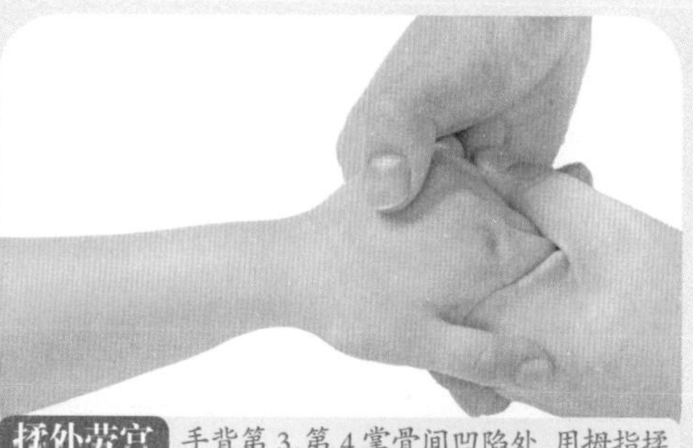
揉外劳宫 手背第3、第4掌骨间凹陷处，用拇指揉

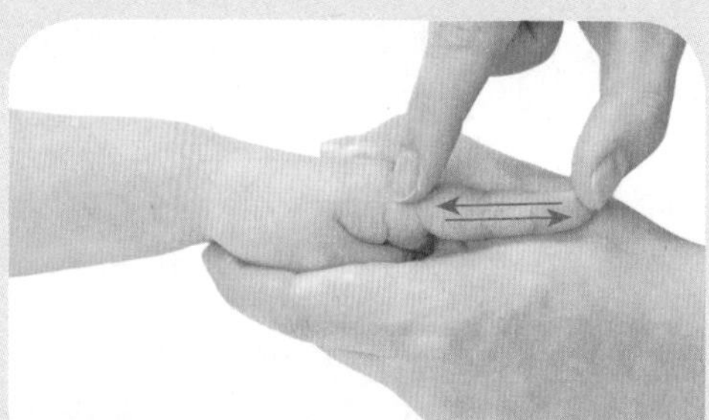
清补大肠 食指外侧上节，自指尖至虎口来回推

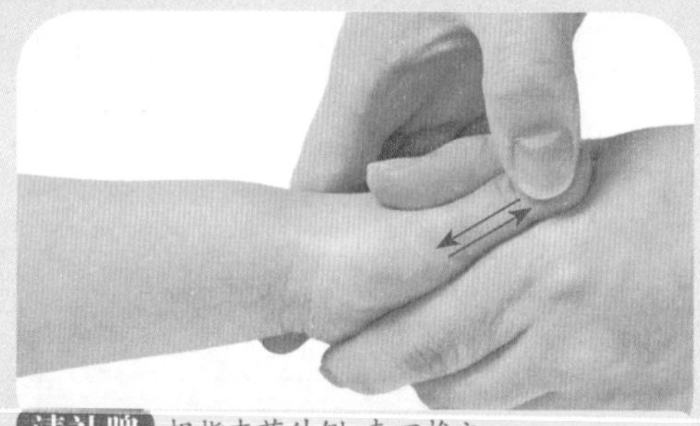
清补脾 拇指末节外侧，来回推之

【对症加减】有热者加推天河水10分钟，平肝5分钟，体虚者加揉二人上马10分钟。

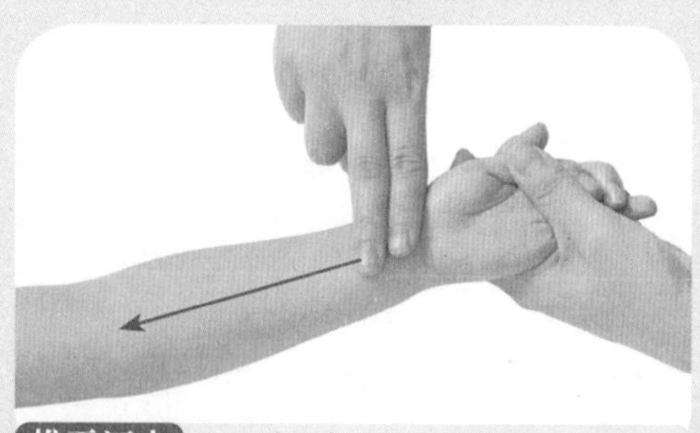
推天河水 由腕横纹中点推至肘横纹

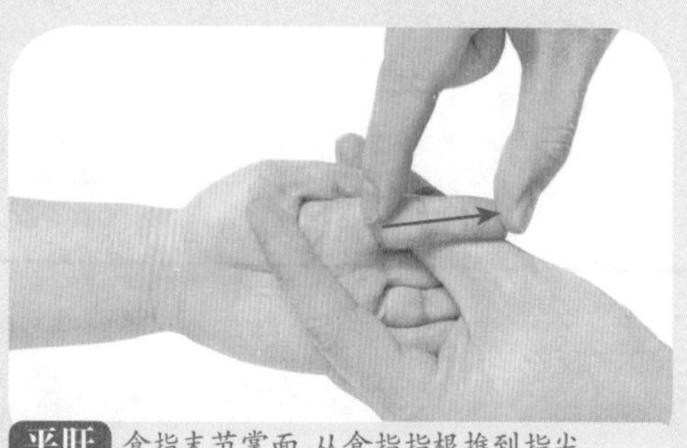
平肝 食指末节掌面，从食指指根推到指尖

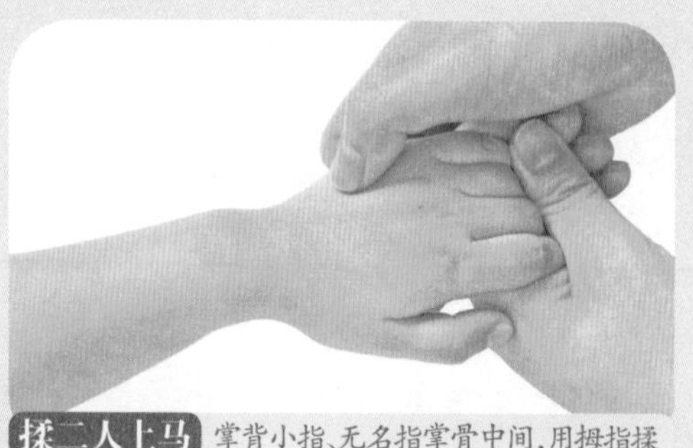
揉二人上马 掌背小指、无名指掌骨中间，用拇指揉

◎急性痢疾

②赤痢

【临床表现】症见痢下色赤，腹痛，里急后重，烦渴引饮，喜冷恶热，小便短赤，舌赤唇干。

【治则】清肠泄热，化湿通滞，先清后补。

体温高时

【治法】选择一：推六腑 15 分钟，清脾 10 分钟，清胃 10 分钟，清大肠 15 分钟，利小便 5 分钟，下推七节骨 1~2 分钟。

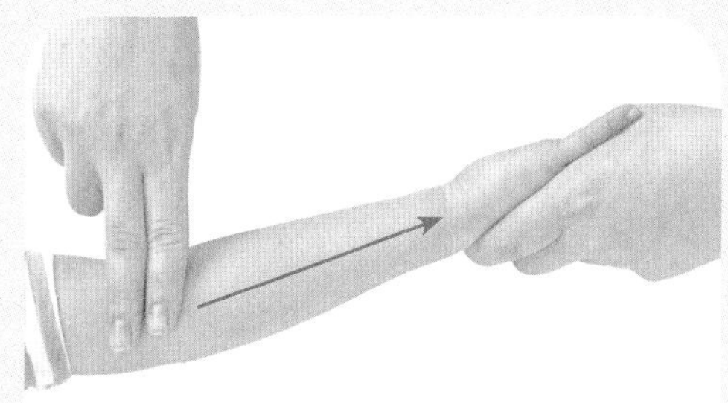

推六腑 前臂尺侧，从肘横纹推至腕横纹

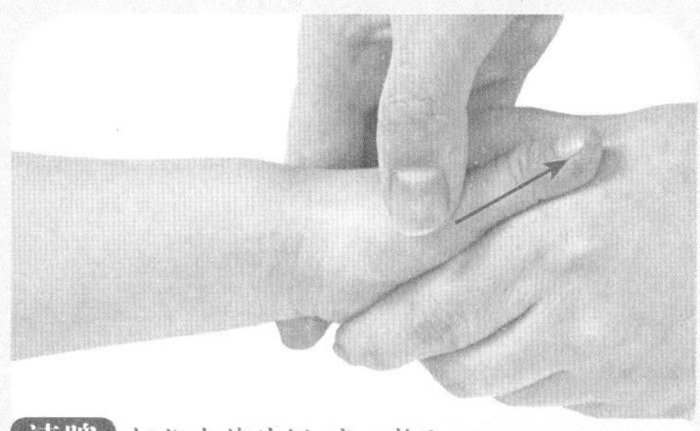

清脾 拇指末节外侧，离心推之

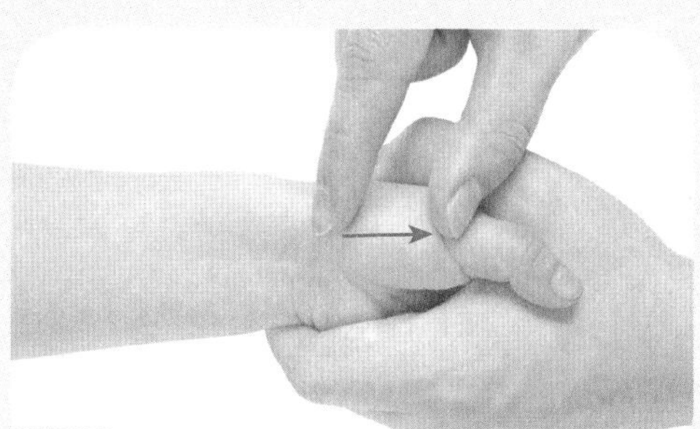

清胃 大鱼际外侧赤白肉际处，从掌根推至拇指根

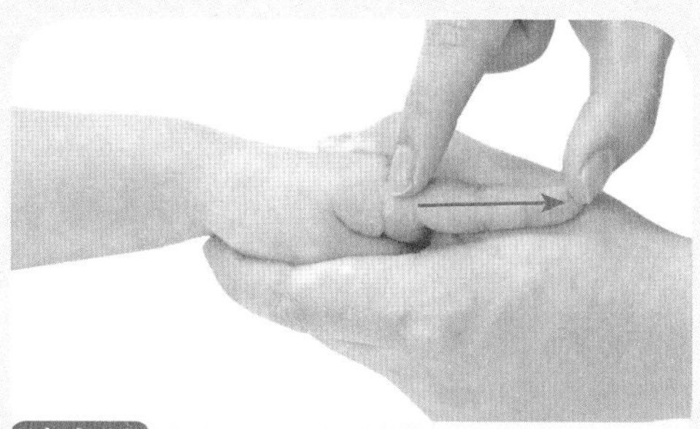

清大肠 食指外侧上节，从虎口推向指尖

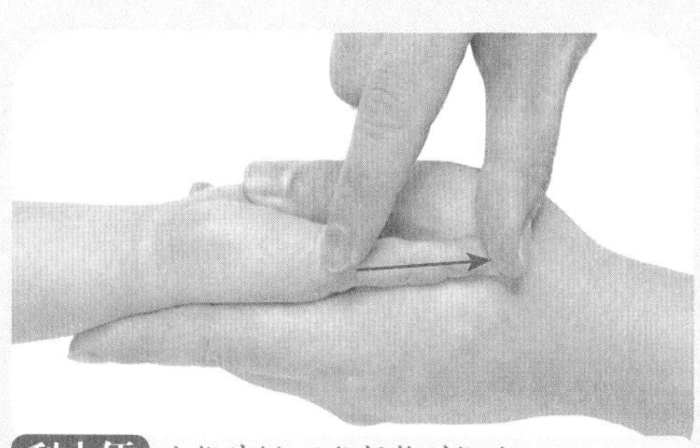

利小便 小指外侧，从指根推到指端

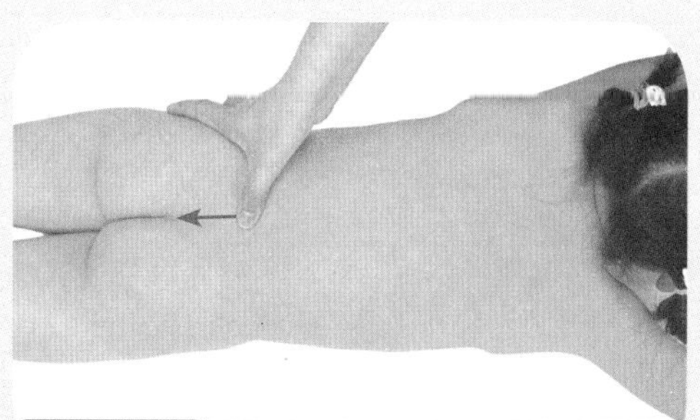

下推七节骨 第4腰椎至尾椎骨端，自上向下直推

【治法】选择二：推六腑 15 分钟，运八卦 10 分钟，清大肠 15 分钟，平肝 5 分钟，下推七节骨 1~2 分钟。

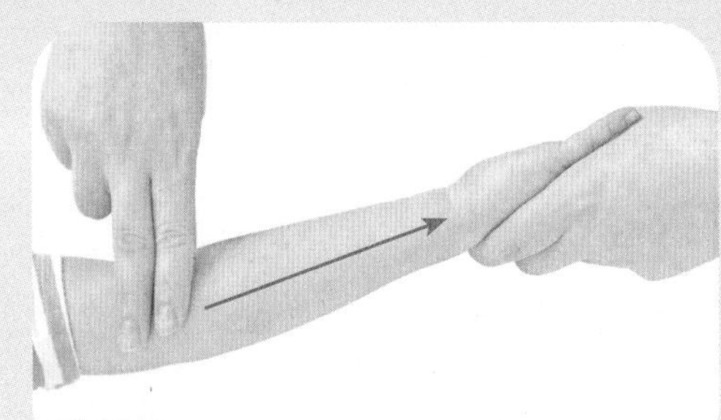
推六腑 前臂尺侧，从肘横纹推至腕横纹

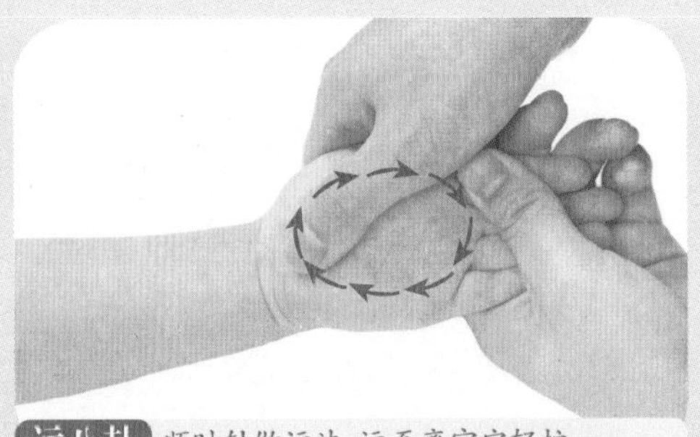
运八卦 顺时针做运法，运至离宫宜轻按

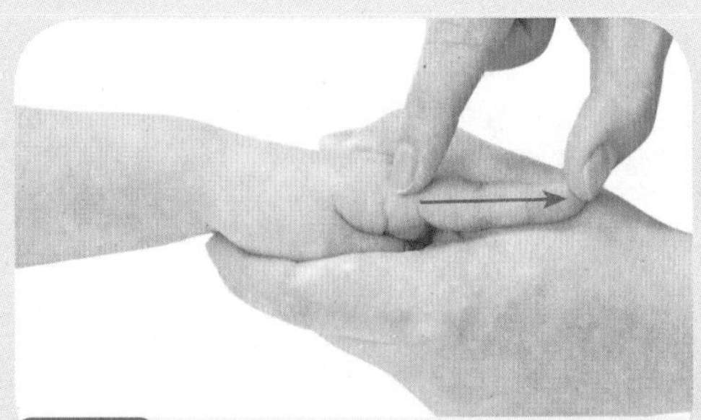
清大肠 食指外侧上节，从虎口推向指尖

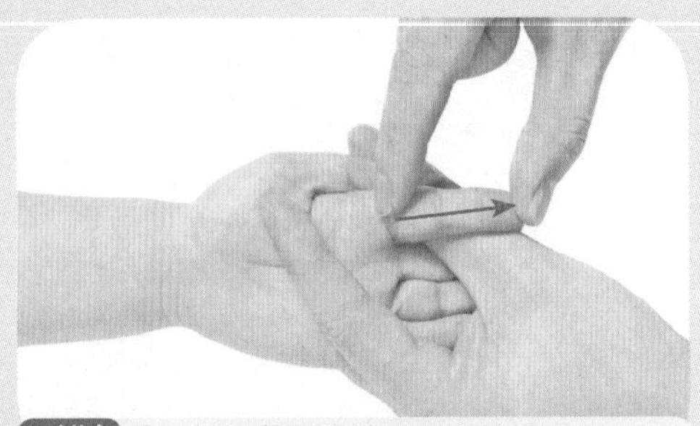
平肝 食指末节掌面，从食指指根推到指尖

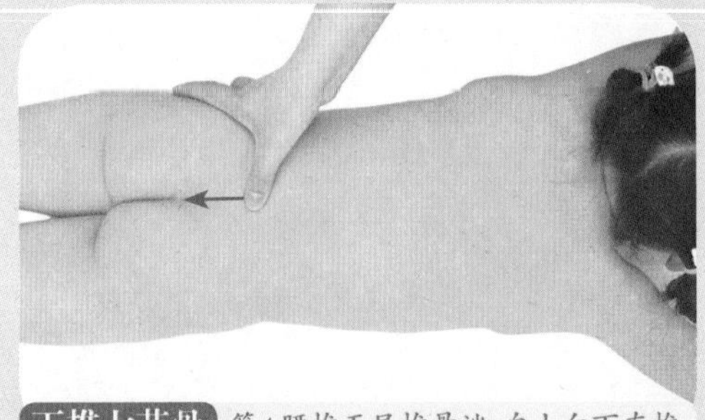
下推七节骨 第4腰椎至尾椎骨端，自上向下直推

高温退后

【治法】选择一：清大肠，独穴推 40 分钟。

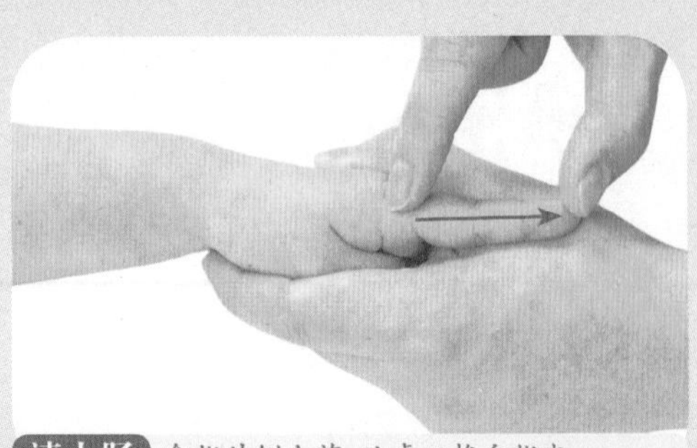
清大肠 食指外侧上节，从虎口推向指尖

【治法】选择二：清补大肠 15 分钟，运水入土 10 分钟，利小便 10 分钟。

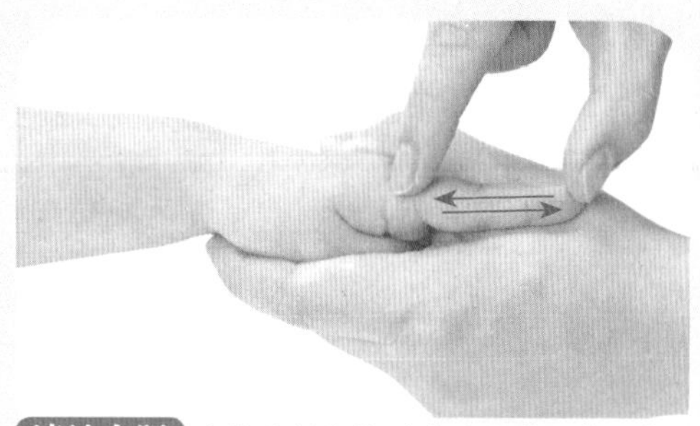

清补大肠 食指外侧上节，自指尖至虎口来回推

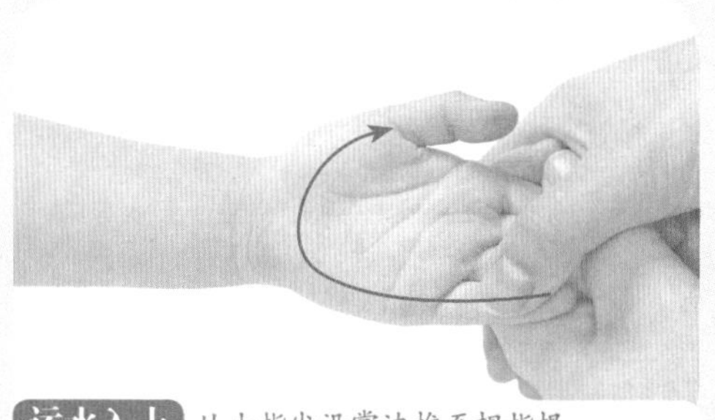

运水入土 从小指尖沿掌边推至拇指根

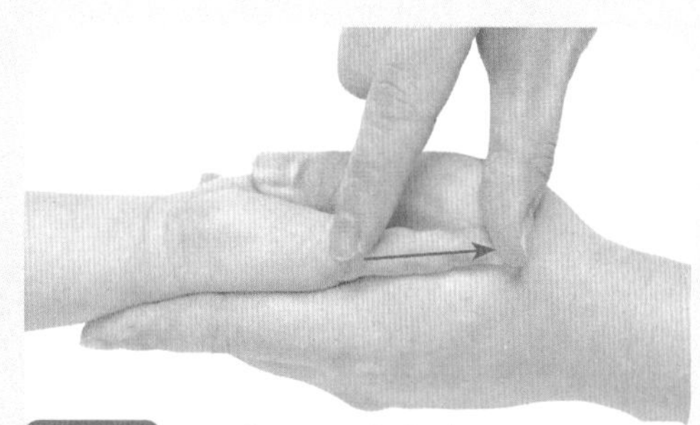

利小便 小指外侧，从指根推到指端

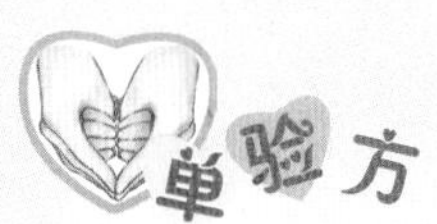

单验方

处方 1

白头翁 9 克，黄柏 6 克，黄连 3 克，秦皮 6 克。

用法：水煎服。

功效：适宜于疫毒痢的患者。

处方 2

葛根 9 克，黄芩 6 克，黄连 3 克，甘草 3 克。

用法：水煎服。

功效：适宜于湿热痢的患者。

急惊风

扫描二维码
选看本病专家操作视频

小儿外感时邪，最易化热，热熬津液，凝结为痰，痰闭心包，蒙闭清窍；小儿乳食积滞，郁结肠胃，停留成痰，因痰生热，因热生风，风热相搏，血气并走于上，则神昏谵妄、抽搐等症发作；小儿大惊猝恐，因惊则伤心、恐则伤肾，心藏神、肾藏志，惊恐致神志不宁，即出现惊厥，故急惊风是属阳、属热的实证。

◎急惊风

【临床表现】前驱期症状：呕吐发热，烦躁不安，睡眠中惊醒，或摇头弄舌，咬牙啮齿，时发惊啼。主症：暴发壮热，神志昏迷，两目窜视，牙关紧闭，颈项强直，痰壅气促，大便秘结，小便涩，手足抽搐等。

【治则】开窍镇惊，清热息风。

【治法】抽风缓解后，推六腑 20 分钟，平肝清肺 10 分钟，推天河水 10 分钟，捣小天心 5 分钟。

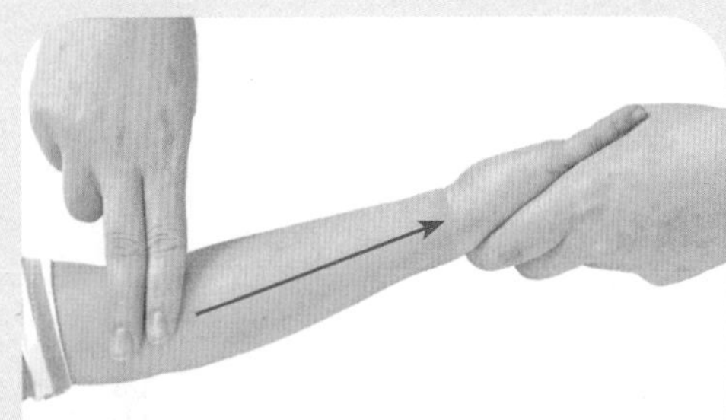

推六腑 前臂尺侧，从肘横纹推至腕横纹

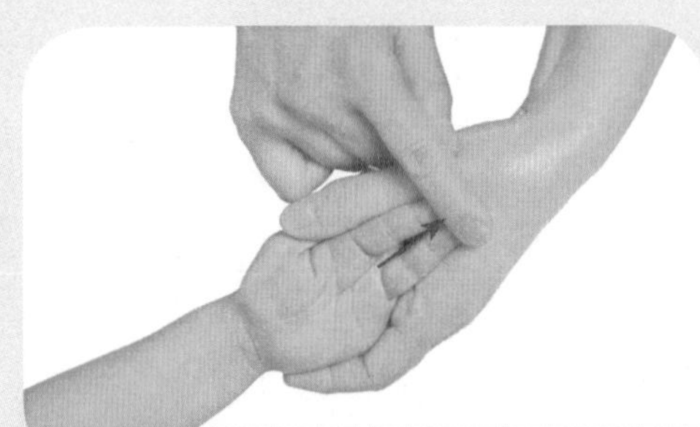

平肝清肺 从食指和无名指的指根并推向指端

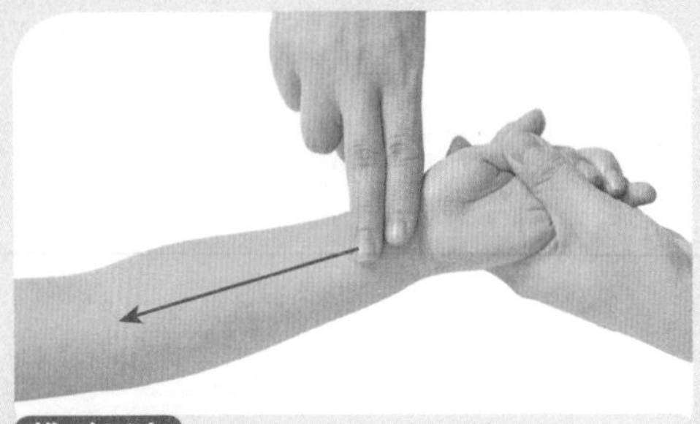

推天河水 由腕横纹中点推至肘横纹

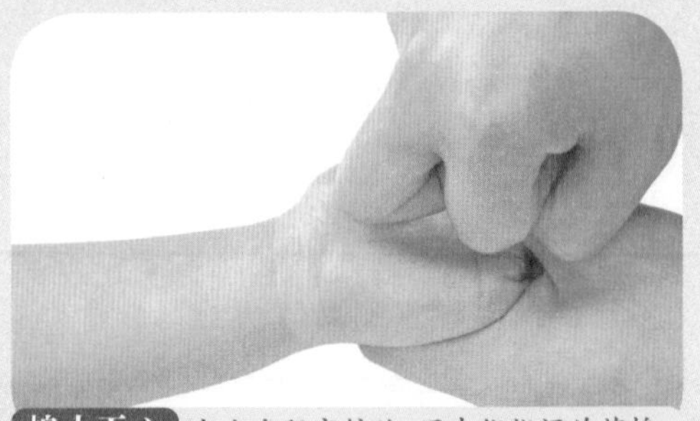

捣小天心 大小鱼际交接处，用中指指间关节捣

【对症加减】胸闷加运八卦10分钟；头痛或角弓反张加揉阳池10分钟，掐精宁、威灵各5分钟，掐五指节（每节掐5次）。

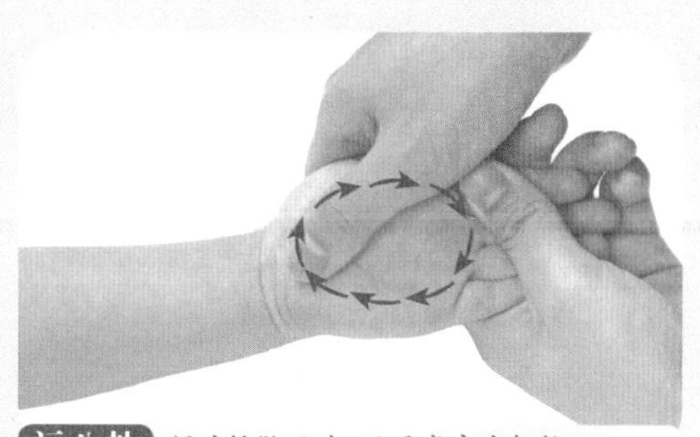

运八卦 顺时针做运法，运至离宫宜轻按

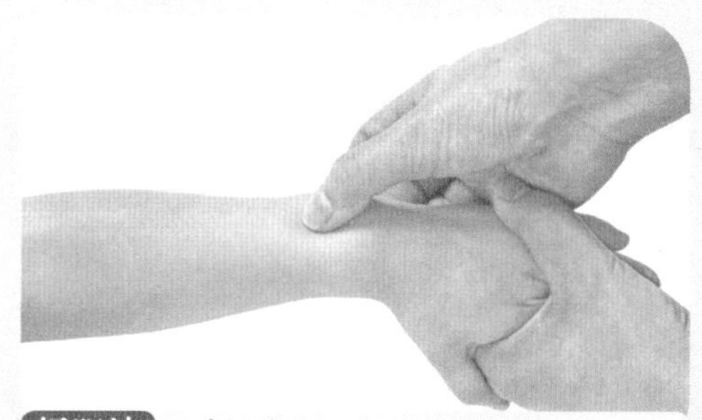

揉阳池 一窝风直上凹陷处，用拇指揉

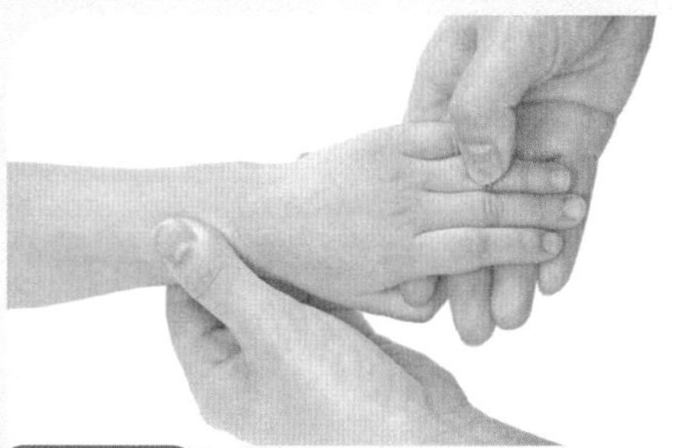

掐五指节 五指各关节，用拇指端掐揉

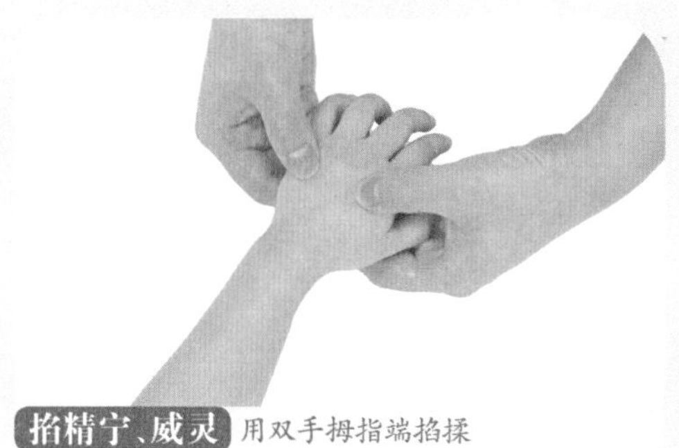

掐精宁、威灵 用双手拇指端掐揉

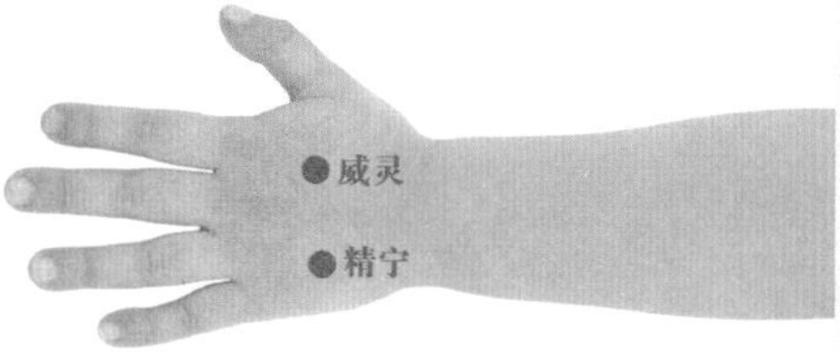

威灵 掌背，第2、第3掌骨之间
精宁 掌背，第4、第5掌骨之间

【治法】急救取穴，缓解痉挛可拿列缺、掐人中。

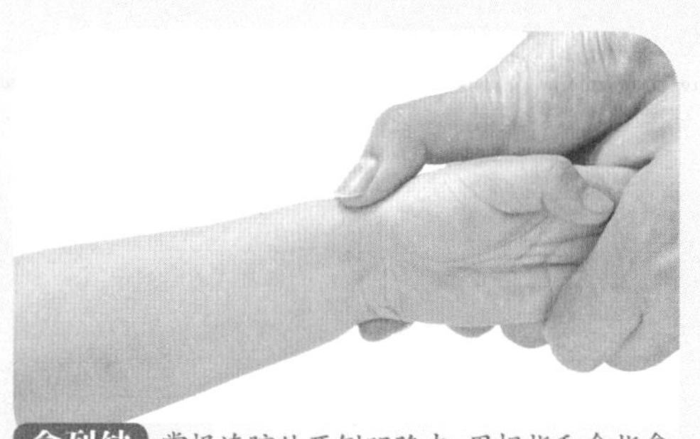

拿列缺 掌根连腕处两侧凹陷内，用拇指和食指拿

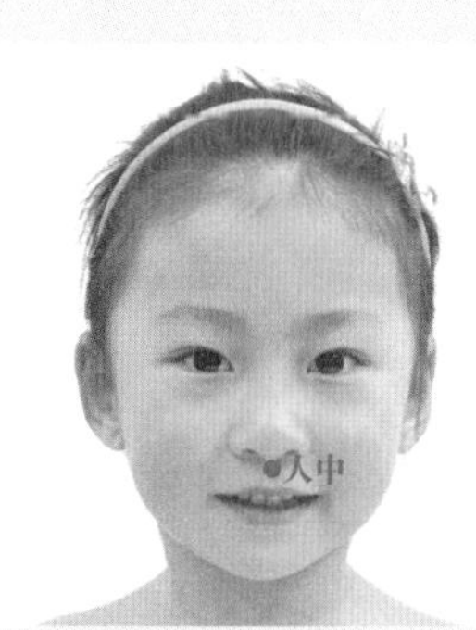

◎ 病案举例

惊 风 李某，男，3 个月，来自济南。 **就诊时间：** 2011 年 3 月 10 日

【**主症**】惊风，面色紫青，神志不清，双目微闭，双拳紧握，头不自主偏向左侧，双目不停斜视。抽搐时手脚内收，头右斜，眼流泪，哭而无声，一天发作 30 余次，每次 2~3 分钟。曾因新生儿黄疸就诊于济南某医院。

【**诊断**】惊风。

【**治则**】清热豁痰，平肝息风，开窍镇惊。

【**治法**】第一次发作时拿列缺、掐人中，约 2 分钟后停止，后平肝 10 分钟、运八卦 10 分钟、推六腑 20 分钟、推天河水 10 分钟、捣小天心 50 下；第二次发作时拿列缺、掐人中，约 1 分钟停止，继续平肝、运八卦、推六腑、捣小天心、推天河水。3 小时后，大便呈绿色，黏液状。下午再施以治疗，以上穴位加揉外劳宫 10 分钟，揉阳池 5 分钟，清补脾 10 分钟。再发作时只上身表现抽风症状，时长缩短为约 30 秒。一日共治疗 8 个小时，再未发作。

慢惊风

扫描二维码
选看本病专家操作视频

慢惊风多属虚证。中医认为病因有三种：小儿禀赋虚弱，吐泻久痢，损伤脾胃，肝木乘虚而发；急惊风误用攻伐或多服寒凉，损伤脾胃，未能根治，转成慢惊风；先天不足，体质虚弱，一病即成慢惊风。

◎慢惊风

【临床表现】面色淡黄或青白，形羸神疲，手足抽搐，缓而无力，时作时止，昏睡露睛，肢冷，便溏等。

【治则】扶元固本、培补中气为主，兼以平肝息风。

【治法】揉阳池10分钟，揉二人上马15分钟，补脾10分钟，捣小天心5分钟，平肝5分钟。

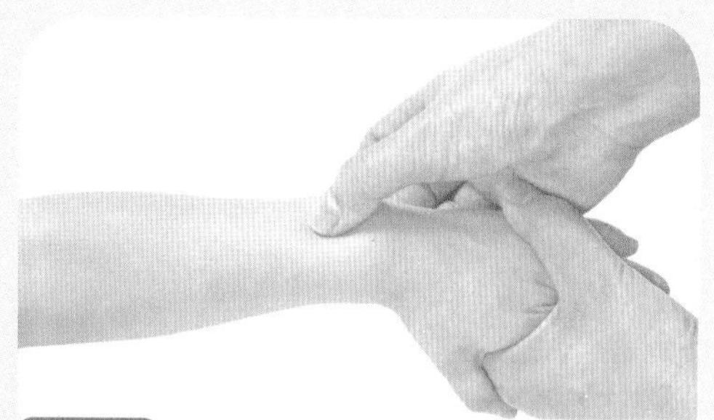

揉阳池 一窝风直上凹陷处，用拇指揉

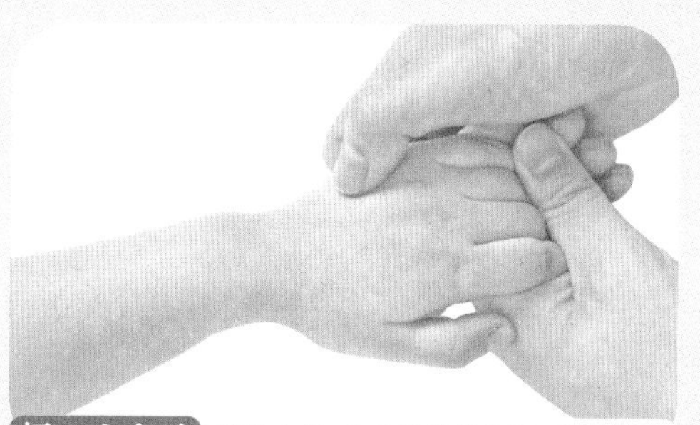

揉二人上马 掌背小指、无名指掌骨中间，用拇指揉

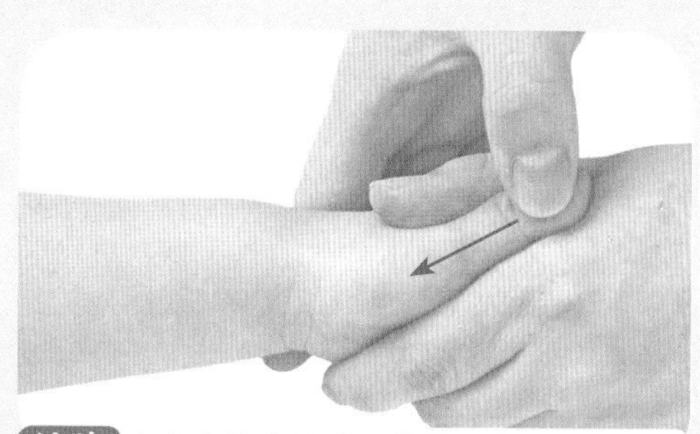

补脾 拇指末节外侧，向心推之

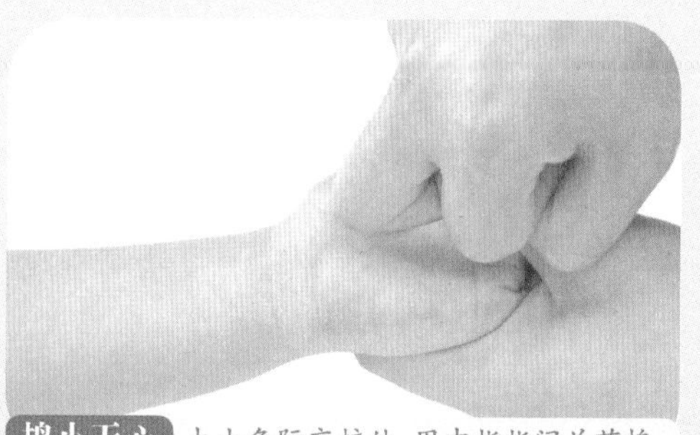

捣小天心 大小鱼际交接处，用中指指间关节捣

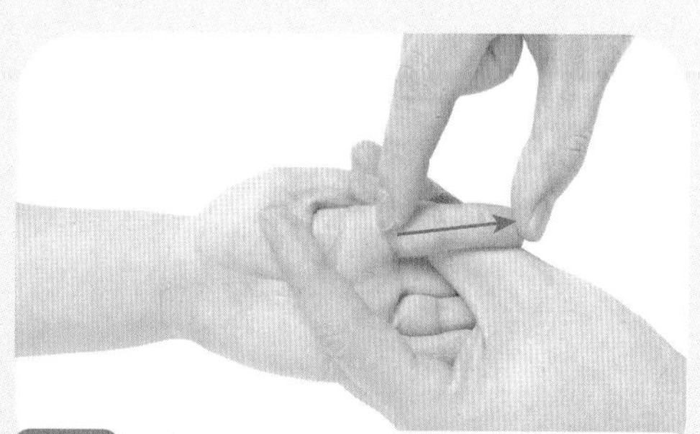

平肝 食指末节掌面，从食指指根推到指尖

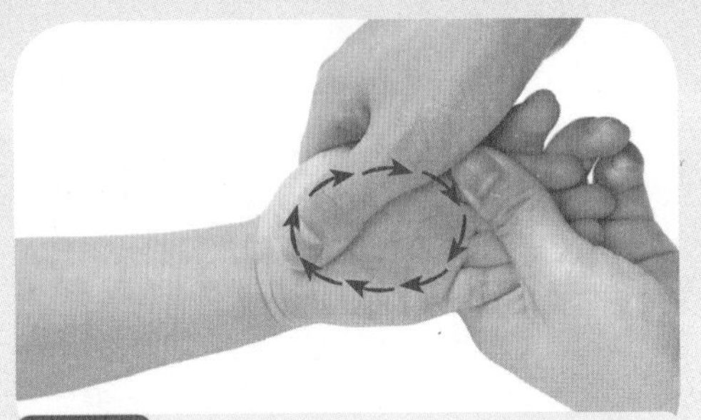

运八卦 顺时针做运法，运至离宫宜轻按

【对症加减】1. 痰盛加运八卦 10 分钟，揉小横纹 10 分钟；腹痛加揉外劳宫 10 分钟。

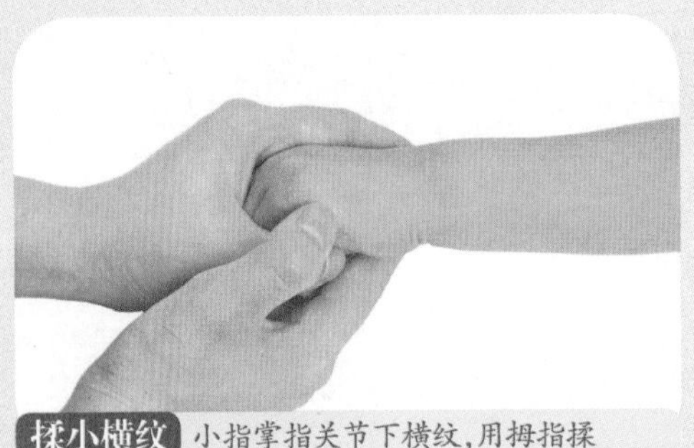

揉小横纹 小指掌指关节下横纹，用拇指揉

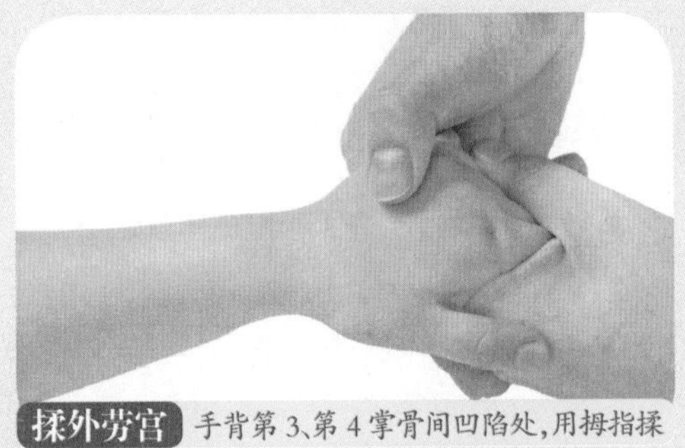

揉外劳宫 手背第 3、第 4 掌骨间凹陷处，用拇指揉

【对症加减】2. 腹痛腹泻，完谷不化，改用揉外劳宫 15 分钟，补脾 10 分钟，清补大肠 10 分钟，平肝（或捣小天心）5 分钟。

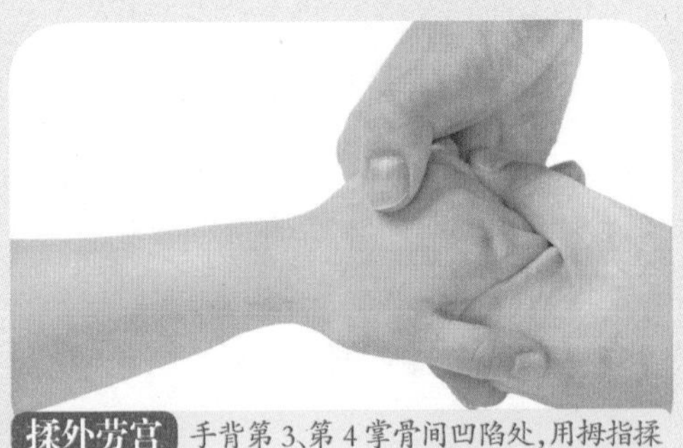

揉外劳宫 手背第 3、第 4 掌骨间凹陷处，用拇指揉

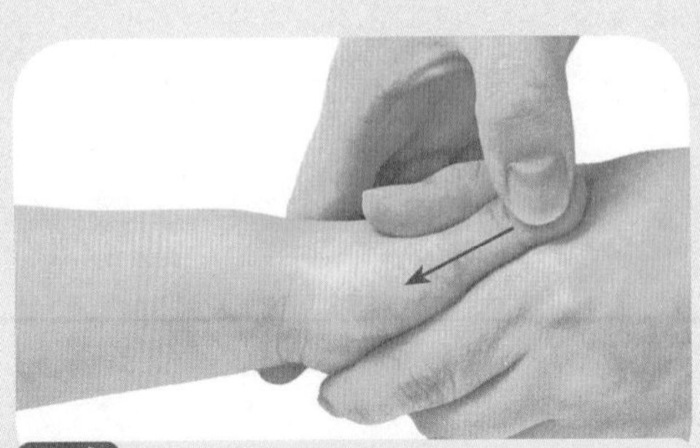

补脾 拇指末节外侧，向心推之

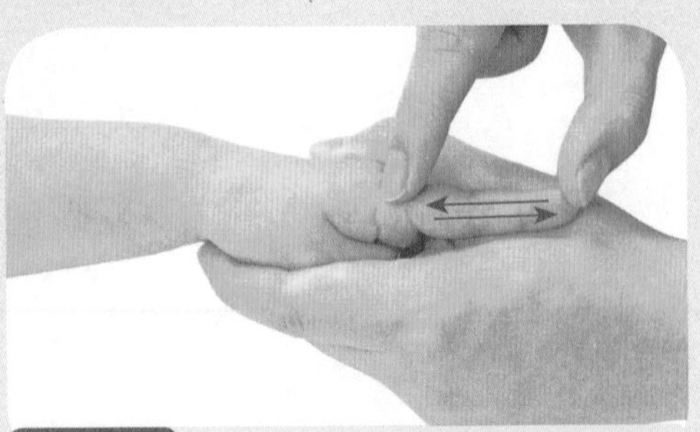

清补大肠 食指外侧上节，自指尖至虎口来回推

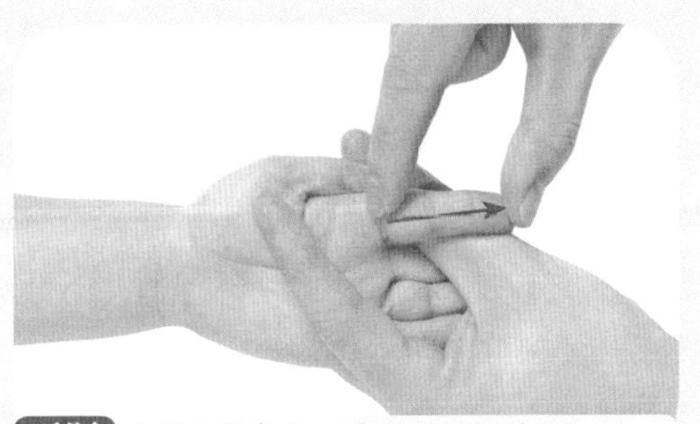

平肝 食指末节掌面，从食指指根推到指尖

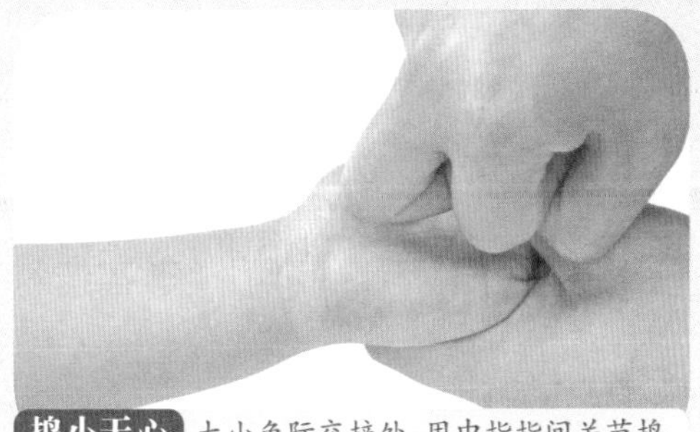

捣小天心 大小鱼际交接处，用中指指间关节捣

【对症加减】3. 推拿结束后掐五指节，掐精宁、威灵。抽风缓解后禁睡。

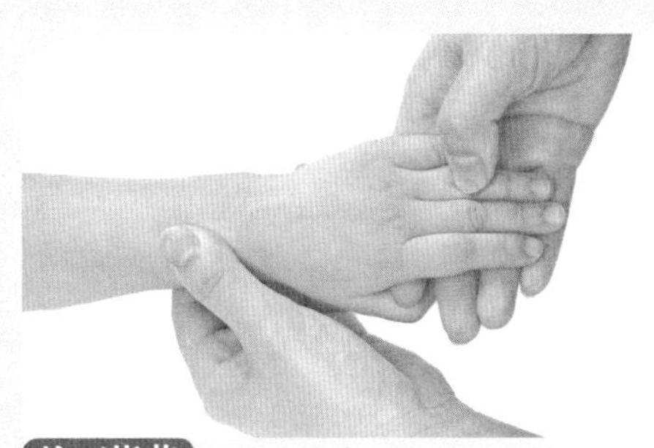

掐五指节 五指各关节，用拇指端掐揉

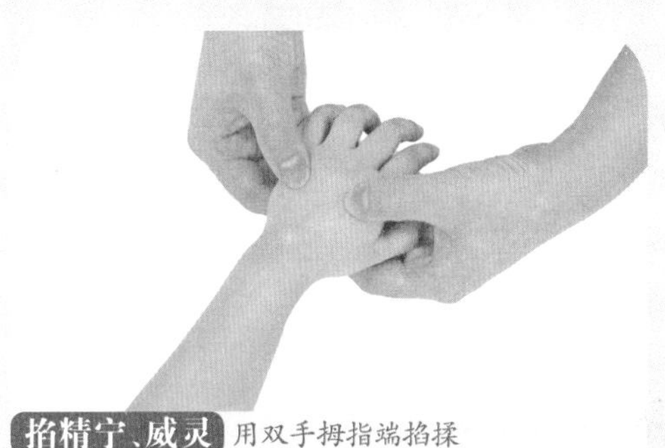

掐精宁、威灵 用双手拇指端掐揉

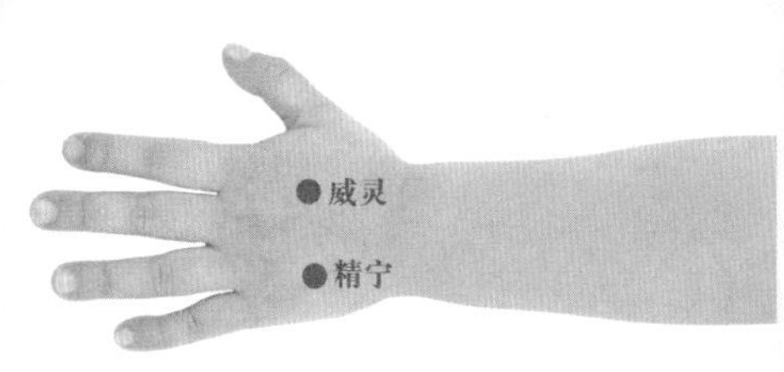

威灵 掌背，第2、第3掌骨之间
精宁 掌背，第4、第5掌骨之间

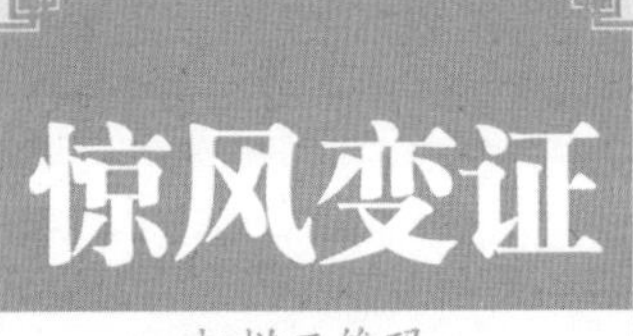

惊风的病因与症状变化多样，易出现变证。李老治过一些特殊病例，治疗得效。

◎惊风前仆

【临床表现】抽风常见症状是角弓反张，个别病人表现为不向后仰，反而时时做瞌睡打盹状，随即前仆，委顿于地，少时即苏醒而起，仆时类似痫病而无吐白沫及呼叫，重者或致声哑不能言，民间称“磕头风”。

【治则】助元气，清头目，纠正下沉之势。

【治法】上捣小天心100下；揉二人上马、阳池，各100下；掐左右合谷，各100下。李老当时以上述过程为一次治疗程序。但上捣小天心不能过用，如过用，症状反成后仰。

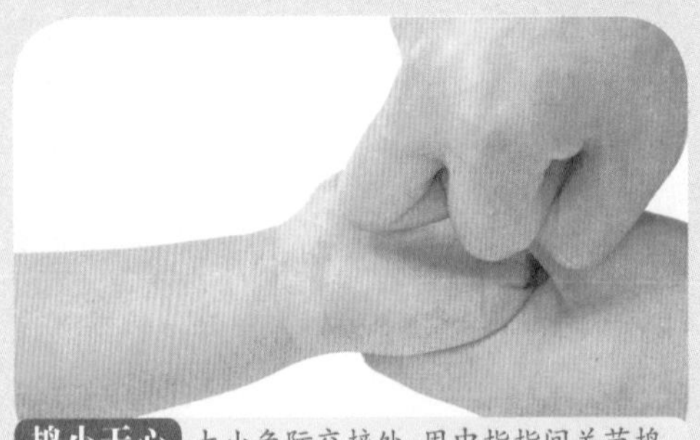

捣小天心 大小鱼际交接处，用中指指间关节捣

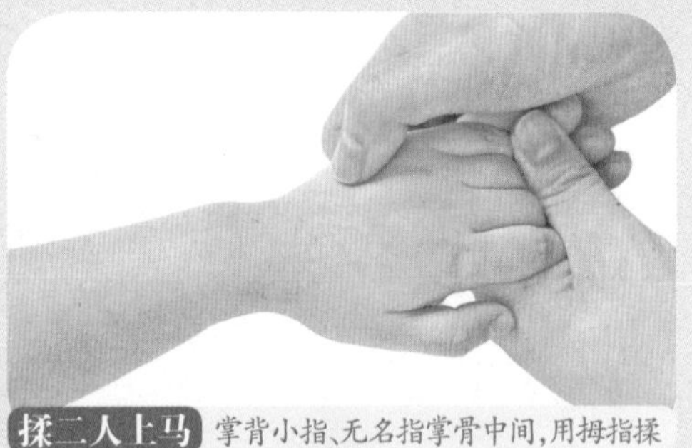

揉二人上马 掌背小指、无名指掌骨中间，用拇指揉

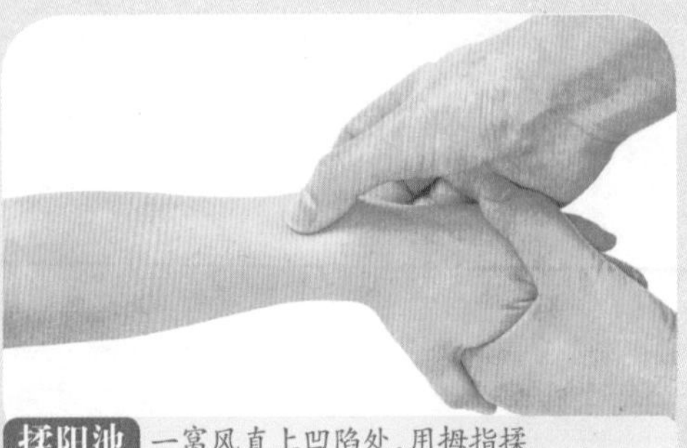

揉阳池 一窝风直上凹陷处，用拇指揉

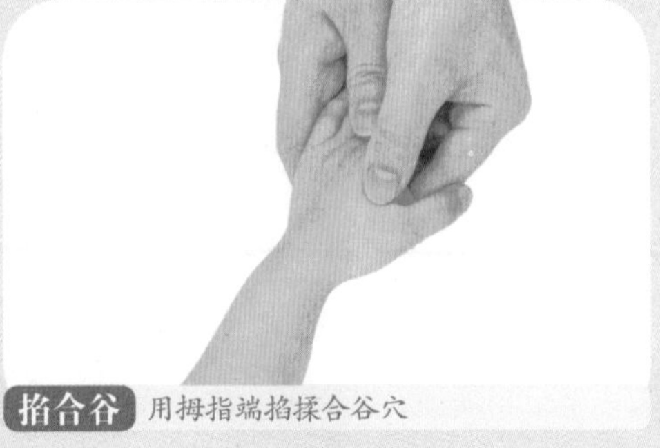

掐合谷 用拇指端掐揉合谷穴

◎胎风

【临床表现】孕妇多惊，小儿可能患“胎风”。其症状为昼夜啼哭不止，哭时闭口，哺乳时必须拨开。李老的治法是从出生算起第 28、35、42、49 天各推拿 1 次，每次推的时间逐渐增加，就可以治愈。

【治则】1. 清热息风，通窍，安神镇惊。2. 平肝镇惊，清热降逆，化痰止咳。

【治法】1. 平肝 15 分钟，揉阳池 15 分钟，清肺 10 分钟，推天河水 15 分钟，掐五指节 1~2 分钟。

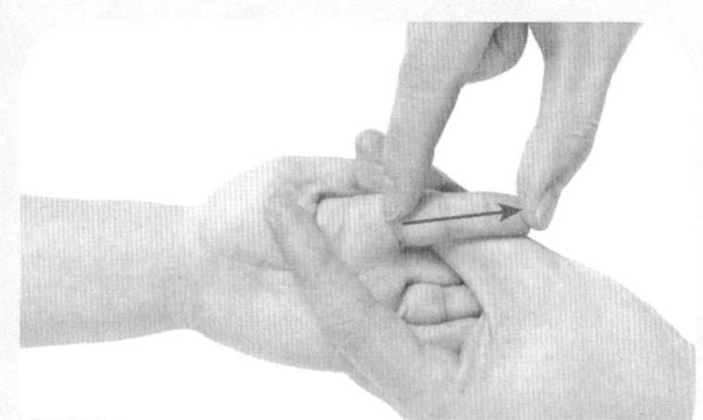
平肝 食指末节掌面，从食指指根推到指尖

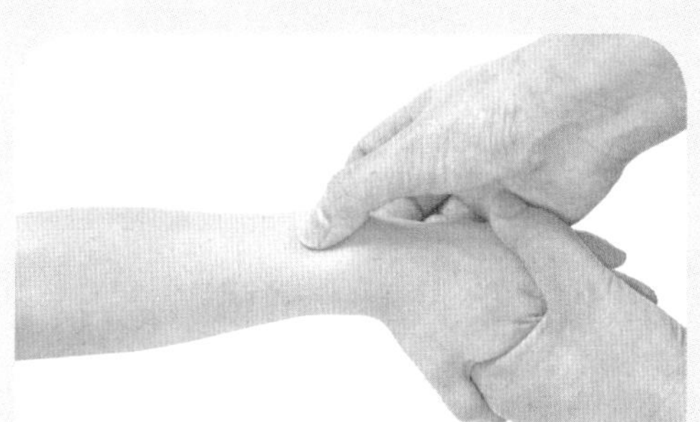
揉阳池 一窝风直上凹陷处，用拇指揉

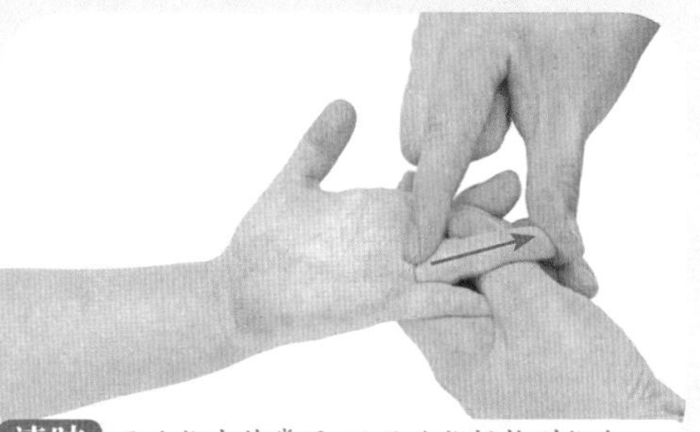
清肺 无名指末节掌面，从无名指根推到指尖

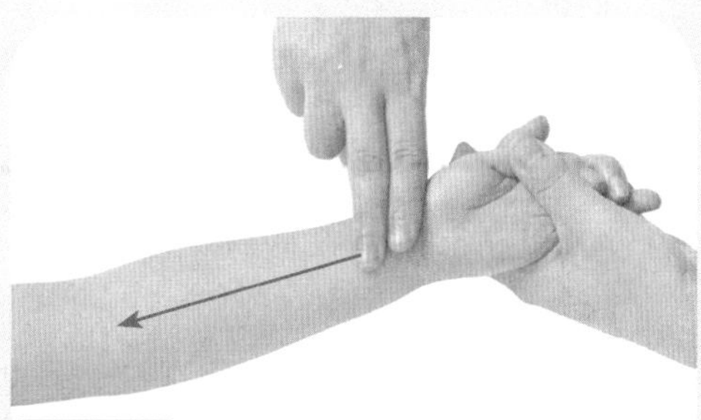
推天河水 由腕横纹中点推至肘横纹

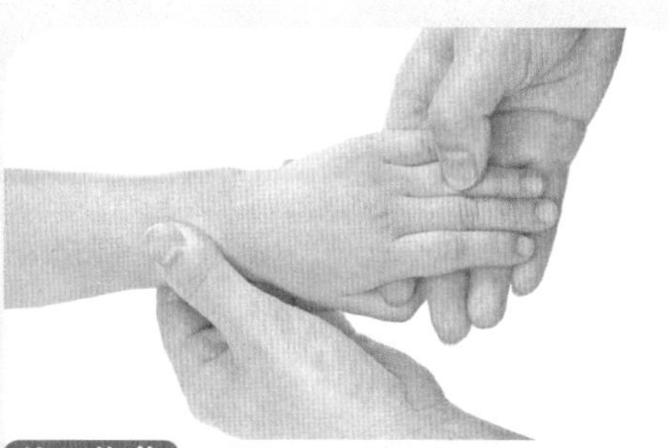
掐五指节 五指各关节，用拇指端掐揉

【治法】2. 平肝 10 分钟，清胃 10 分钟，运八卦 15 分钟，揉板门 15 分钟，推天河水 10 分钟，揉外劳宫 10 分钟。

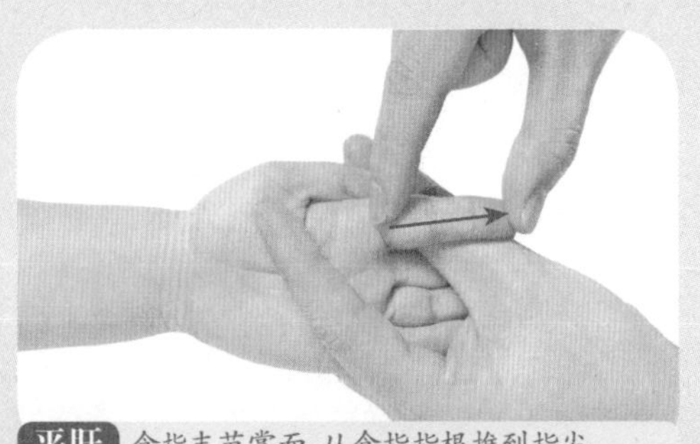
平肝 食指末节掌面，从食指指根推到指尖

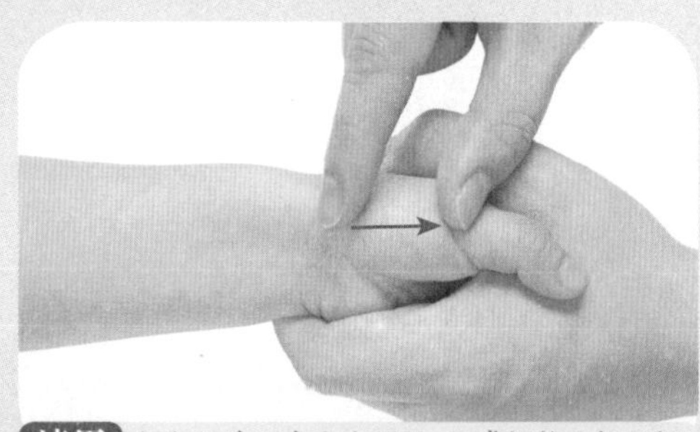
清胃 大鱼际外侧赤白肉际处，从掌根推至拇指根

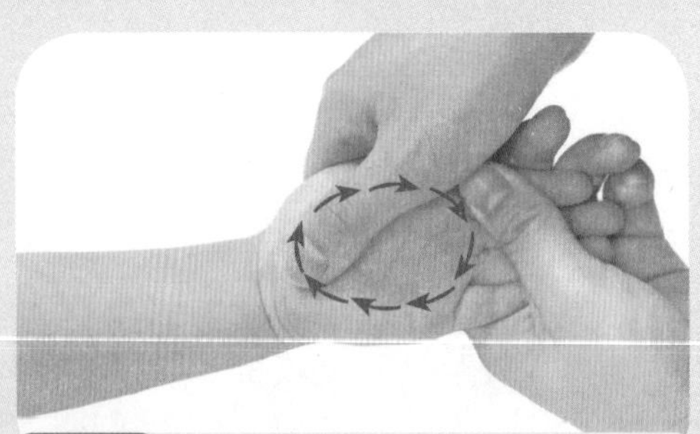
运八卦 顺时针做运法，运至离宫宜轻按

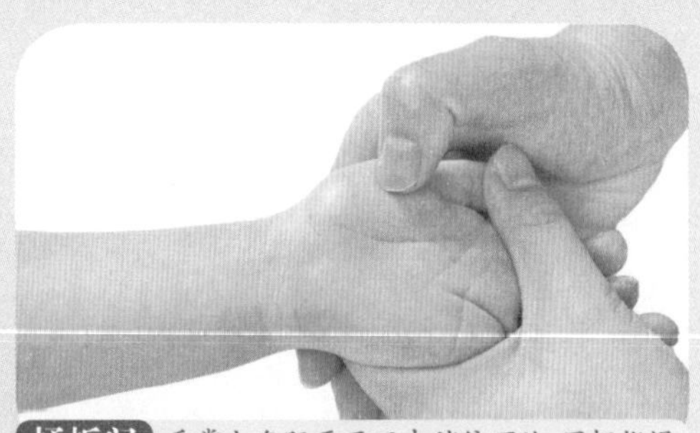
揉板门 手掌大鱼际平面正中稍偏下处，用拇指揉

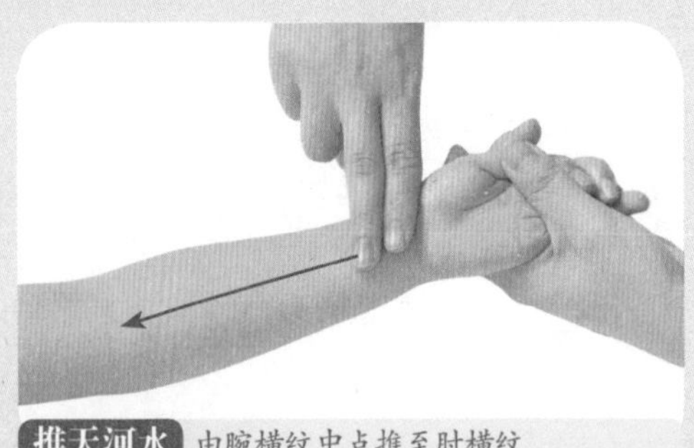
推天河水 由腕横纹中点推至肘横纹

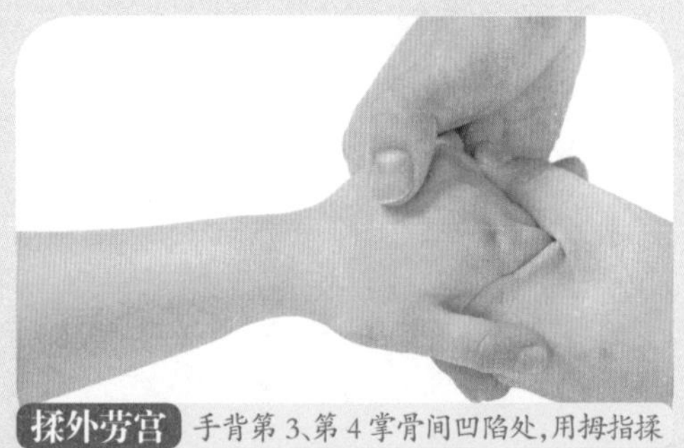
揉外劳宫 手背第 3、第 4 掌骨间凹陷处，用拇指揉

胎风是李老治疗得效的一种儿科病。有一位母亲，生子几个皆得同样的病证，最后经李老治愈。李老因熟知病因，在其怀孕期间开导这位母亲不要忧惧，使其树立信心，并告知在怀孕反应期过后，每晨吃生黄豆七八粒，一直吃到临产，一日不得间断。据说黄豆粒可防治胎风，兼治胎儿多种疾病。这位母亲依方而行，果然以后生儿无病，胎风永绝。

◎洗浴受惊

【临床表现】 小儿洗浴,如出其不意入水,必然噤口,全身抽动,这样会引起一类惊风,发作时见症与骤然放入水中时表现一样。

【治则】镇惊息风。

【治法】平肝15分钟,揉阳池15分钟,掐五指节2~5分钟。

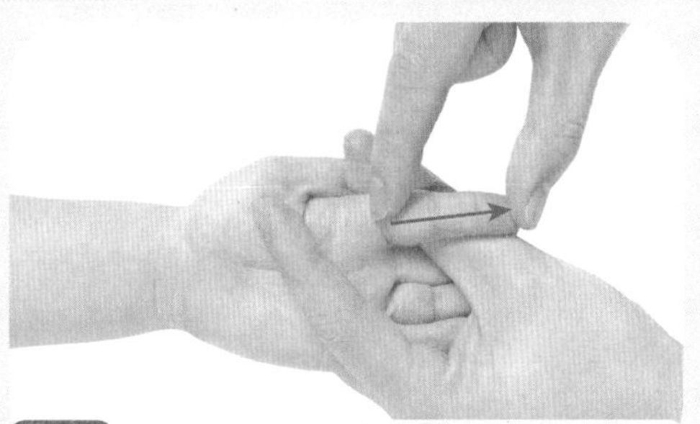

平肝 食指末节掌面,从食指指根推到指尖

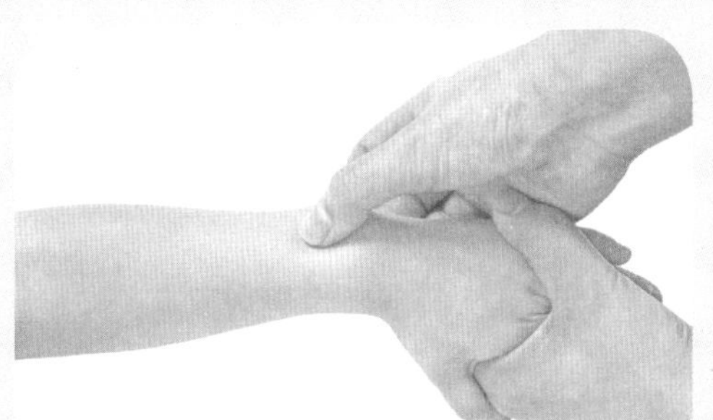

揉阳池 一窝风直上凹陷处,用拇指揉

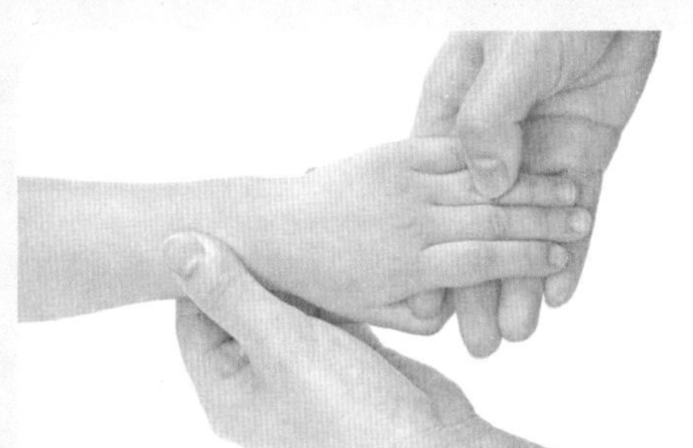

掐五指节 五指各关节,用拇指端掐揉

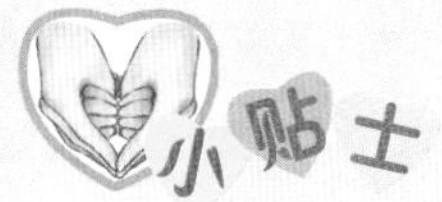

中药贴敷治疗

配方:薄荷3克,牛黄3克,羚羊角粉3克,黄连3克,白芍3克,青蒿6克,菖蒲20克。

选穴:囟门,肚脐。

用法:将上述药物研细末,用凡士林或麻油调拌,敷贴穴位。

辨证配方

1. 急惊风:加地龙20克,全蝎12克。选穴:百会。

2. 慢惊风:加防风12克,菊花30克。选穴:涌泉。

注意事项

1. 注意饮食卫生,科学喂养,提高抗病能力。

2. 防止惊恐,避免让孩子听过分刺激的音响及嘈杂之音。

3. 一旦小儿惊风,可先进行推拿、点掐穴位或针灸,配合内服药物治疗。

惊风后遗症

扫描二维码
选看本病专家操作视频

惊风为病，对身体影响较大，治疗不彻底，会发生很多后遗症。如有发现，必须及时治疗，失治可能转成顽固性病症。

◎目睛不正

【临床表现】上、下、左、右斜视，或内斗眼。

【治则】纠止偏斜。

【治法】向斜视相反方向捣小天心 2~5 分钟。左斜右捣，右斜左捣，上斜下捣，下斜上捣，斗睛由中心向两侧分捣，中病即止。

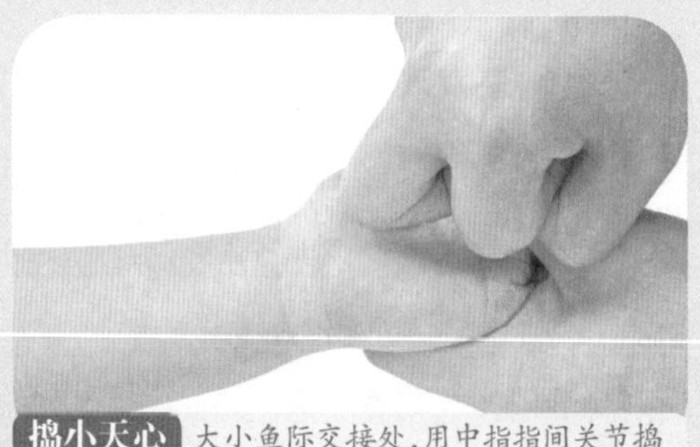

捣小天心 大小鱼际交接处，用中指指间关节捣

◎余风未尽

【临床表现】时觉眩晕，患儿时时搓揉头目。

【治则】平肝息风。

【治法】平肝 15 分钟，揉阳池 10 分钟。

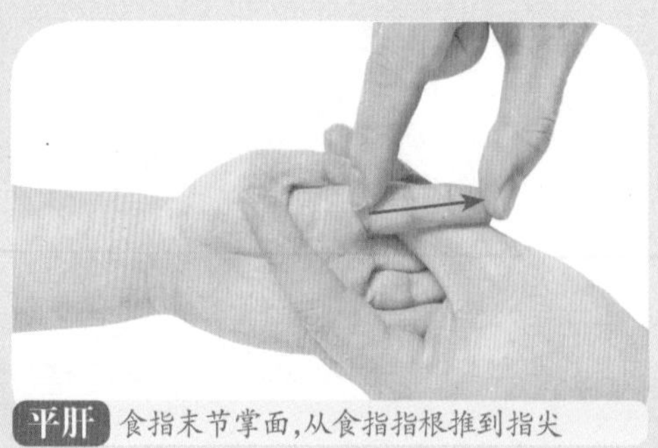

平肝 食指末节掌面，从食指指根推到指尖

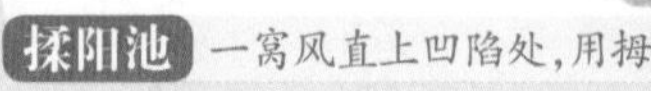

揉阳池 一窝风直上凹陷处，用拇指揉

◎余热不清

【临床表现】时时面赤，有低热，舌黯赤，苔薄微黄，脉小数。

【治则】清透余热。

【治法】平肝 15 分钟，清肺、推天河水各 15 分钟。

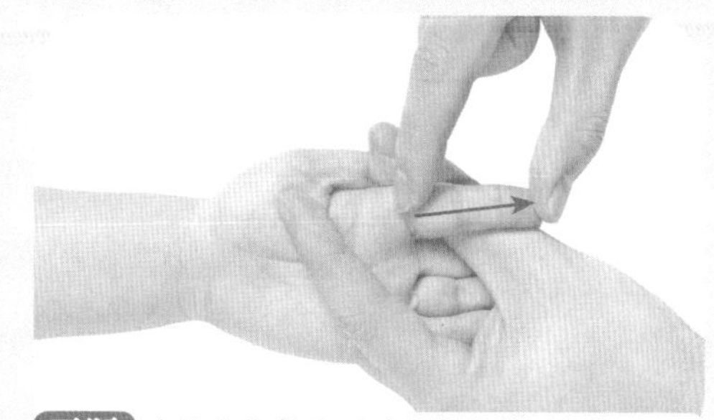

平肝 食指末节掌面，从食指指根推到指尖

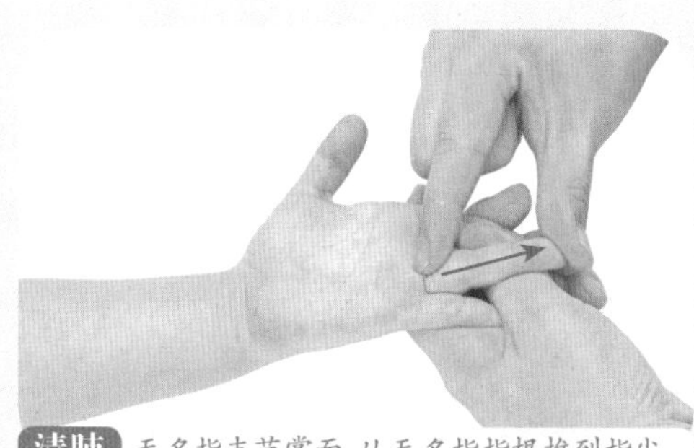

清肺 无名指末节掌面，从无名指指根推到指尖

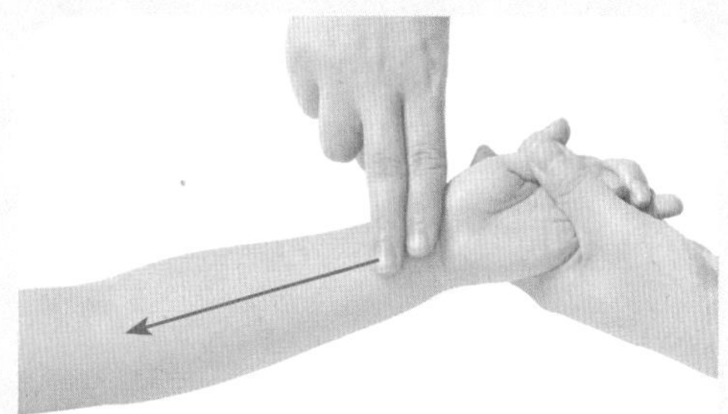

推天河水 由腕横纹中点推至肘横纹

◎耳聋

【临床表现】惊风余邪稽留肝肾，肾开窍于耳，肝风挟热扰之，故患耳聋，小儿唤之无反应，可验。

【治则】清肝息风，益肾。

【治法】平肝 15 分钟，补肾 15 分钟。

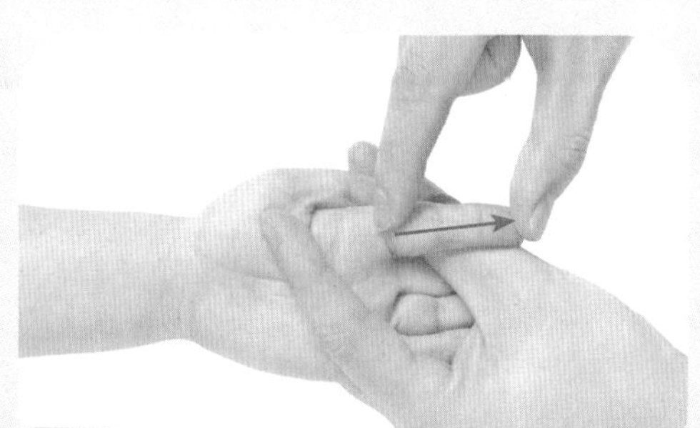

平肝 食指末节掌面，从食指指根推到指尖

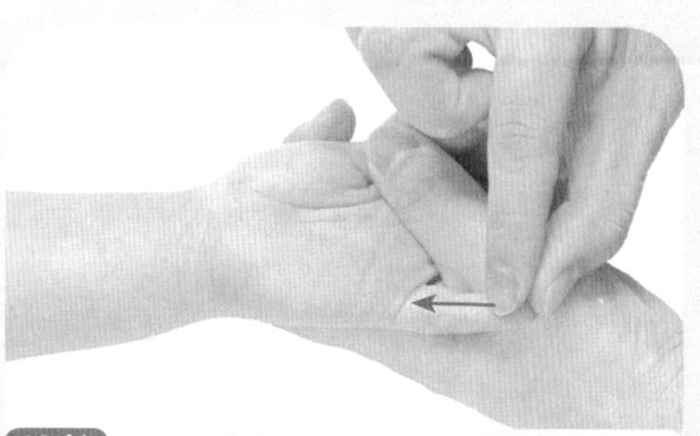

补肾 小指末节掌面，从小指端推到指根

◎痰多

【临床表现】痰涎壅盛，喉闷口黏。

【治则】理气祛痰。

【治法】运八卦 15 分钟，推大四横纹 10 分钟，捣小天心 10 分钟。

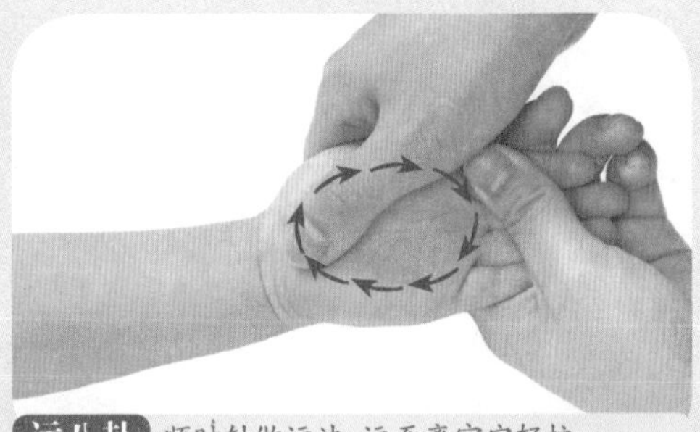

运八卦 顺时针做运法，运至离宫宜轻按

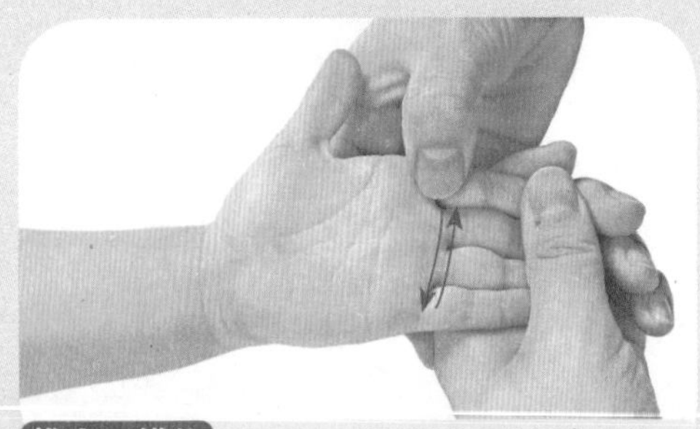

推大四横纹 用拇指从食指根至小指根来回推

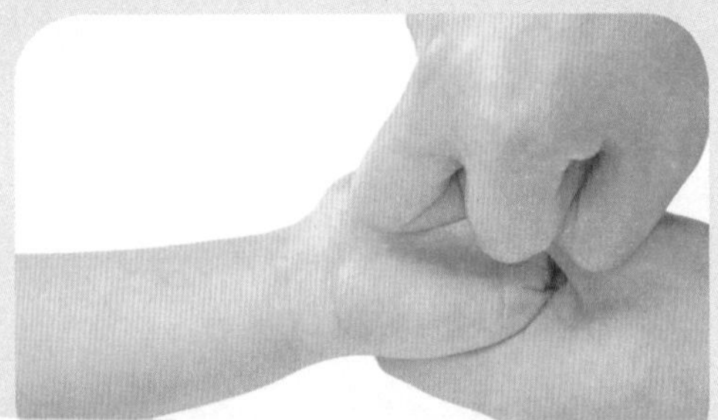

捣小天心 大小鱼际交接处，用中指指间关节捣

◎下肢失灵

【临床表现】因惊风脾肾气血津液损耗，阳气不达而致。其与小儿麻痹症不同，无双峰热及一切瘫痪前期症状，只以下肢厥冷、痿弱失灵为主症，从脾肾二经取穴。

【治则】补益脾肾，温通阳气。

【治法】揉二人上马 15 分钟，清补脾 20 分钟（多推取效）。

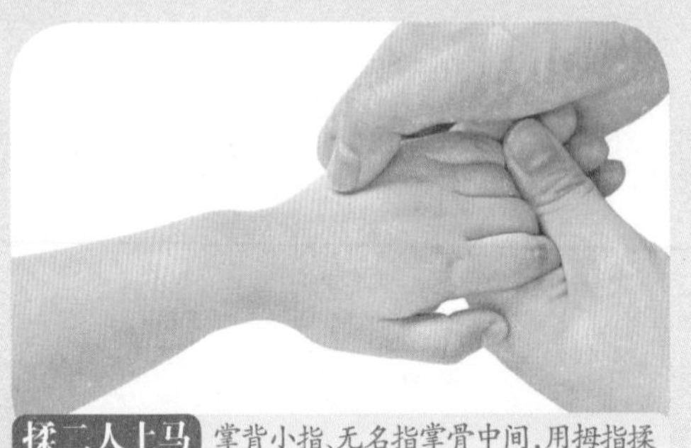

揉二人上马 掌背小指、无名指掌骨中间，用拇指揉

清补脾 拇指末节外侧，来回推之

【对症加减】如仍不温，可酌加揉外劳宫 10 分钟、推三关 10 分钟。

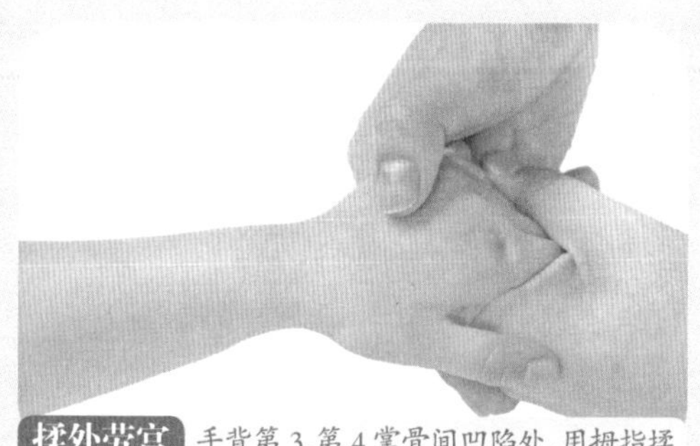
揉外劳宫 手背第3、第4掌骨间凹陷处，用拇指揉

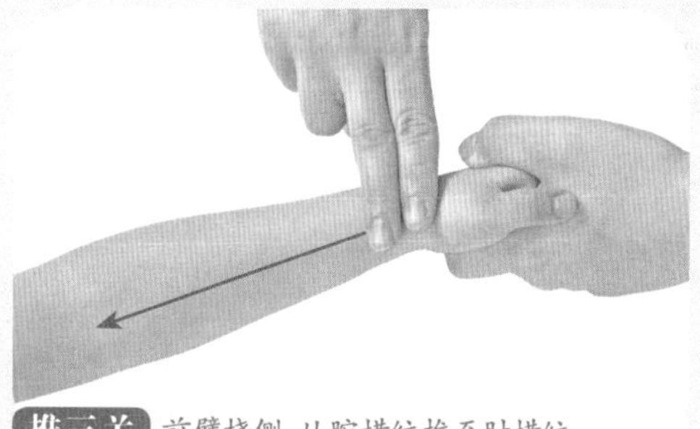
推三关 前臂桡侧，从腕横纹推至肘横纹

◎音哑

【临床表现】惊风风热瘀血留肺，语音嘶哑，甚至失音。

【治则】散热理肺。

【治法】推天河水 15 分钟，清肺 10 分钟，最后加清补脾 15 分钟，以助肺金。

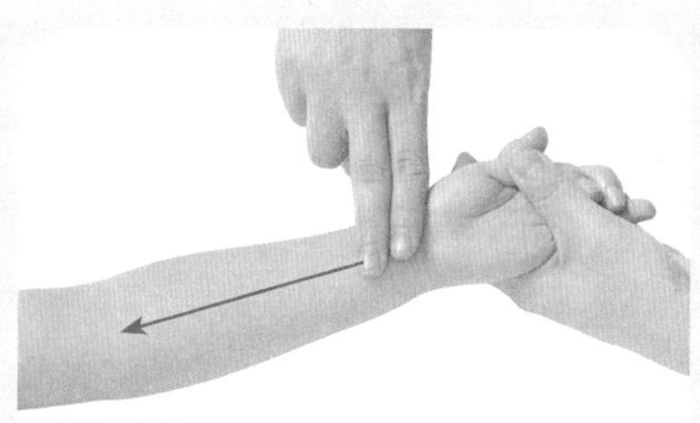
推天河水 由腕横纹中点推至肘横纹

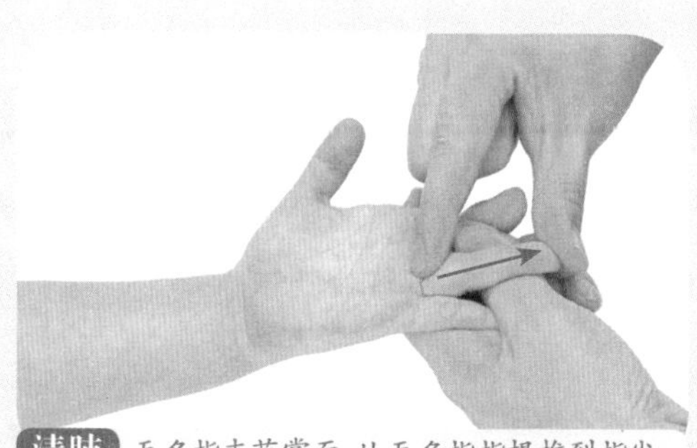
清肺 无名指末节掌面，从无名指指根推到指尖

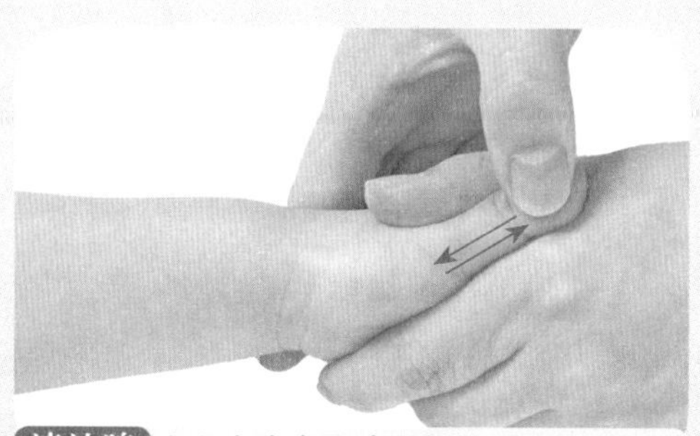
清补脾 拇指末节外侧，来回推之

◎四肢拘挛

【临床表现】抽风之后,四肢痉挛拘急,内热不清,肝脾肾皆虚,气血不和,风热上扰清窍。

【治则】清散风热,调和气血,醒镇清窍,补益肝肾。

病因复杂,须依次治疗。

【治法】1. 风热尚盛,先清散风热。平肝15分钟,清肺、推天河水各10分钟。

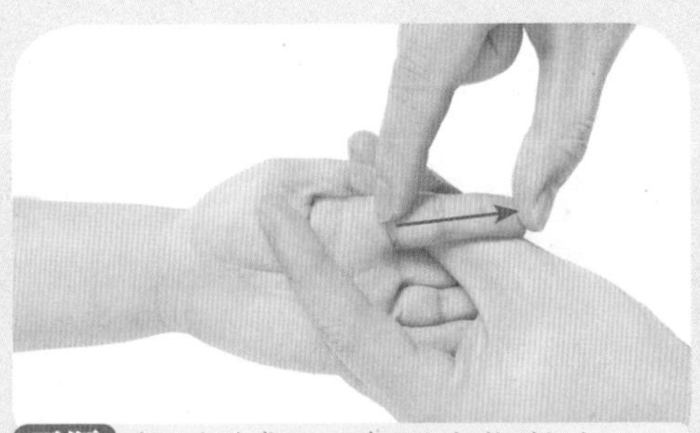

平肝 食指末节掌面,从食指指根推到指尖

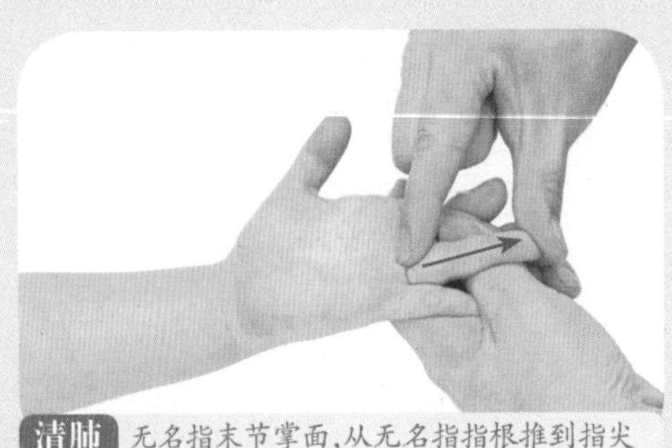

清肺 无名指末节掌面,从无名指指根推到指尖

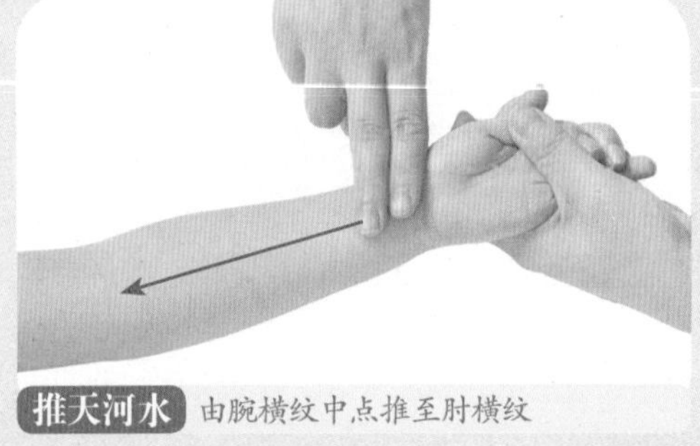

推天河水 由腕横纹中点推至肘横纹

【治法】2. 醒镇清窍。揉阳池15分钟,下捣小天心10分钟。

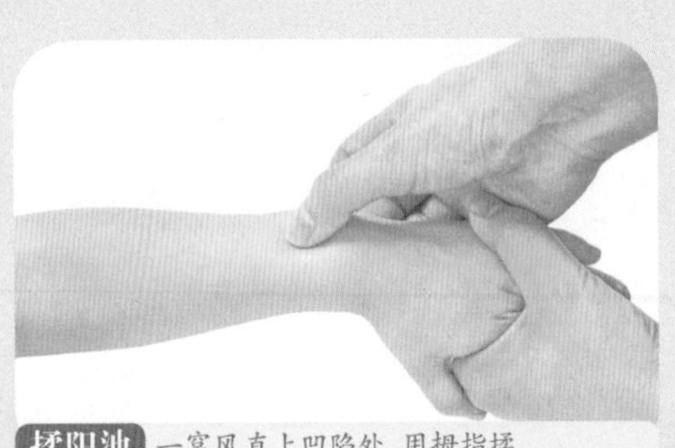

揉阳池 一窝风直上凹陷处,用拇指揉

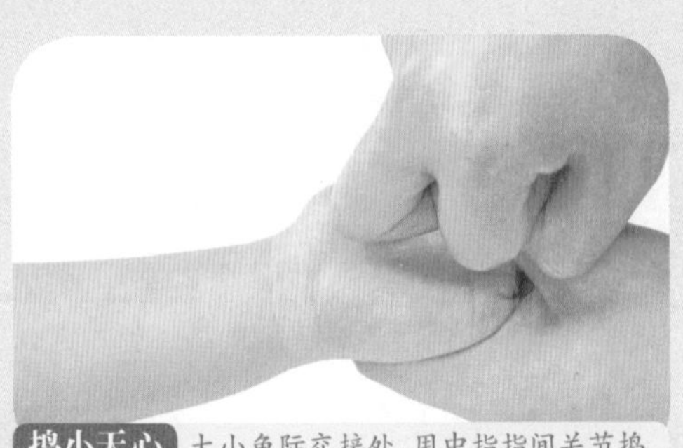

捣小天心 大小鱼际交接处,用中指指间关节捣

【治法】3. 舒筋，益脾肾。平肝 10 分钟，清补脾 10 分钟。

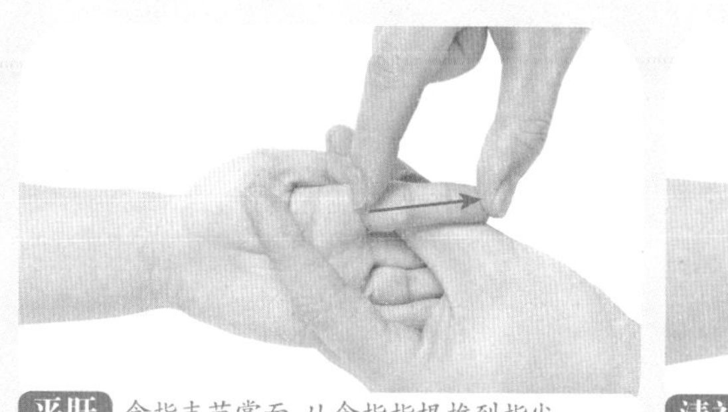

平肝 食指末节掌面，从食指指根推到指尖

清补脾 拇指末节外侧，来回推之

【治法】4. 补肾，调和气血。推大四横纹 10 分钟，掐五指节 2~5 分钟。

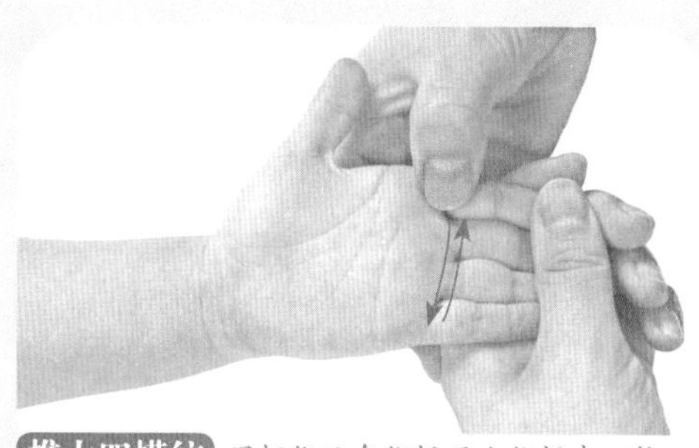

推大四横纹 用拇指从食指根至小指根来回推

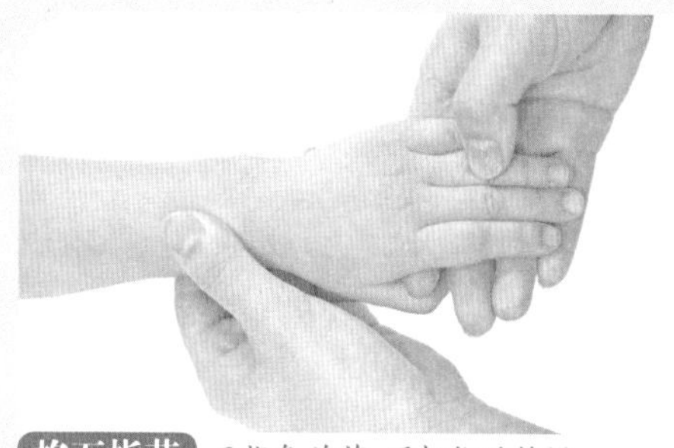

掐五指节 五指各关节，用拇指端掐揉

【治法】5. 最后揉二人上马 10 分钟，补益肾中水火收功。

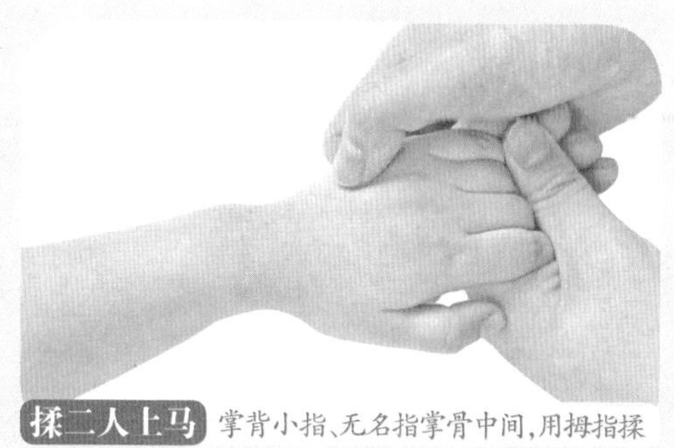

揉二人上马 掌背小指、无名指掌骨中间，用拇指揉

◎余邪成痫

【临床表现】治疗急惊风祛痰不净，痰热入腑而成阳痫；慢惊风之后，因治痰不彻底，痰入心包而成阴痫。

【治则】化痰开窍。

轻型

【治法】平肝 15 分钟，清补脾 10 分钟，揉二人上马 10 分钟，捣小天心 10 分钟。

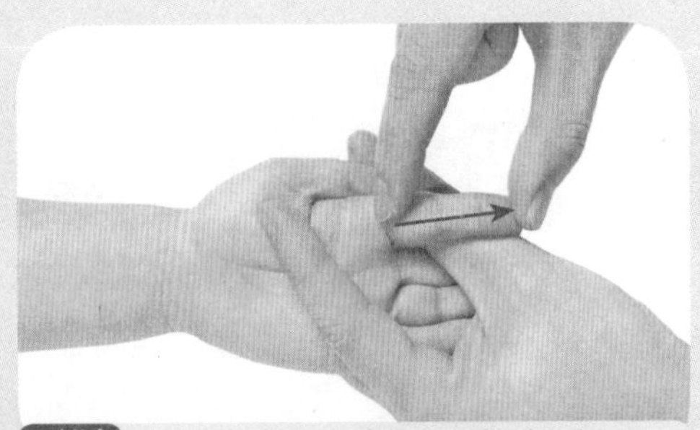

平肝 食指末节掌面，从食指指根推到指尖

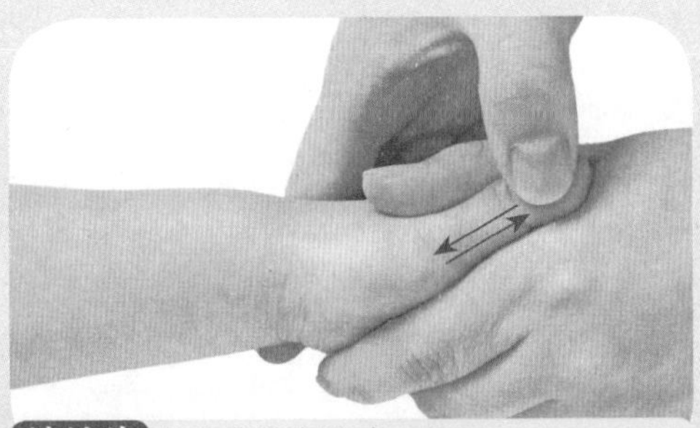

清补脾 拇指末节外侧，来回推之

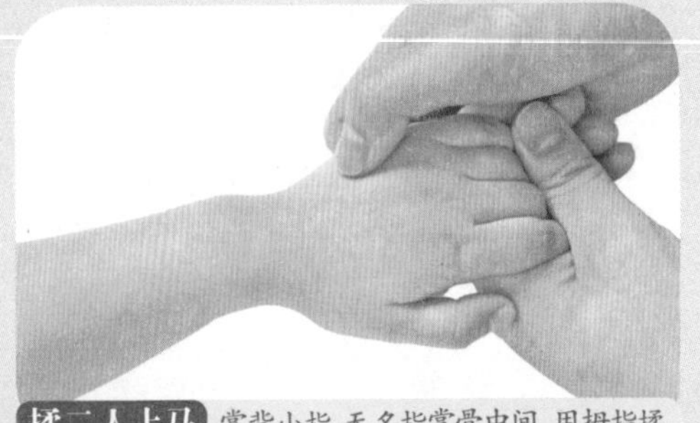

揉二人上马 掌背小指、无名指掌骨中间，用拇指揉

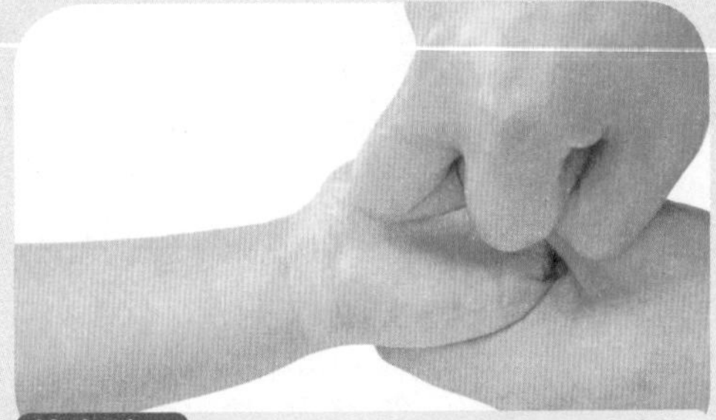

捣小天心 大小鱼际交接处，用中指指间关节捣

最后，掐一遍五指节。

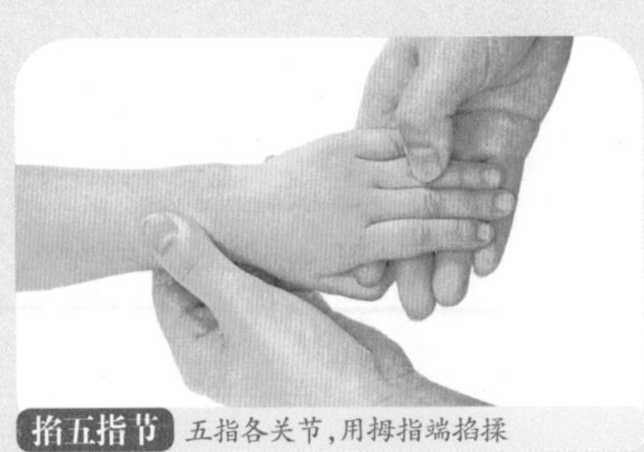

掐五指节 五指各关节，用拇指端掐揉

重型

【治法】平肝 15 分钟，清补脾 15 分钟，推六腑 15 分钟，捣小天心 10 分钟。

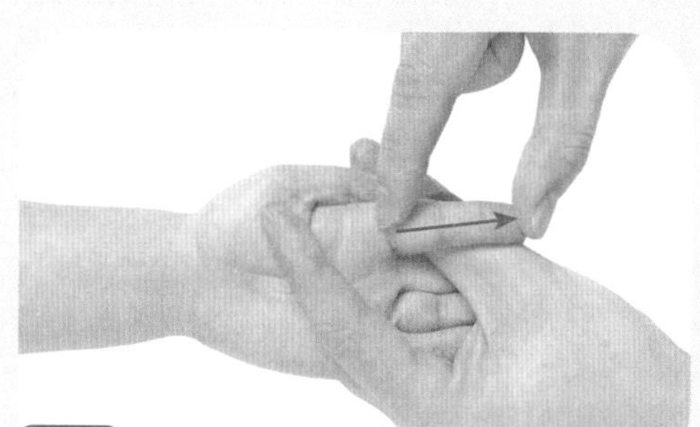
平肝 食指末节掌面，从食指指根推到指尖

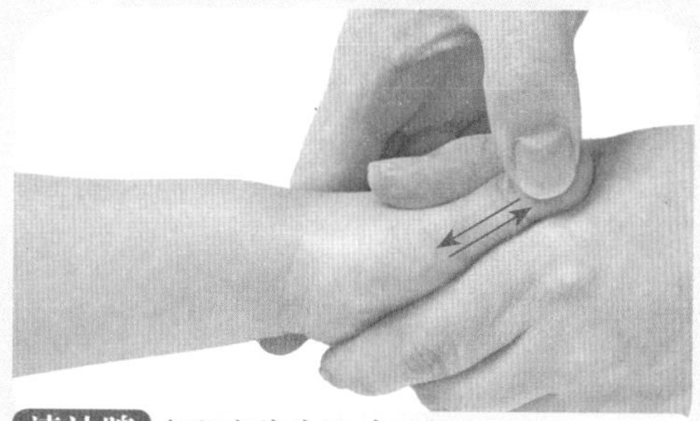
清补脾 拇指末节外侧，来回推之

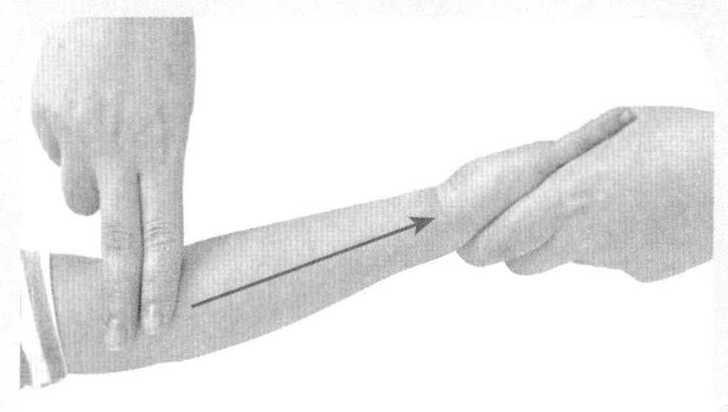
推六腑 前臂尺侧，从肘横纹推至腕横纹

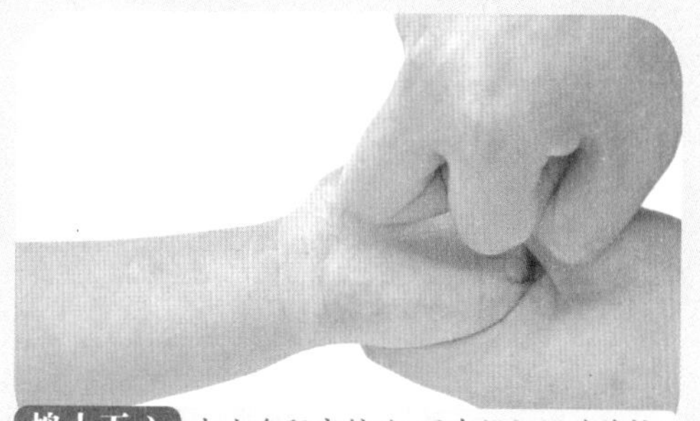
捣小天心 大小鱼际交接处，用中指指间关节捣

最后，掐一遍五指节。

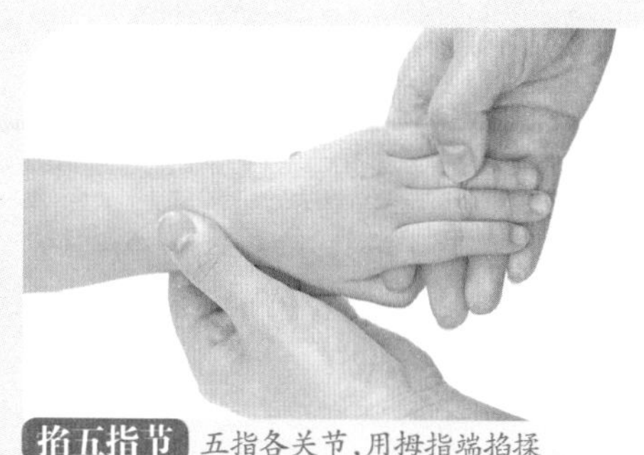
掐五指节 五指各关节，用拇指端掐揉

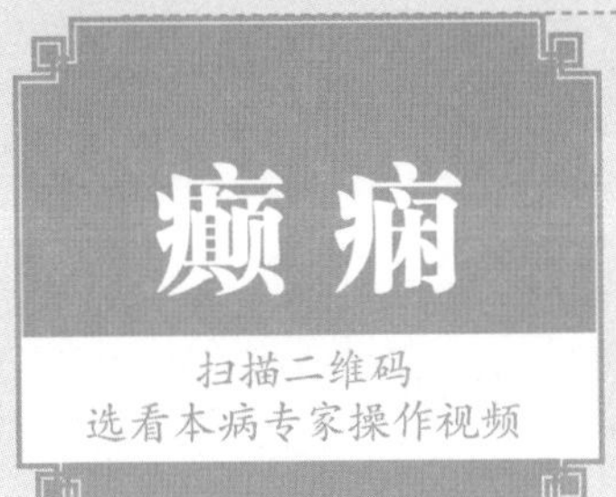

本病有因先天脑部神经发育不全者，有因后天脑部受伤者，亦有由父母遗传而来的患者。发作的情况，大致可分为两种，即轻型（小发作）和重型（大发作）。凡是癫痫病的小儿多智力不全，或痴愚，或性情暴躁。若在幼儿期间不能治愈，对脑的发育影响很大。

◎癫痫（羊痫风）

【临床表现】重型患者发作时面色骤变，不省人事，眼球上翻，全身抽搐、痉挛，遂即跌倒，口吐泡沫，甚至咬舌，大小便失禁，渐渐安静，清醒过来即可恢复正常；轻型多为短暂失去知觉，或仅有两目直视，肌肉抽搐较轻，每日发作数次，也有多日发作一次的。

【治则】平肝息风止痉，醒脑开窍。

重型

【治法】平肝 15 分钟，清补脾 15 分钟，推六腑 15 分钟，捣小天心 10 分钟。

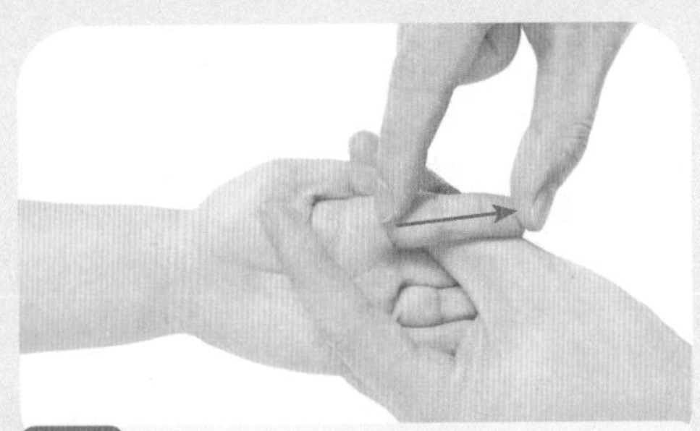

平肝 食指末节掌面，从食指指根推到指尖

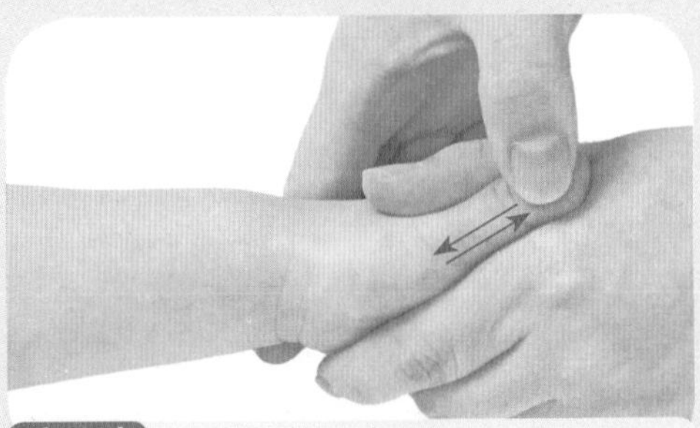

清补脾 拇指末节外侧，来回推之

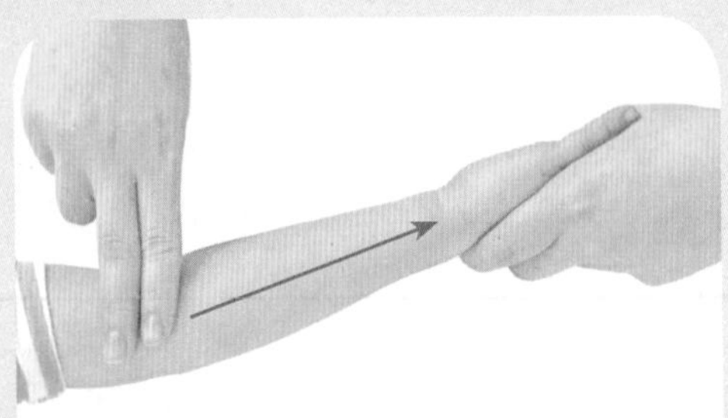

推六腑 前臂尺侧，从肘横纹推至腕横纹

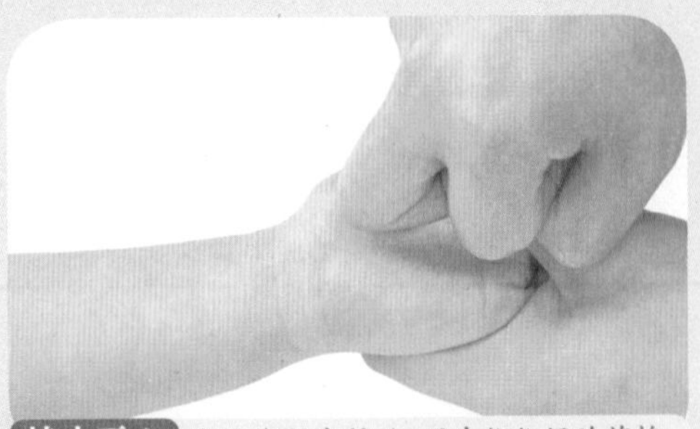

捣小天心 大小鱼际交接处，用中指指间关节捣

轻型

【治法】平肝 15 分钟，清补脾 10 分钟，揉二人上马 10 分钟，捣小天心 10 分钟。

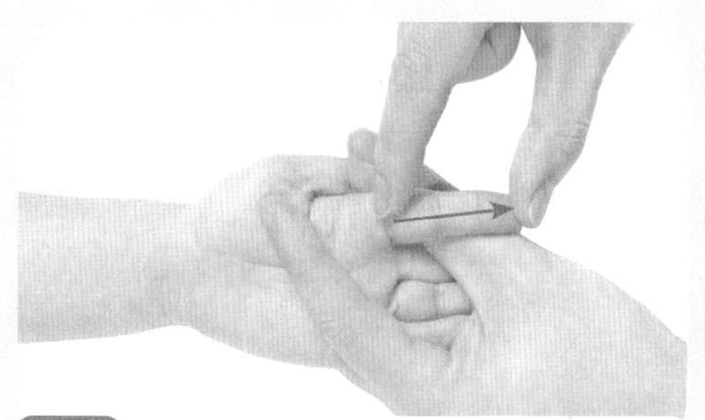

平肝 食指末节掌面，从食指指根推到指尖

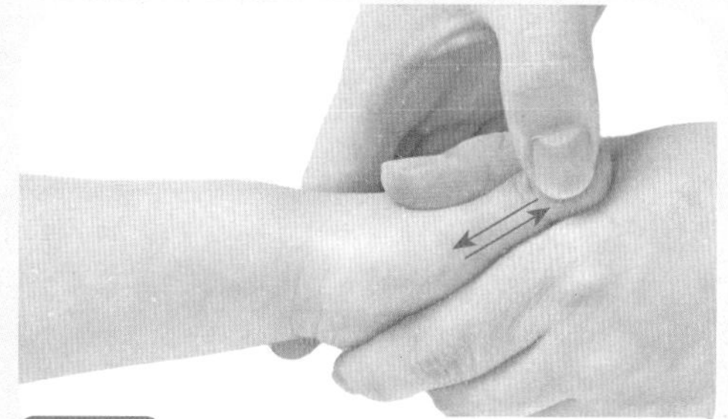

清补脾 拇指末节外侧，来回推之

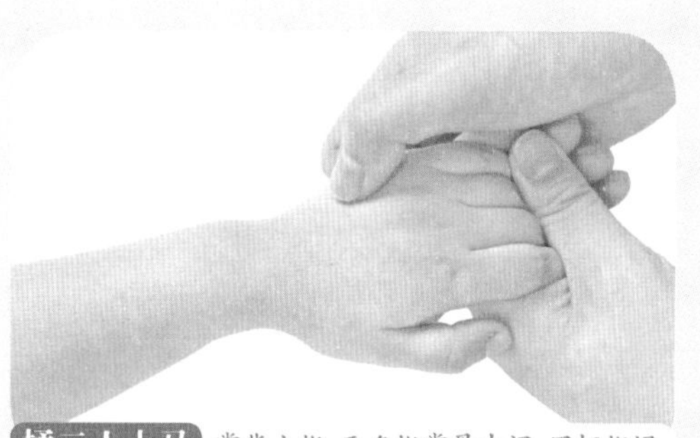

揉二人上马 掌背小指、无名指掌骨中间，用拇指揉

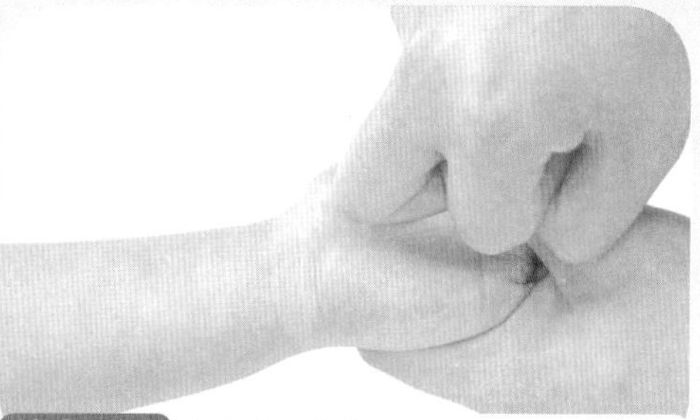

捣小天心 大小鱼际交接处，用中指指间关节捣

两种治疗方法最后都要掐一遍五指节。

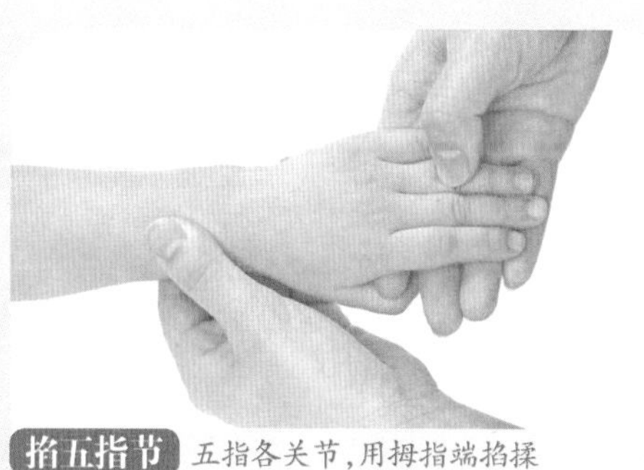

掐五指节 五指各关节，用拇指端掐揉

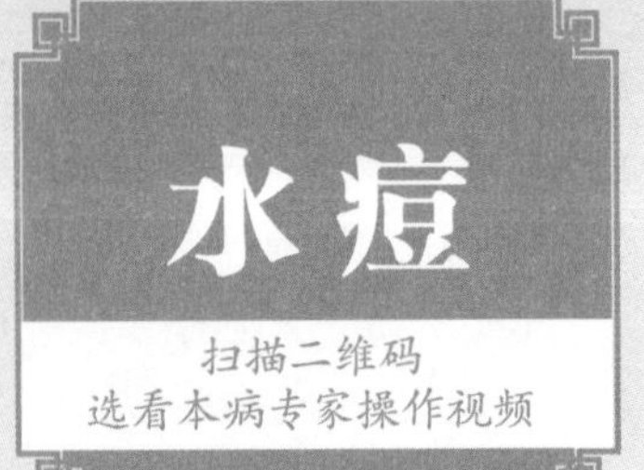

本病又称“水花”“水疮”，是由病毒引起的具有传染性的急性发作性疾病。多因外感风温时疫，内蕴湿热而致，时邪与湿热相搏，外透肌表，皮肤出现红色斑丘疹、疱疹、结痂。愈后一般不留瘢痕。

◎水痘

【临床表现】初起有感冒症状，同时或 1~2 天后发热，出现大小不一的疱疹，大如豌豆，小如绿豆，内含水液，可由清澈无色变为暗红色，边缘不完全整齐，周围有红晕，呈椭圆形，中央凹陷不著，有痒感。痘疹多呈向心性分布，出疹顺序先后不一，此起彼落。因此，皮肤的丘疹、疱疹、干痂往往同时并见。

【治则】清热解毒，发表透疹。

【治法】清肺 10 分钟，清胃 10 分钟，推天河水 20 分钟。

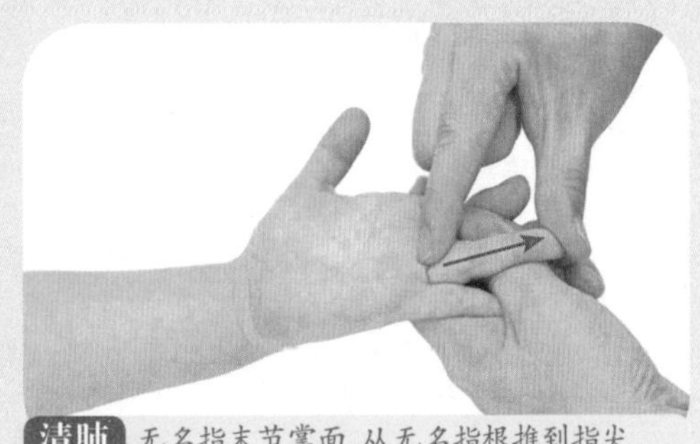

清肺 无名指末节掌面，从无名指根推到指尖

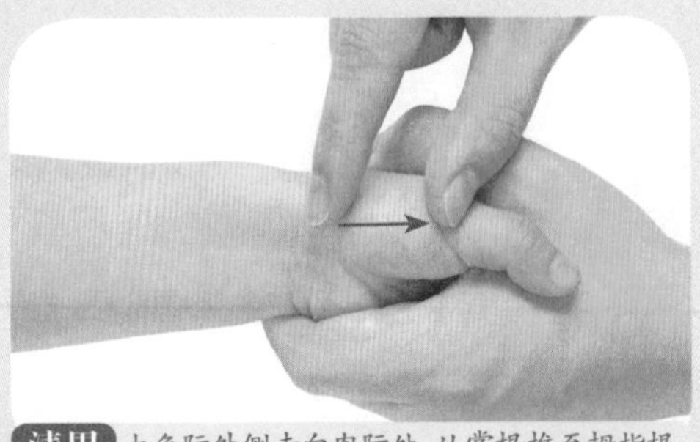

清胃 大鱼际外侧赤白肉际处，从掌根推至拇指根

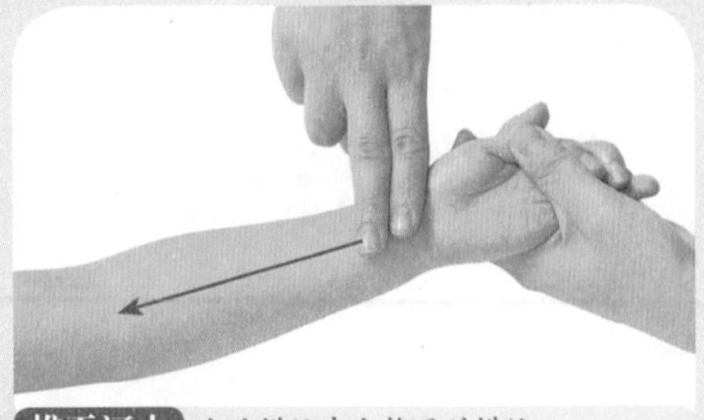

推天河水 由腕横纹中点推至肘横纹

【对症加减】热重者，去推天河水，改用推六腑30分钟；头疼，加揉阳池10分钟；呕吐，加揉板门10分钟。

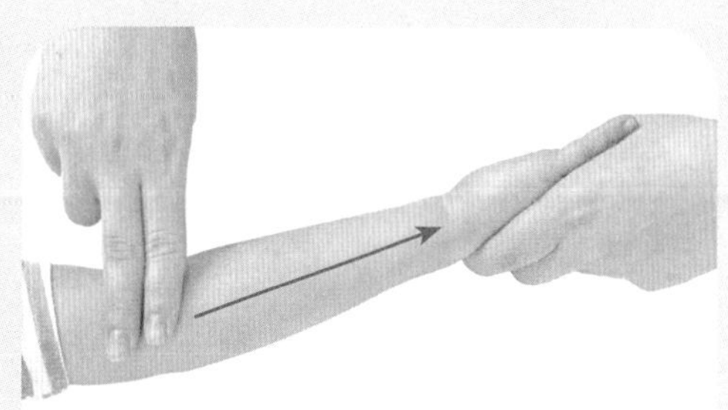

推六腑 前臂尺侧，从肘横纹推至腕横纹

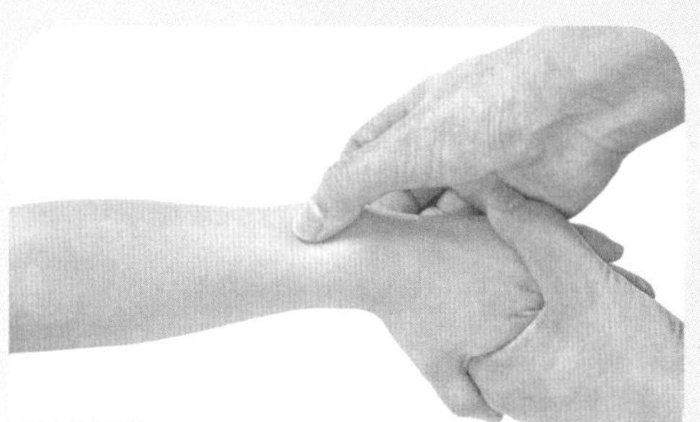

揉阳池 一窝风直上凹陷处，用拇指揉

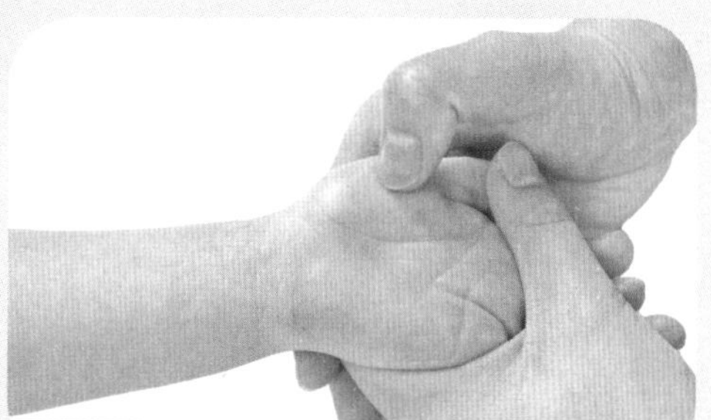

揉板门 手掌大鱼际平面正中稍偏下处，用拇指揉

小贴士

水痘的护理

1. 隔离患儿。对可疑或确诊为水痘的患儿应进行隔离，隔离应持续到全部疱疹干燥结痂时为止。

2. 避免用手抓破疱疹，尤其注意不要抓破面部疱疹，以免化脓感染留下疤痕。

3. 注意消毒与清洁。要注意勤换衣被，保持皮肤清洁。患儿的衣服、被褥、毛巾、玩具、餐具等，都应消毒。

4. 开窗通风，房间开窗尽可能让阳光照射进来，注意通风时防止患儿受凉。

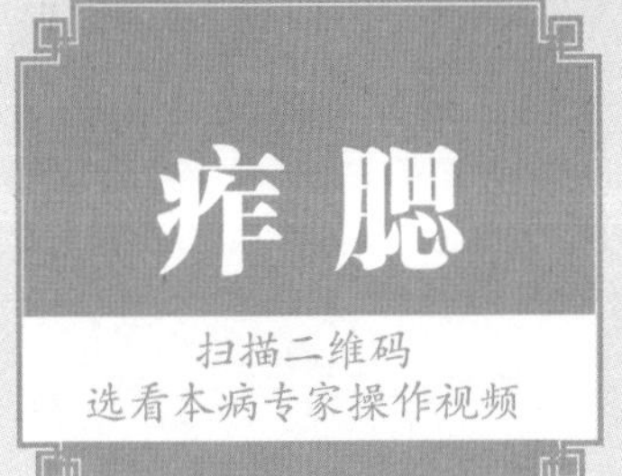

流行性腮腺炎俗称“痄腮”，是由腮腺炎病毒感染引起的一种传染病，多流行于冬春两季，任何年龄均可发病，以学龄期儿童患病率最高，多由直接接触和飞沫传染等途径传播。

◎痄腮（腮腺炎）

【临床表现】发病时，先恶寒发热，食欲不振，恶心呕吐，头痛，嗓子痛，继之一侧或两侧腮腺部肿胀，以耳垂为中心漫肿，酸但不痛，或疼痛，咀嚼、言语时疼痛加重。舌苔黄腻，有时可并发睾丸炎、脑膜炎。

【治则】清热解毒。

【治法】推六腑20分钟，清胃10分钟。每日1次，3~4次可消。

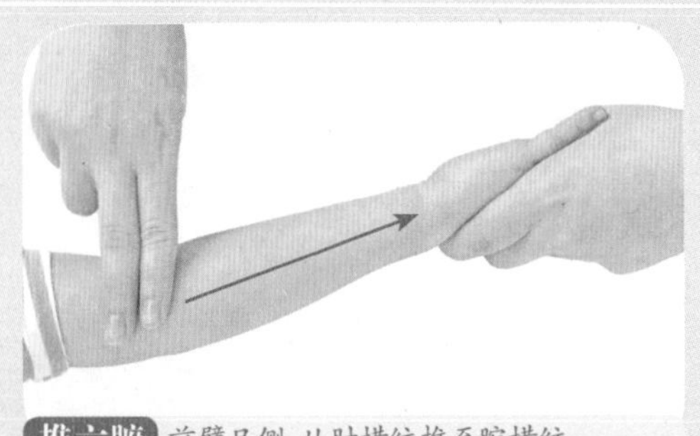

推六腑 前臂尺侧，从肘横纹推至腕横纹

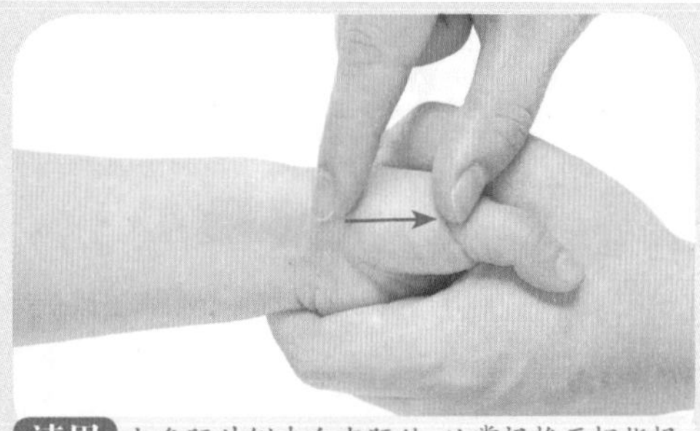

清胃 大鱼际外侧赤白肉际处，从掌根推至拇指根

【对症加减】男孩并发睾丸炎，睾丸红肿疼痛、下坠。治法一：揉二人上马15分钟，补脾10分钟，利小便10分钟。

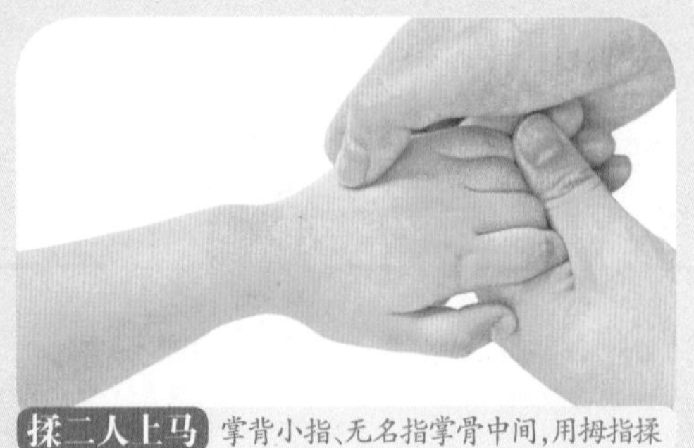

揉二人上马 掌背小指、无名指掌骨中间，用拇指揉

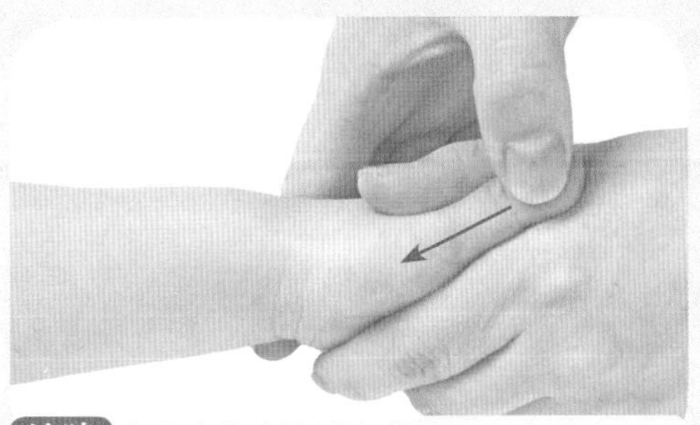
补脾 拇指末节外侧，向心推之

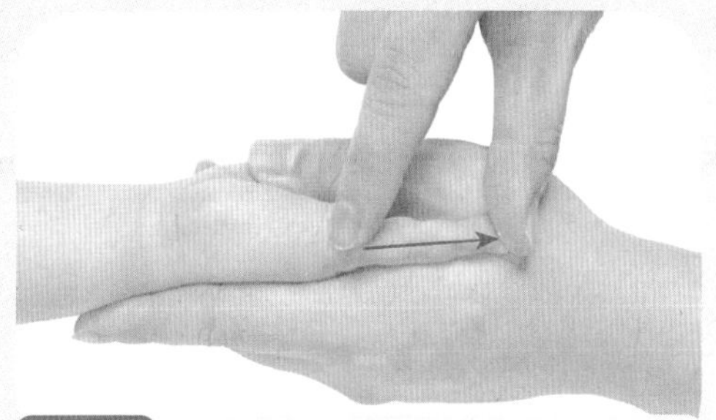
利小便 小指外侧，从指根推到指端

【对症加减】男孩并发睾丸炎，睾丸红肿疼痛、下坠。治法二：揉二人上马 15 分钟，平肝 10 分钟，清胃 10 分钟，推天河水 10 分钟。

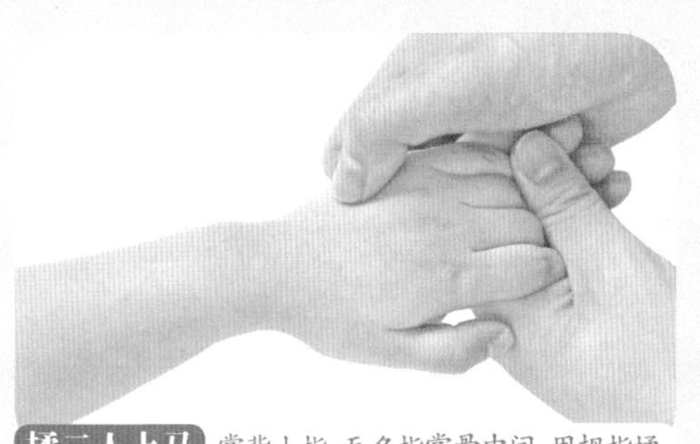
揉二人上马 掌背小指、无名指掌骨中间，用拇指揉

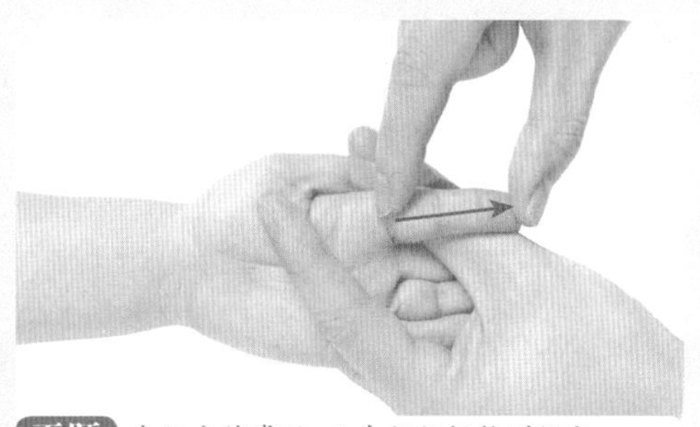
平肝 食指末节掌面，从食指指根推到指尖

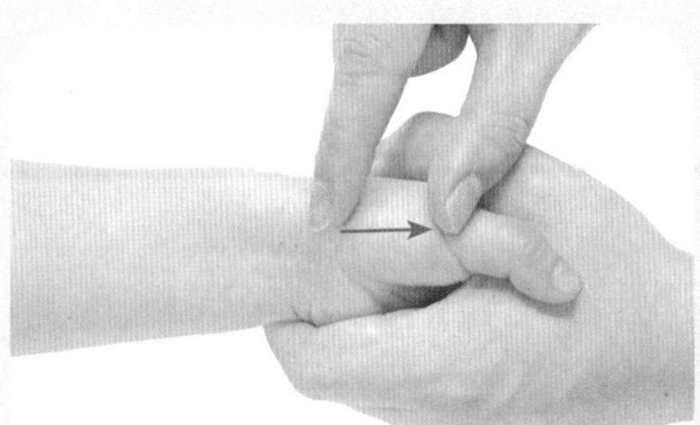
清胃 大鱼际外侧赤白肉际处，从掌根推至拇指根

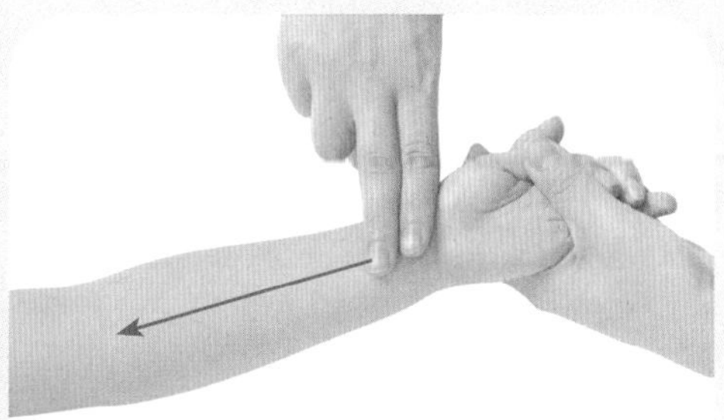
推天河水 由腕横纹中点推至肘横纹

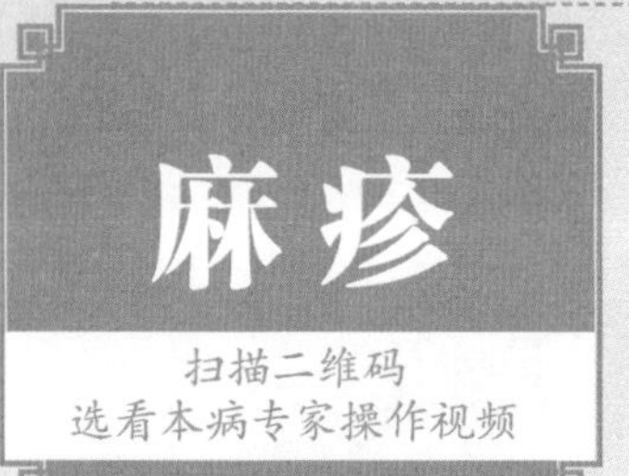

麻疹

本病是由麻疹病毒引起的小儿常见急性传染病，多发于冬春季节，1~5岁小儿发病率较高。

◎一般疹子

【临床表现】初起有发热、流涕、目赤、羞明等表现，继则呕吐、发热，2~3天后可于颊部黏膜及唇内侧出现白色点状麻疹，渐及面、胸背、四肢，透发后2~3天开始消退，留下棕色色素沉着斑。

【治则】清热解毒，佐以透发。

发热不高（39℃以下）

【治法】平肝清肺10分钟，推天河水10分钟，清胃10分钟。

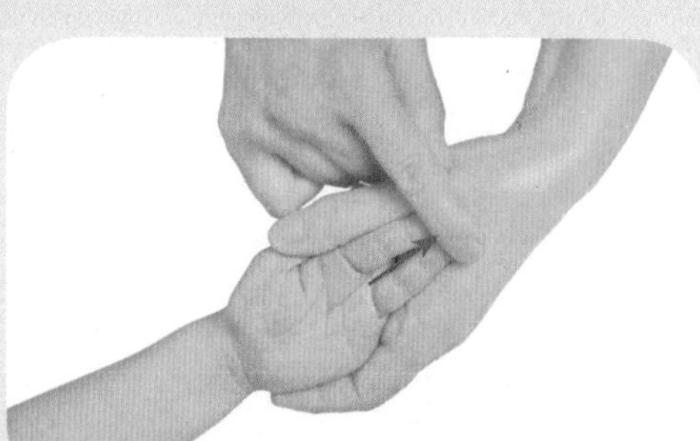

平肝清肺 从食指和无名指的指根并推向指端

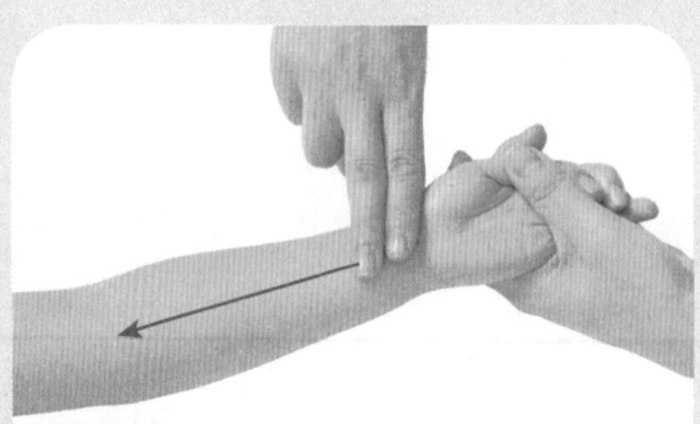

推天河水 由腕横纹中点推至肘横纹

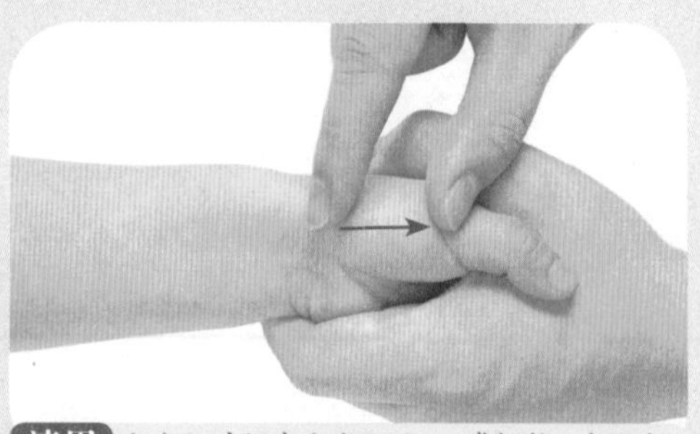

清胃 大鱼际外侧赤白肉际处，从掌根推至拇指根

高烧（39.5℃以上，麻疹透发不好，并发肺炎）

【治法】推六腑 20 分钟，平肝 10 分钟，清肺 10 分钟，清胃 10 分钟。

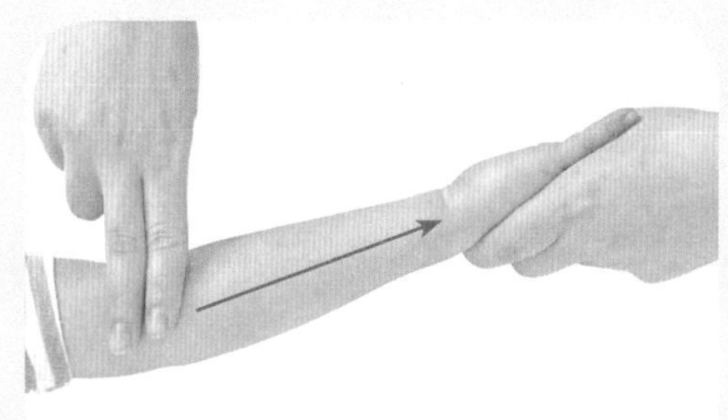

推六腑 前臂尺侧，从肘横纹推至腕横纹

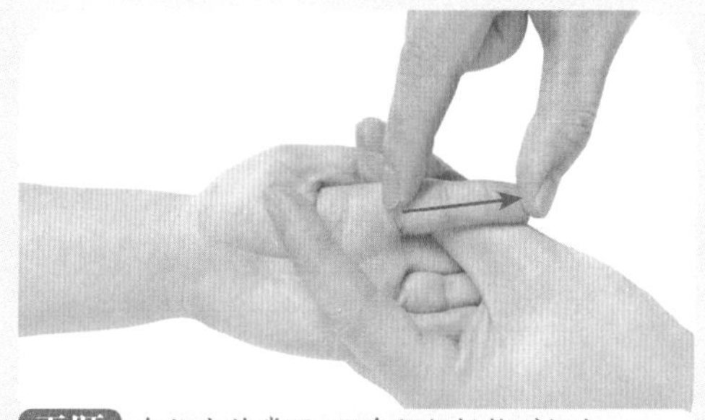

平肝 食指末节掌面，从食指指根推到指尖

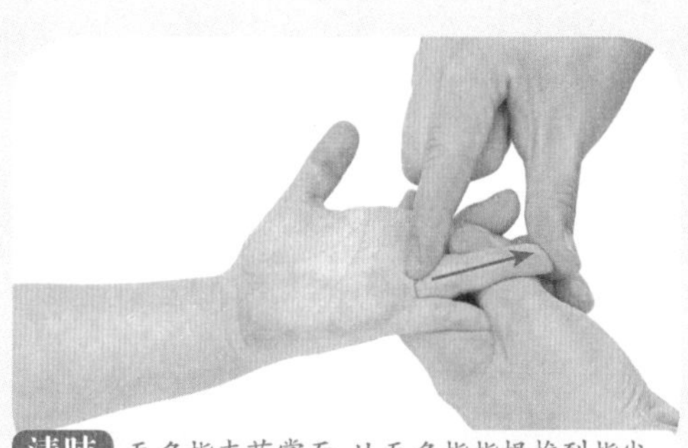

清肺 无名指末节掌面，从无名指指根推到指尖

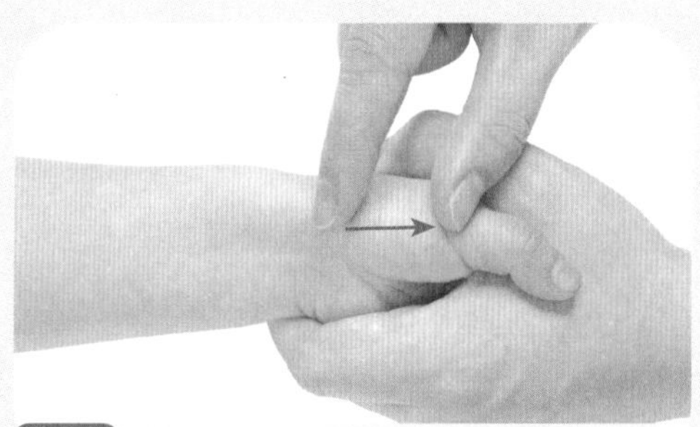

清胃 大鱼际外侧赤白肉际处，从掌根推至拇指根

【对症加减】咳喘重者加运八卦 15 分钟。

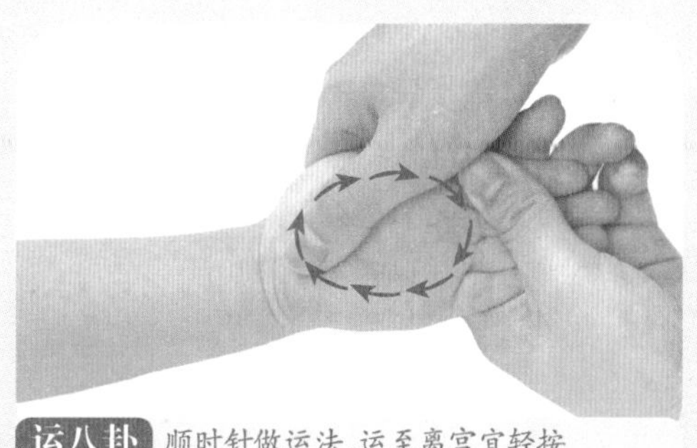

运八卦 顺时针做运法，运至离宫宜轻按

◎黑疹子

【临床表现】疹色紫暗，高热喘嗽。一般多因食发物太过，热甚而致；或护理不当，过于保暖所致。

【治则】重用清热解毒之法，佐以透发。

【治法】揉外劳宫 20 分钟，推六腑 30 分钟，平肝清肺 10 分钟，清胃 10 分钟。

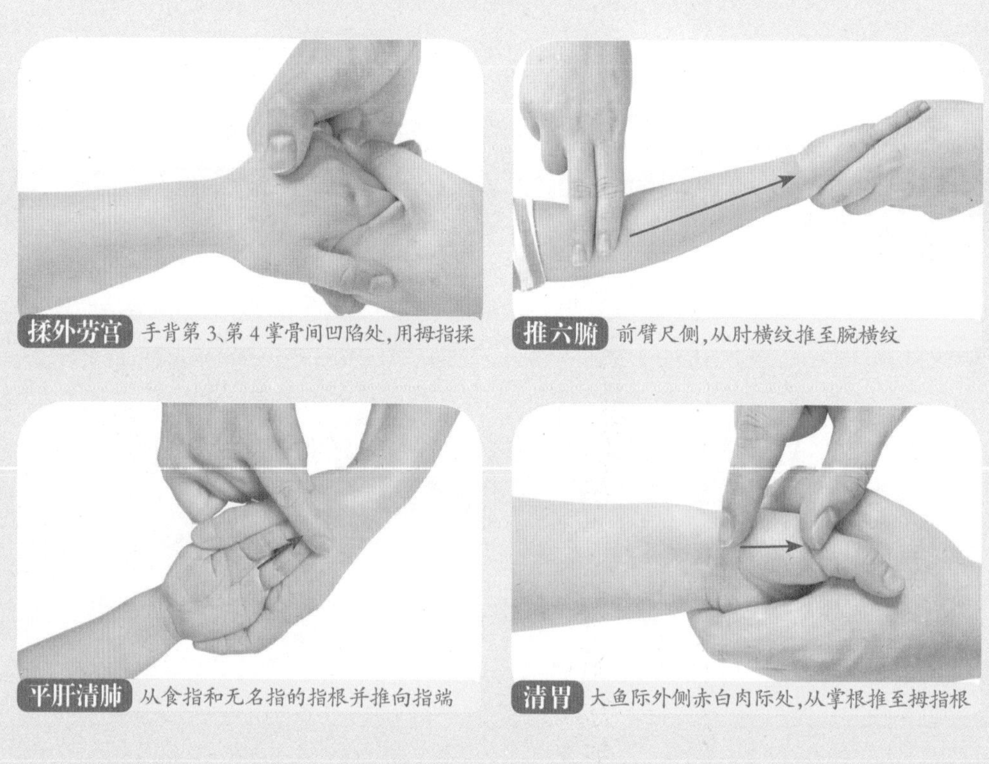

揉外劳宫 手背第3、第4掌骨间凹陷处，用拇指揉

推六腑 前臂尺侧，从肘横纹推至腕横纹

平肝清肺 从食指和无名指的指根并推向指端

清胃 大鱼际外侧赤白肉际处，从掌根推至拇指根

【对症加减】喘重，加推大四横纹 10 分钟；惊悸抽风，加捣小天心 1~2 分钟。

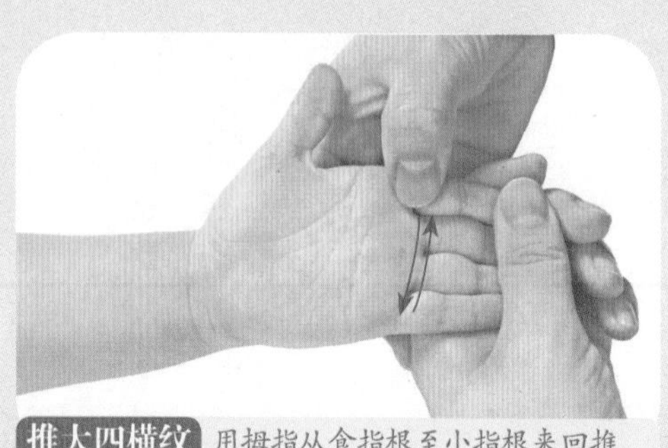

推大四横纹 用拇指从食指根至小指根来回推

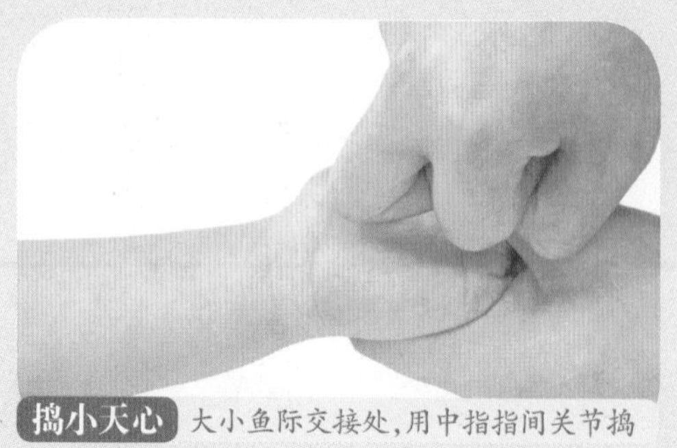

捣小天心 大小鱼际交接处，用中指指间关节捣

◎白疹子

【临床表现】疹色淡白，隐而不透，昏迷，嗜睡，四肢发凉，面白唇青，泄泻等。由于气血虚弱，元阳不足，不能抗毒外出所致。

【治则】大补元气，活血透毒。

【治法】揉外劳宫15分钟，平肝清肺10分钟，揉二人上马15分钟，推天河水30分钟。

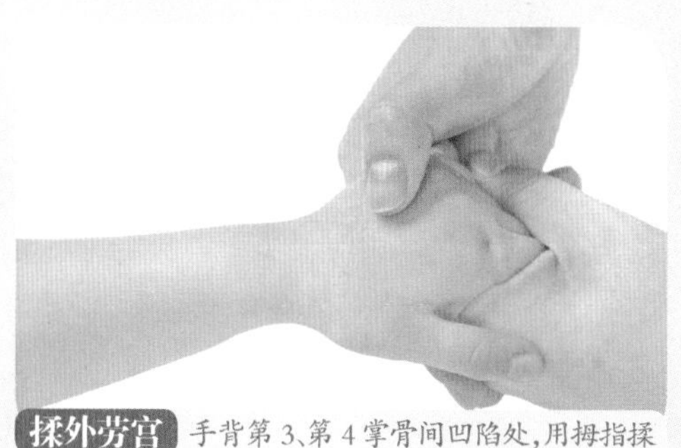
揉外劳宫 手背第3、第4掌骨间凹陷处，用拇指揉

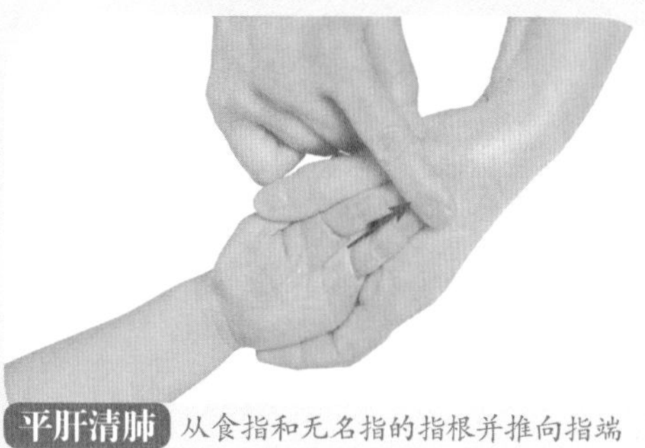
平肝清肺 从食指和无名指的指根并推向指端

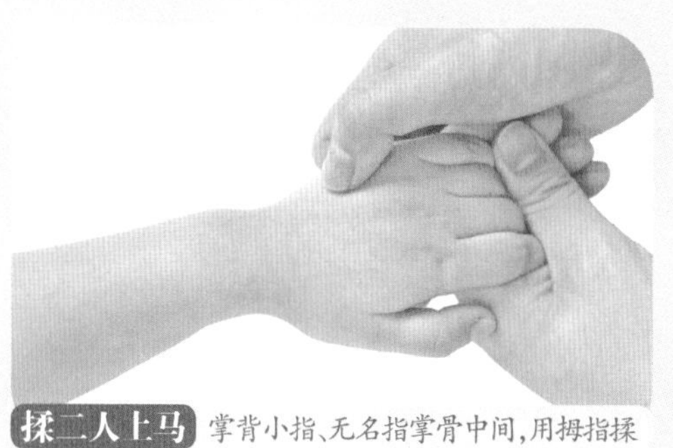
揉二人上马 掌背小指、无名指掌骨中间，用拇指揉

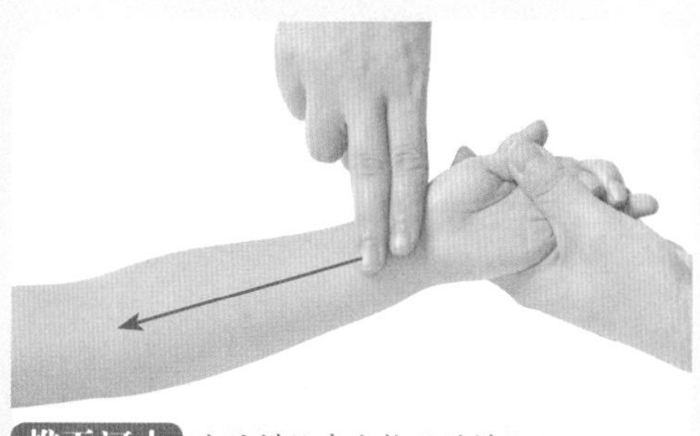
推天河水 由腕横纹中点推至肘横纹

【对症加减】体温不升，体质虚弱者，去二人上马、天河水，加推三关10分钟。再服香菜水，一般麻疹可出。

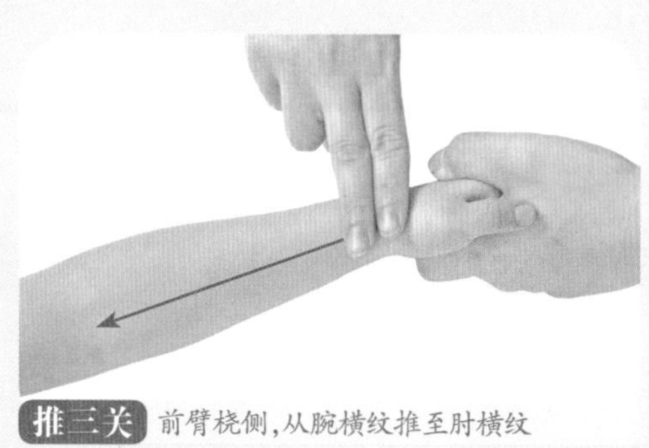
推三关 前臂桡侧，从腕横纹推至肘横纹

◎麻疹后腹泻

【临床表现】大便溏泻频数，腹微痛，兼有微热。

【治则】清胃肠邪热，并透发余邪，用健脾扶正法善后。

【治法】清胃 5 分钟，清补大肠 10 分钟，平肝清肺 10 分钟，推天河水 15 分钟。临床表现消失，用清补脾 15 分钟、揉二人上马 10 分钟善后。

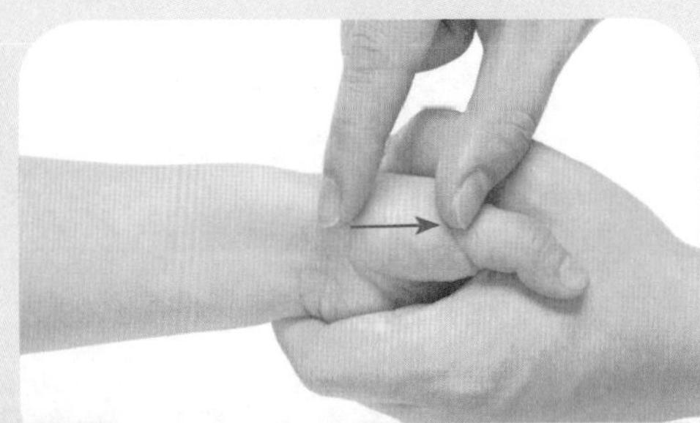
清胃 大鱼际外侧赤白肉际处，从掌根推至拇指根

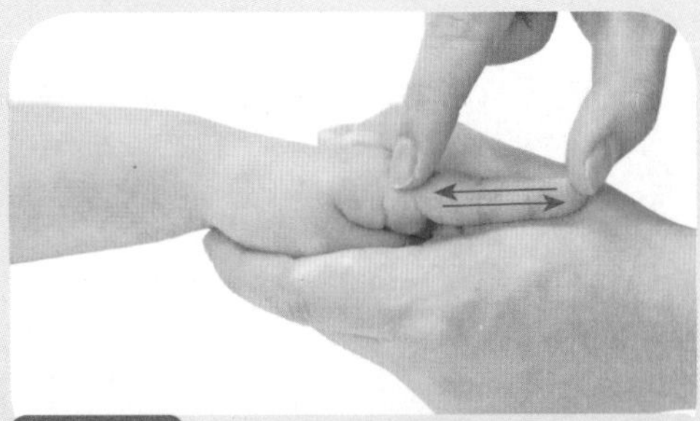
清补大肠 食指外侧上节，自指尖至虎口来回推

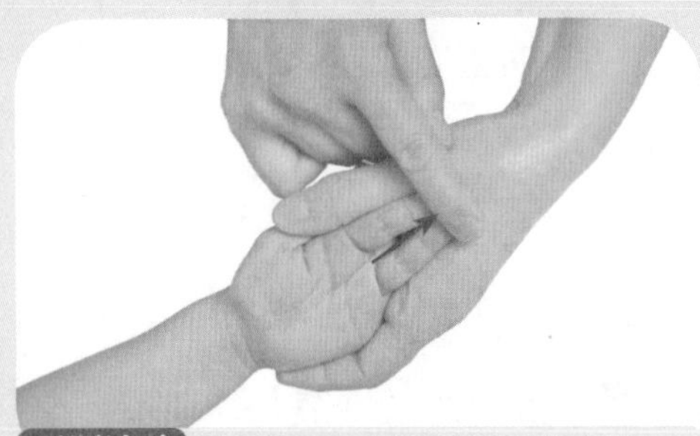
平肝清肺 从食指和无名指的指根并推向指端

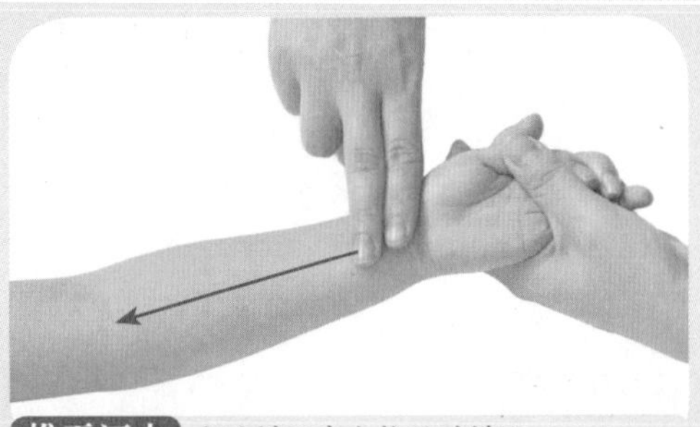
推天河水 由腕横纹中点推至肘横纹

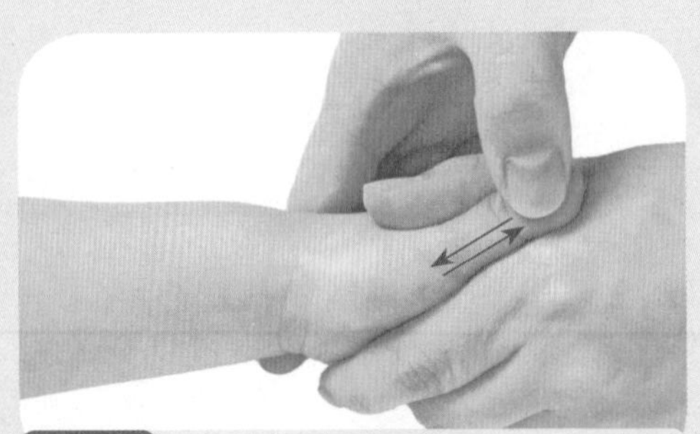
清补脾 拇指末节外侧，来回推之

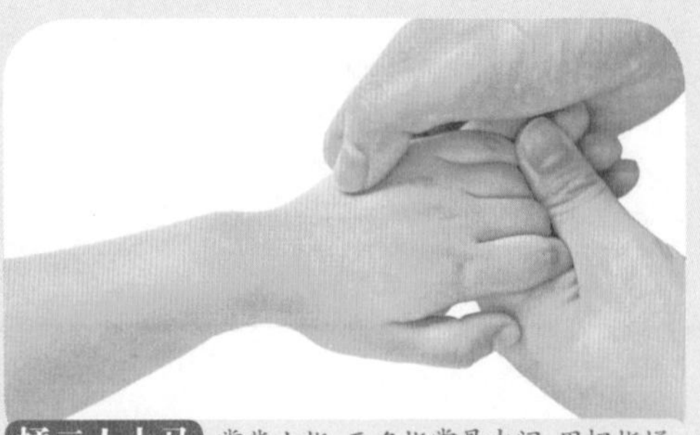
揉二人上马 掌背小指、无名指掌骨中间，用拇指揉

◎麻疹后咳喘

【临床表现】余邪留肺，咳喘时作，缠绵不愈。

【治则】清肺胃，止咳喘，并透发余邪。

【治法】平肝 10 分钟，清肺 10 分钟，推天河水 10 分钟，运八卦 10 分钟。症状消失后用清补脾 15 分钟、揉二人上马 10 分钟善后。

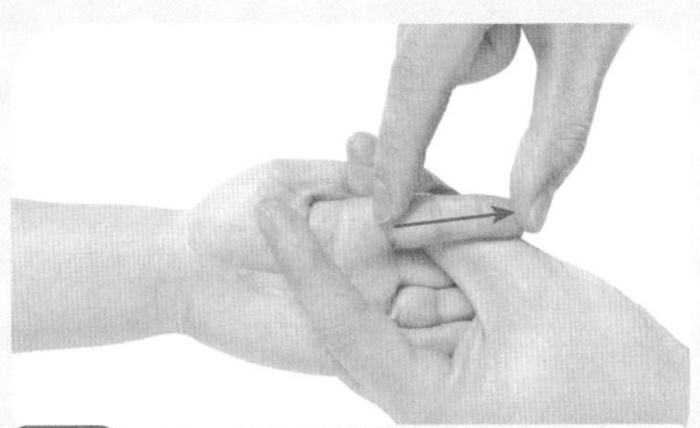

平肝 食指末节掌面，从食指指根推到指尖

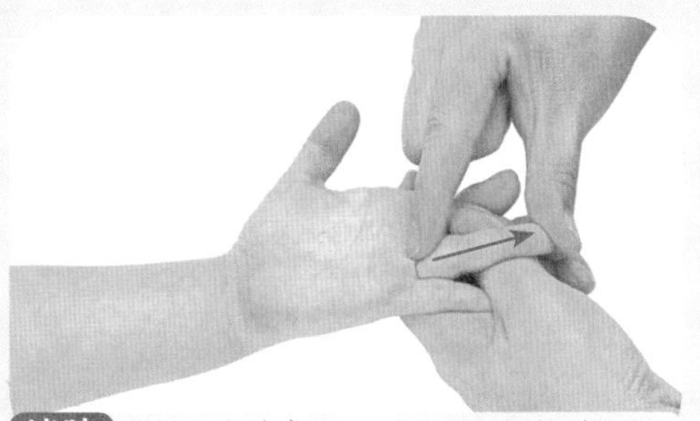

清肺 无名指末节掌面，从无名指指根推到指尖

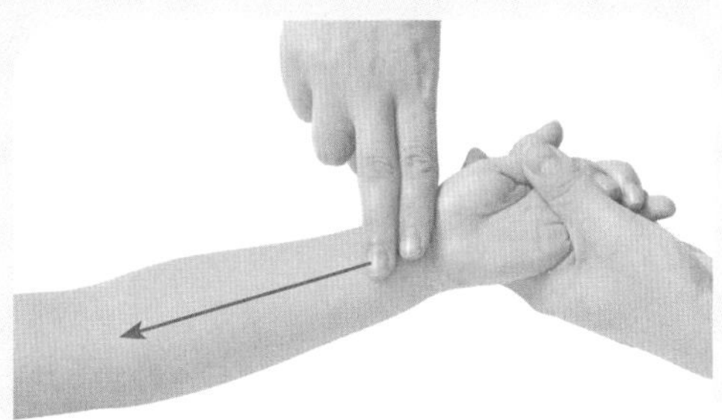

推天河水 由腕横纹中点推至肘横纹

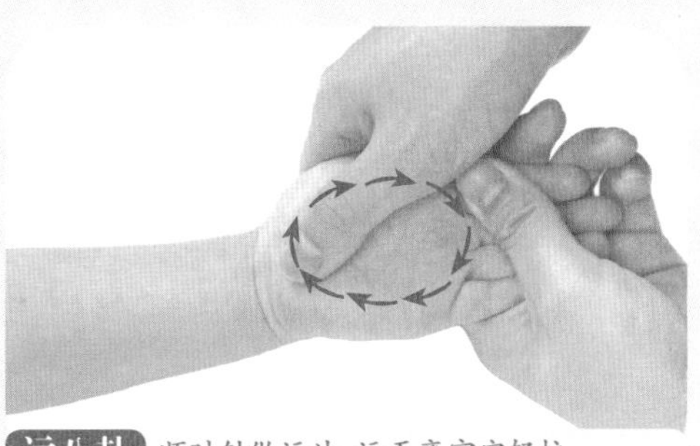

运八卦 顺时针做运法，运至离宫宜轻按

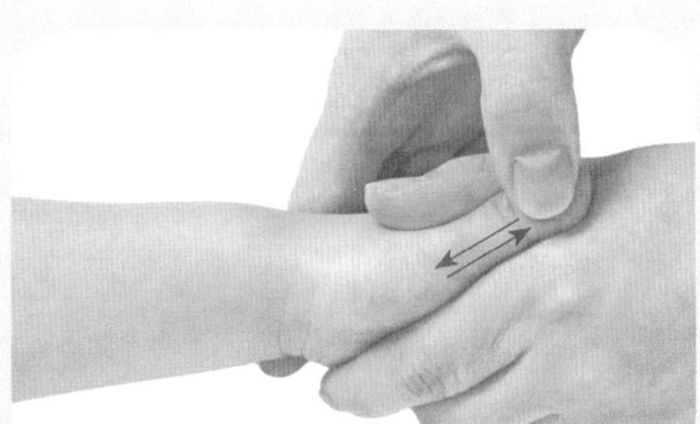

清补脾 拇指末节外侧，来回推之

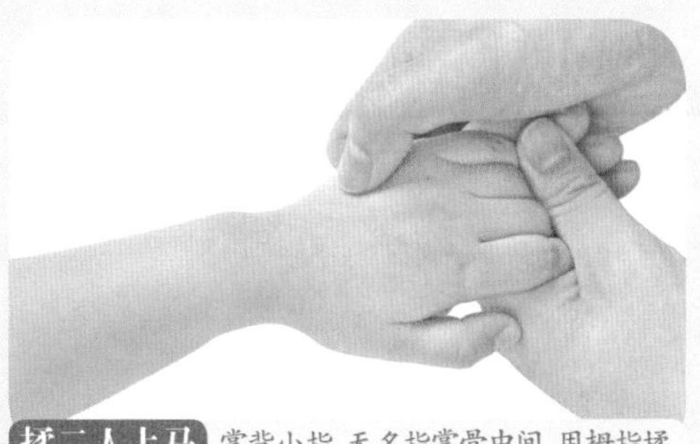

揉二人上马 掌背小指、无名指掌骨中间，用拇指揉

麻疹逆证

扫描二维码
选看本病专家操作视频

患麻疹而发热不足，闭疹不出，或出疹极稀，似有似无，舌苔薄白，脉沉不浮，为阴证；发热虽高，而疹出不畅，或高热超过39℃，为阳证；无汗，昏迷，疹闭不出，毒必内陷，为险象。疹渐变紫黯，为邪入血分，燔灼阴血，若色变黑，体温陡降，危在顷刻。

◎逆证阴证

【临床表现】发热不足，闭疹不出，或出疹极稀，舌苔薄白，脉沉不浮。

【治则】扶元阳以助透发，见兼症再随症加穴。

【治法】平肝15分钟，清肺15分钟，推天河水30分钟。

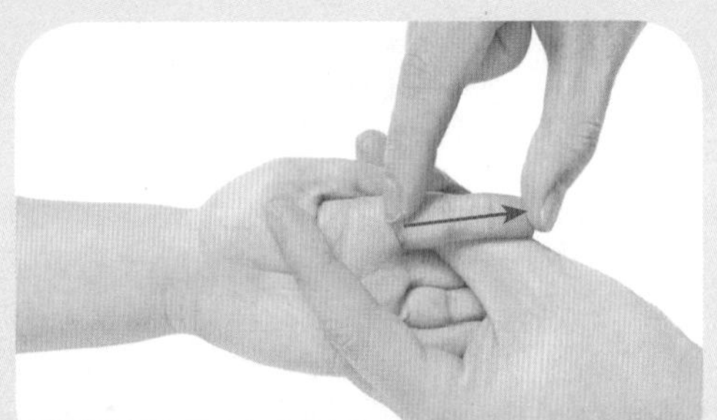

平肝 食指末节掌面，从食指指根推到指尖

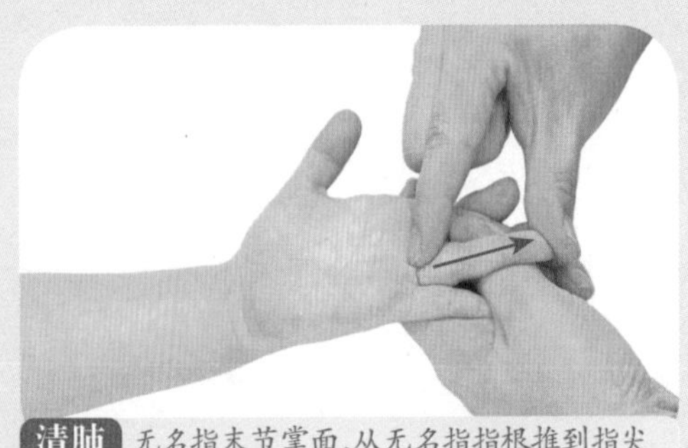

清肺 无名指末节掌面，从无名指指根推到指尖

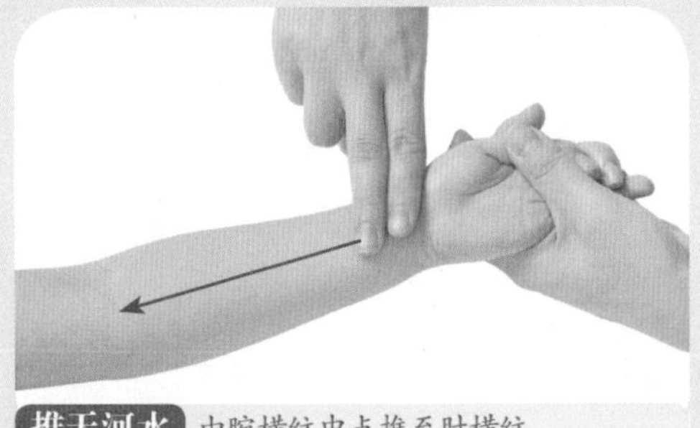

推天河水 由腕横纹中点推至肘横纹

【对症加减】1. 兼泻加利小便穴（即膀胱穴和小肠穴）10分钟，清补大肠穴15分钟。

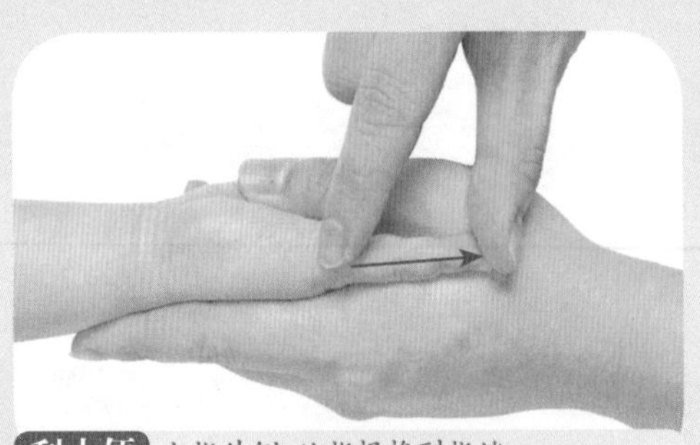

利小便 小指外侧，从指根推到指端

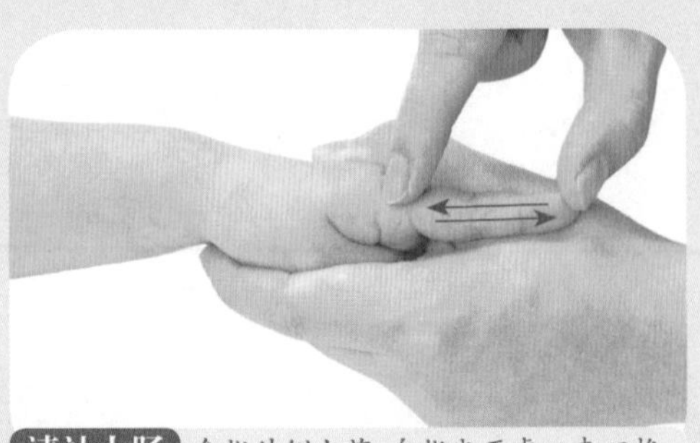

清补大肠 食指外侧上节，自指尖至虎口来回推

【对症加减】2. 兼音哑仍用平肝 15 分钟(手法力量加重),清肺 15 分钟(手法力量加重),加清胃 5~10 分钟(中病即止,不可过用)。

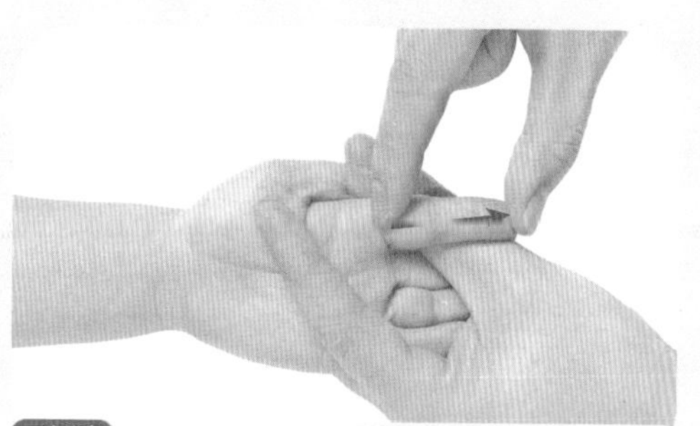

平肝 食指末节掌面,从食指指根推到指尖

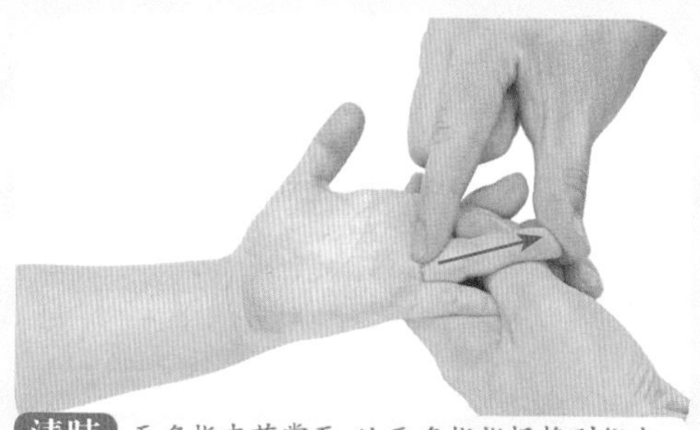

清肺 无名指末节掌面,从无名指指根推到指尖

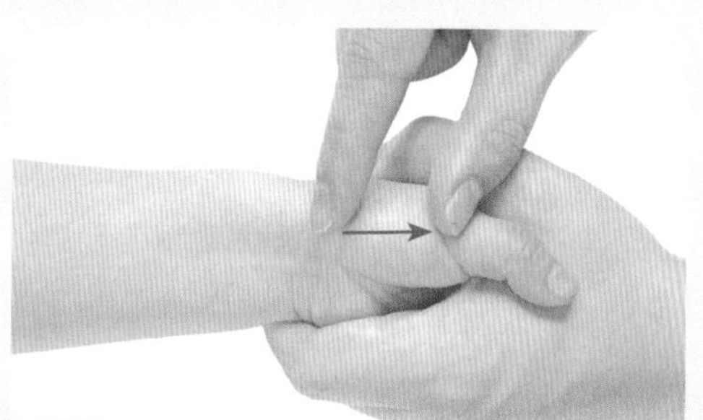

清胃 大鱼际外侧赤白肉际处,从掌根推至拇指根

【对症加减】3. 唇干口渴过甚,加清胃 5~10 分钟(中病即止,不可过用)。

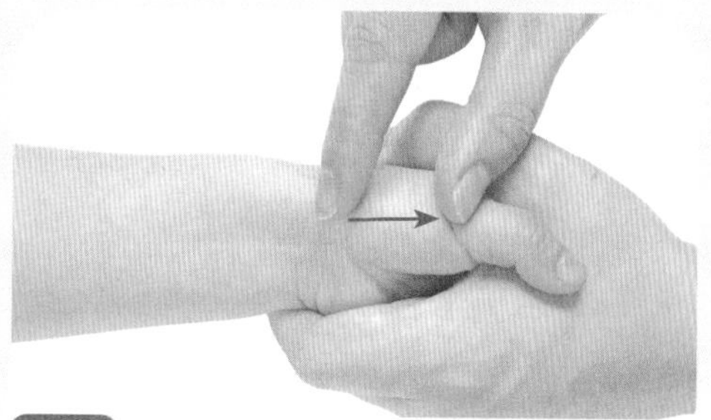

清胃 大鱼际外侧赤白肉际处,从掌根推至拇指根

【对症加减】4. 咳嗽较重,仍用清肺 15 分钟(手法力量加重),加运八卦 20 分钟。

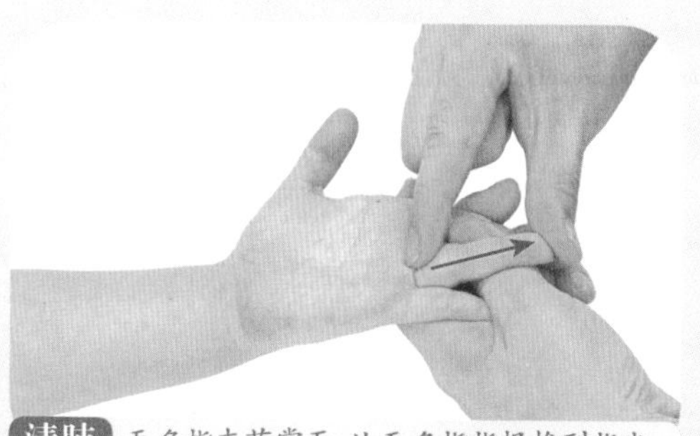

清肺 无名指末节掌面,从无名指指根推到指尖

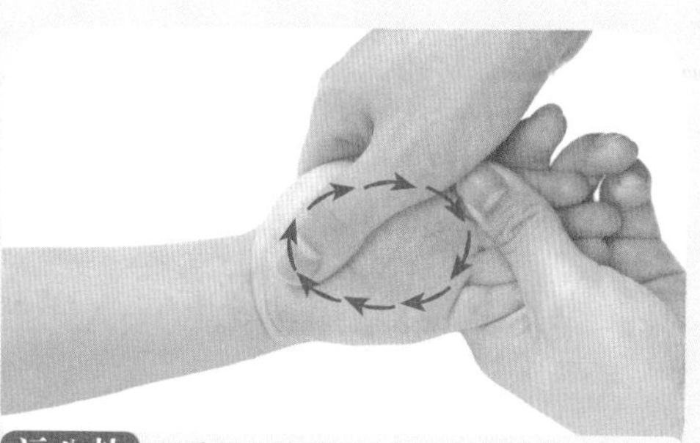

运八卦 顺时针做运法,运至离宫宜轻按

【对症加减】5. 兼咽喉红肿，仍推天河水 30 分钟（手法力量加重），加清胃 5~10 分钟。

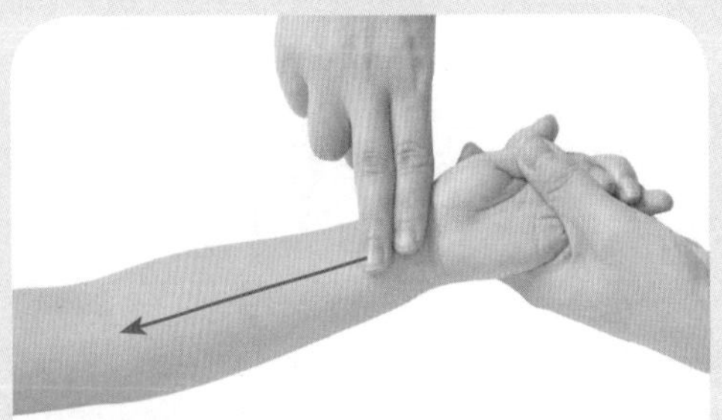
推天河水 由腕横纹中点推至肘横纹

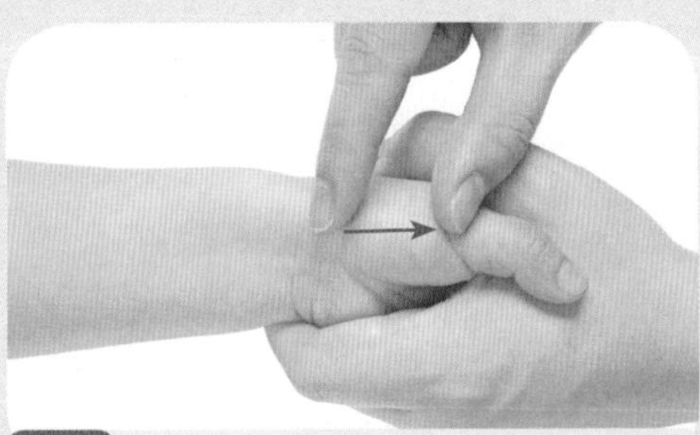
清胃 大鱼际外侧赤白肉际处，从掌根推至拇指根

【对症加减】6. 兼目赤太甚，仍用平肝 15 分钟（手法力量加重）。

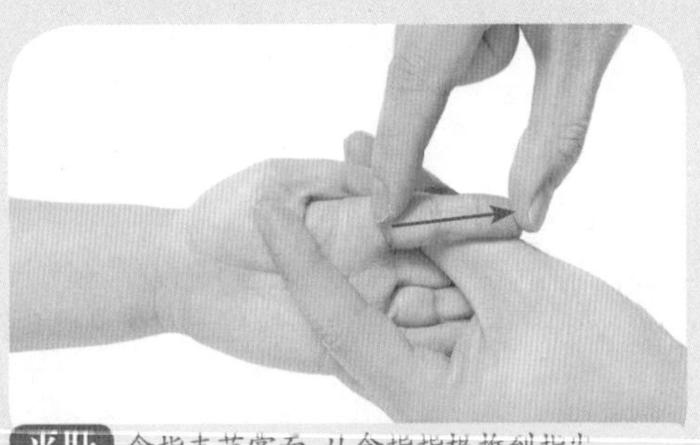
平肝 食指末节掌面，从食指指根推到指尖

【对症加减】7. 服食热性发物，发疹上多下稀，加清胃 5~10 分钟（不可过用）。

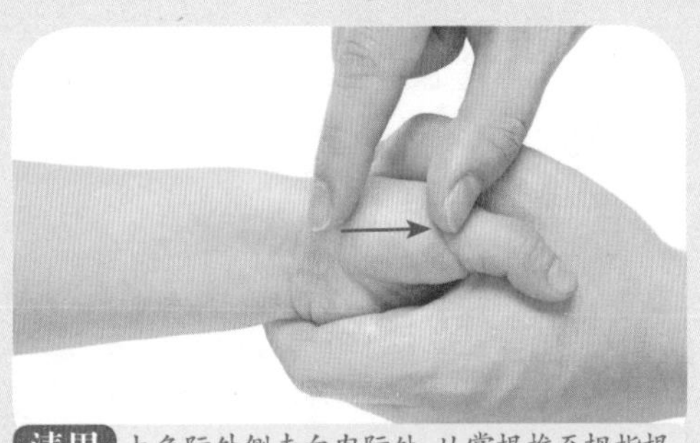
清胃 大鱼际外侧赤白肉际处，从掌根推至拇指根

【对症加减】8. 发痒发喘，加运八卦 15 分钟。

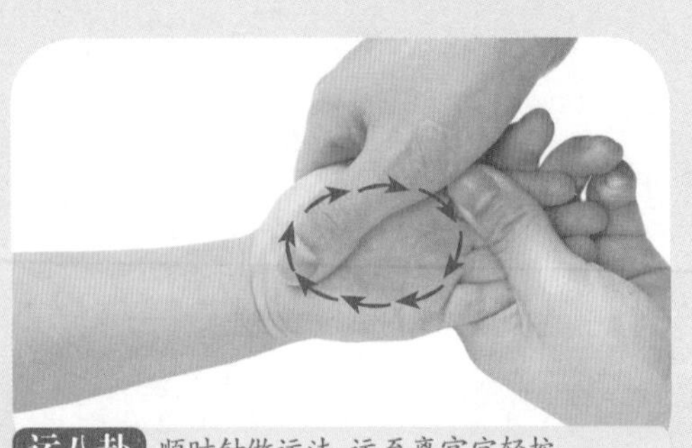
运八卦 顺时针做运法，运至离宫宜轻按

【对症加减】9. 误食酸凉，体温渐减，加揉二人上马 15 分钟。

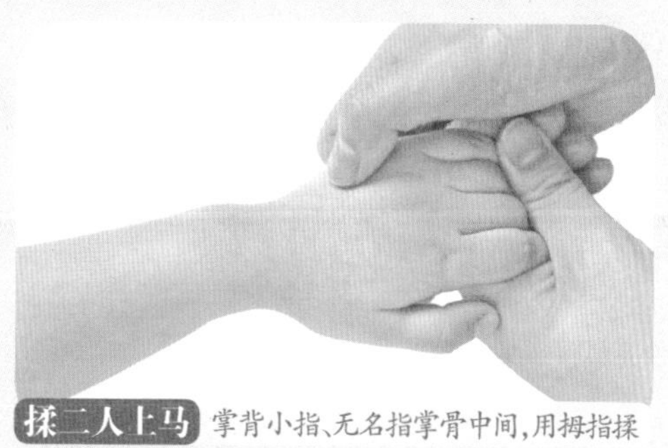

揉二人上马 掌背小指、无名指掌骨中间，用拇指揉

【对症加减】10. 伤热，适当加清胃 5 分钟，重者加推六腑 20 分钟。

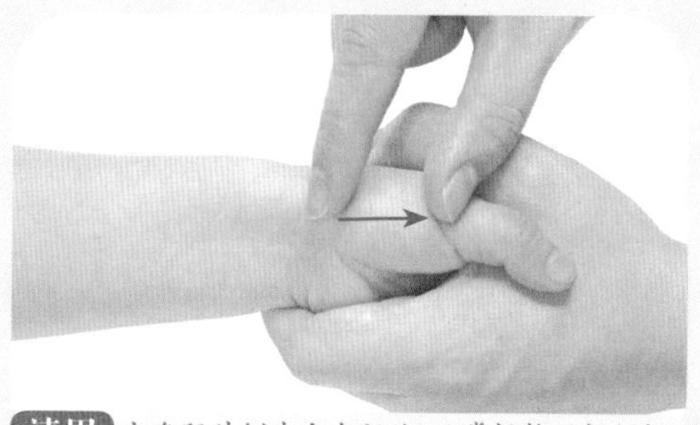

清胃 大鱼际外侧赤白肉际处，从掌根推至拇指根

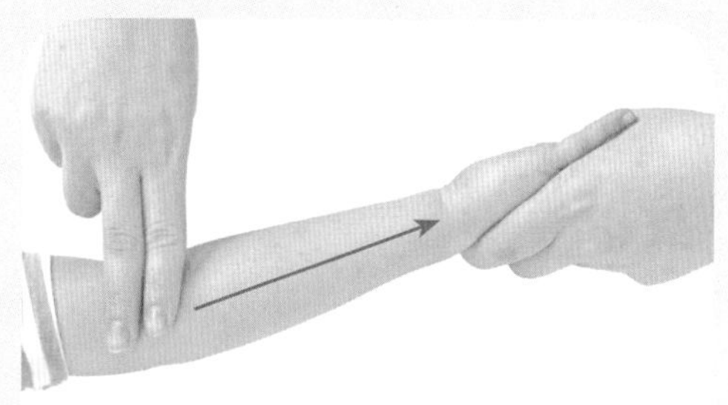

推六腑 前臂尺侧，从肘横纹推至腕横纹

【对症加减】11. 伤凉，加揉二人上马 10 分钟，也可加揉外劳宫 10 分钟。

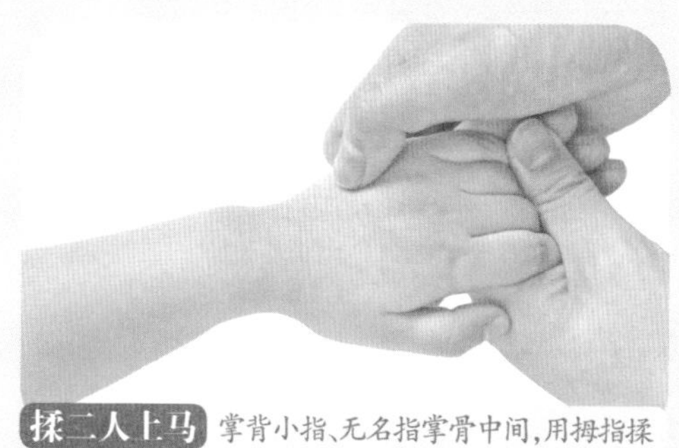

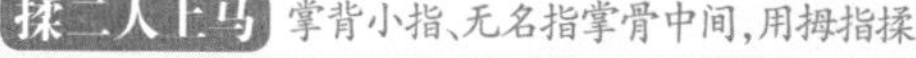

揉二人上马 掌背小指、无名指掌骨中间，用拇指揉

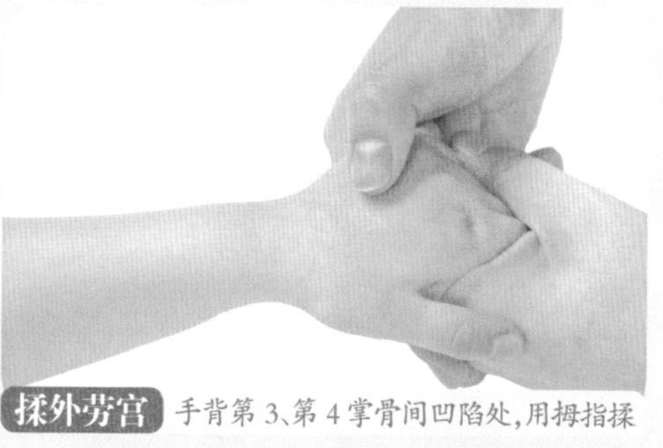

揉外劳宫 手背第 3、第 4 掌骨间凹陷处，用拇指揉

【对症加减】12. 如麻疹仍不畅透，加揉二人上马 15 分钟。

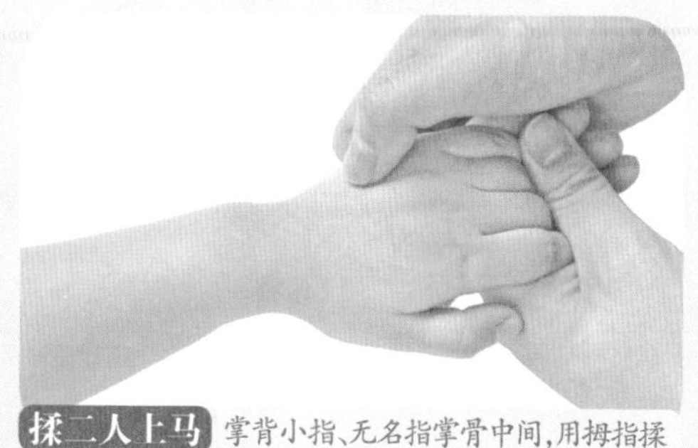

揉二人上马 掌背小指、无名指掌骨中间，用拇指揉

◎逆证阳证

【临床表现】高热超过39℃，疹出不畅。

【治则】透表清热，引毒外出。

【治法】平肝10分钟，清肺10分钟，推天河水20分钟。仍不畅透，加揉二人上马15分钟。

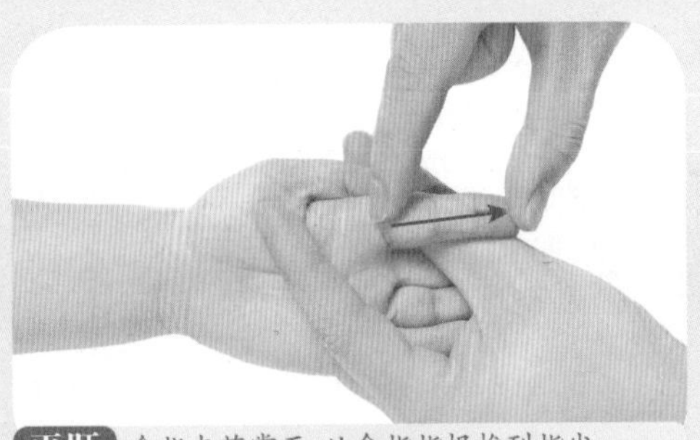

平肝 食指末节掌面，从食指指根推到指尖

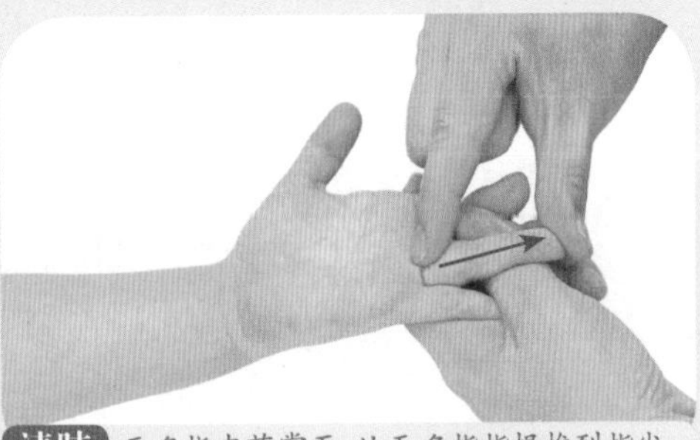

清肺 无名指末节掌面，从无名指指根推到指尖

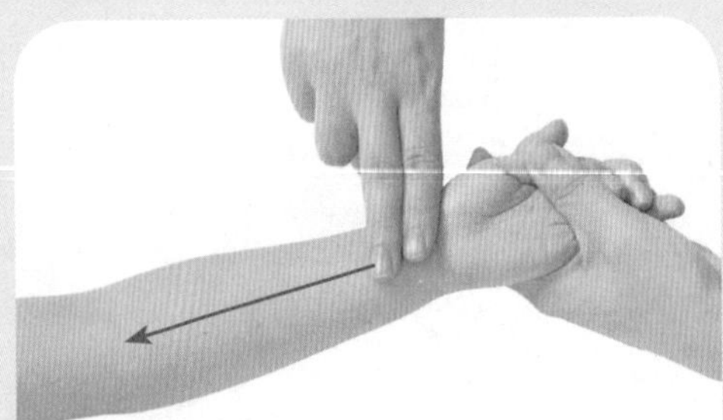

推天河水 由腕横纹中点推至肘横纹

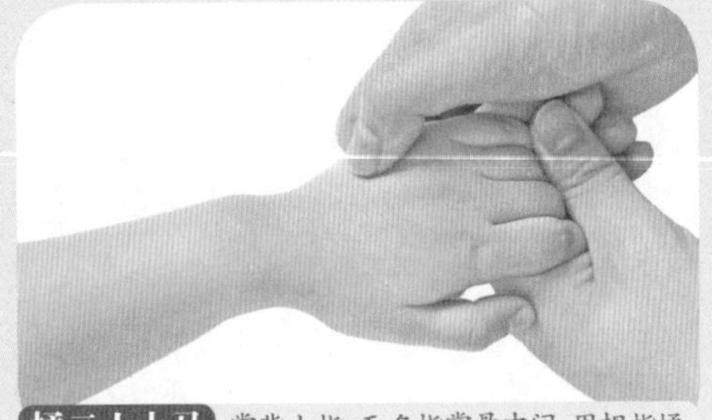

揉二人上马 掌背小指、无名指掌骨中间，用拇指揉

◎邪毒入血

【临床表现】只见疹色紫黯，尚未变黑。

【治则】采取抢救措施，以防万一。

【治法】推六腑20分钟，揉二人上马10分钟，平肝10分钟，清肺10分钟，推天河水20分钟。

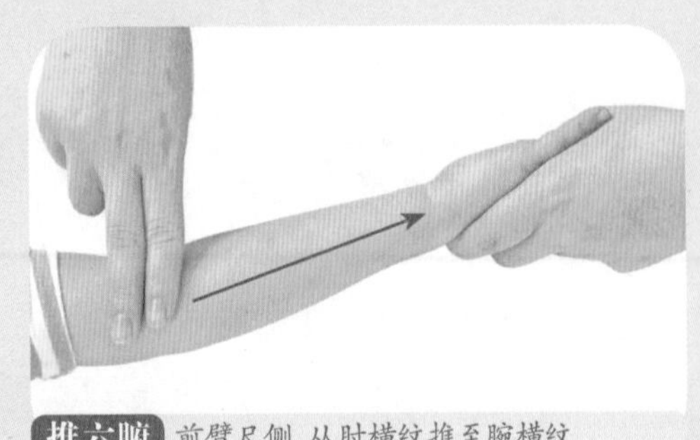

推六腑 前臂尺侧，从肘横纹推至腕横纹

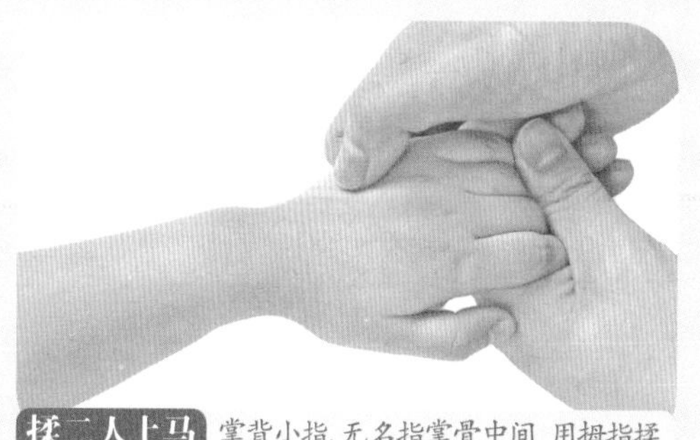

揉二人上马 掌背小指、无名指掌骨中间，用拇指揉

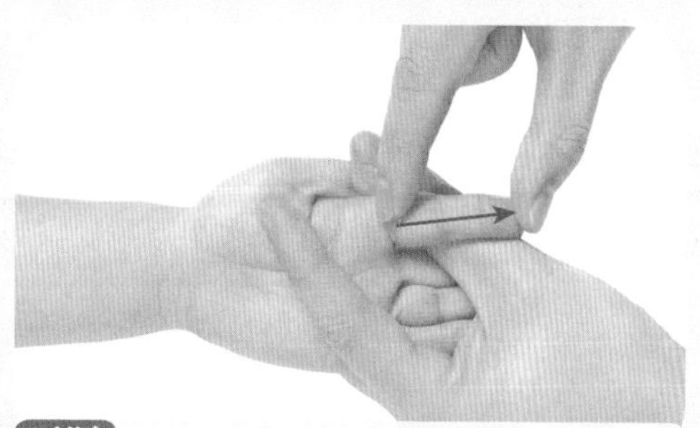

平肝 食指末节掌面，从食指指根推到指尖

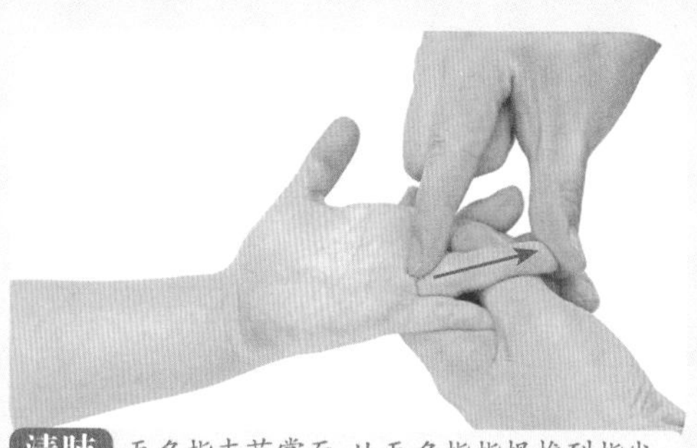

清肺 无名指末节掌面，从无名指指根推到指尖

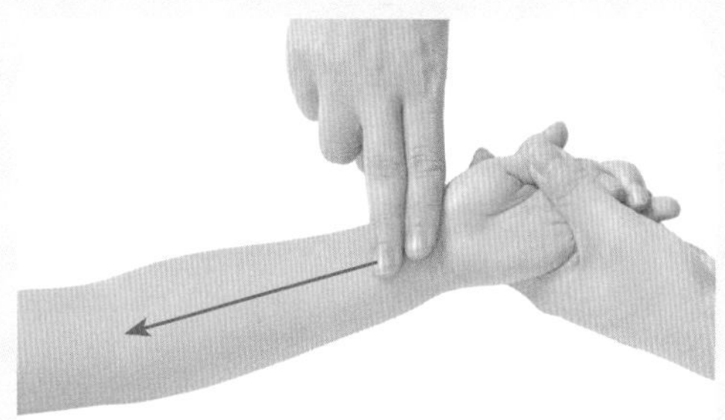

推天河水 由腕横纹中点推至肘横纹

【**对症加减**】体温陡降，未见疹色变黑，先强心助阳，如体温渐复，为有转机，再议他治，穴用推三关 15 分钟、揉二人上马 15 分钟，或揉外劳宫 15 分钟。如体温陡降，汗出如珠，或疹色已黑者，预后差。

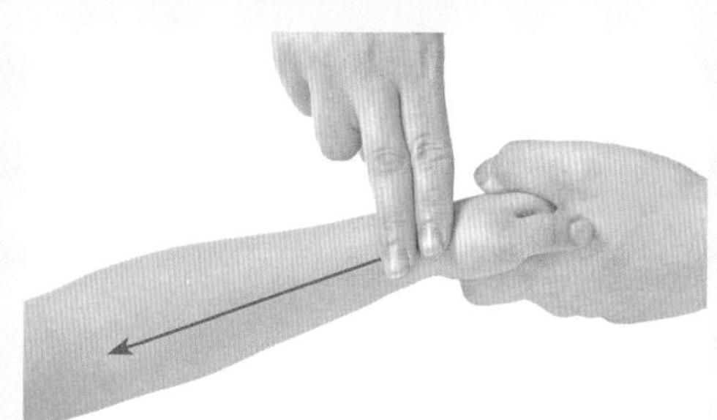

推三关 前臂桡侧，从腕横纹推至肘横纹

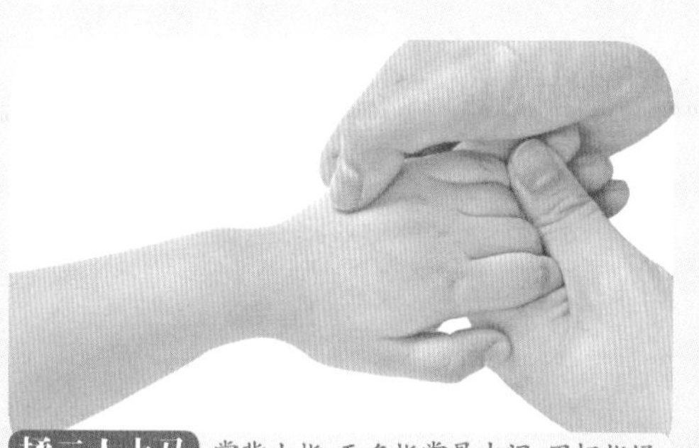

揉二人上马 掌背小指、无名指掌骨中间，用拇指揉

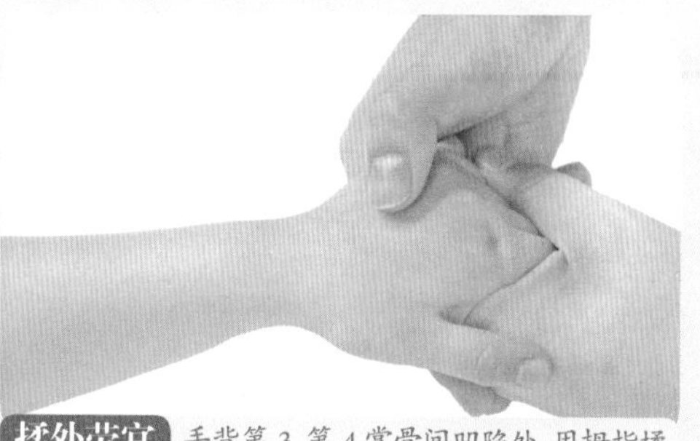

揉外劳宫 手背第 3、第 4 掌骨间凹陷处，用拇指揉

◎邪闭不出

【临床表现】无汗昏迷，疹闭不出。

【治则】扶助正气，加强透发。

【治法】拿列缺 1~2 分钟，回生之后如能得汗，为有转机，然后平肝 10 分钟、清肺 10 分钟、推天河水 15 分钟，并加揉二人上马 10 分钟助之。

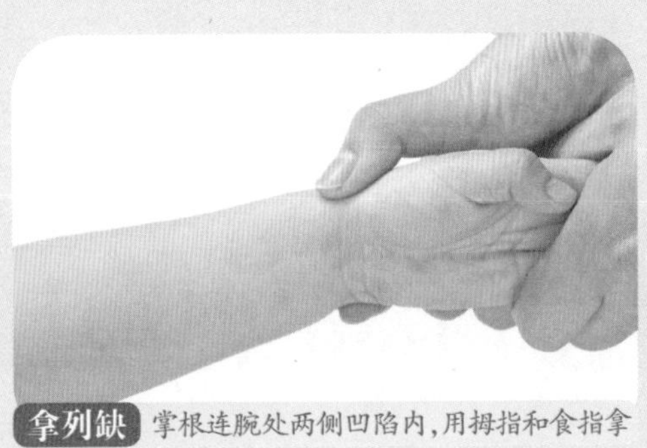
拿列缺 掌根连腕处两侧凹陷内，用拇指和食指拿

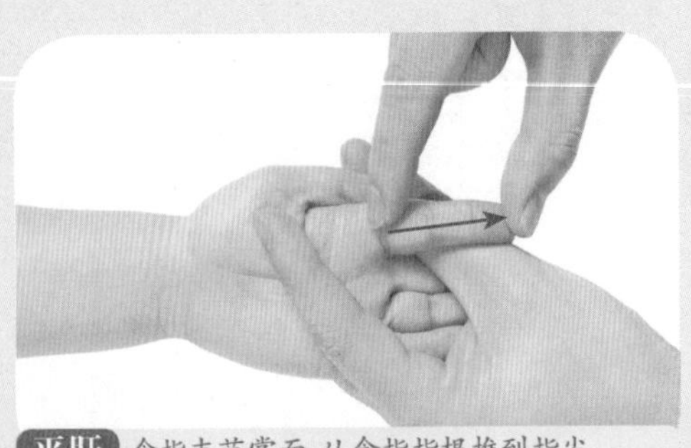
平肝 食指末节掌面，从食指指根推到指尖

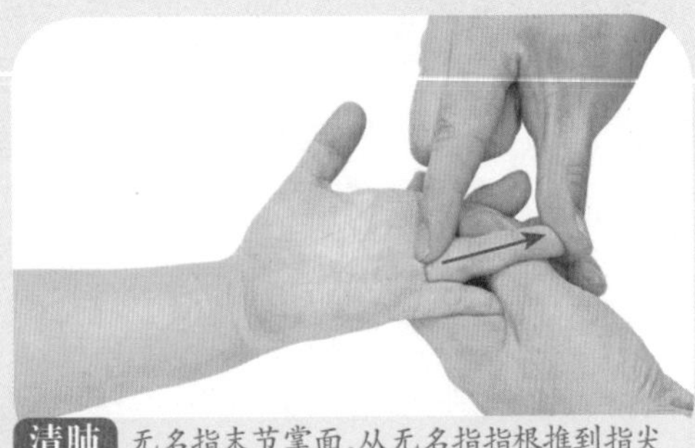
清肺 无名指末节掌面，从无名指指根推到指尖

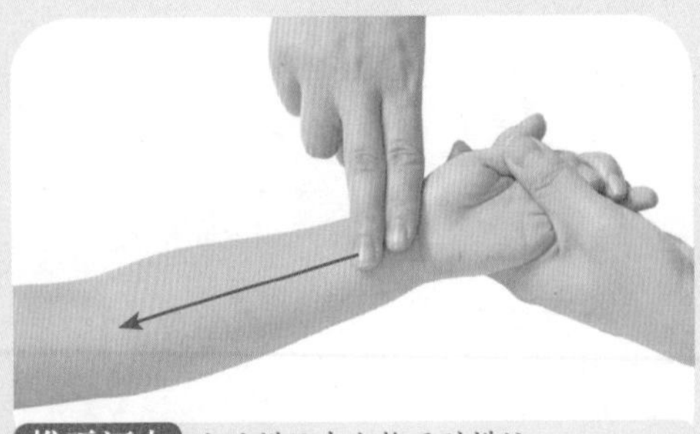
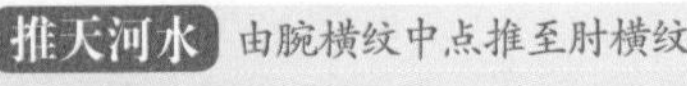
推天河水 由腕横纹中点推至肘横纹

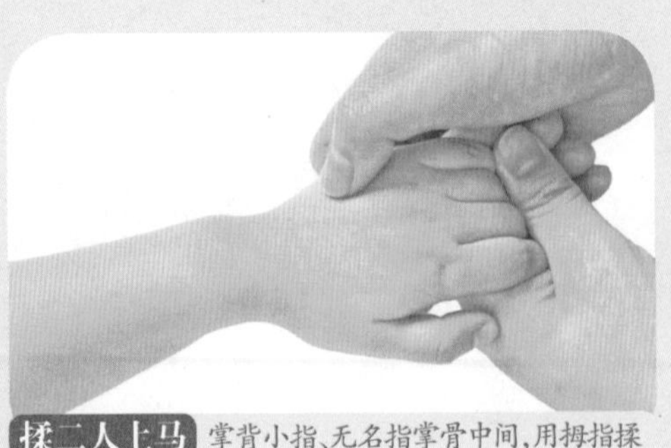
揉二人上马 掌背小指、无名指掌骨中间，用拇指揉

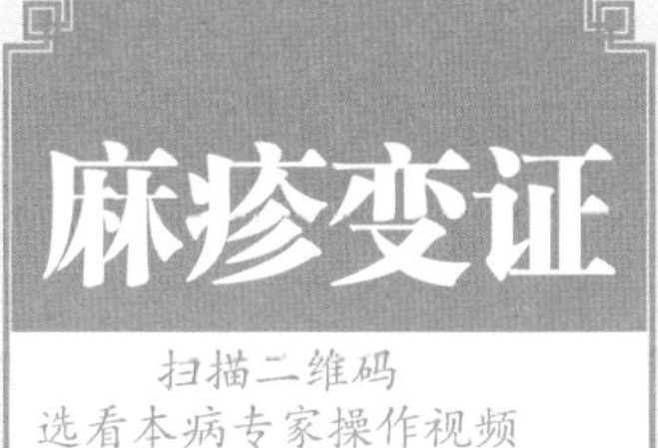

麻疹变证

扫描二维码
选看本病专家操作视频

麻疹热邪伤肺，可转成麻疹肺炎。麻疹已出，忽然不见，名曰“倒回”，亦属重症。

◎麻疹倒回

【临床表现】出疹情况较正常，因饮食、受凉、受惊等原因，忽然倒回不见，毒必内攻，最为险症。

【治则】扶助正气，加强透发。

【治法】拿列缺 1~2 分钟，平肝 10 分钟，清肺 10 分钟，推天河水 20 分钟，揉二人上马 10 分钟。

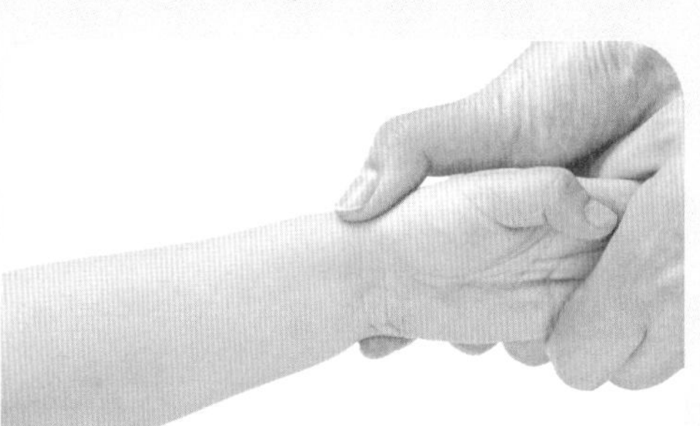

拿列缺 掌根连腕处两侧凹陷内，用拇指和食指拿

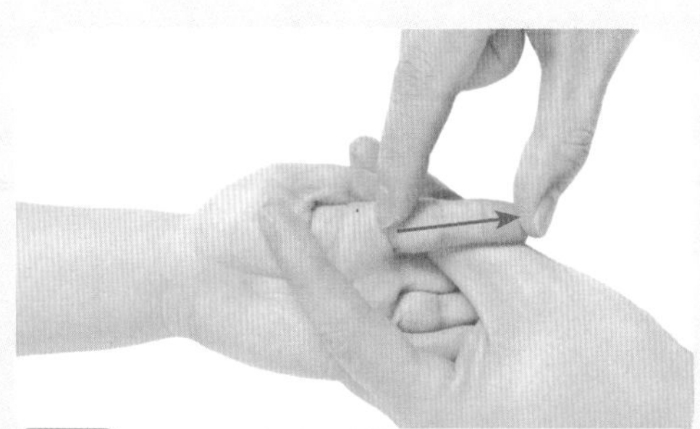

平肝 食指末节掌面，从食指指根推到指尖

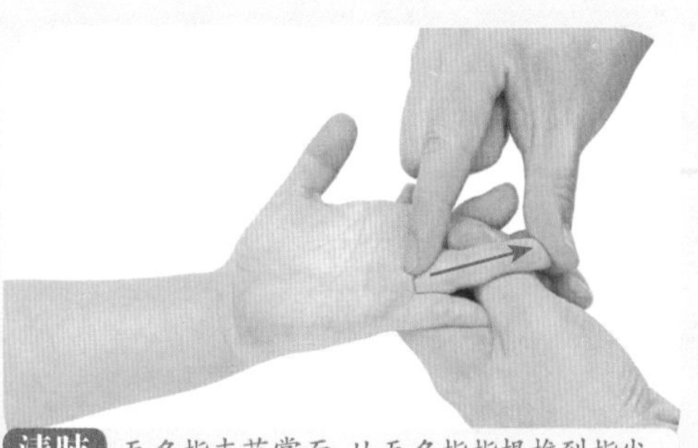

清肺 无名指末节掌面，从无名指指根推到指尖

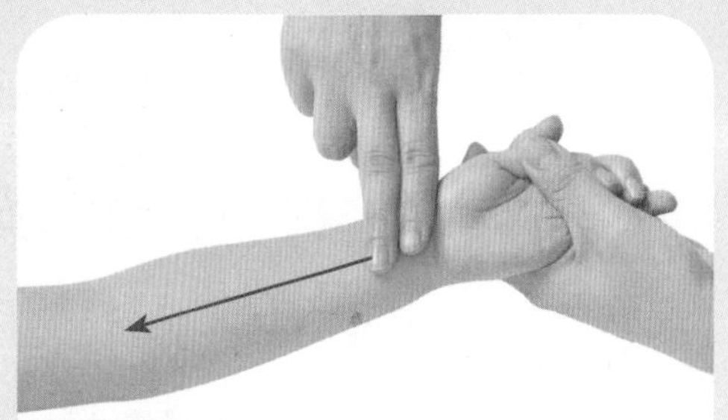

推天河水 由腕横纹中点推至肘横纹

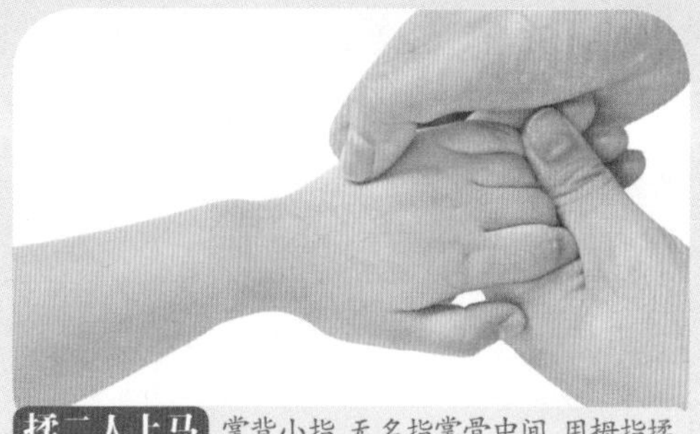

揉二人上马 掌背小指、无名指掌骨中间，用拇指揉

【对症加减】如见寒象加推三关10分钟；腹痛加揉外劳宫10分钟；如见麻疹透出，仍用平肝10分钟、清肺10分钟、推天河水20分钟。

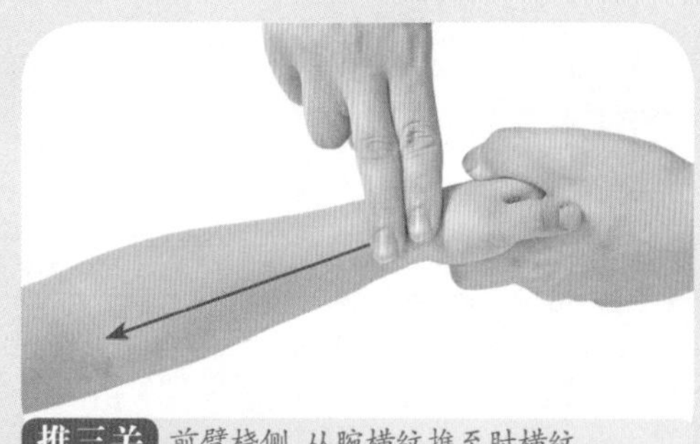

推三关 前臂桡侧，从腕横纹推至肘横纹

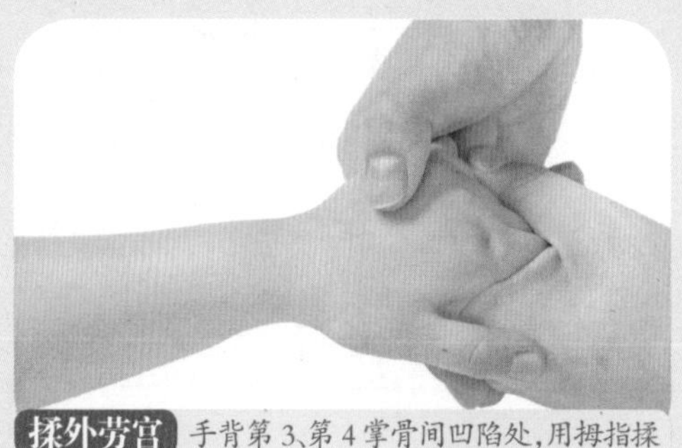

揉外劳宫 手背第3、第4掌骨间凹陷处，用拇指揉

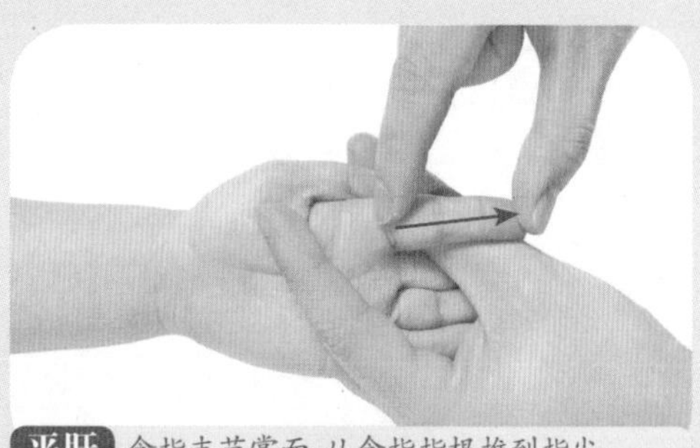

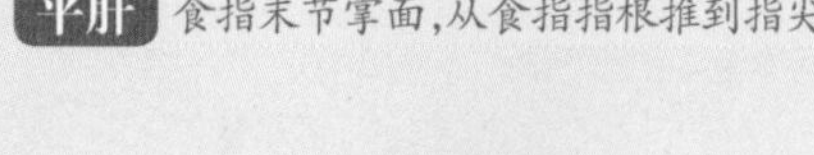

平肝 食指末节掌面，从食指指根推到指尖

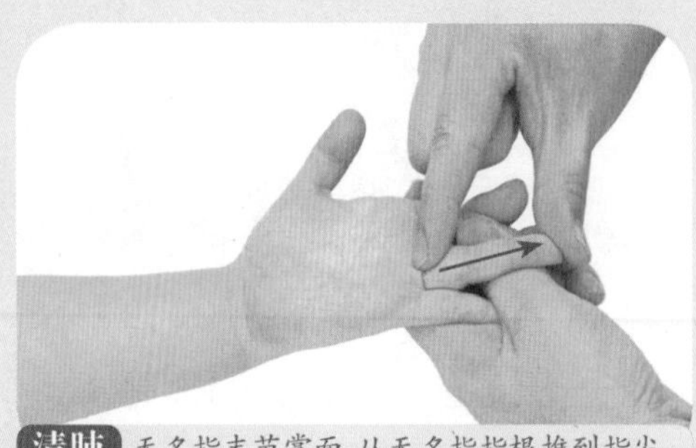

清肺 无名指末节掌面，从无名指指根推到指尖

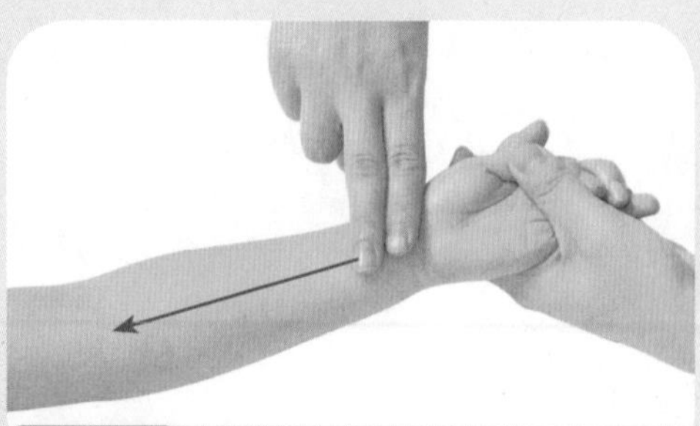

推天河水 由腕横纹中点推至肘横纹

◎麻疹肺炎

【临床表现】邪热伤肺，又受感染，并发肺炎，因挟有疹毒，咳喘、发热较原发肺炎为重，见铁锈色痰及鼻翼扇动，脉象弦数。

【治则】透表祛邪，清热宣肺，豁痰平喘。

【治法】平肝10分钟，清肺10分钟，推天河水15分钟，运八卦20分钟。

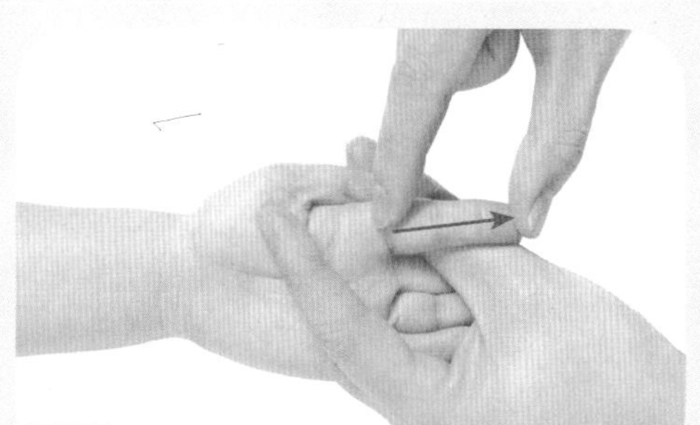

平肝 食指末节掌面，从食指指根推到指尖

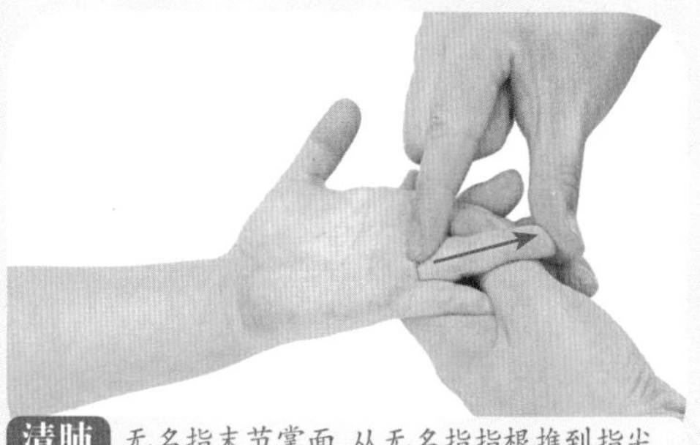

清肺 无名指末节掌面，从无名指指根推到指尖

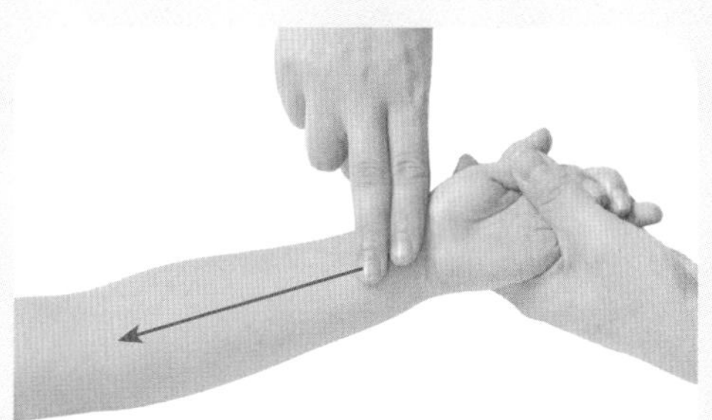

推天河水 由腕横纹中点推至肘横纹

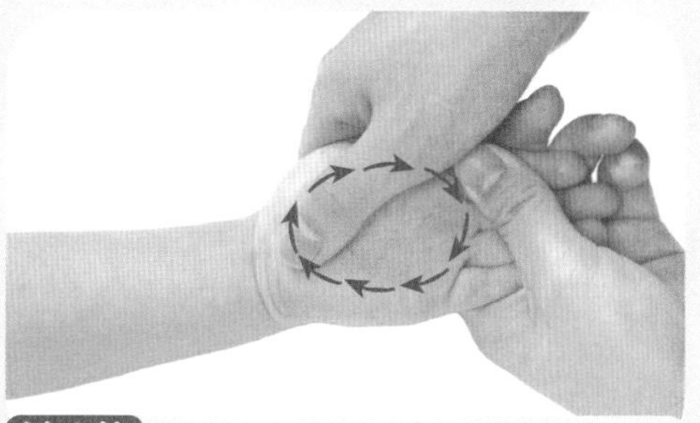

运八卦 顺时针做运法，运至离宫宜轻按

【对症加减】热太盛，加推六腑20分钟；如见其他兼症，加穴与治肺炎相同，唯清胃不宜过用，恐碍麻疹透发。

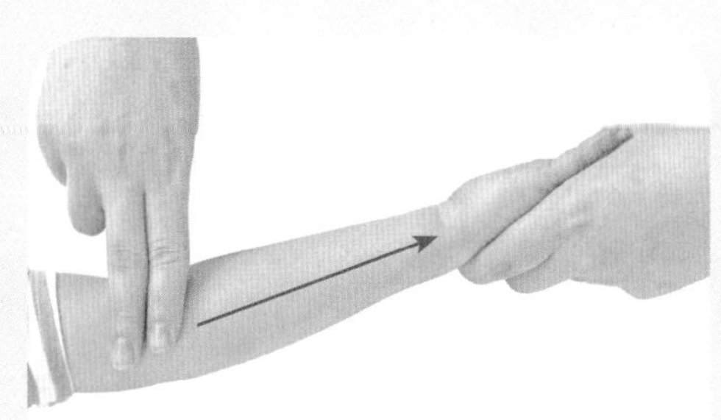

推六腑 前臂尺侧，从肘横纹推至腕横纹

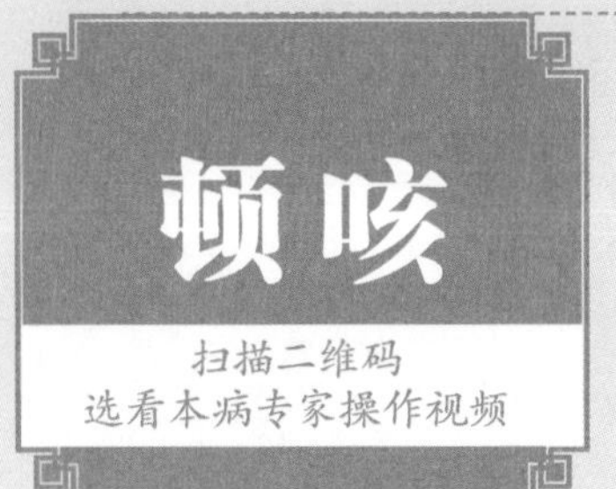

本病是由百日咳杆菌所引起的呼吸道传染病，多在冬春季流行，任何年龄的小儿均可感染，以乳幼儿多见。病程较长，缠绵难愈，故又名“百日咳”。

◎顿咳（百日咳）

【临床表现】阵发性、痉挛性咳嗽，终了有吼声，咳时面色潮红或口唇青紫，涕泪交流，引吐痰液或食物，夜甚于昼，甚则鼻衄，痰中带血，舌下有小粒溃疡，颜面浮肿。

【治则】宣肺泄热，豁痰止咳。

【治法】逆运八卦 15 分钟，揉小横纹 15 分钟，清胃 10 分钟，推天河水或推六腑 10 分钟。

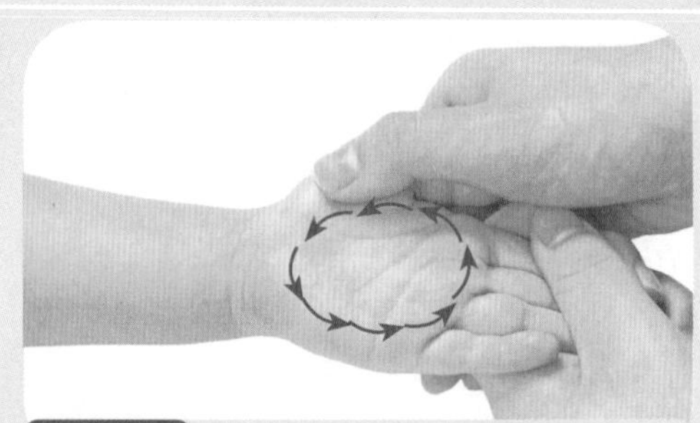

逆运八卦 逆时针做运法，运至离宫宜轻按

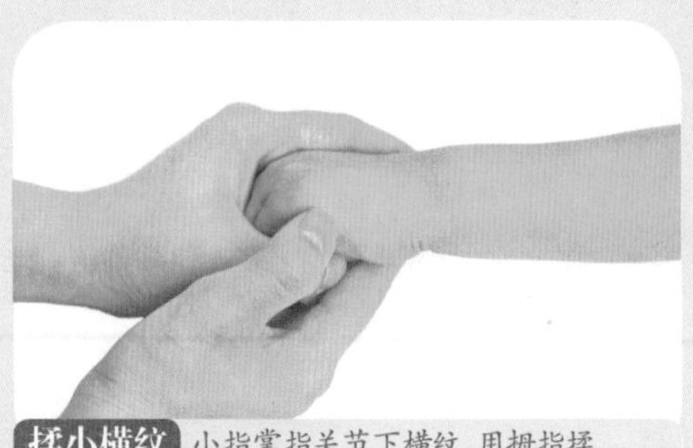

揉小横纹 小指掌指关节下横纹，用拇指揉

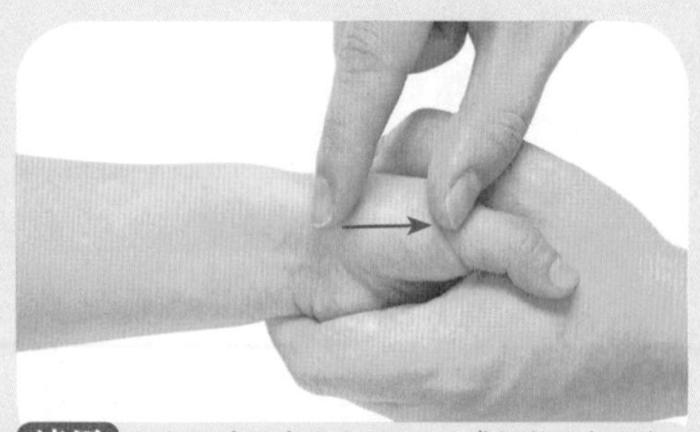

清胃 大鱼际外侧赤白肉际处，从掌根推至拇指根

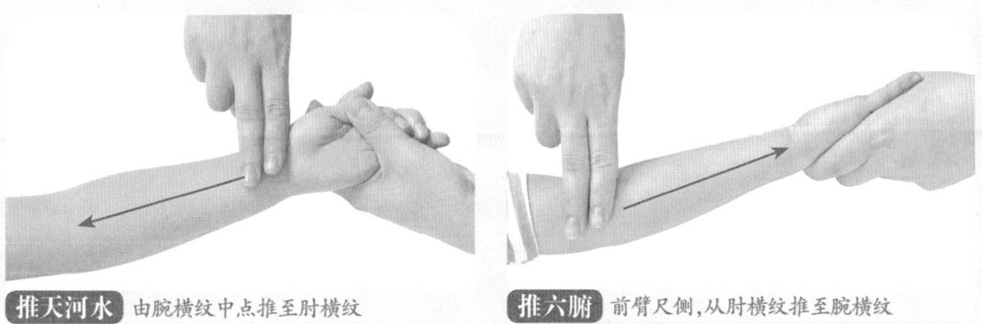

推天河水 由腕横纹中点推至肘横纹

推六腑 前臂尺侧，从肘横纹推至腕横纹

【对症加减】 1. 痉挛期，咳嗽痰稠，咯吐不利。改用逆运八卦 10 分钟，揉小横纹 10 分钟，推六腑 10 分钟，捣小天心 5 分钟。

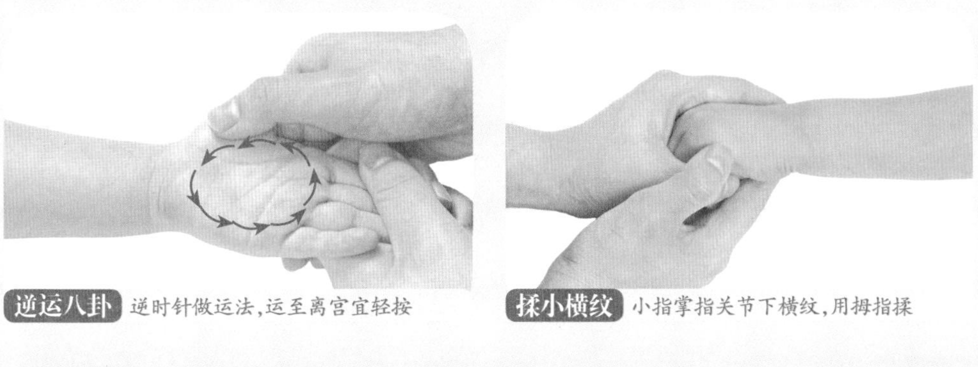

逆运八卦 逆时针做运法，运至离宫宜轻按

揉小横纹 小指掌指关节下横纹，用拇指揉

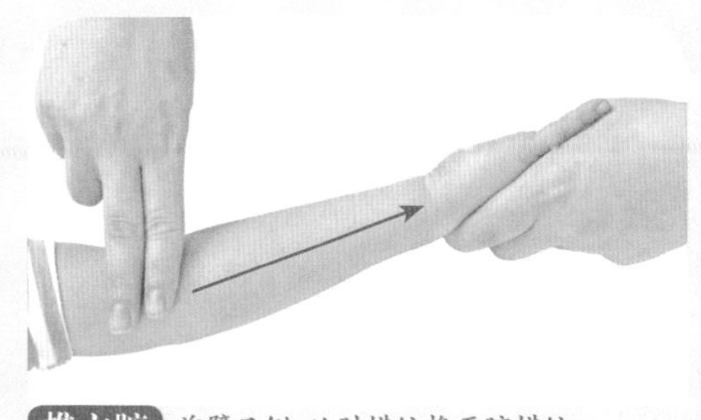

推六腑 前臂尺侧，从肘横纹推至腕横纹

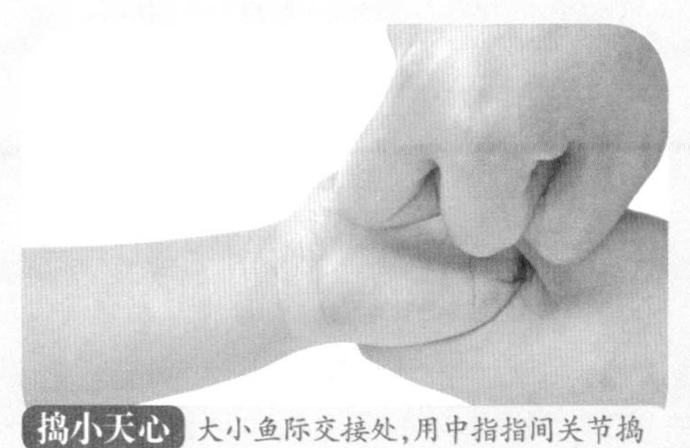

捣小天心 大小鱼际交接处，用中指指间关节捣

【对症加减】2. 病久，气血亏损，体弱消瘦，咳嗽不典型，治宜清肺养阴。改用揉二人上马 10 分钟，清补脾 10 分钟，揉小横纹 10 分钟，推天河水 10 分钟。

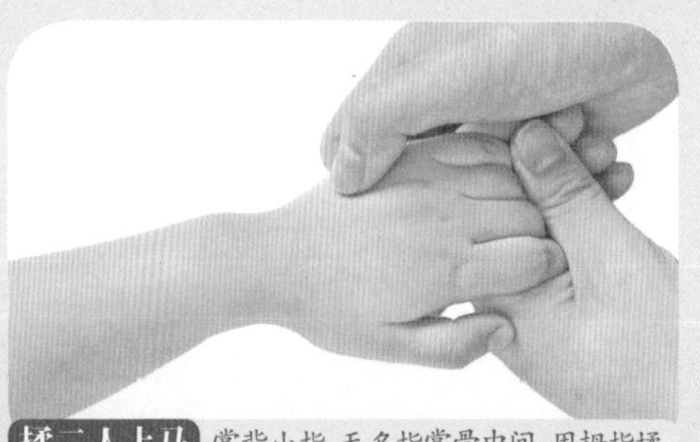
揉二人上马 掌背小指、无名指掌骨中间，用拇指揉

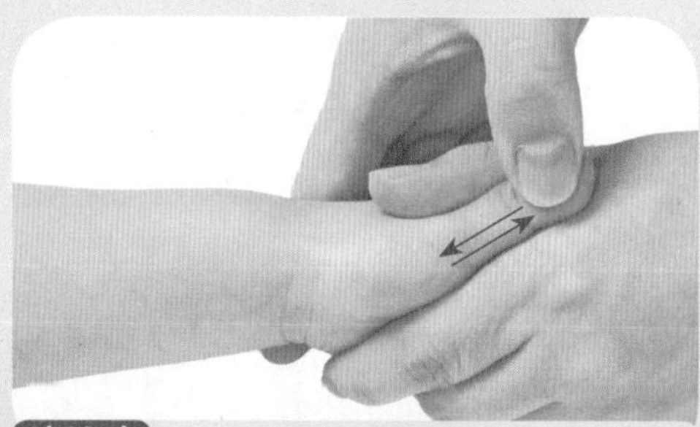
清补脾 拇指末节外侧，来回推之

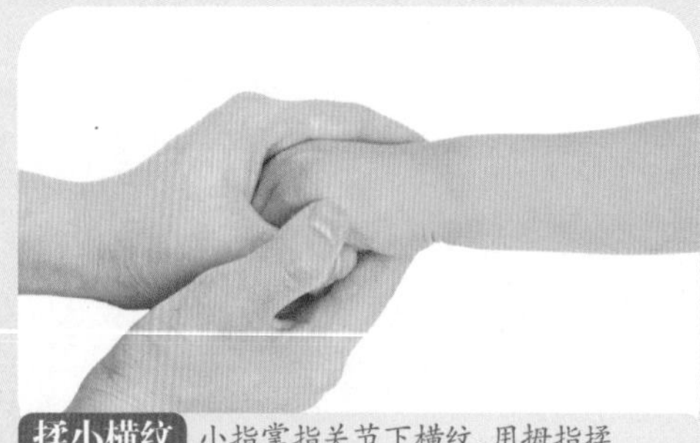
揉小横纹 小指掌指关节下横纹，用拇指揉

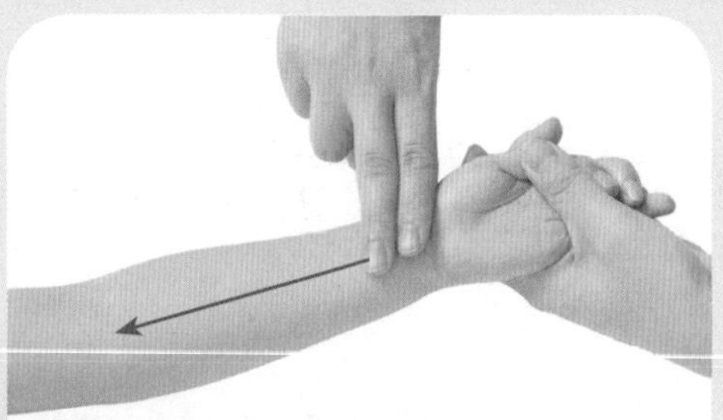
推天河水 由腕横纹中点推至肘横纹

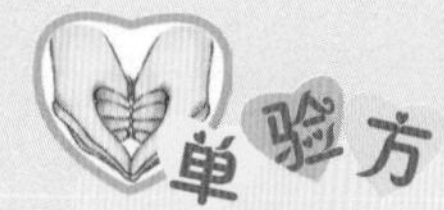

处方 1

鸡苦胆 1 个，白糖适量。

用法：用针刺破鸡胆，将胆汁烘干，加入适量白糖，研末调匀，1 岁内患儿分 3 天服完，2 岁分 2 天服完，2 岁以上 1 天服完，每天分 2~3 次服。

功用：治疗百日咳。

处方 2

大蒜 15 克，白糖 30 克。

用法：将大蒜捣烂加糖，用开水一杯浸 5 小时，每日 1 剂，分 3 次服，连服 4~5 天。

功用：治疗百日咳。

夜啼症

扫描二维码
选看本病专家操作视频

夜啼症又名“哭夜”，病因不清，可能与婴儿夜间神经兴奋，生活中受惊吓，接生时剪脐带不洁，患儿母亲在怀孕期性情暴躁或吃刺激性食物等有关。表现为夜间啼哭不止，可因吮乳而暂停，吮饱后复哭，至白天则安静些，夜间则又哭，哭的日期多数在50天左右。

◎夜啼症（哭夜）

【临床表现】夜间啼哭，可因哺乳而暂停，白天安静一些，若因啼哭而引起抽风，则预后不良，多数哭到日期而自愈。脉与体温都正常，有因啼哭而引起消化不良、面色苍白或微青、消瘦等症状者。

【治则】平肝，清热，安神。

【治法】1. 面部现青色者，平肝10分钟（为主），推天河水15分钟，揉外劳宫15分钟。

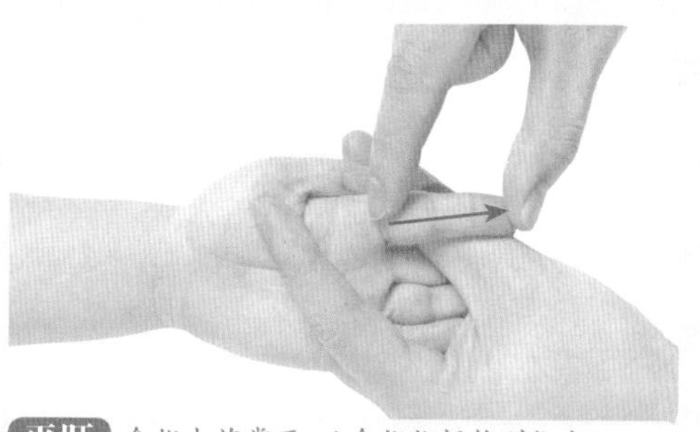

平肝 食指末节掌面，从食指指根推到指尖

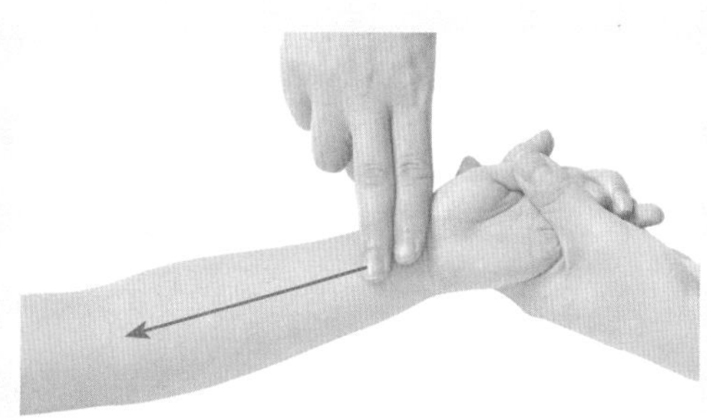

推天河水 由腕横纹中点推至肘横纹

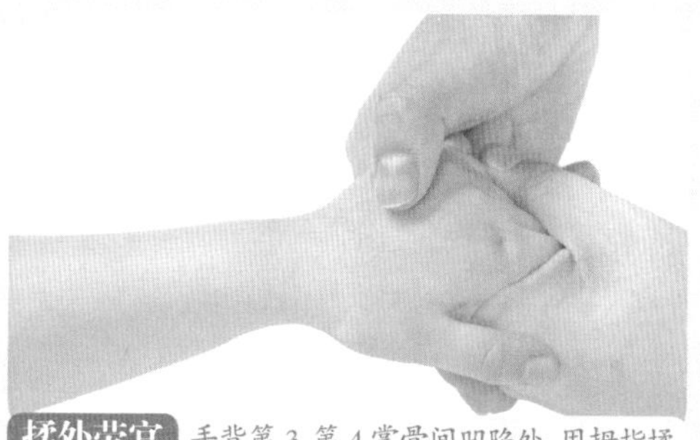

揉外劳宫 手背第3、第4掌骨间凹陷处，用拇指揉

【治法】2. 消化不良者，上法加清补脾10分钟。

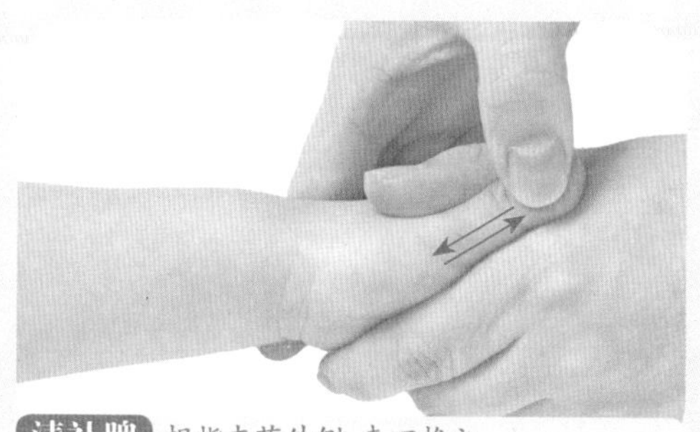

清补脾 拇指末节外侧，来回推之

夜惊症

扫描二维码
选看本病专家操作视频

幼儿在夜间睡眠中忽然惊醒，表现恐怖状态，因此叫作夜惊症。本病多由于听鬼怪故事，看惊险的电影，以及幼儿不听话时家长用恐吓及打骂的办法对待幼儿，导致幼儿大脑受刺激，精神紧张，造成夜间噩梦，形成夜惊症。

◎夜惊症

【临床表现】与急慢惊风有根本的不同，白天没有受惊吓的现象，夜间常忽然惊起，狂呼乱叫或大哭而醒，求助、拥抱母亲，若不急速治疗，常可引起抽风。脉象与体温大多正常，主要靠主诉和详细问诊掌握病因，施以正确的治疗。

【治则】清心泄火，安神益智。

【治法】病程短者，取平肝 10 分钟，清补脾 10 分钟，推天河水 15 分钟，运八卦 15 分钟。

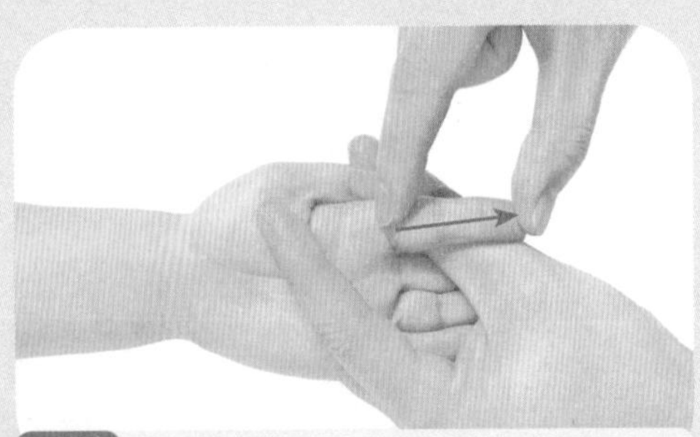

平肝 食指末节掌面，从食指指根推到指尖

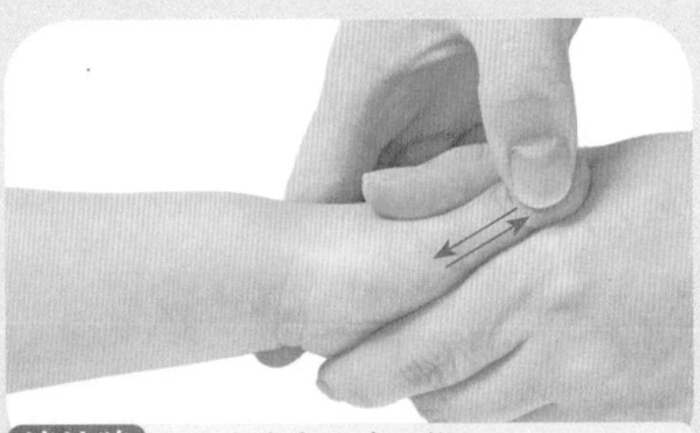

清补脾 拇指末节外侧，来回推之

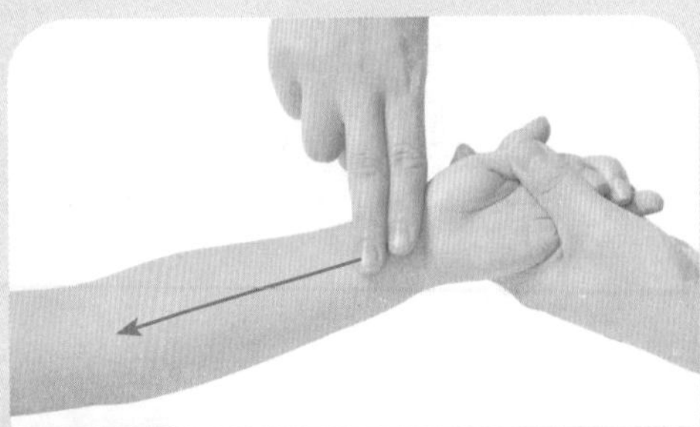

推天河水 由腕横纹中点推至肘横纹

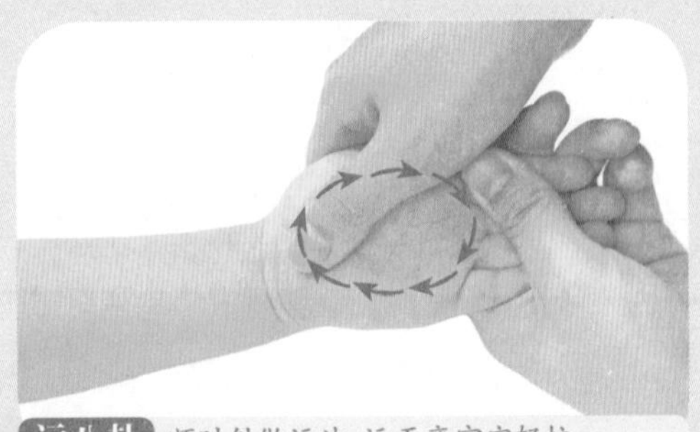

运八卦 顺时针做运法，运至离宫宜轻按

【**治法**】迁延日久者，取平肝 10 分钟，清补脾 10 分钟，推天河水 15 分钟，运八卦 15 分钟，揉二人上马 15 分钟。

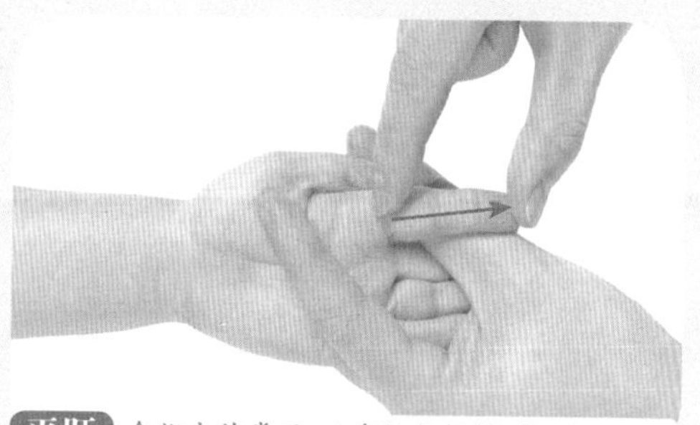

平肝 食指末节掌面，从食指指根推到指尖

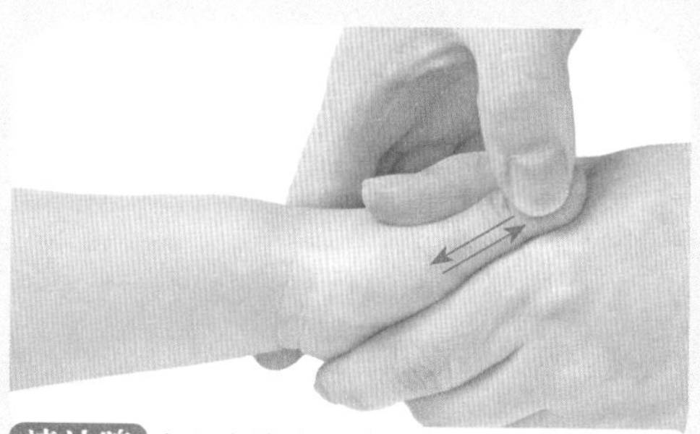

清补脾 拇指末节外侧，来回推之

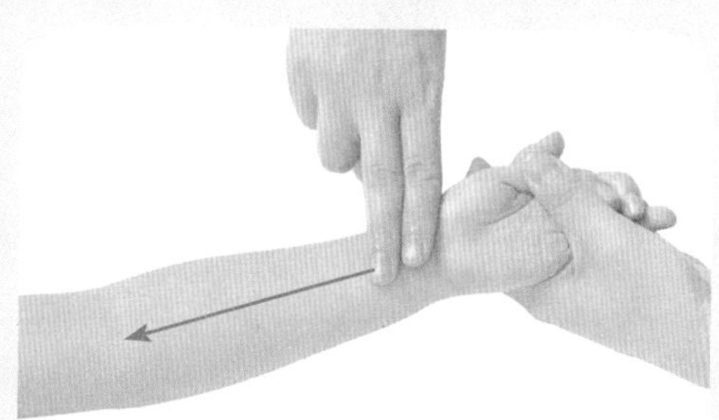

推天河水 由腕横纹中点推至肘横纹

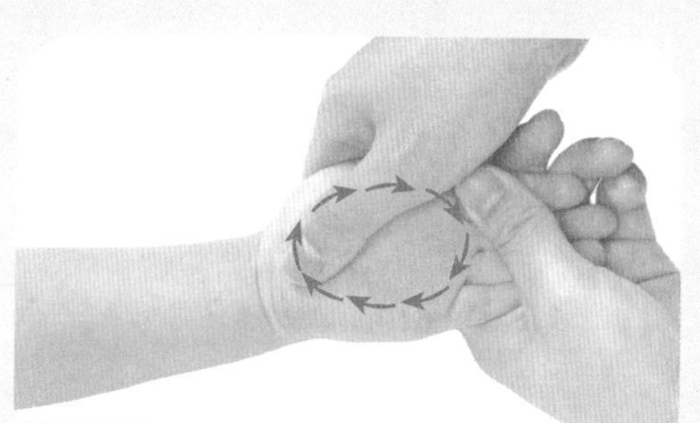

运八卦 顺时针做运法，运至离宫宜轻按

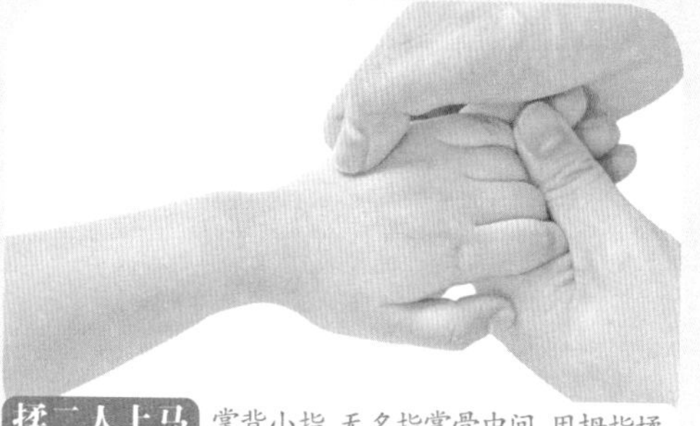

揉二人上马 掌背小指、无名指掌骨中间，用拇指揉

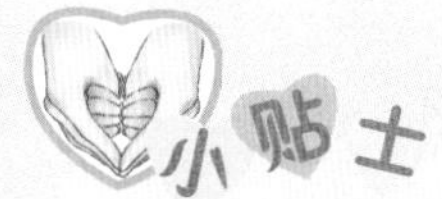

夜惊症的生活调理

1. 养成良好的作息习惯，如避免白天过度兴奋和劳累、睡前不宜吃过多的食物、保持室内空气流通等，以消除影响睡眠的因素。

2. 父母应帮助孩子调节情绪，尽量避免可能引发夜惊症的诱因，如给小孩讲恐怖故事、观看惊悚电影等。

新生儿
黄疸
扫描二维码
选看本病专家操作视频

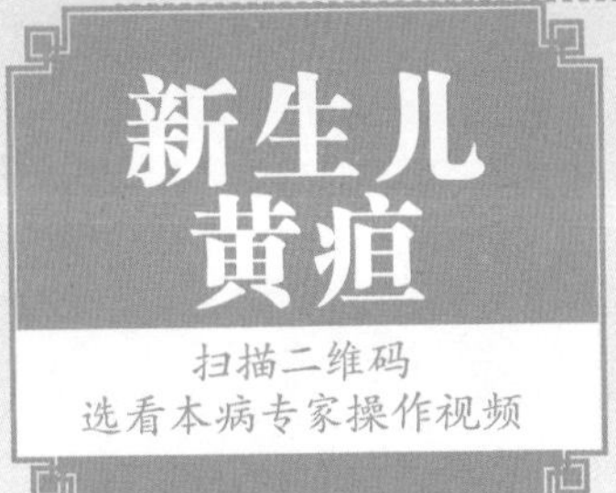

本病以新生儿周身皮肤、双目、小便都见黄色为特征，其中黄色较淡，一周内不加重者，属生理性黄疸，一般不需治疗。若黄色逐渐加深，或伴有其他症状者，则多为病理性黄疸。黄疸的病因主要是感受湿热之邪，亦可因脾气虚弱，湿从寒化，寒湿阻滞而致。

◎新生儿黄疸

【临床表现】 湿热型（阳黄）：皮肤、面目发黄，颜色鲜明，或有发热，便干，烦躁。寒湿型（阴黄）：皮肤、面目发黄，色泽晦暗，四肢欠温，大便稀溏。

【治则】 湿热型，宜清热利湿；寒湿型，宜温中健脾除湿。

【治法】 1. 湿热型：平肝5分钟，推六腑10分钟，利小便5分钟。

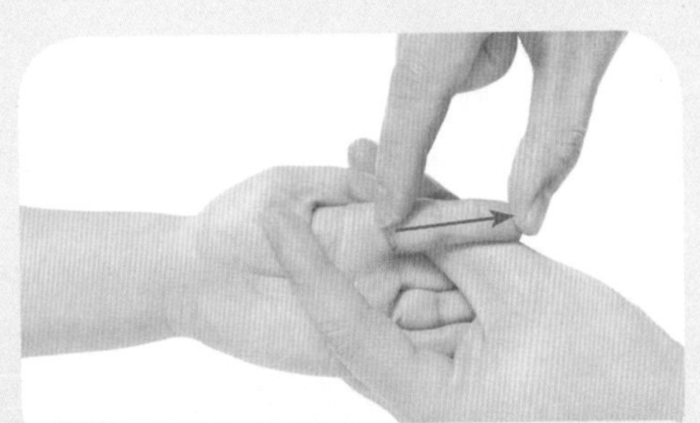

平肝 食指末节掌面，从食指指根推到指尖

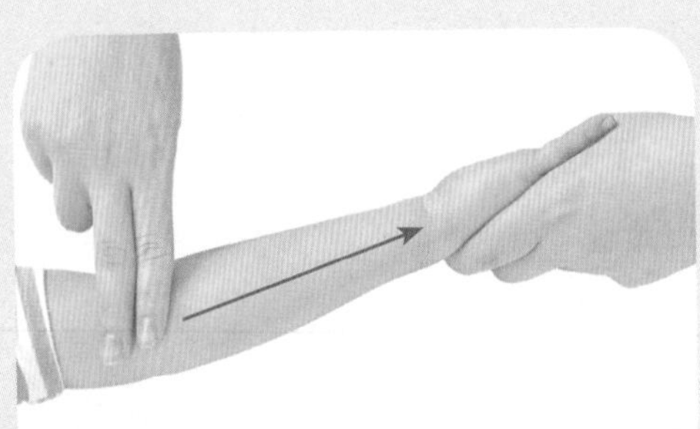

推六腑 前臂尺侧，从肘横纹推至腕横纹

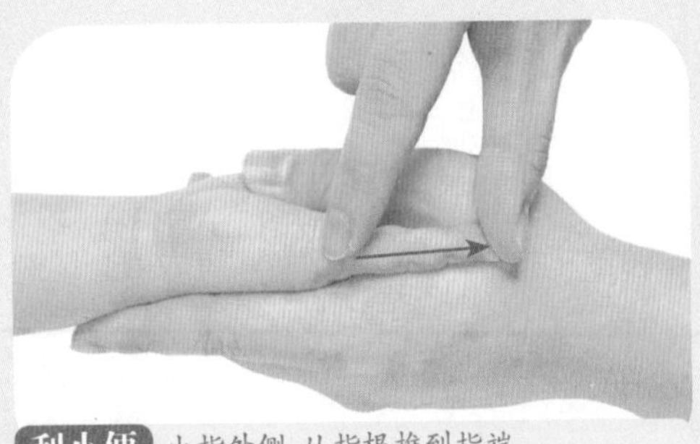

利小便 小指外侧，从指根推到指端

【治法】2. 寒湿型：揉外劳宫 10 分钟，平肝 5 分钟，清补脾 10 分钟。

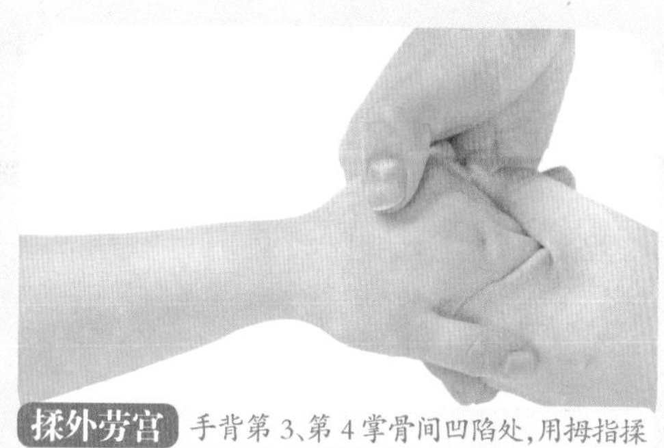

揉外劳宫 手背第 3、第 4 掌骨间凹陷处，用拇指揉

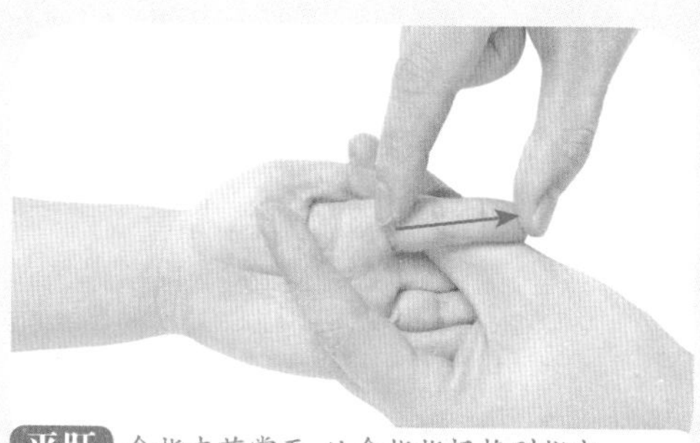

平肝 食指末节掌面，从食指指根推到指尖

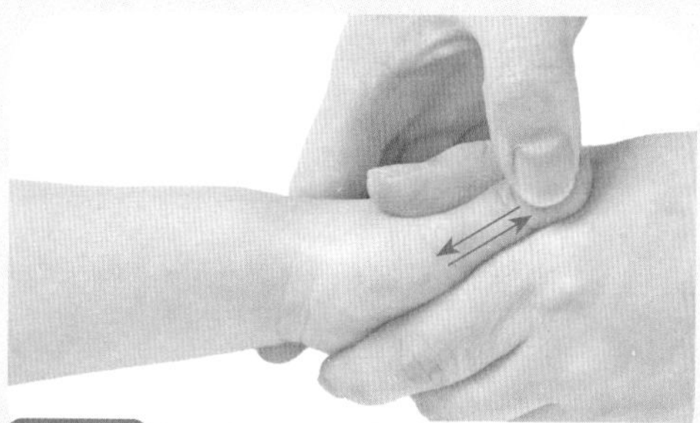

清补脾 拇指末节外侧，来回推之

【对症加减】热象不重者，推六腑改用推天河水 10 分钟。以上均可间断用揉二人上马 5~10 分钟，以免过于寒凉。

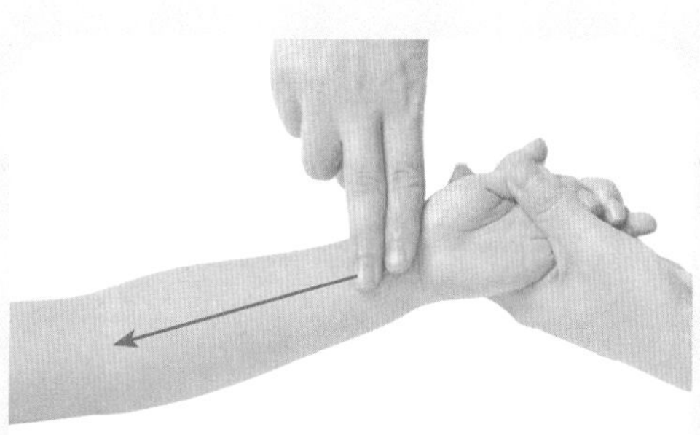

推天河水 由腕横纹中点推至肘横纹

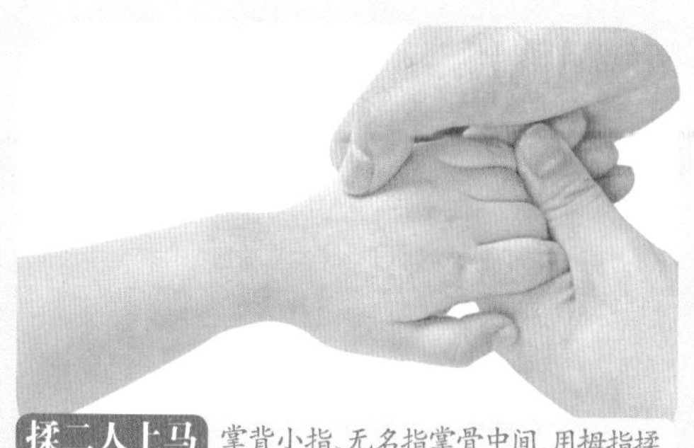

揉二人上马 掌背小指、无名指掌骨中间，用拇指揉

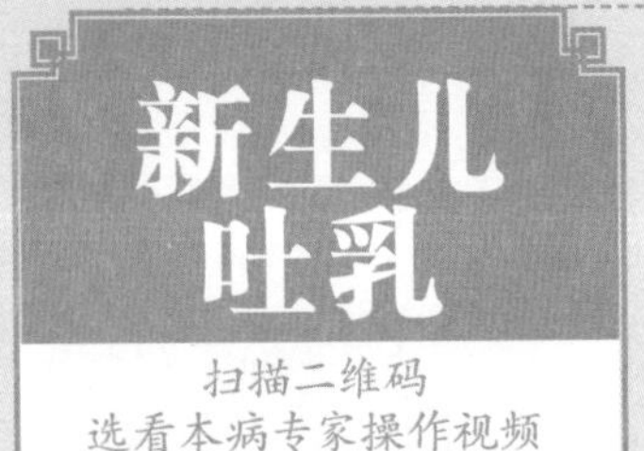

本病多因喂养不当，乳食无节，或受寒引起。先天性幽门发育不良引起的呕吐不在此讨论。

◎新生儿吐乳

【临床表现】主要看呕吐物，如呕吐物酸腐、口中气热、腹胀、烦躁，多属热证；如呕吐物味轻、面色青白、四肢不温，多属寒证。

【治则】热证，宜清热和胃止吐；寒证，宜温中散寒止吐。

【治法】1. 热证：运八卦 10 分钟，清胃 5 分钟，推天河水 10 分钟，揉板门 5 分钟。

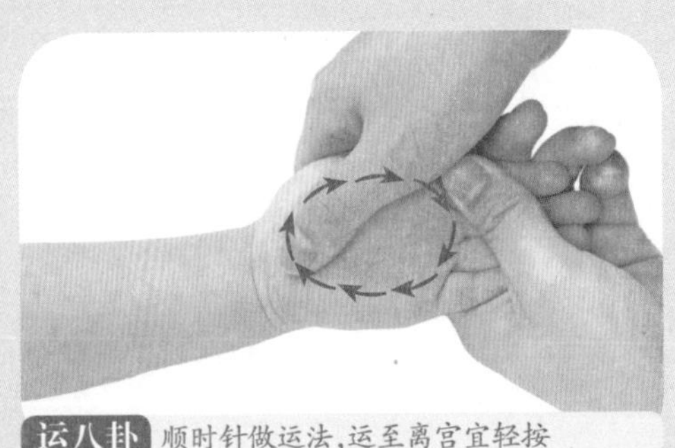

运八卦 顺时针做运法，运至离宫宜轻按

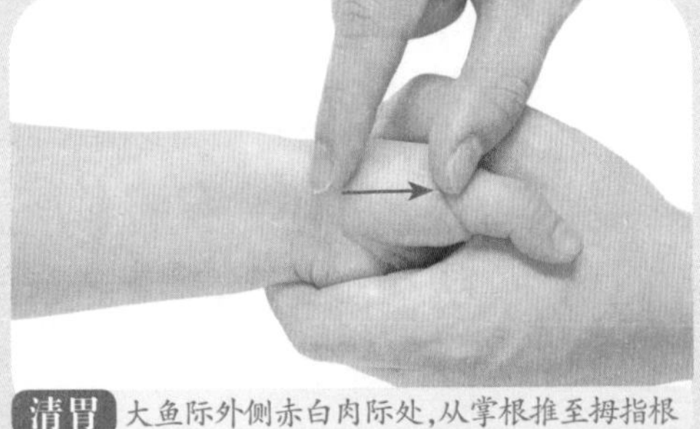

清胃 大鱼际外侧赤白肉际处，从掌根推至拇指根

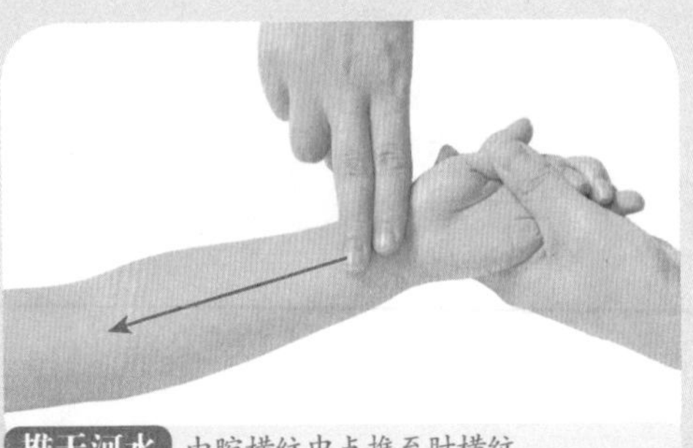

推天河水 由腕横纹中点推至肘横纹

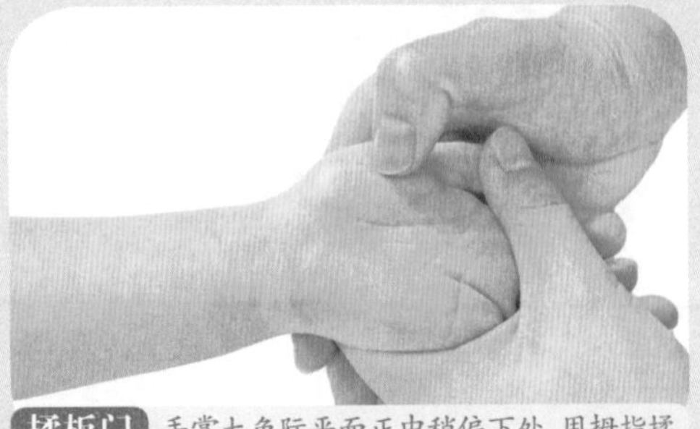

揉板门 手掌大鱼际平面正中稍偏下处，用拇指揉

【治法】2. 寒证：揉外劳宫 10 分钟，清补脾 10 分钟，揉板门 5 分钟。

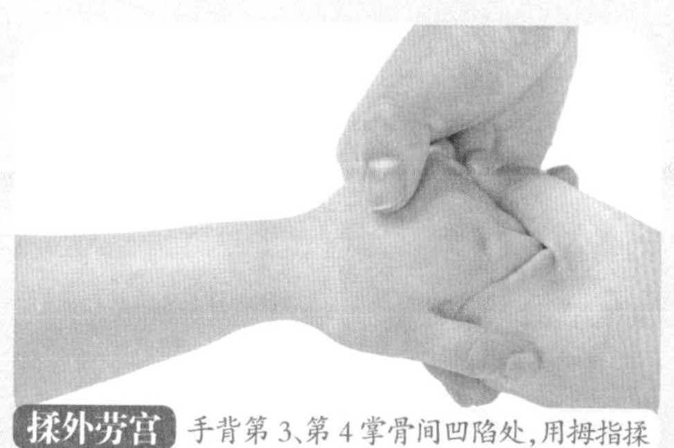
揉外劳宫 手背第 3、第 4 掌骨间凹陷处，用拇指揉

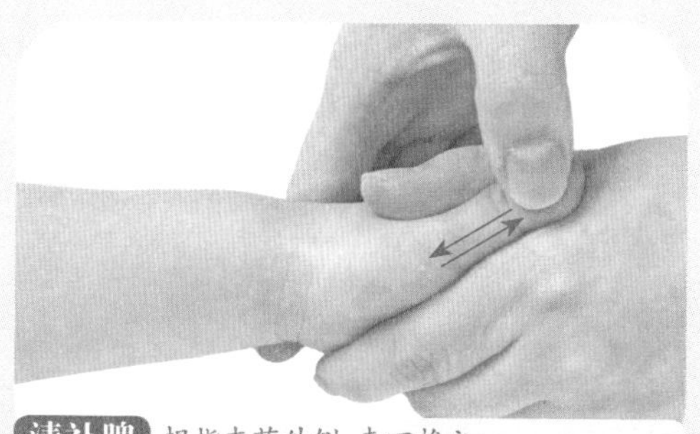
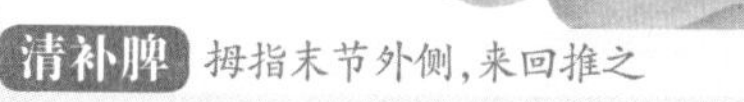
清补脾 拇指末节外侧，来回推之

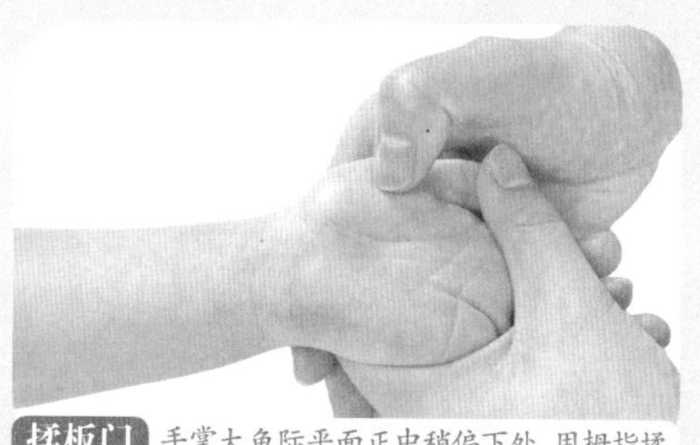
揉板门 手掌大鱼际平面正中稍偏下处，用拇指揉

【对症加减】热重者，去天河水改用推六腑 10 分钟；腹胀者，加推大四横纹 10 分钟。

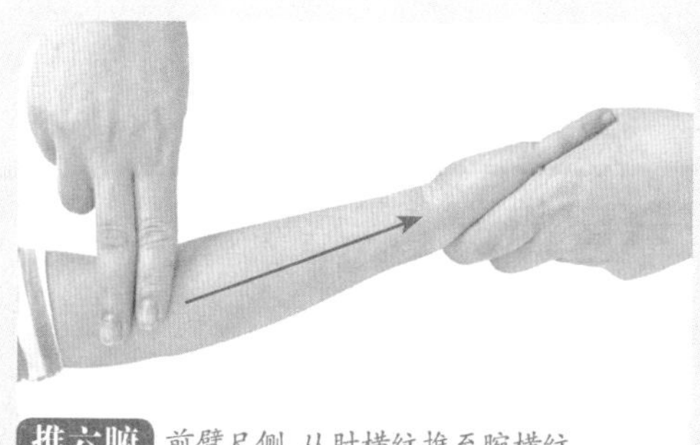
推六腑 前臂尺侧，从肘横纹推至腕横纹

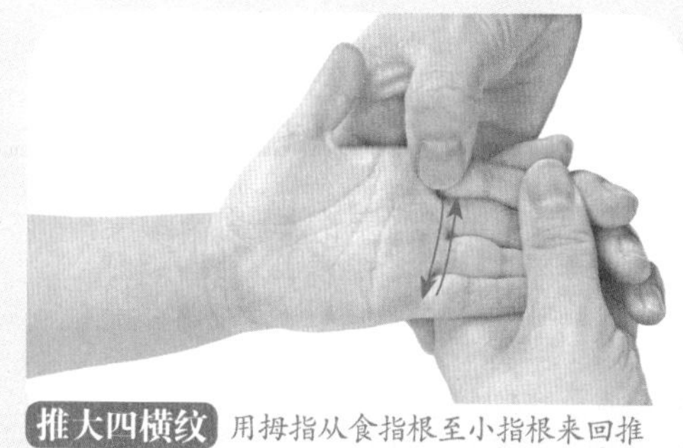
推大四横纹 用拇指从食指根至小指根来回推

囟门闭合晚

扫描二维码
选看本病专家操作视频

婴儿的前囟门一般于1~1.5岁时闭合，若2岁左右尚未闭合，多与患儿先天不足、肾气亏损，或大病久病致体质虚弱有关。

◎囟门闭合晚

【临床表现】前囟门未闭，患儿其他方面亦发育迟缓，如站立、行走、语言等，均晚于同龄者。

【治则】培补元气。

【治法】选择一：揉二人上马15分钟，揉阳池10分钟，推三关10分钟，补脾15分钟，平肝5分钟，推大四横纹10分钟；以上揉二人上马、补脾为主，可轮流选加其他1~2穴。

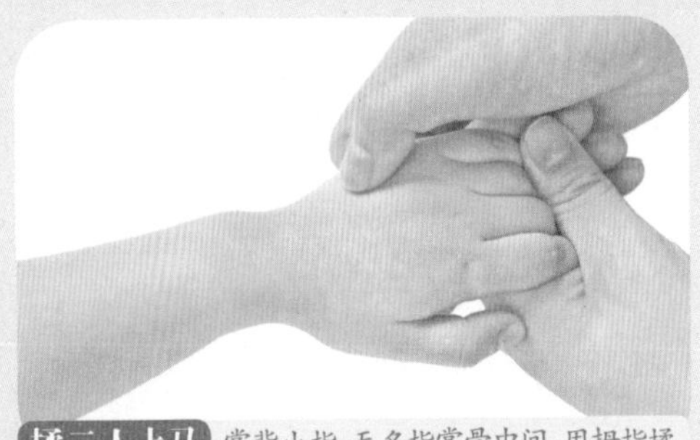

揉二人上马 掌背小指、无名指掌骨中间，用拇指揉

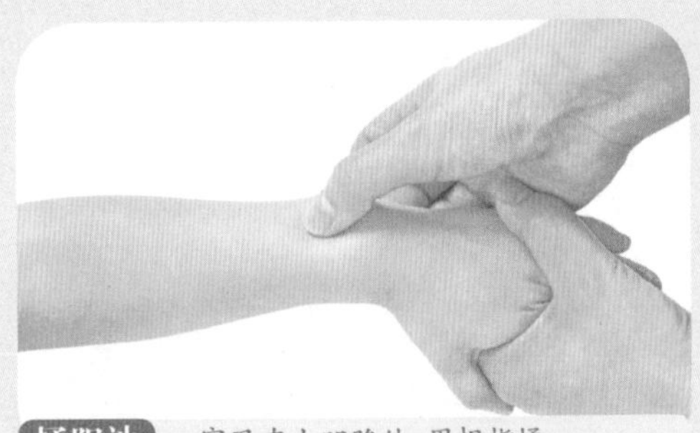

揉阳池 一窝风直上凹陷处，用拇指揉

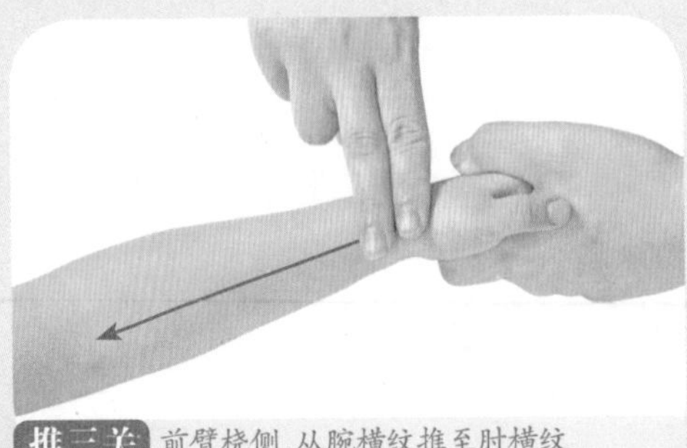

推三关 前臂桡侧，从腕横纹推至肘横纹

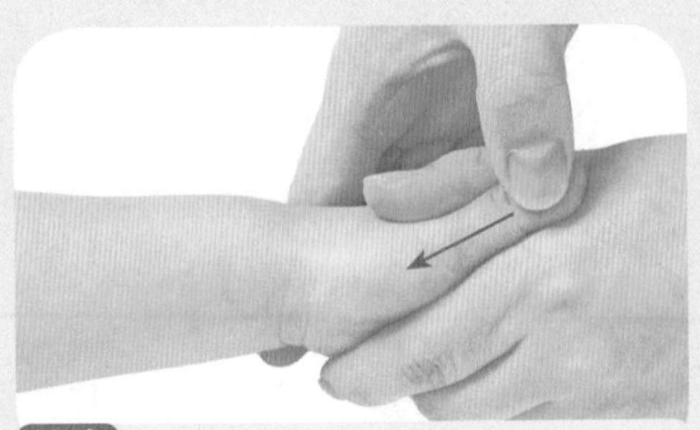

补脾 拇指末节外侧，向心推之

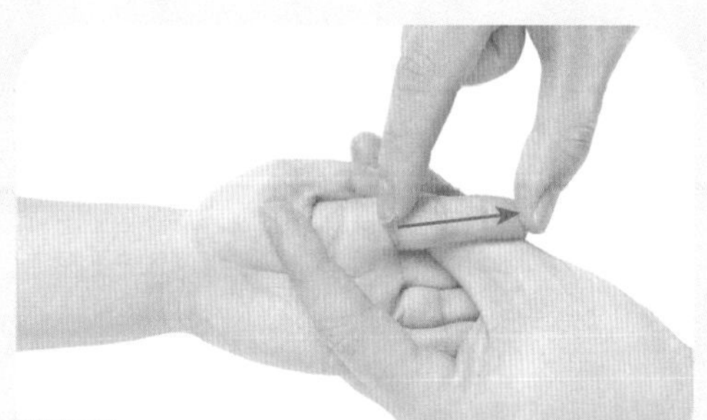
平肝 食指末节掌面，从食指指根推到指尖

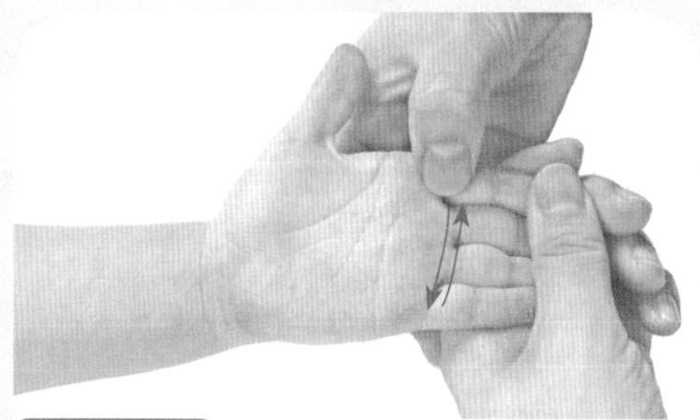
推大四横纹 用拇指从食指根至小指根来回推

【治法】 选择二：独用揉二人上马30~60分钟。

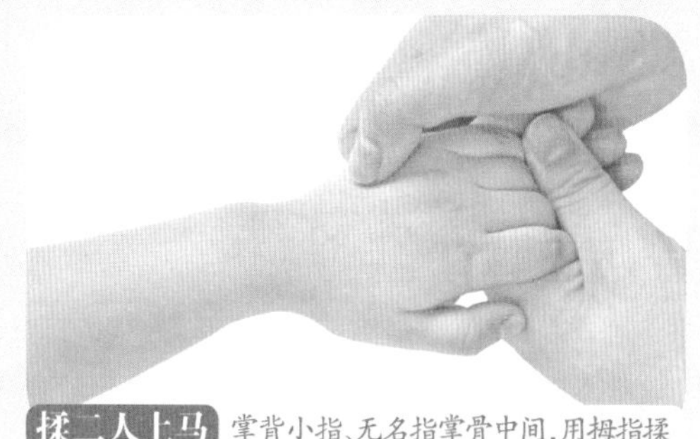
揉二人上马 掌背小指、无名指掌骨中间，用拇指揉

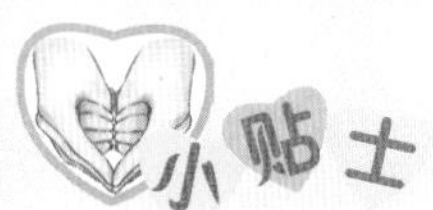

宝宝囟门的保护

1. 不要给宝宝使用材质太硬的枕头，避免引起宝宝头部及囟门变形。此外，想要宝宝的头形完美，就要经常为他翻翻身，改变一下睡姿。

2. 避免弄伤宝宝的头部。

3. 给宝宝洗澡时用宝宝专用洗发液清洗囟门，避免刺激头皮诱发湿疹。清洗时应轻轻地揉洗，不要强力按压。

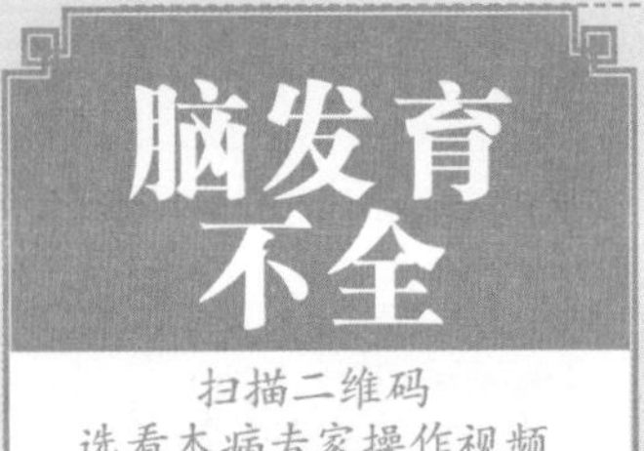

因父母气血虚弱致婴儿先天不足，或后天护养失宜，或疾病缠绵，治疗和护理不当，使小儿气血不足、肝肾亏损，从而导致小儿脑发育不全。

◎脑发育不全

【临床表现】面色无华，神情呆滞，智力不健，或肢体时有抽动，甚则瘫痪等。

【治则】滋补肝肾，益气养血。

【治法】平肝 10 分钟，揉二人上马 15 分钟，揉阳池 10 分钟，捣小天心 1~2 分钟。

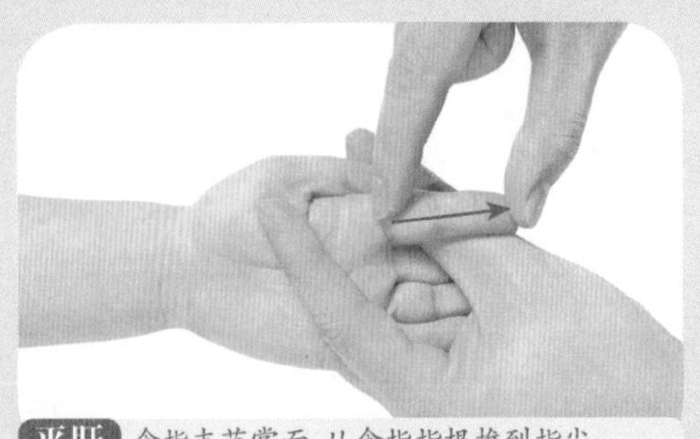

平肝　食指末节掌面，从食指指根推到指尖

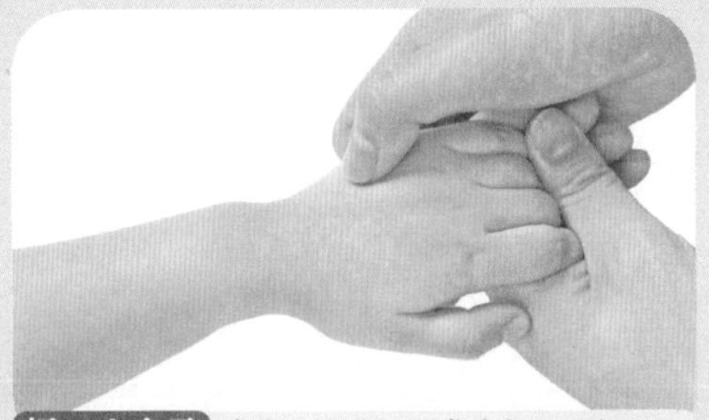

揉二人上马　掌背小指、无名指掌骨中间，用拇指揉

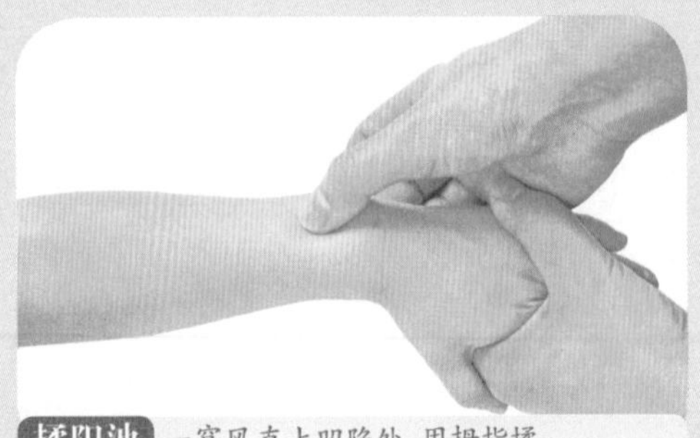

揉阳池　一窝风直上凹陷处，用拇指揉

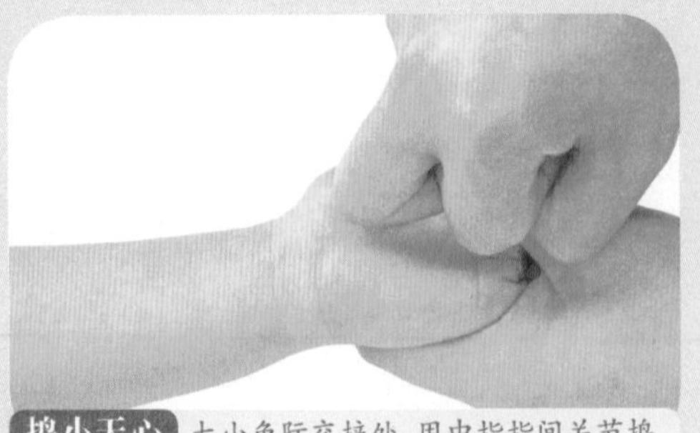

捣小天心　大小鱼际交接处，用中指指间关节捣

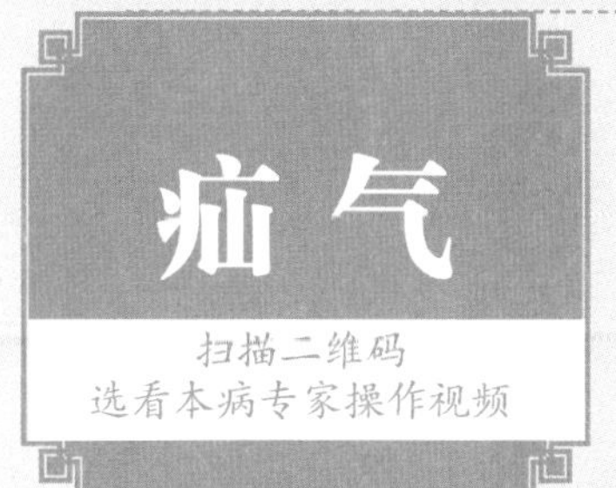

疝气

小儿常见的疝气是腹股沟疝，中医称之为“狐疝”，多与先天不足、中气下陷、寒凝肝脉有关。当疝气发生时，在腹股沟一侧或两侧，有稍带弹性的肿物突出，或进入阴囊。

◎狐疝

【临床表现】本病与西医所说的腹股沟斜疝的临床表现颇为相同。其内容物易因站立、行走、哭泣、咳嗽等因素而突出，突出后也易被复位。轻者无明显不适，重者可有少腹疼痛、阴囊坠胀不适等。

【治则】补中益气，疏肝散结。

【治法】平肝 10 分钟，揉二人上马 15 分钟，补脾 10 分钟，揉外劳宫 10 分钟；或独用揉二人上马 30 分钟以上。

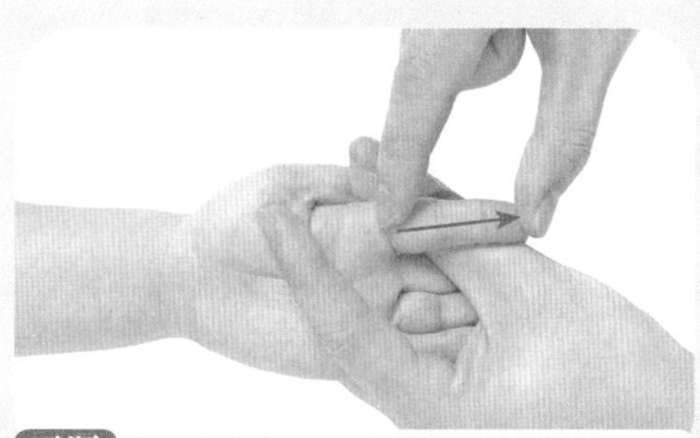

平肝 食指末节掌面，从食指指根推到指尖

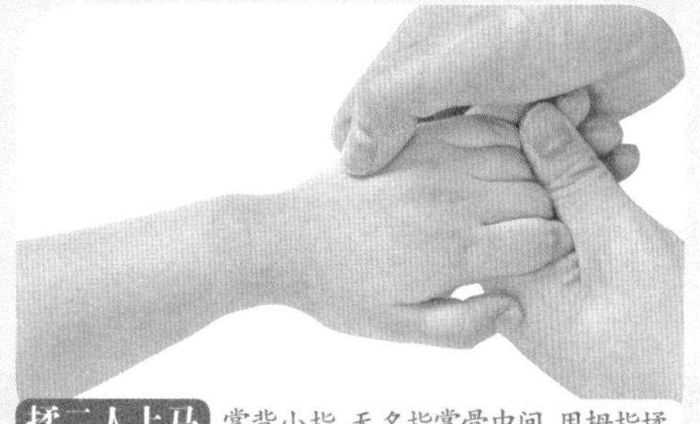

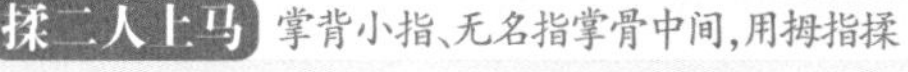

揉二人上马 掌背小指、无名指掌骨中间，用拇指揉

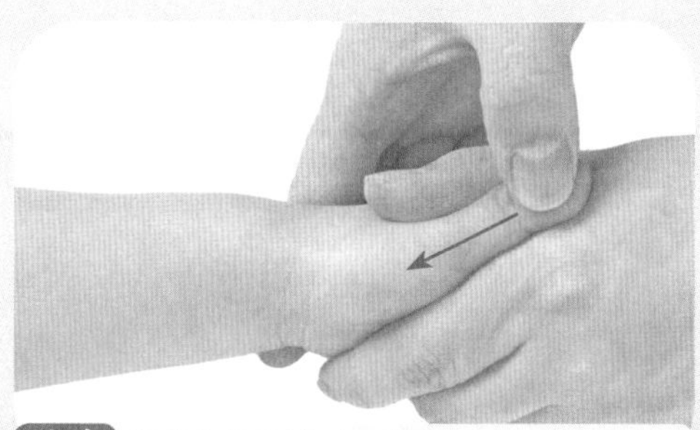

补脾 拇指末节外侧，向心推之

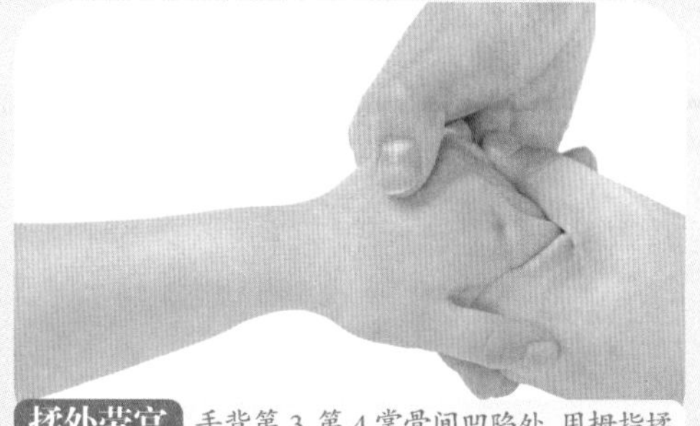

揉外劳宫 手背第 3、第 4 掌骨间凹陷处，用拇指揉

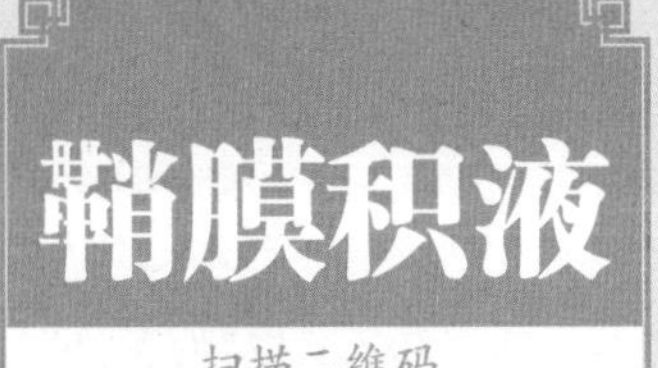

本病多因先天不足，肾的气化不利，水液下注而成。阴囊偏侧肿垂者，名“偏坠”。继发性鞘膜积液则多因睾丸外伤，血瘀阻络，水液不行所致。

◎鞘膜积液

【临床表现】患侧阴囊肿人，扪之有光滑的囊性肿物，透光试验阳性。

【治则】健脾补肾，通络利湿。

【治法】平肝 10 分钟，揉二人上马 15 分钟，清补脾 10 分钟，清补大肠 10 分钟。

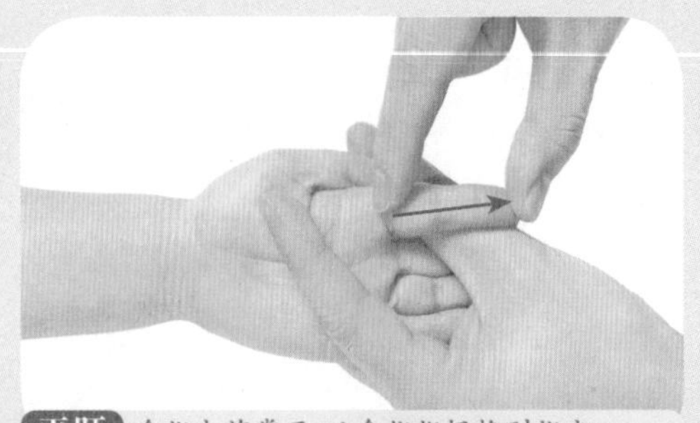

平肝 食指末节掌面，从食指指根推到指尖

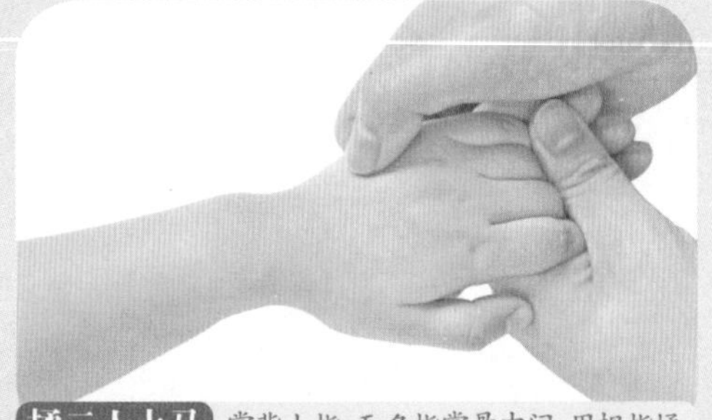

揉二人上马 掌背小指、无名指掌骨中间，用拇指揉

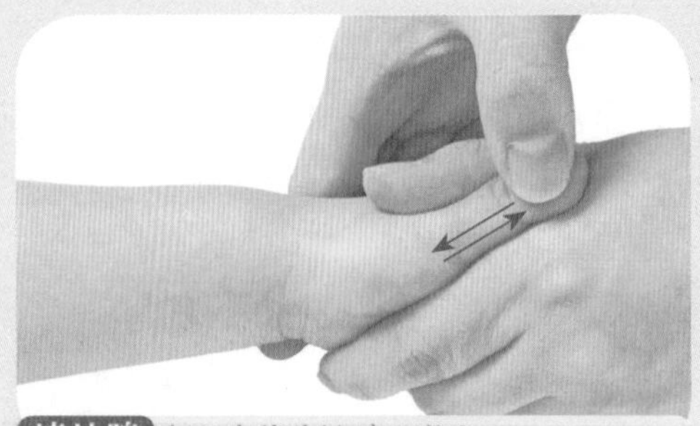

清补脾 拇指末节外侧，来回推之

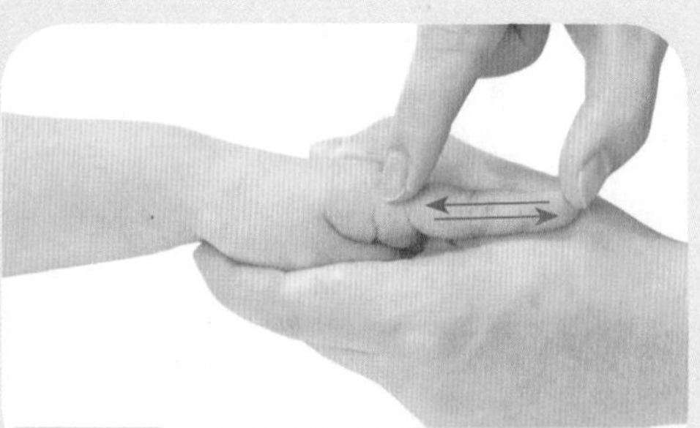

清补大肠 食指外侧上节，自指尖至虎口来回推

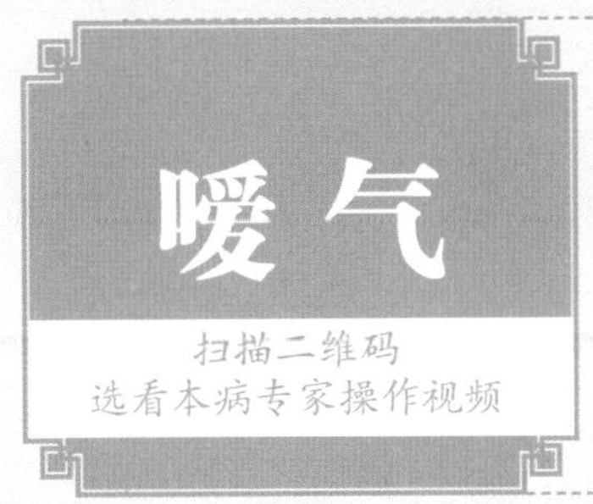

嗳气是指气从胃中上逆，嗳声沉长，多由脾胃虚弱或邪气客于胃脘，胃气失于和降而上逆所致。饮食之后有嗳气，是由于进食时不自主地咽入较多的空气，在胃充盈时又嗳出，这是一种正常现象，并非病态。

◎食滞停胃型

【临床表现】嗳气，嗳声闷浊，有不消化饮食的酸腐臭味，或伴恶心，嗳气不连续发作，胸脘痞闷，不思饮食，大便有酸腐臭味，或便秘，舌苔厚腻，脉滑。

【治则】消食导滞。

【治法】运八卦 10 分钟，推大四横纹 10 分钟，清脾胃 15 分钟，清大肠 10 分钟。

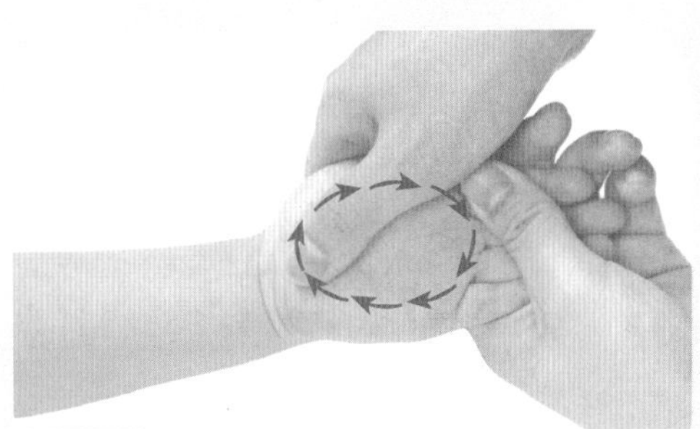

运八卦 顺时针做运法，运至离宫宜轻按

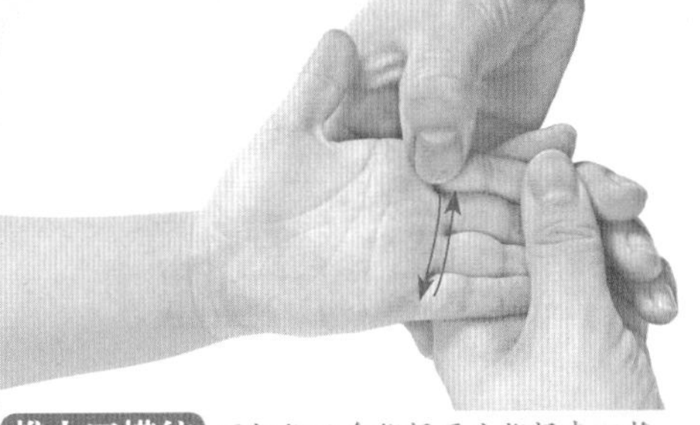

推大四横纹 用拇指从食指根至小指根来回推

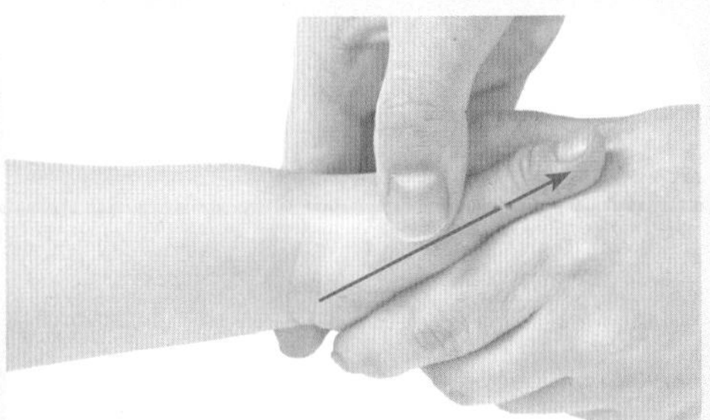

清脾胃 大鱼际外侧赤白肉际处，离心推至拇指外侧

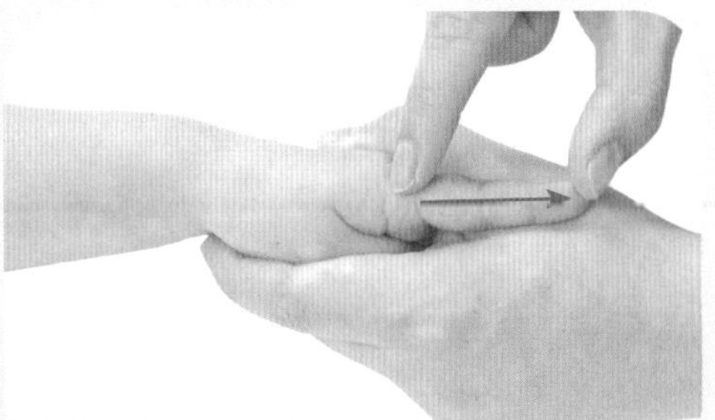

清大肠 食指外侧上节，从虎口推向指尖

◎肝气犯胃型

【临床表现】嗳气频繁，嗳声响亮，胸闷不舒，胁肋隐痛，每因情志不畅而加重，舌苔薄白，脉弦。

【治则】疏肝和胃。

【治法】运八卦10分钟，平肝15分钟，清胃15分钟，补脾10分钟。

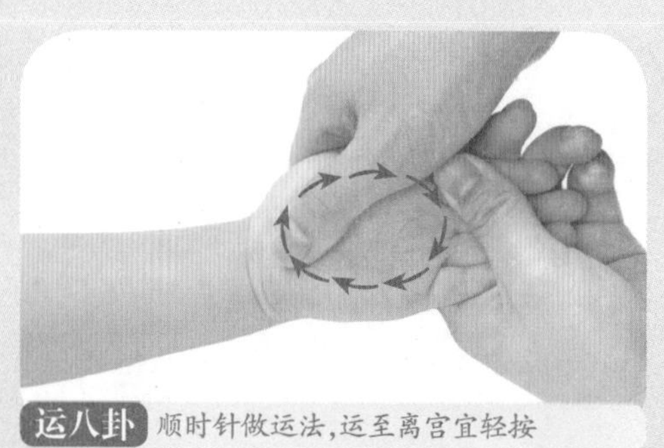

运八卦 顺时针做运法，运至离宫宜轻按

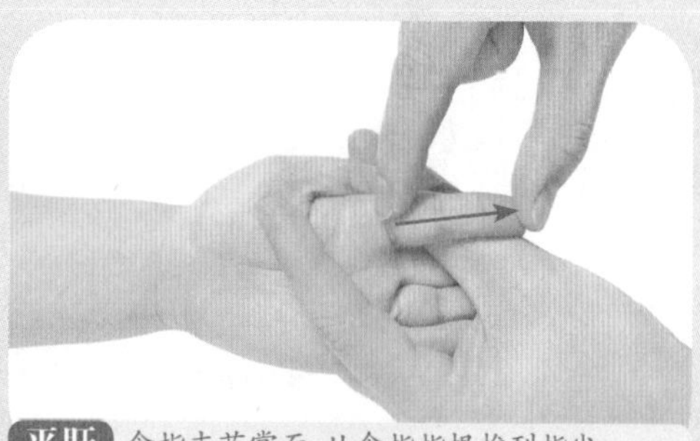

平肝 食指末节掌面，从食指指根推到指尖

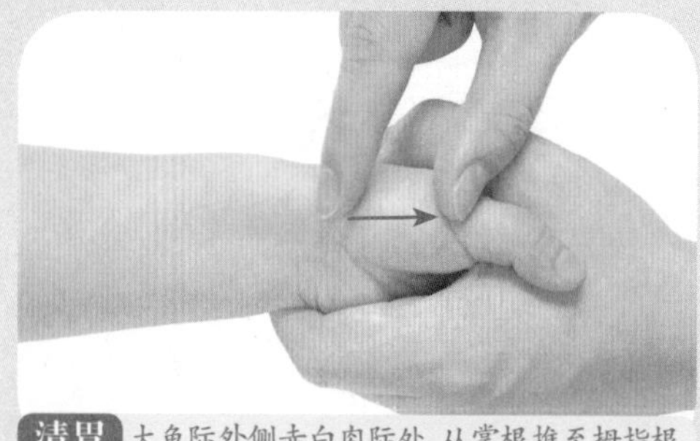

清胃 大鱼际外侧赤白肉际处，从掌根推至拇指根

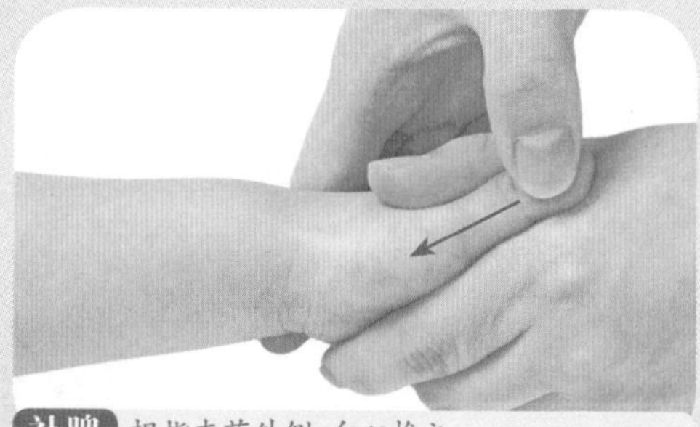

补脾 拇指末节外侧，向心推之

◎脾胃虚弱型

【临床表现】嗳气断续，嗳声低弱，呕泛清水，不思饮食，面色皖白或萎黄，舌质淡，苔薄白，脉虚弱。

【治则】健脾和胃降逆。

【治法】运八卦10分钟，补脾15分钟，清胃15分钟，平肝10分钟。

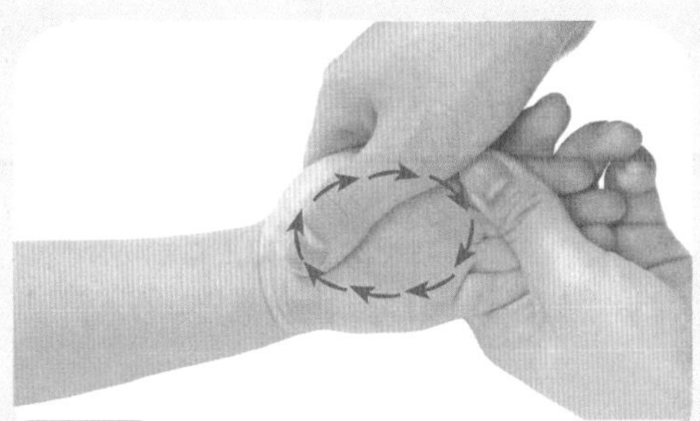
运八卦 顺时针做运法，运至离宫宜轻按

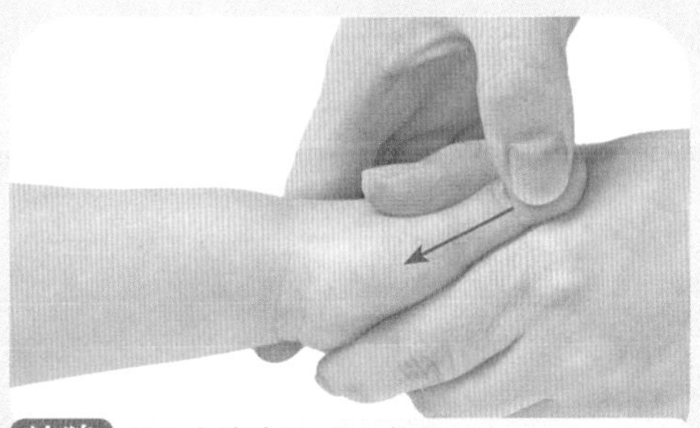
补脾 拇指末节外侧，向心推之

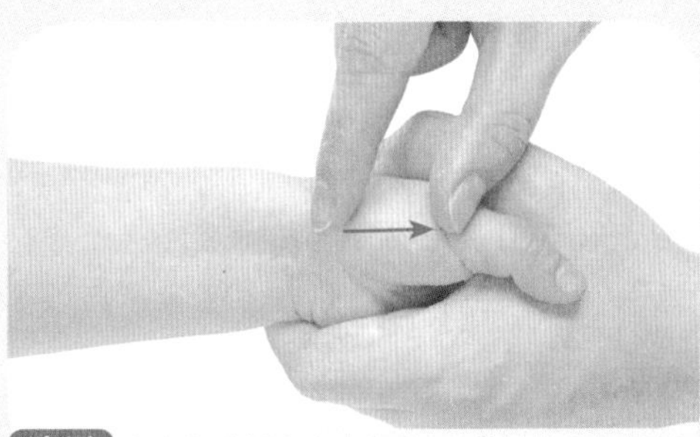
清胃 大鱼际外侧赤白肉际处，从掌根推至拇指根

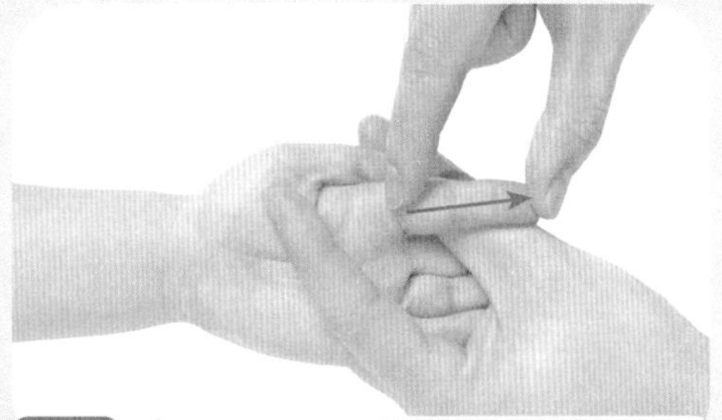
平肝 食指末节掌面，从食指指根推到指尖

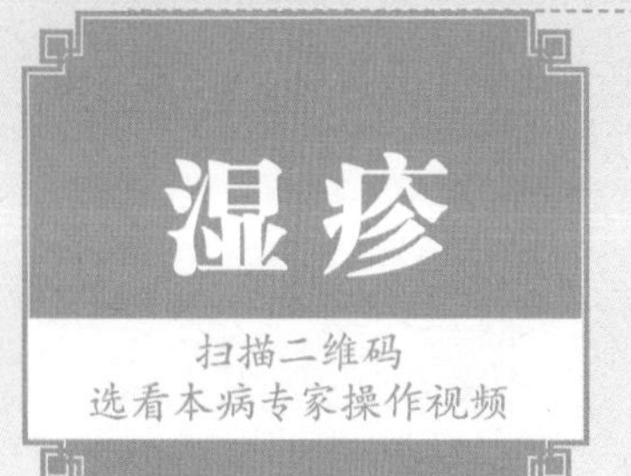

湿疹

扫描二维码
选看本病专家操作视频

湿疹是一种常见的由多种内外因素引起的表皮及真皮浅层的炎症性皮肤病，属中医“浸淫疮”“湿癣”“湿毒疮”的范畴。本病好发于2岁以内的儿童，患儿常有家族性过敏史。病因多为禀赋不足，乳食不当，脾胃受损，湿热内生，复受风湿热邪等。

◎湿热俱盛型

【临床表现】发病快，皮肤潮红、肿胀、灼热、渗液，瘙痒不止，搔抓后痒痛相兼，渗液不止。常伴身热，心烦，口渴思饮，大便秘结，小溲黄赤，舌质红，苔黄腻，脉弦滑数。

【治则】清热利湿，祛风止痒。

【治法】平肝清肺10分钟，推六腑15分钟，清补脾10分钟，清大肠15分钟，利小便10分钟。

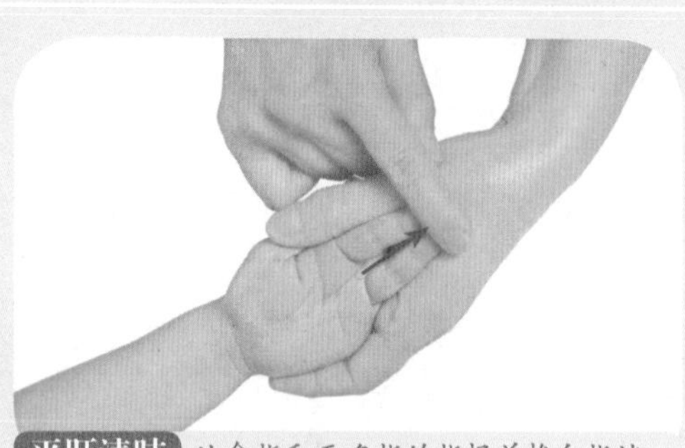

平肝清肺 从食指和无名指的指根并推向指端

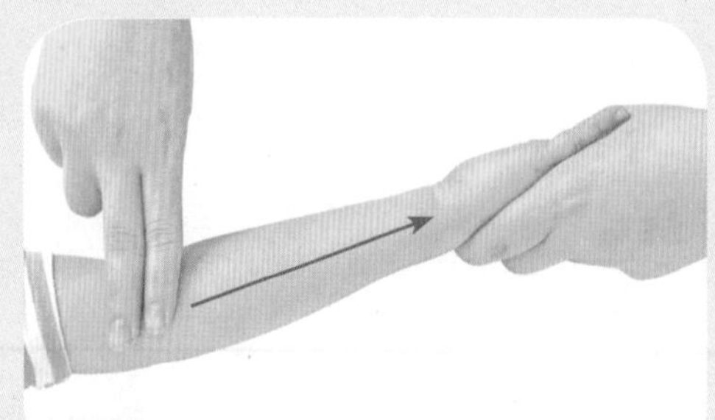

推六腑 前臂尺侧，从肘横纹推至腕横纹

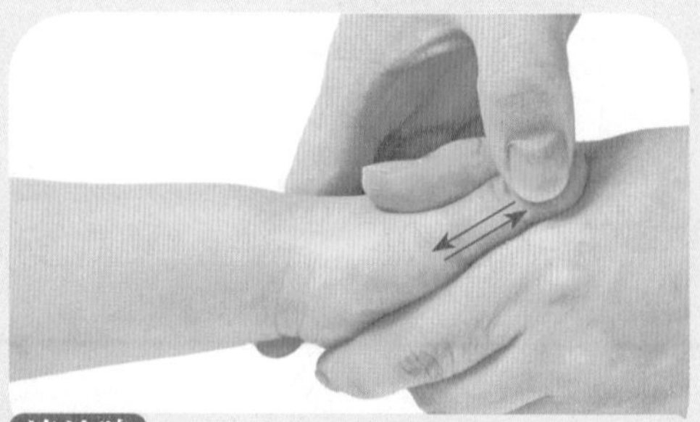

清补脾 拇指末节外侧，来回推之

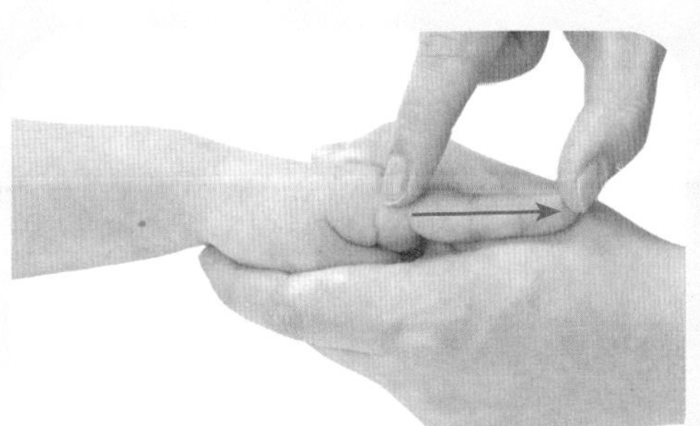
清大肠 食指外侧上节，从虎口推向指尖

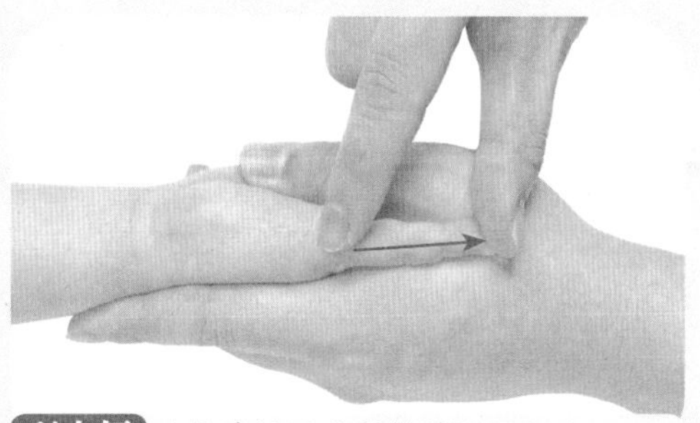
利小便 小指外侧，从指根推到指端

◎脾虚湿盛型

【临床表现】 皮肤轻度潮红，有淡红色或暗红色粟粒状丘疹，或有水疱，或轻度糜烂、渗出、结痂、脱屑，且反复发作，痒重，搔抓后糜烂，渗液不止。伴腹胀、便溏、饮食不香、口渴而不思饮、身倦乏力等。

【治则】 健脾除湿止痒。

【治法】 清补脾15分钟，利小便15分钟，清大肠10分钟，推天河水10分钟，平肝清肺10分钟。

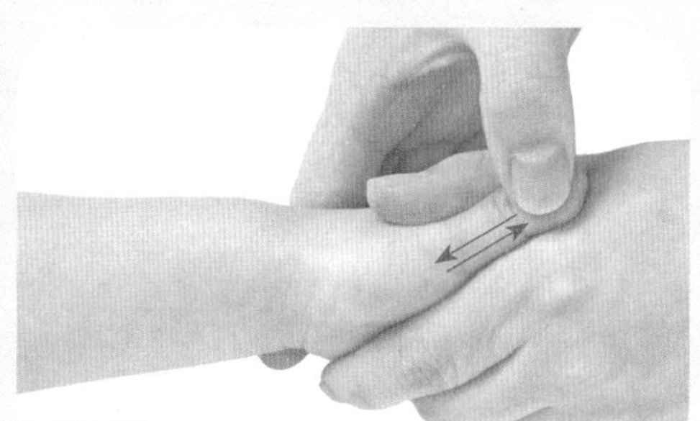
清补脾 拇指末节外侧，来回推之

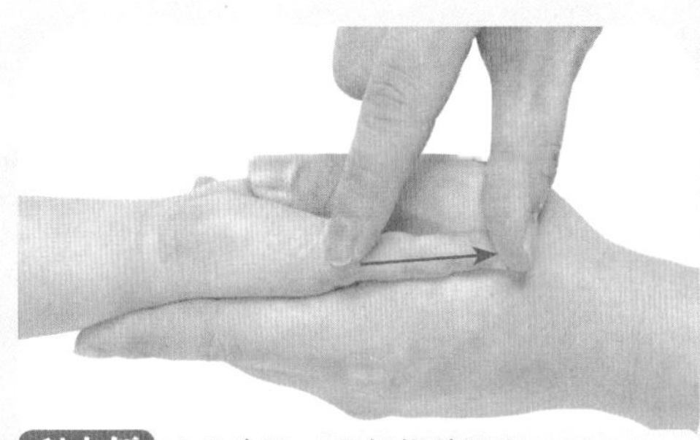
利小便 小指外侧，从指根推到指端

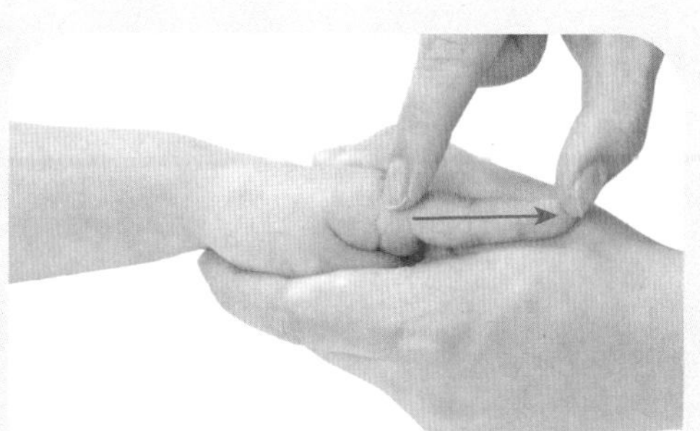
清大肠 食指外侧上节，从虎口推向指尖

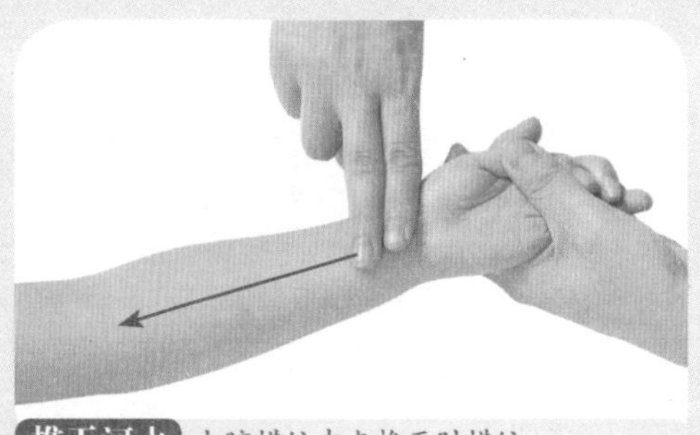
推天河水 由腕横纹中点推至肘横纹

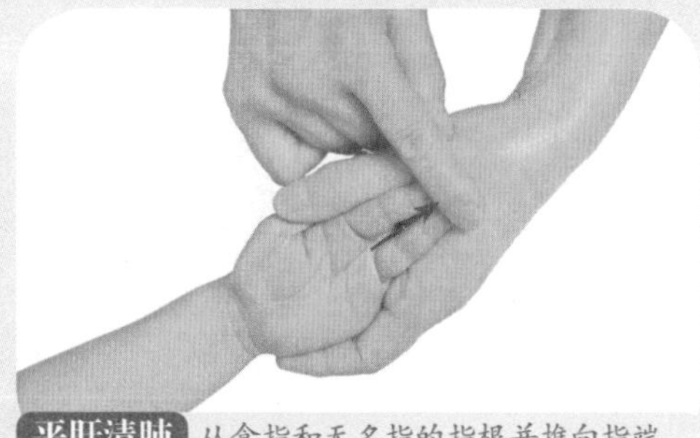
平肝清肺 从食指和无名指的指根并推向指端

◎血虚风燥型

【临床表现】病程久，反复发作，皮肤粗糙肥厚，皮疹干燥、脱屑，色素沉着，苔藓样改变，分布局限，瘙痒难忍，伴口干、夜寐不安、大便干结，舌淡，苔薄白或苔少。

【治则】养血润燥，祛风止痒。

【治法】揉二人上马 15 分钟，补脾 15 分钟，平肝清肺 10 分钟，推天河水 10 分钟，清大肠 10 分钟，利小便 10 分钟。

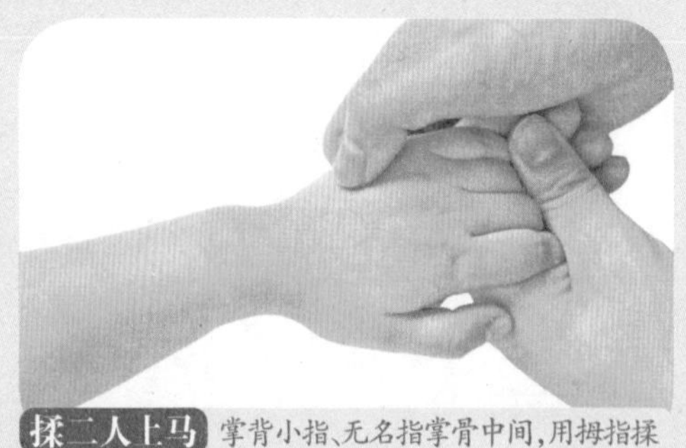
揉二人上马 掌背小指、无名指掌骨中间，用拇指揉

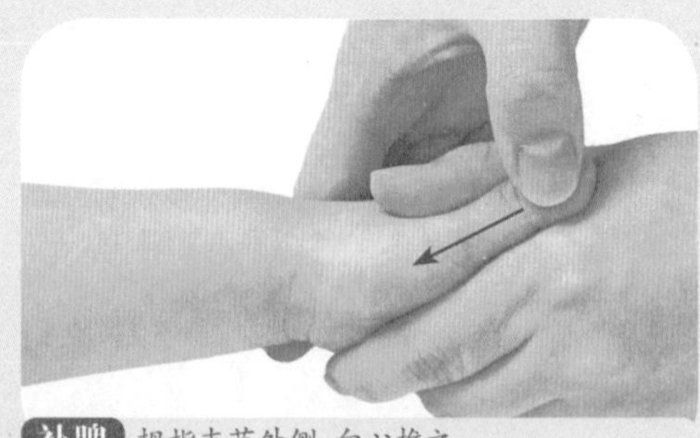
补脾 拇指末节外侧，向心推之

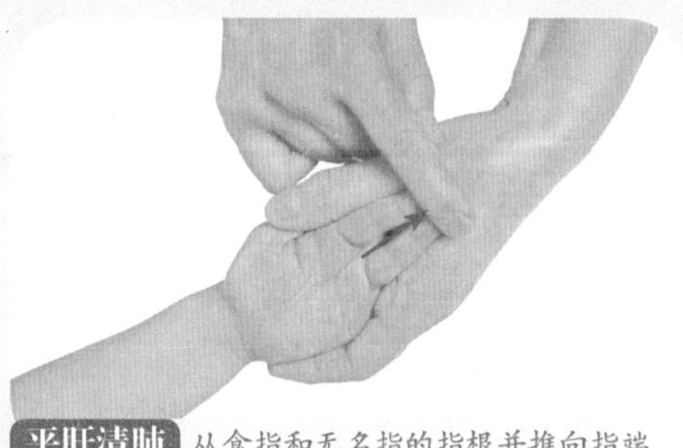

平肝清肺 从食指和无名指的指根并推向指端

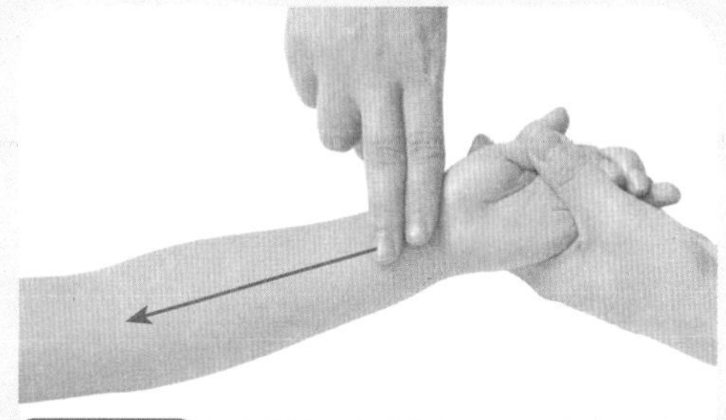

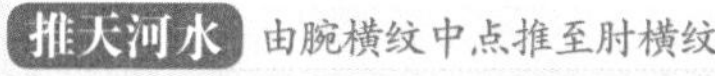

推天河水 由腕横纹中点推至肘横纹

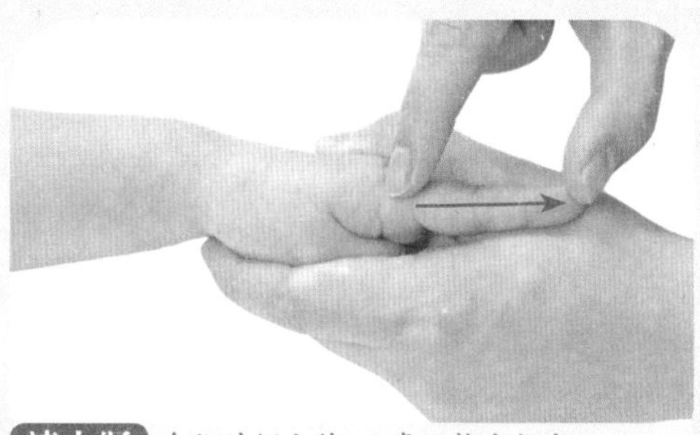

清大肠 食指外侧上节，从虎口推向指尖

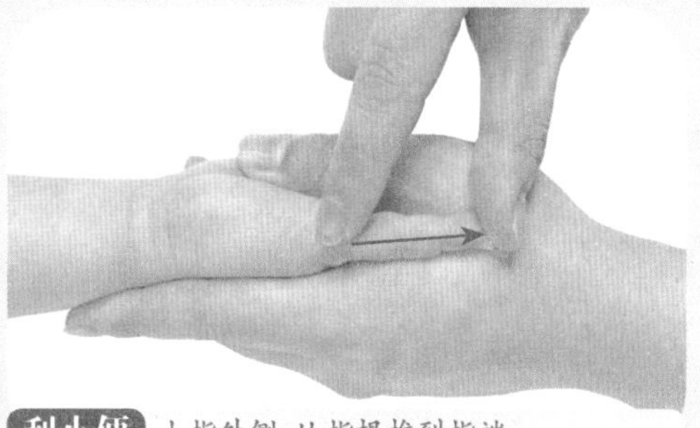

利小便 小指外侧，从指根推到指端

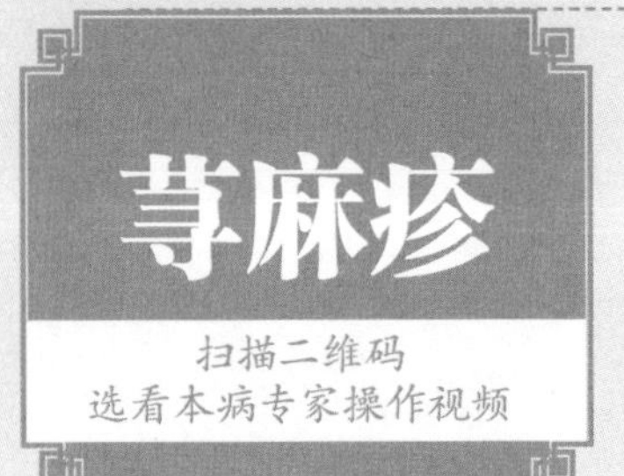

荨麻疹

扫描二维码
选看本病专家操作视频

荨麻疹俗称风团、风疹块，是较为常见的皮肤和黏膜过敏性疾病，主要是皮肤和黏膜的小血管反应性扩张及渗透性增加而导致的局限性水肿，可呈风团样，伴剧烈瘙痒。风团通常在 2 ~ 24 小时内消退，但反复发生新的皮疹，病程迁延数日至数月。

◎风热束表型

【临床表现】风团色红，扪之有灼热感，自觉瘙痒，遇热则剧，得冷则缓，或伴发热恶风，心烦，口渴，咽干，舌质红，苔薄黄。

【治则】疏风，清热，止痒。

【治法】平肝清肺 15 分钟，推天河水 15 分钟。

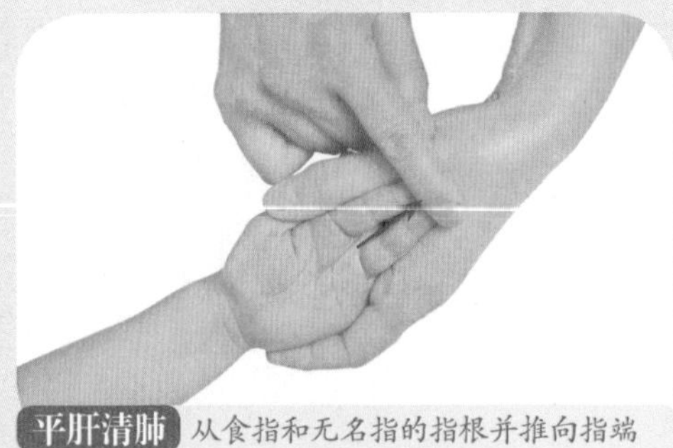

平肝清肺 从食指和无名指的指根并推向指端

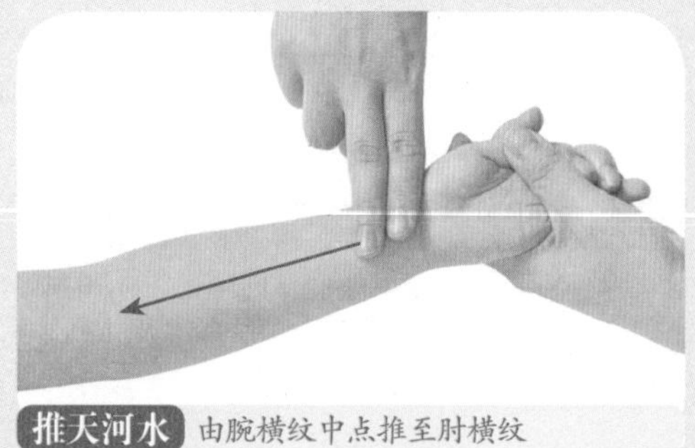

推天河水 由腕横纹中点推至肘横纹

◎风寒束表型

【临床表现】风团色淡红，自觉瘙痒，遇冷则剧，得暖则减，或伴恶风畏寒，口不渴，舌淡红，苔薄白。

【治则】疏风散寒，调和营卫。

【治法】揉一窝风 10 分钟，平肝清肺 10 分钟，推三关 10 分钟。

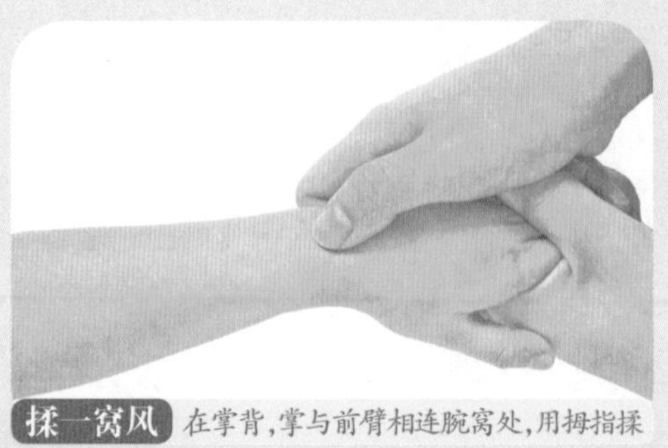

揉一窝风 在掌背，掌与前臂相连腕窝处，用拇指揉

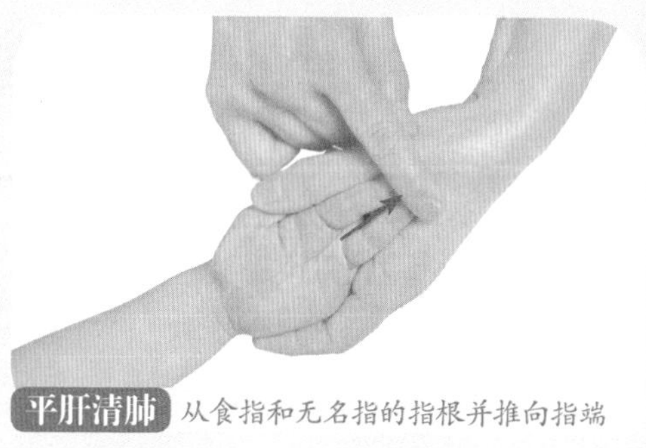
平肝清肺 从食指和无名指的指根并推向指端

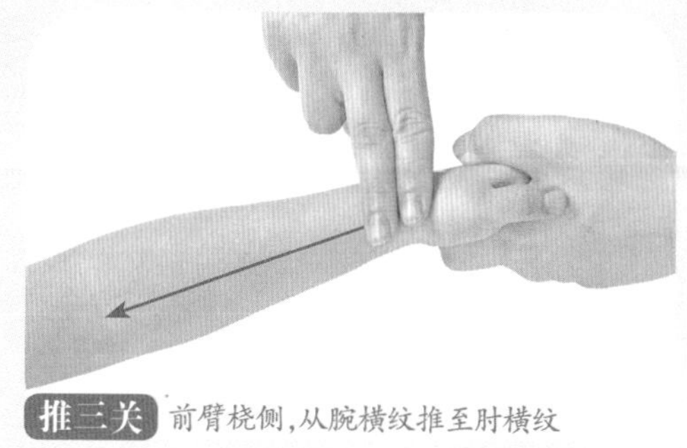
推三关 前臂桡侧，从腕横纹推至肘横纹

◎胃肠湿热型

【临床表现】风团出现与饮食不节有关，色泽鲜红，多伴腹痛、腹泻，或呕吐、胸闷，大便稀而不畅，或便秘，舌红，苔黄腻。

【治则】清热利湿，祛风止痒。

【治法】平肝清肺10分钟，推天河水10分钟，清补脾15分钟，利小便15分钟。

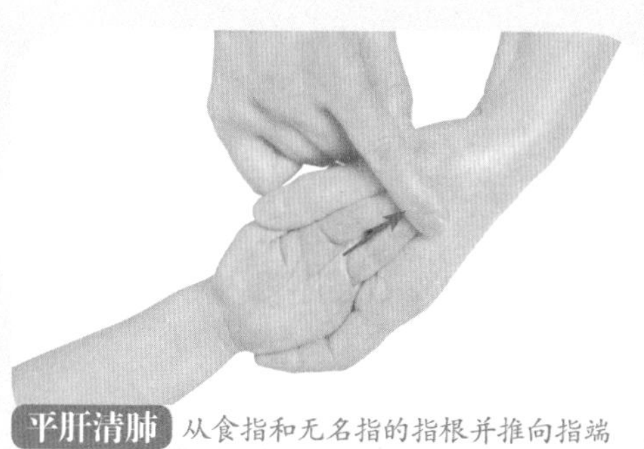
平肝清肺 从食指和无名指的指根并推向指端

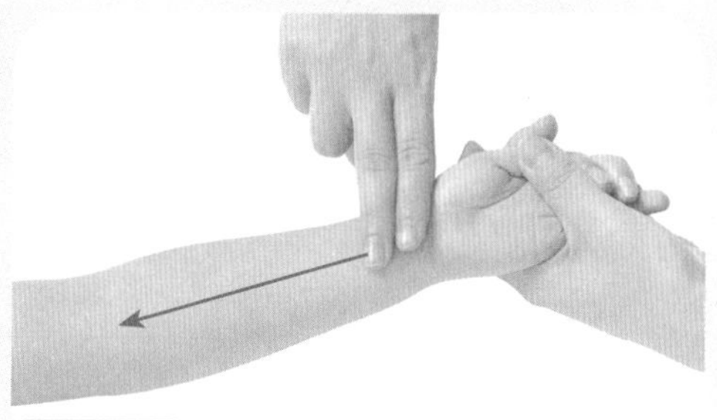
推天河水 由腕横纹中点推至肘横纹

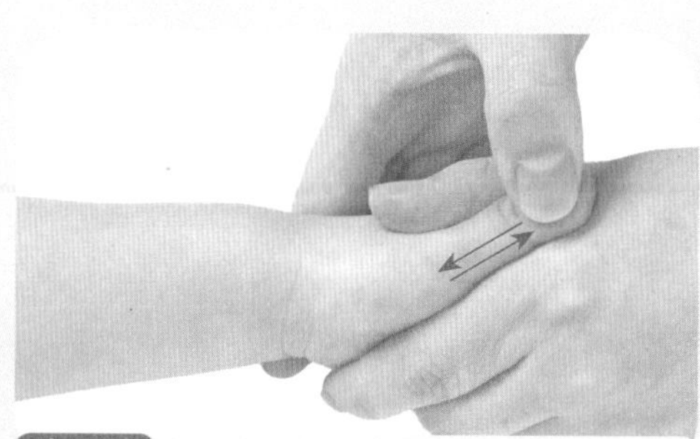
清补脾 拇指末节外侧，来回推之

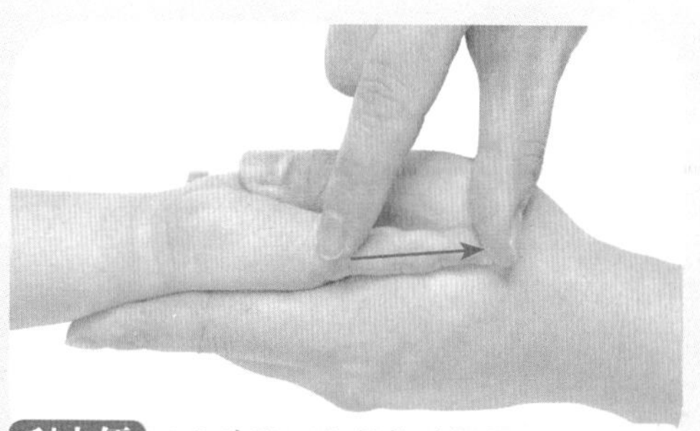
利小便 小指外侧，从指根推到指端

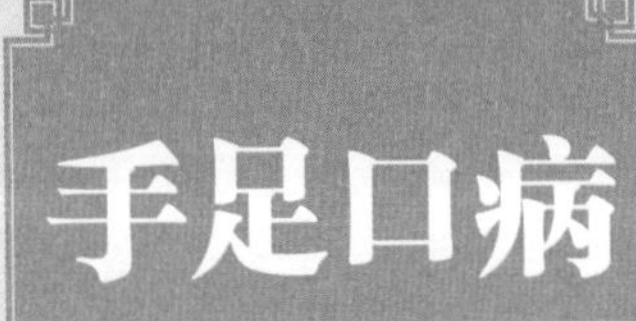

手足口病

手足口病是由柯萨奇病毒A组和肠道病毒71型引起的发疹性传染病，本病以手、足、口腔部的皮疹和疱疹为主要特征，夏秋季多见，多发生于5岁以下的幼儿，大多数患儿症状轻微，少数患儿可引起心肌炎、呼吸道感染、脑膜炎等并发症，个别重症患儿病情进展快，易发生死亡。

◎风热外侵型

【临床表现】发热轻微，或不发热，或咳嗽、流涕，纳差，恶心，呕吐，泄泻，口腔、手掌、足部疱疹，分布稀疏，疹色红润，疱液清亮，舌质红，苔薄黄腻。

【治则】宣肺解表，清热化湿。

【治法】揉二人上马10分钟，运八卦10分钟，平肝清肺10分钟，推天河水10分钟，清补脾15分钟，清胃15分钟。

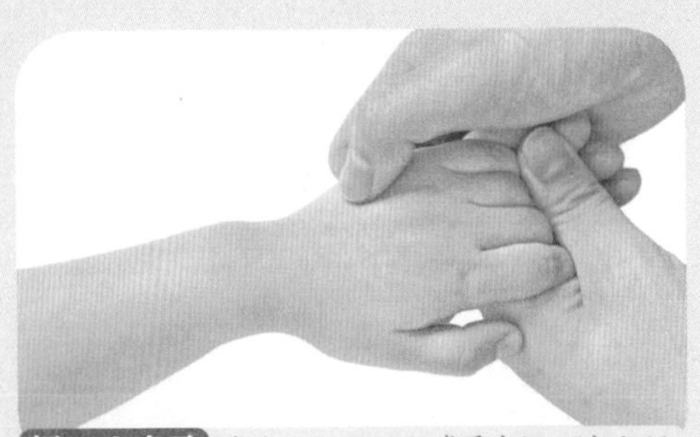

揉二人上马 掌背小指、无名指掌骨中间，用拇指揉

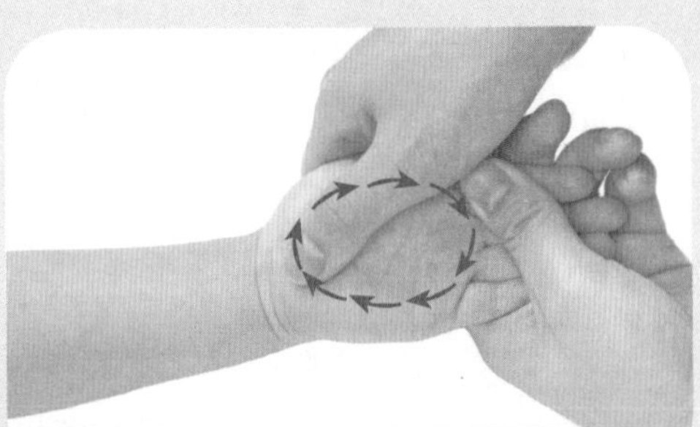

运八卦 顺时针做运法，运至离宫宜轻按

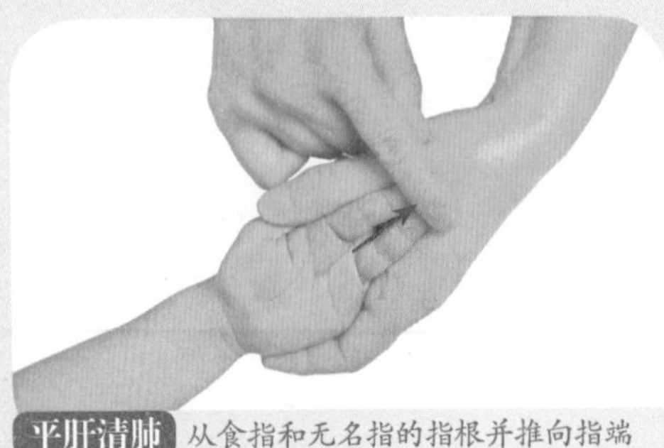

平肝清肺 从食指和无名指的指根并推向指端

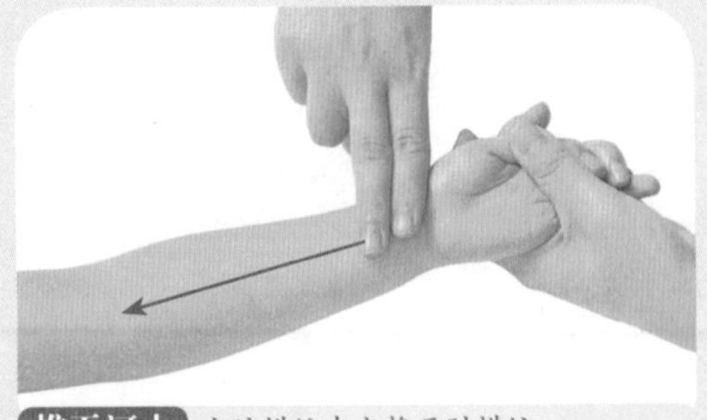

推天河水 由腕横纹中点推至肘横纹

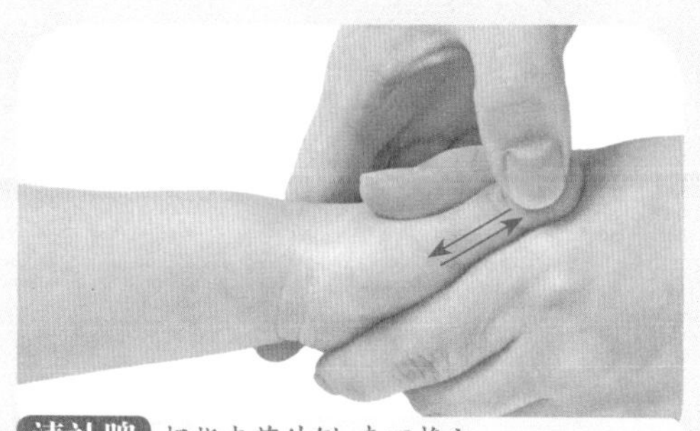
清补脾 拇指末节外侧，来回推之

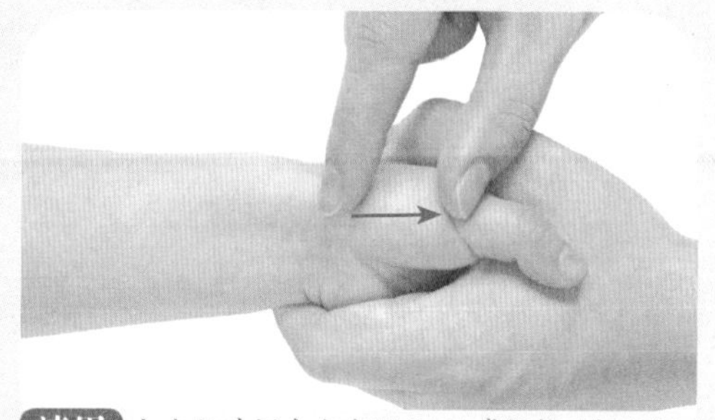
清胃 大鱼际外侧赤白肉际处，从掌根推至拇指根

◎湿热内盛型

【临床表现】 身热持续，烦躁，口渴，小便黄赤，大便秘结，手掌、足部、口腔、四肢、臀部疱疹，痛痒剧烈，甚或拒食，疱疹色紫暗，分布稠密，或成簇出现，根盘红晕显著，疱液浑浊，舌质红绛，苔黄厚腻或黄燥。

【治则】 清热凉营，解毒祛湿。

【治法】 揉二人上马 10 分钟，运八卦 10 分钟，清补脾 15 分钟，清胃 15 分钟，推六腑 20 分钟，平肝清肺 10 分钟。

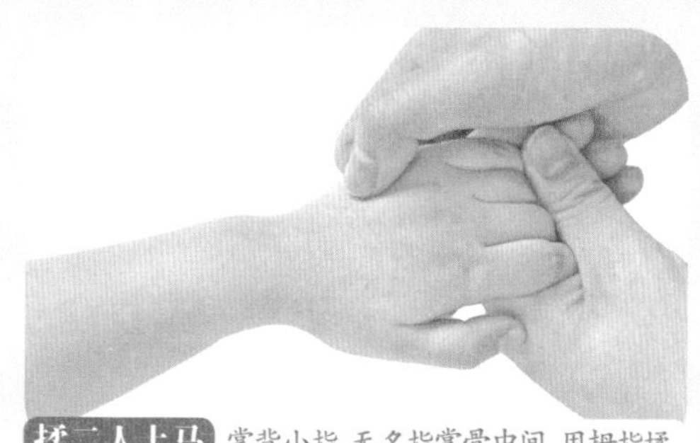
揉二人上马 掌背小指、无名指掌骨中间，用拇指揉

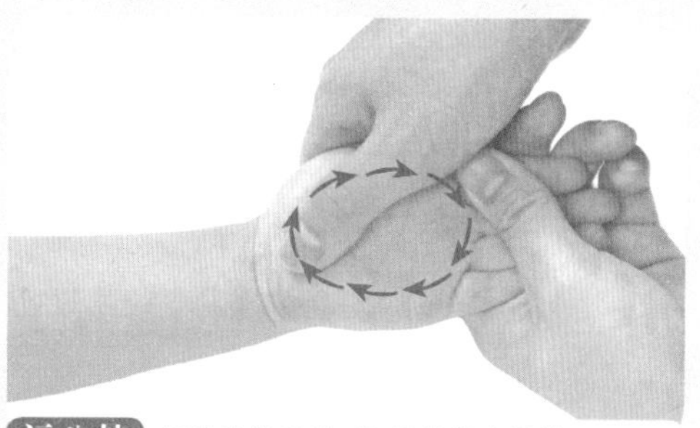
运八卦 顺时针做运法，运至离宫宜轻按

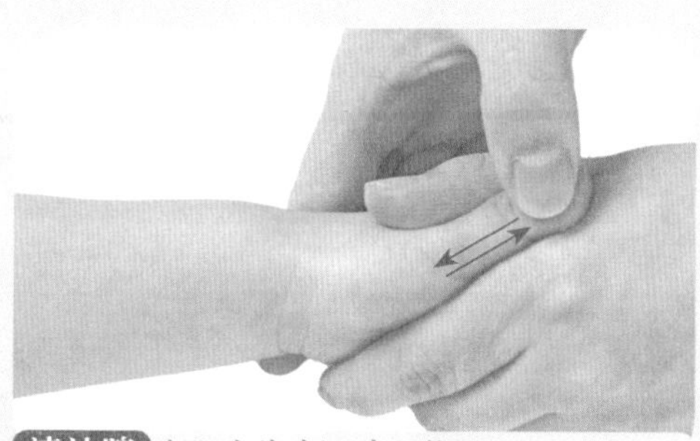
清补脾 拇指末节外侧，来回推之

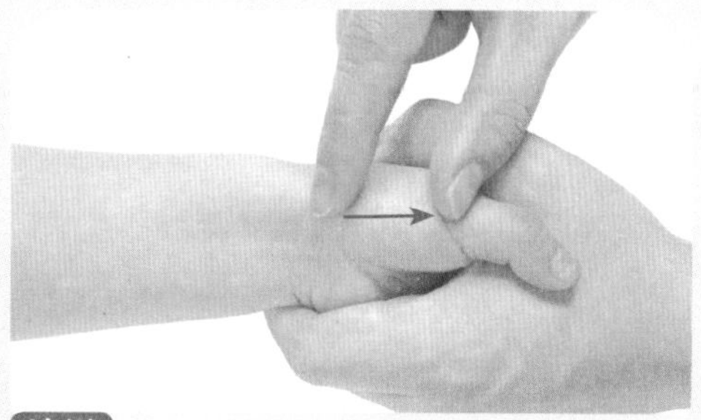
清胃 大鱼际外侧赤白肉际处，从掌根推至拇指根

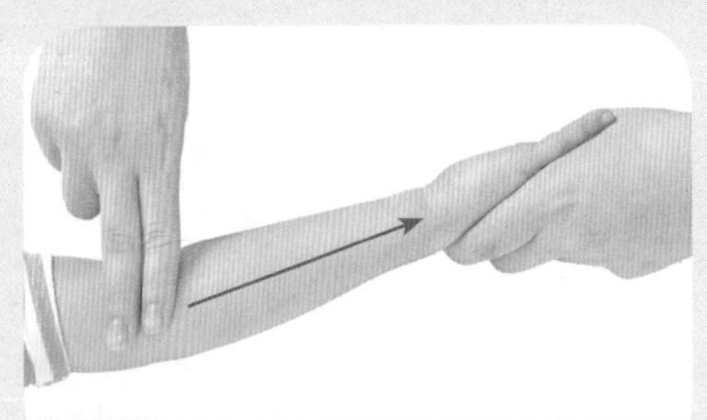

推六腑 前臂尺侧，从肘横纹推至腕横纹

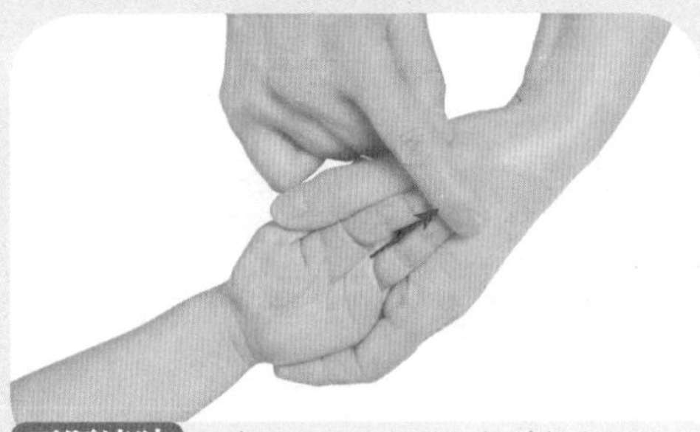

平肝清肺 从食指和无名指的指根并推向指端

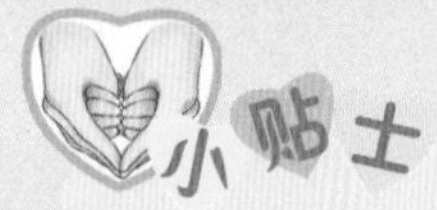

预防及护理

1. 手足口病流行期间，不宜带婴幼儿到人群密集、空气流通差的公共场所，避免接触患病婴幼儿；注意保持居家卫生，要经常通风，勤晒衣被；婴幼儿使用的奶瓶、餐具等要保持清洁。

2. 外出后、饭前便后，要用肥皂或洗手液等给婴幼儿洗手；不要让婴幼儿吃生冷或不洁的食物。

3. 若婴幼儿出现相关症状，要及时到医疗机构诊治。轻症患儿可遵医嘱居家治疗、休息，以减少交叉感染；父母要及时对患儿的衣物进行晾晒或消毒，并对患儿的粪便及时进行消毒处理。

疱疹性咽峡炎

扫描二维码
选看本病专家操作视频

疱疹性咽峡炎多由柯萨奇病毒A组和新型肠道病毒71型感染所致。1~7岁儿童多发，常突发高热、咽痛，甚或拒食，软腭、悬雍垂、舌腭弓、扁桃体、咽后壁等部位出现灰白色疱疹，1~2天内疱疹破溃形成溃疡。很少累及颊黏膜及口腔外的眼、手、足等部位。

◎风热犯肺型

【临床表现】发热，咽红，轻咳，有口臭，小便黄，大便秘结，舌质红，苔薄白或薄黄腻。

【治则】疏风散热，清热解毒。

【治法】揉二人上马10分钟，运八卦10分钟，清脾胃20分钟，推天河水20分钟。

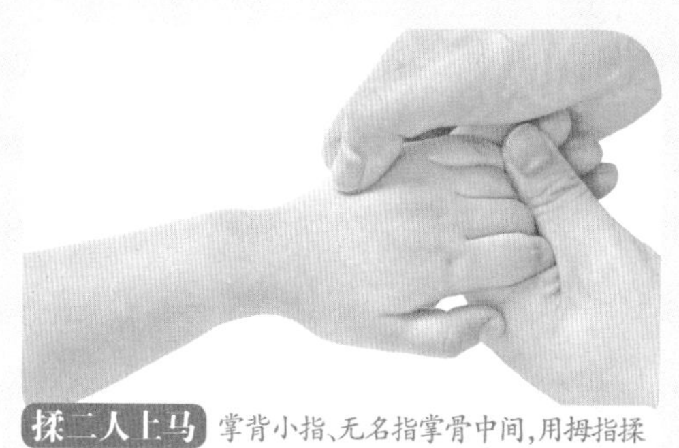

揉二人上马 掌背小指、无名指掌骨中间，用拇指揉

运八卦 顺时针做运法，运至离宫宜轻按

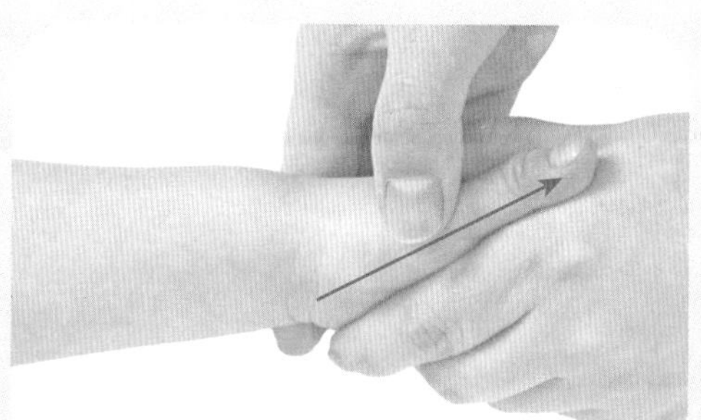

清脾胃 大鱼际及拇指外侧，从掌根推至拇指端

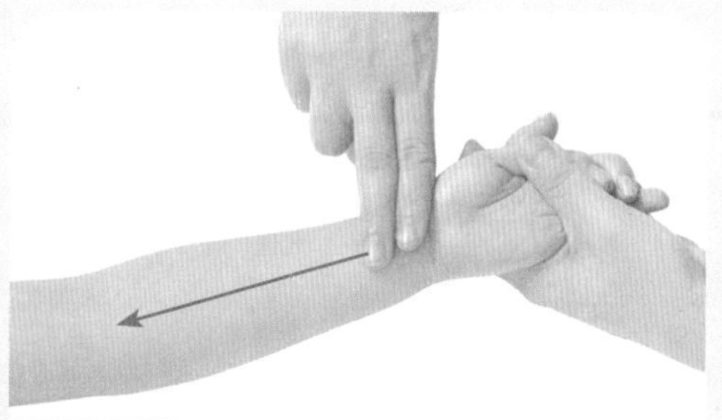

推天河水 由腕横纹中点推至肘横纹

◎湿热蕴结型

【临床表现】发热，软腭、舌腭弓、悬雍垂、扁桃体灰白色疱疹或溃疡，周围绕以红晕，咽痛明显，拒食，烦躁不安。低龄儿表现为口水多，小便短赤，大便稀溏或秘结，或伴有呕吐，舌质红，苔白或黄腻。

【治则】清热，解毒，利湿。

【治法】揉二人上马10分钟，运八卦10分钟，清脾20分钟，推六腑20分钟。

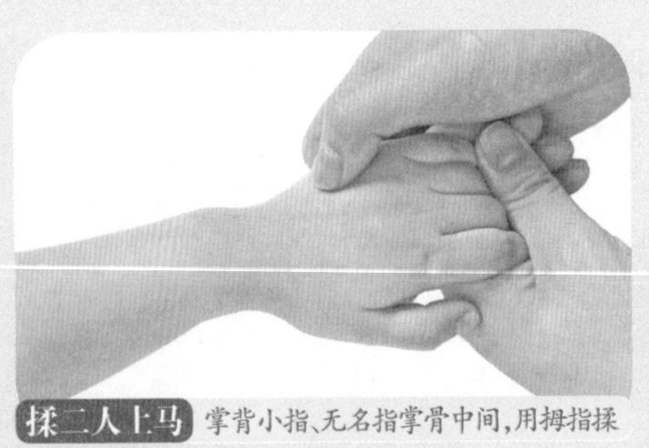

揉二人上马 掌背小指、无名指掌骨中间，用拇指揉

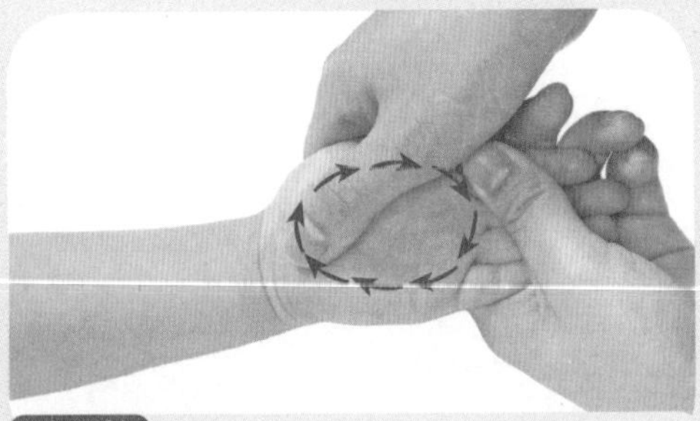

运八卦 顺时针做运法，运至离宫宜轻按

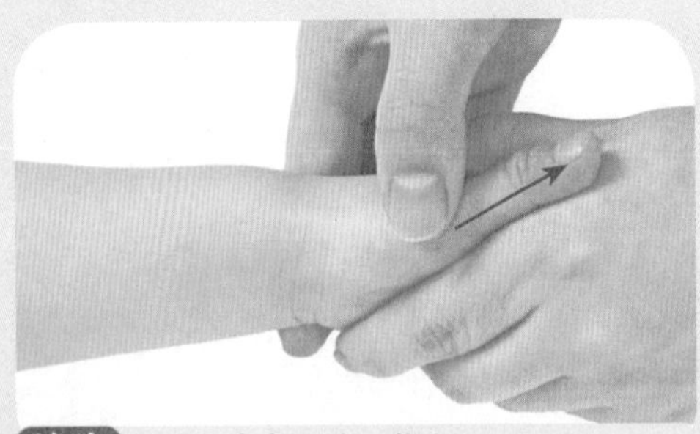

清脾 拇指末节外侧，离心推之

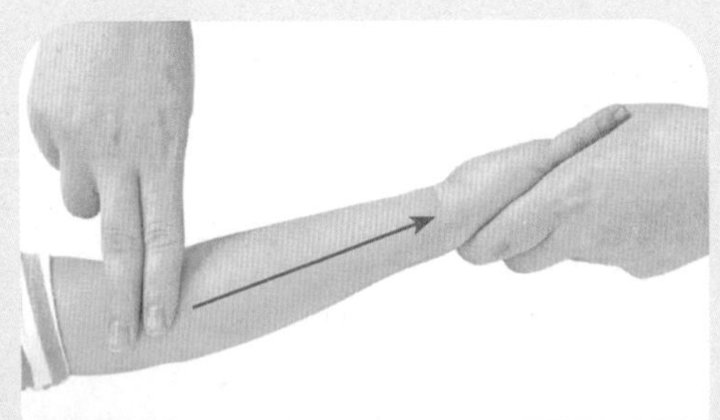

推六腑 前臂尺侧，从肘横纹推至腕横纹

小儿
抽动症
扫描二维码
选看本病专家操作视频

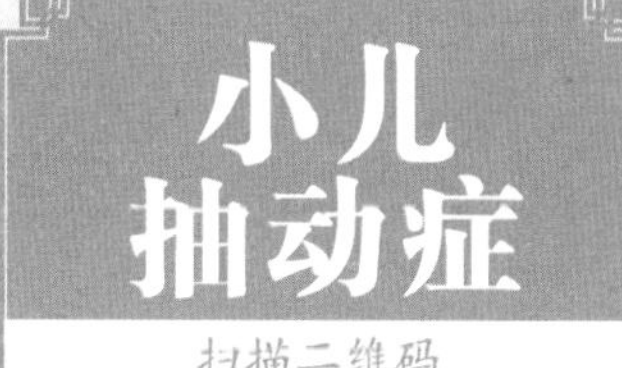

小儿抽动症是一种慢性神经精神障碍性疾病，多见于学龄前及学龄早期的儿童，以不自主、反复、突发、快速的重复而无节律的一个或多个部位抽动为主要特征。表现为眨眼、挤眉、龇牙、做怪相、耸肩、转颈、点头、躯体扭动、手臂摇动、踢脚、下肢抽动，以及清嗓子、秽语等。

◎外风引动型

【临床表现】喉中异声或秽语，挤眉弄眼，每于感冒后症状加重，常伴鼻塞流涕，咽红咽痛，或有发热，舌淡红，苔薄白。

【治则】疏风解表，息风止动。

【治法】平肝清肺 15 分钟，推天河水 15 分钟，清胃 10 分钟，捣小天心 10 分钟，掐五指节 20 次。

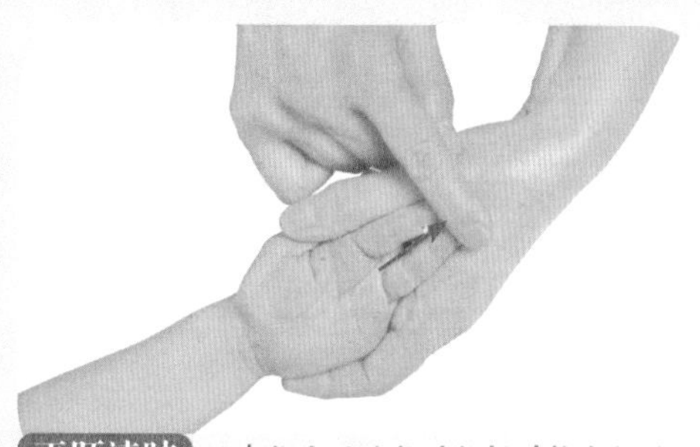

平肝清肺 从食指和无名指的指根并推向指端

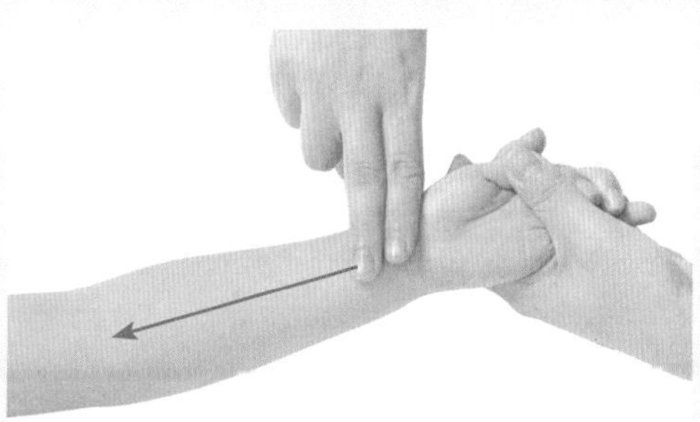

推天河水 由腕横纹中点推至肘横纹

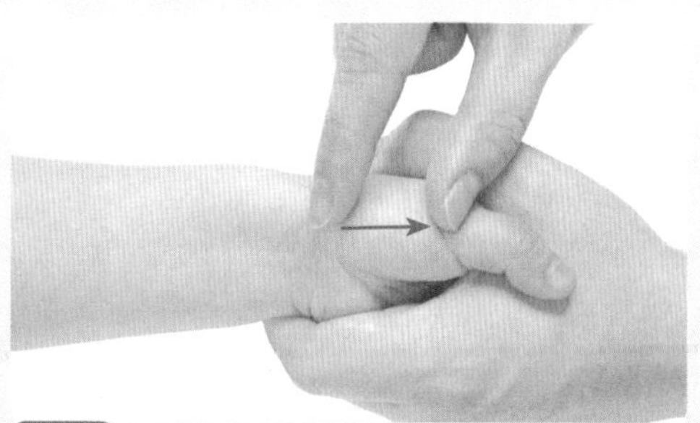

清胃 大鱼际外侧赤白肉际处，从掌根推至拇指根

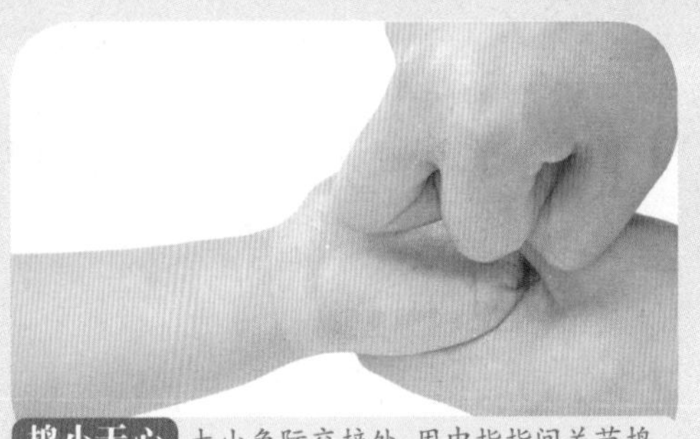
捣小天心 大小鱼际交接处，用中指指间关节捣

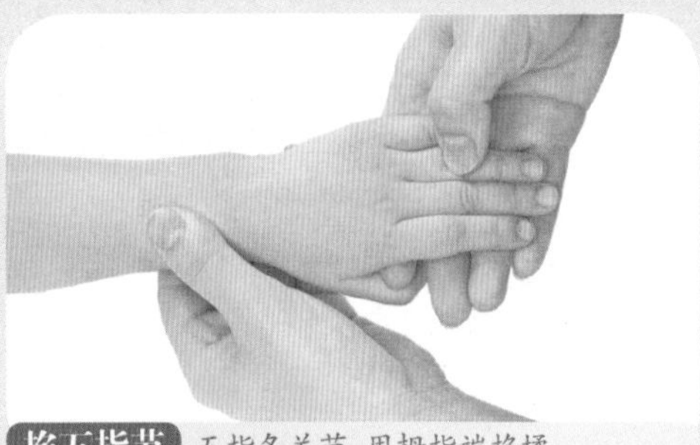
掐五指节 五指各关节，用拇指端掐揉

◎肝亢风动型

【临床表现】 摇头耸肩，或挤眉眨眼，或噘嘴，或踢腿，抽动频繁有力，不时喊叫，声音高亢，急躁易怒，自控力差，伴头晕、头痛，面红目赤，或腹动肋痛，便干尿黄，舌红苔黄。

【治则】 平肝潜阳，息风止动。

【治法】 揉二人上马 10 分钟，平肝 15 分钟，推天河水 15 分钟，揉阳池 10 分钟，捣小天心 10 分钟，掐五指节 20 次。

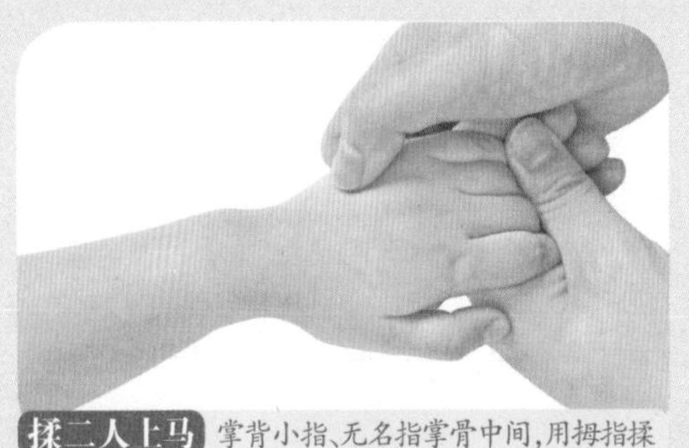
揉二人上马 掌背小指、无名指掌骨中间，用拇指揉

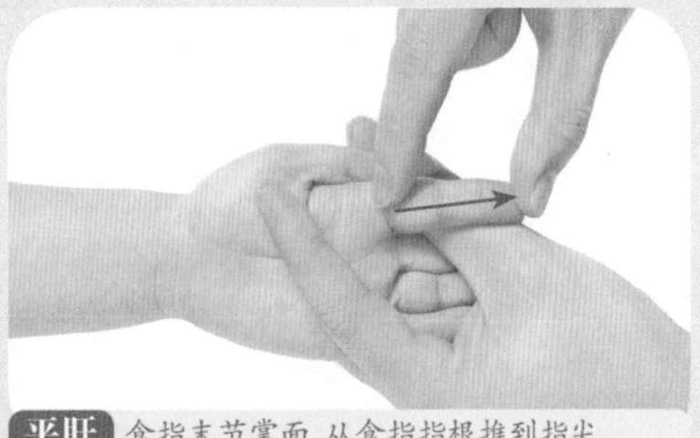
平肝 食指末节掌面，从食指指根推到指尖

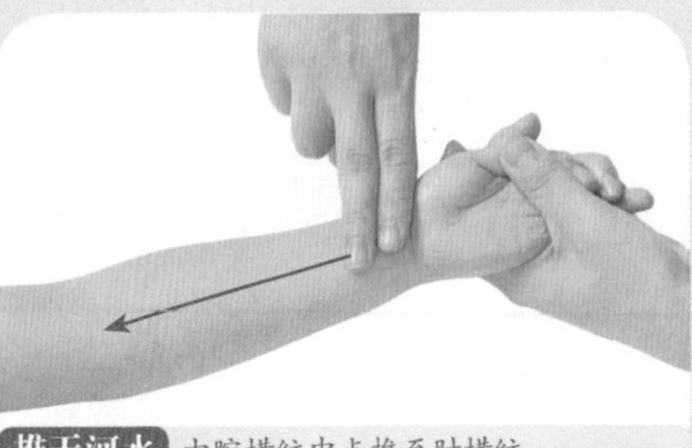
推天河水 由腕横纹中点推至肘横纹

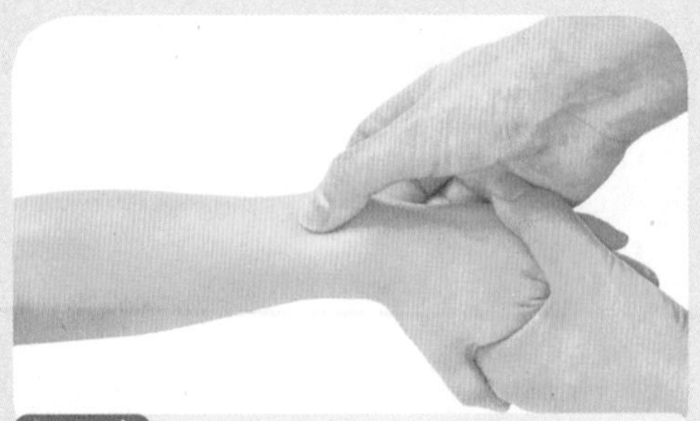
揉阳池 一窝风直上凹陷处，用拇指揉

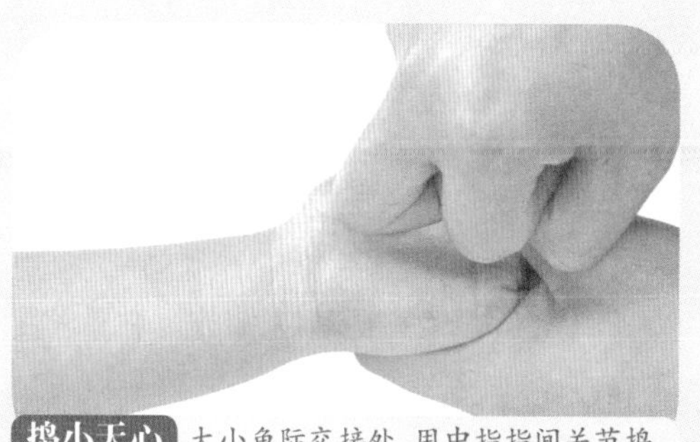
捣小天心 大小鱼际交接处，用中指指间关节捣

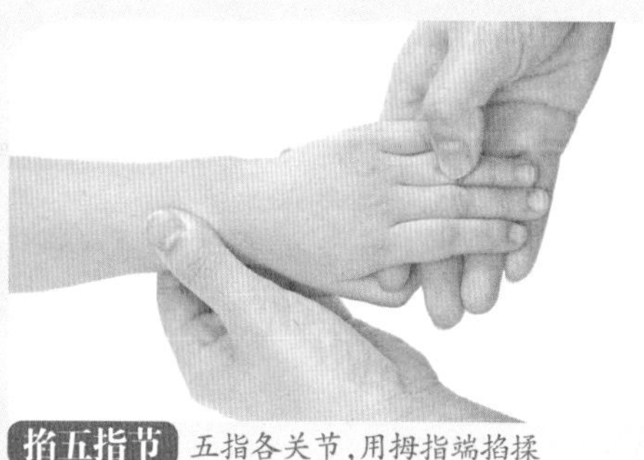
掐五指节 五指各关节，用拇指端掐揉

◎痰火扰神证

【临床表现】抽动有力，喉中痰鸣，异声秽语，偶有眩晕，睡眠多梦，喜食肥甘，烦躁易怒，口苦口干，大便秘结，小便短赤，舌红，苔黄腻。

【治则】清热化痰，息风止动。

【治法】运八卦 10 分钟，平肝清肺 15 分钟，推天河水 15 分钟，清补脾 10 分钟，揉小横纹 15 分钟，捣小天心 10 分钟，掐五指节 20 次。

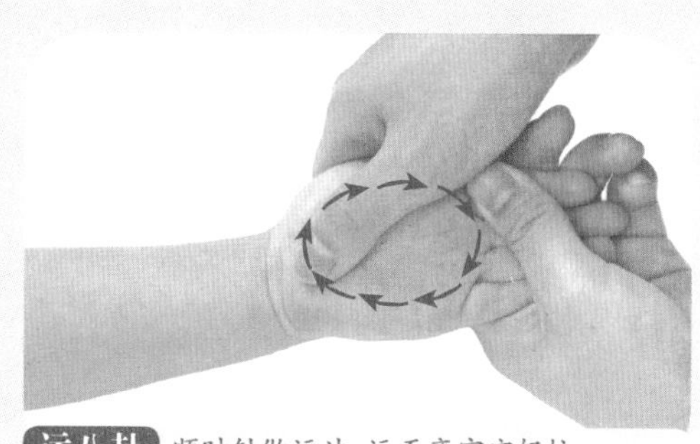
运八卦 顺时针做运法，运至离宫宜轻按

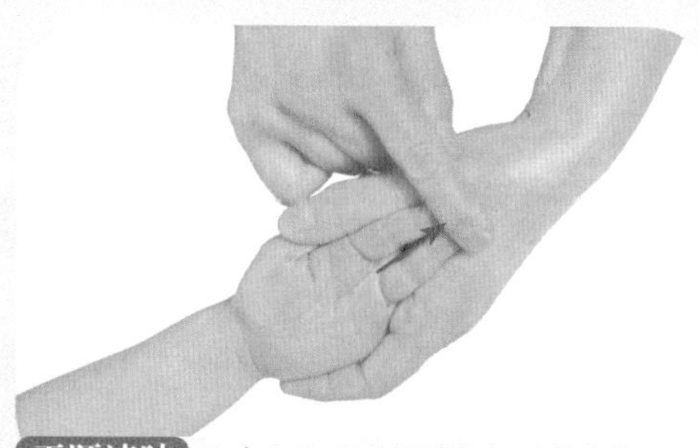
平肝清肺 从食指和无名指的指根并推向指端

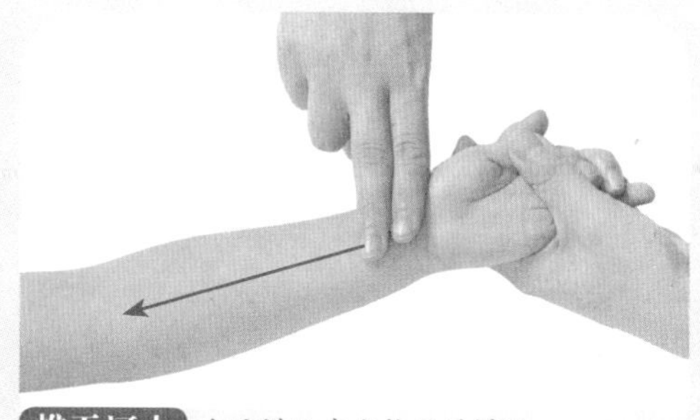
推天河水 由腕横纹中点推至肘横纹

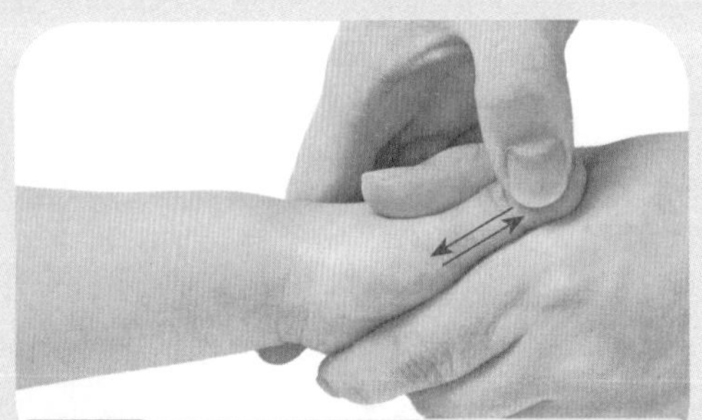
清补脾 拇指末节外侧，来回推之

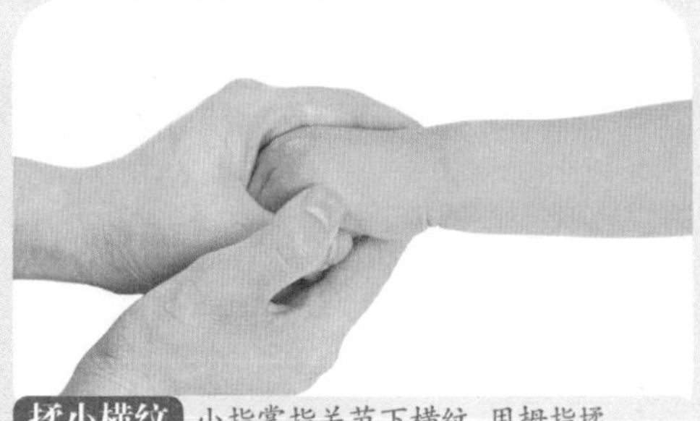
揉小横纹 小指掌指关节下横纹，用拇指揉

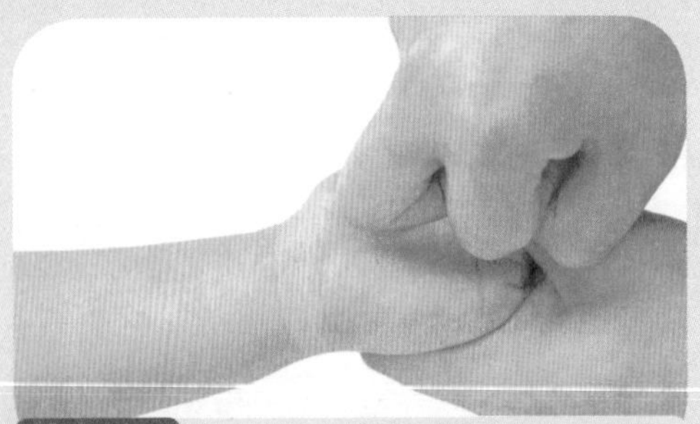
捣小天心 大小鱼际交接处，用中指指间关节捣

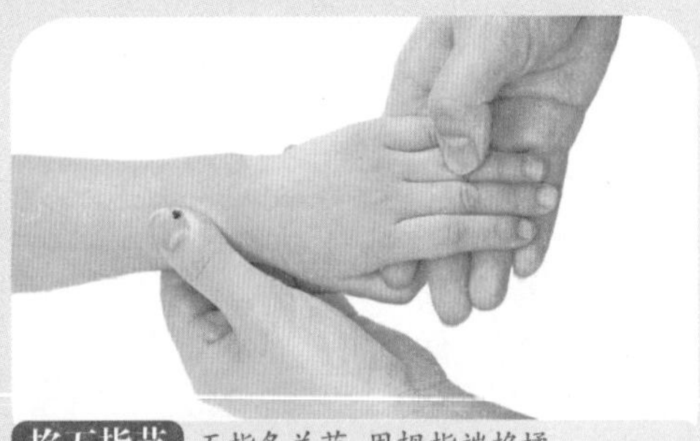
掐五指节 五指各关节，用拇指端掐揉

◎脾虚肝旺型

【临床表现】抽动无力，时轻时重，眨眼皱眉，噘嘴搐鼻，腹部抽动，喉出怪声，精神倦怠，面色萎黄，食欲不振，形瘦性急，夜卧不安，大便不调，舌质淡，苔薄白。

【治则】抑木扶土，调和肝脾。

【治法】平肝清肺15分钟，推天河水10分钟，补脾15分钟，捣小天心10分钟，掐五指节20次。

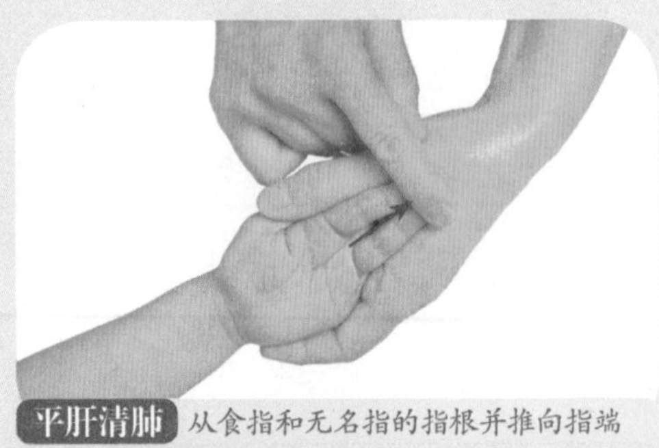
平肝清肺 从食指和无名指的指根并推向指端

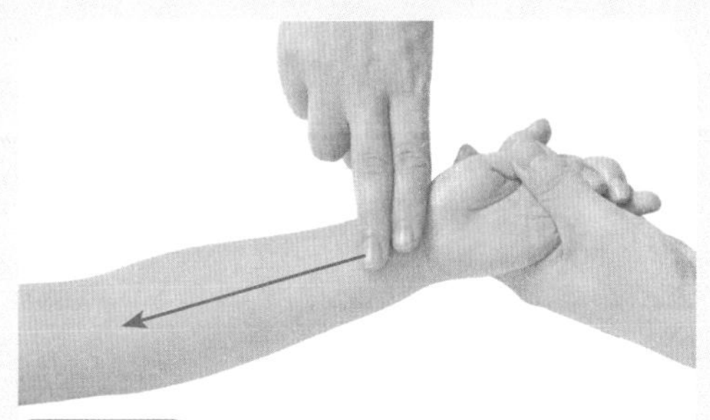
推天河水 由腕横纹中点推至肘横纹

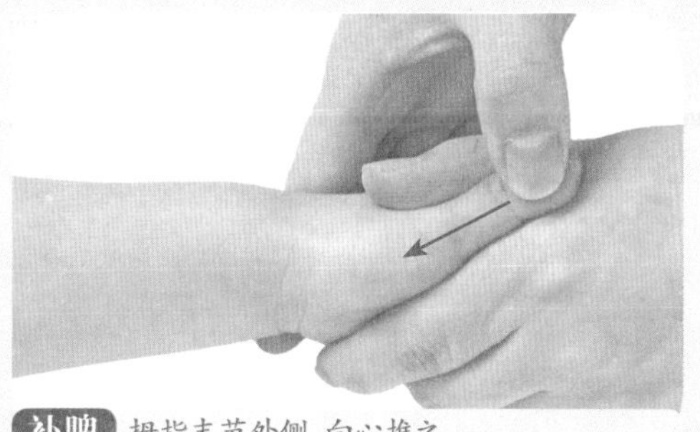
补脾 拇指末节外侧，向心推之

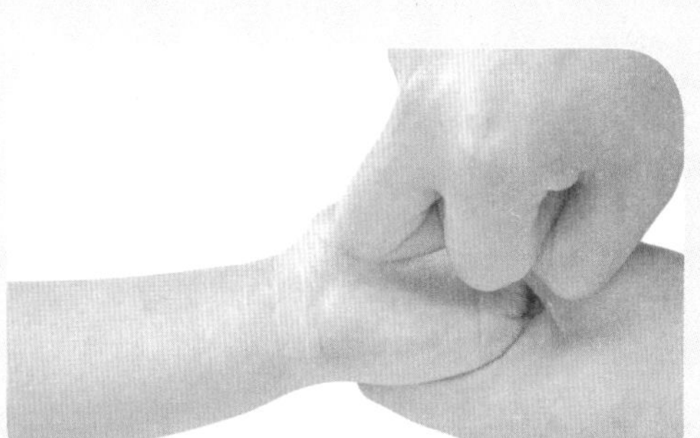
捣小天心 大小鱼际交接处，用中指指间关节捣

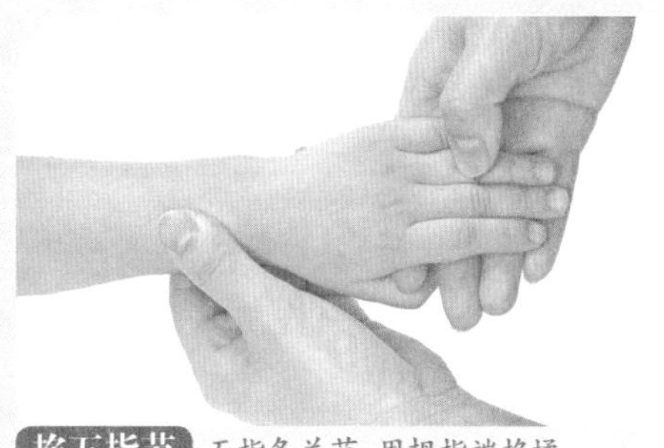
掐五指节 五指各关节，用拇指端掐揉

◎阴虚风动型

【临床表现】挤眉弄眼，摇头扭腰，肢体抖动，咽干清嗓，形体偏瘦，性情急躁，两颧潮红，五心烦热，睡眠不安，大便偏干，舌质红少津，苔少或花剥苔。

【治则】滋水涵木，柔肝息风。

【治法】揉二人上马 20 分钟，平肝清肺 15 分钟，推天河水 10 分钟，捣小天心 10 分钟，掐五指节 20 次。

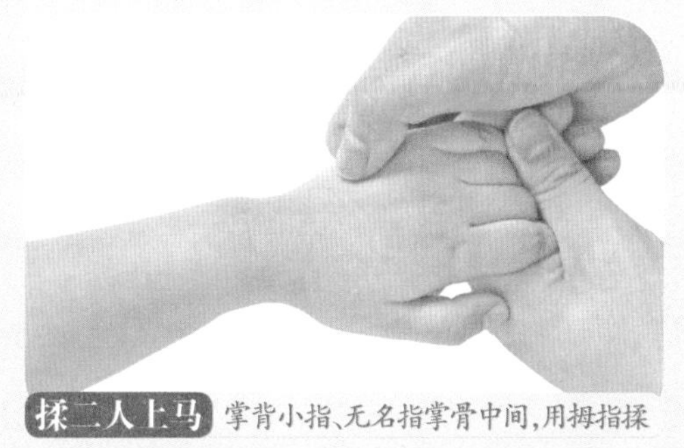
揉二人上马 掌背小指、无名指掌骨中间，用拇指揉

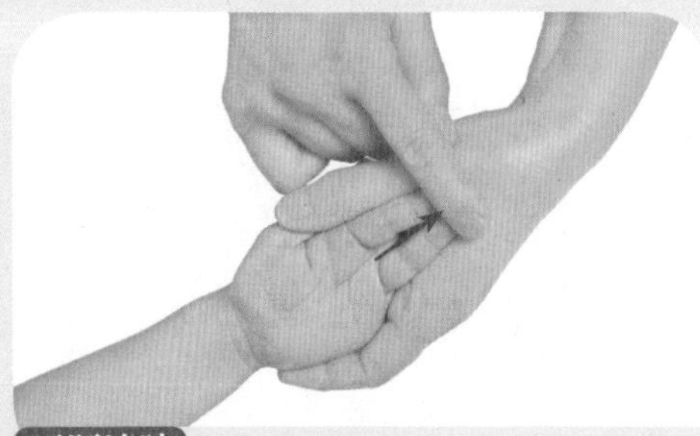

平肝清肺 从食指和无名指的指根并推向指端

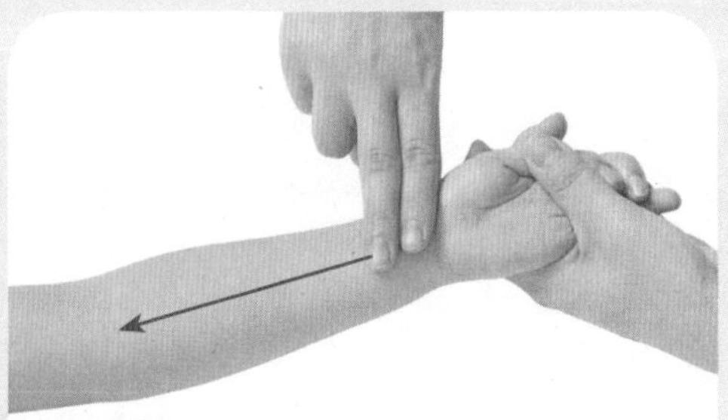

推天河水 由腕横纹中点推至肘横纹

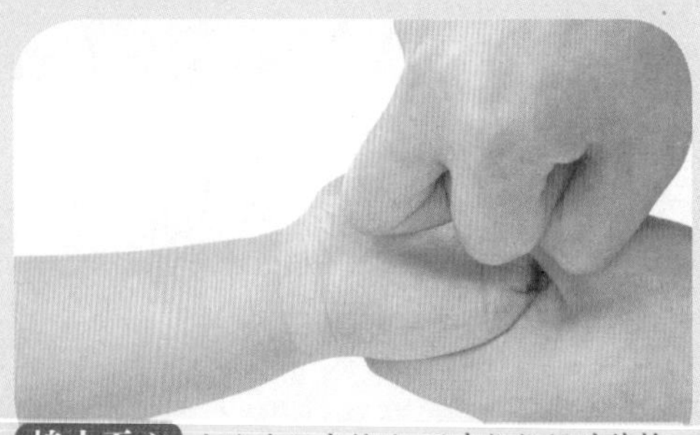

捣小天心 大小鱼际交接处，用中指指间关节捣

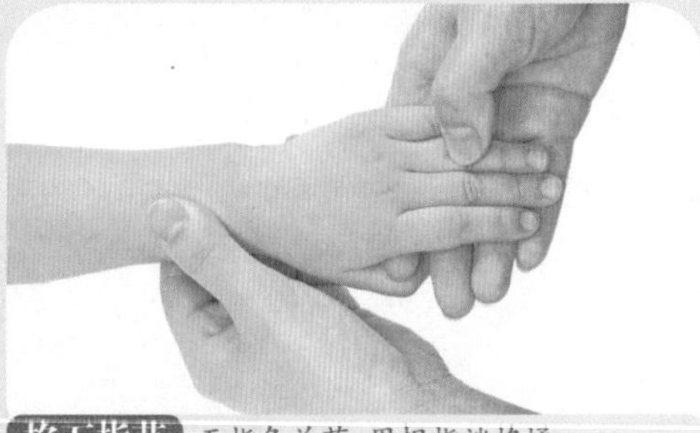

掐五指节 五指各关节，用拇指端掐揉

第八章

小儿保健和居家调养

随着生活水平的不断提高,人们越来越重视身体健康及日常保健。尤其是小儿患病后,父母都希望孩子少受药物的毒害,能使用一些无副作用的疗法,让孩子尽快痊愈、健康成长。小儿推拿、饮食调养、生活调养正顺应了这一趋势,所以越来越受到广大家长的欢迎和信赖。

一、益气健脾推拿法

“脾为后天之本”，是小儿气血生化之源。小儿肌肉丰满、肢体健壮等都依赖于脾胃的正常运化功能。因此，脾胃功能健旺，则可保证小儿健康成长的需要。

【主穴】清补脾 15 分钟，运八卦 10 分钟，揉外劳宫 10 分钟。

【配穴】揉二人上马 10 分钟，推大四横纹 10 分钟，平肝 5 分钟。

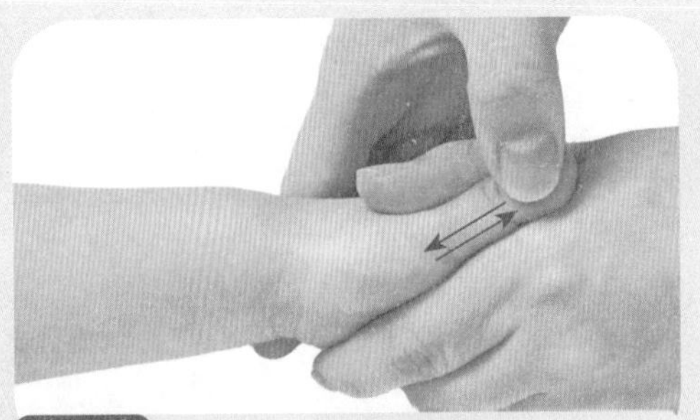

清补脾 拇指末节外侧，来回推之

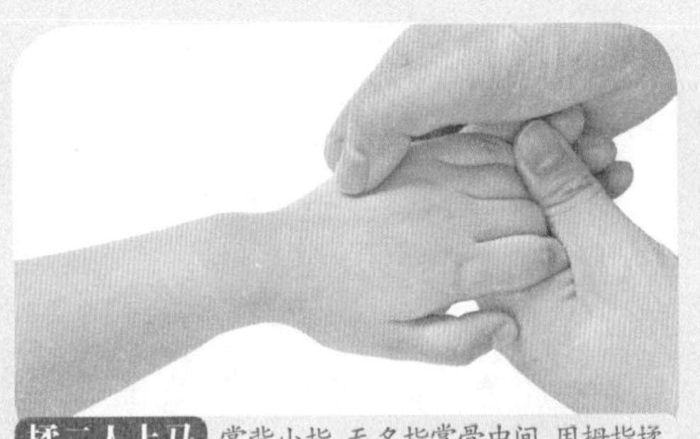

揉二人上马 掌背小指、无名指掌骨中间，用拇指揉

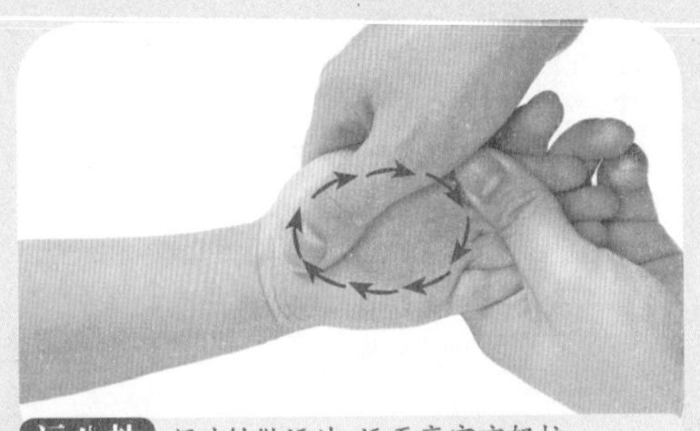

运八卦 顺时针做运法，运至离宫宜轻按

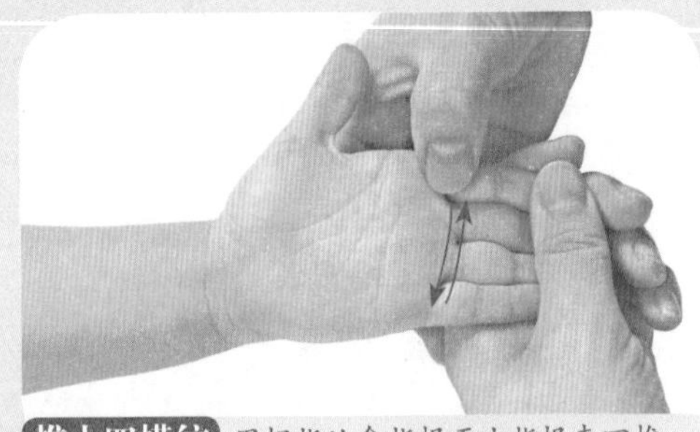

推大四横纹 用拇指从食指根至小指根来回推

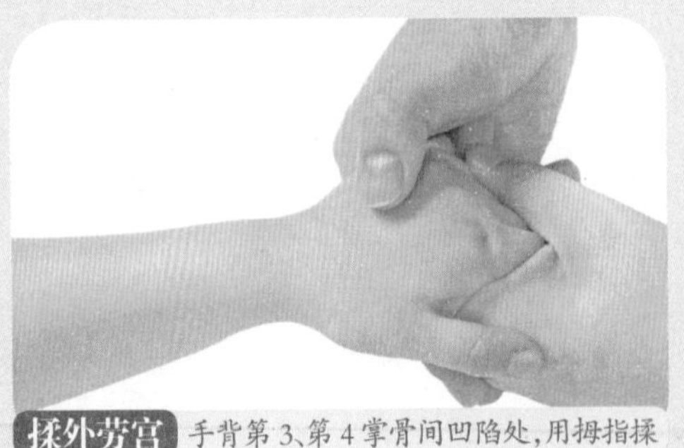

揉外劳宫 手背第 3、第 4 掌骨间凹陷处，用拇指揉

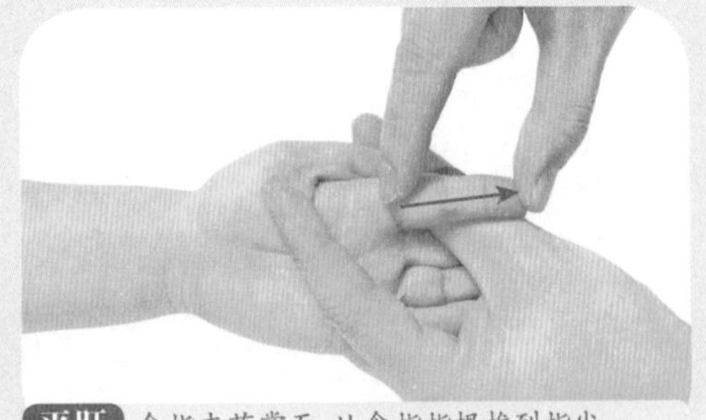

平肝 食指末节掌面，从食指指根推到指尖

【作用】益气健脾，温中散寒，消积。

【用法】2~3 天 1 次，或 1 周 1~2 次。推拿时主穴一般全用，配穴则可选用 1~2 个。

二、益气补肺推拿法

肺为五脏之华盖，主一身之气，司呼吸，外合皮毛，开窍于鼻。如肺气不足，卫外功能下降，则不耐邪侵，易出现呼吸系统的疾患。

【主穴】平肝清肺 10 分钟，清补脾 15 分钟，推大四横纹 10 分钟。

【配穴】推天河水 10 分钟，揉二人上马 10 分钟，揉外劳宫 10 分钟。

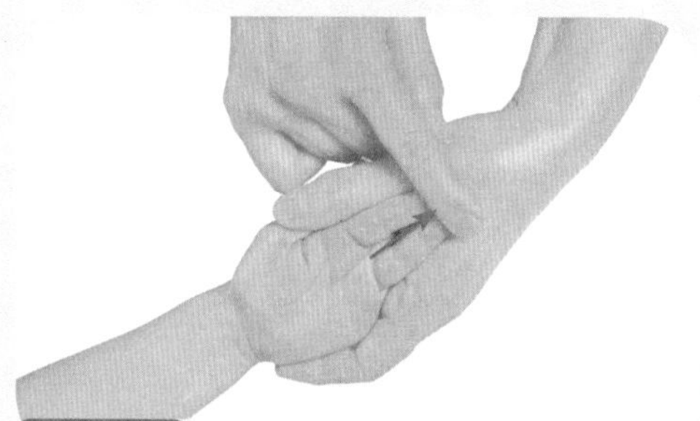

平肝清肺 从食指和无名指的指根并推向指端

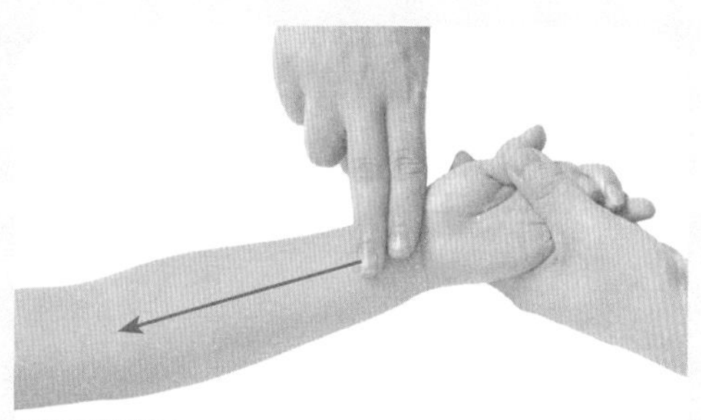

推天河水 由腕横纹中点推至肘横纹

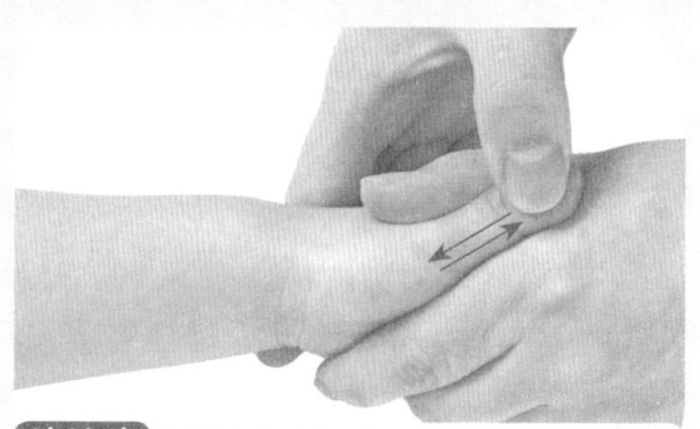

清补脾 拇指末节外侧，来回推之

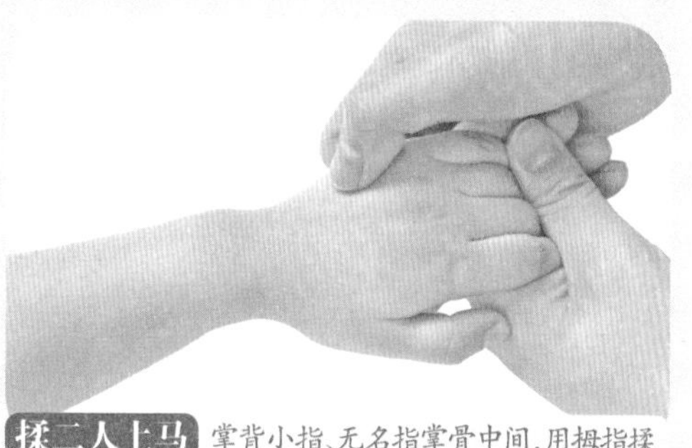

揉二人上马 掌背小指、无名指掌骨中间，用拇指揉

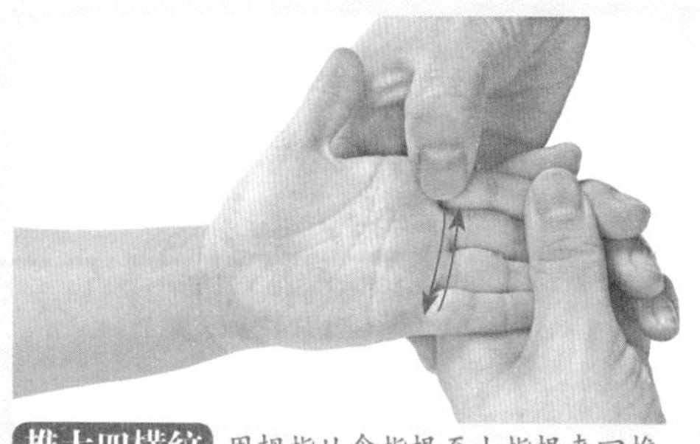

推大四横纹 用拇指从食指根至小指根来回推

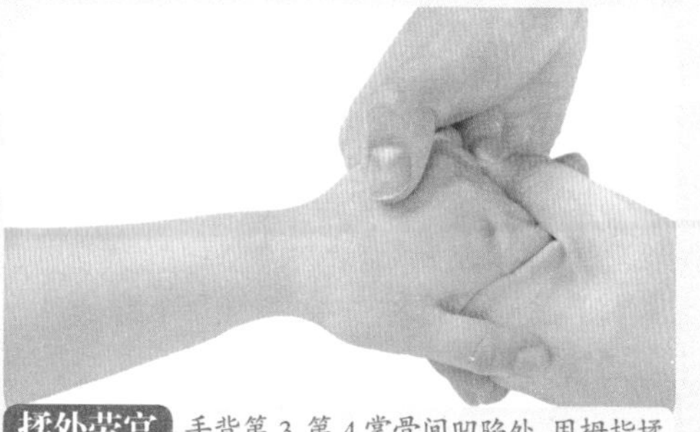

揉外劳宫 手背第 3、第 4 掌骨间凹陷处，用拇指揉

【作用】益气固表，培土生金。

【用法】2~3 天 1 次，或 1 周 1~2 次。推拿时主穴一般全用，配穴则可选用 1~2 个。

三、益气补肾推拿法

“肾为先天之本”，肾阴肾阳来源于后天脾胃的滋养，而脾胃的运化又需肾阳的温煦。小儿的骨骼、脑髓、发、耳、齿等的发育皆与肾有密切的关系。小儿肾气未盛，故“肾常虚”，肾气不足，则可影响小儿的生长发育。运用益气补肾推拿法进行小儿保健，可健脾强肾固元，促进小儿健康地生长发育。

【主穴】揉二人上马15分钟，补脾15分钟，揉外劳宫10分钟。

【配穴】平肝5分钟，推天河水10分钟，推大四横纹10分钟。

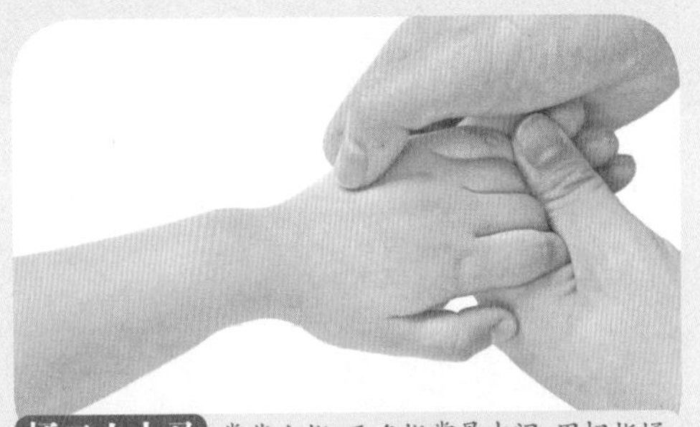
揉二人上马 掌背小指、无名指掌骨中间，用拇指揉

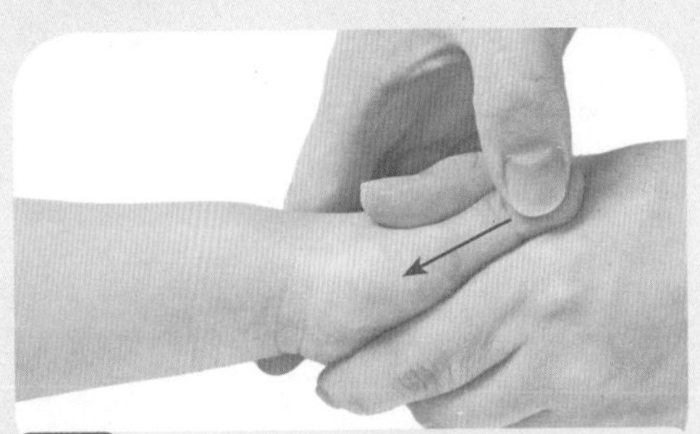
补脾 拇指末节外侧，向心推之

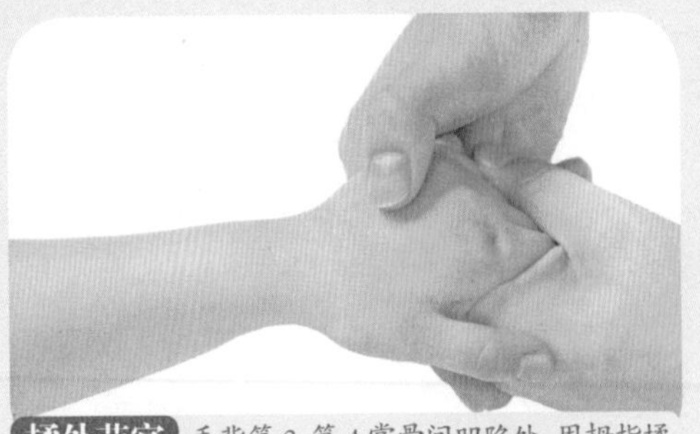
揉外劳宫 手背第3、第4掌骨间凹陷处，用拇指揉

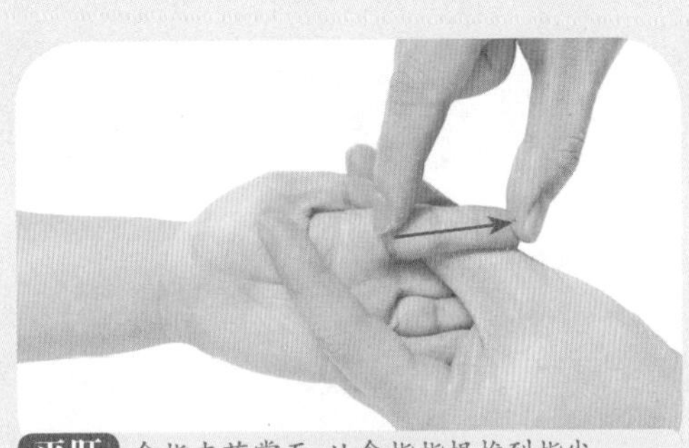
平肝 食指末节掌面，从食指指根推到指尖

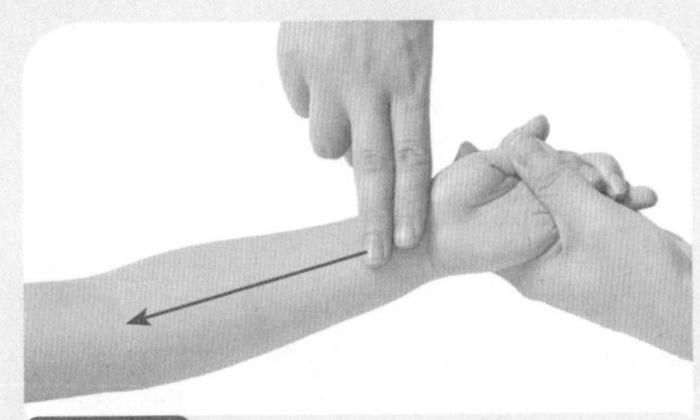
推天河水 由腕横纹中点推至肘横纹

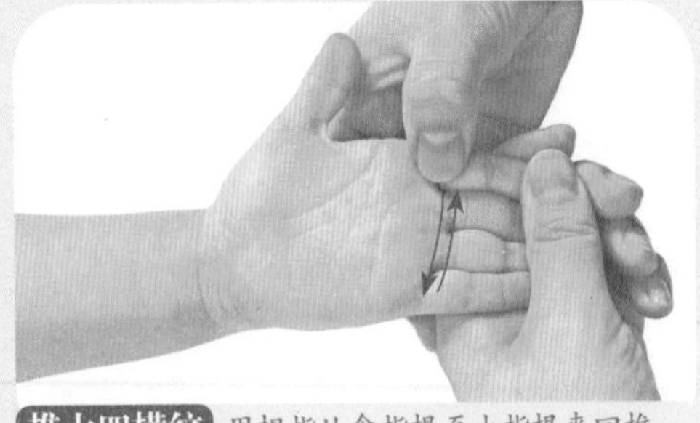
推大四横纹 用拇指从食指根至小指根来回推

【作用】固元气，壮水火。

【用法】2~3天1次，或1周1~2次。推拿时主穴一般全用，配穴则可选用1~2个。

四、安神益智推拿法

小儿脏腑娇嫩，形气未充，神气怯弱，易受惊恐。3 岁以内是小儿生长、发育最快的时期，特别是脑的发育，小儿健壮与否及智商的高低，均取决于先天肾气是否充盛。因此，要使小儿聪明、健康，可常用安神益智推拿法以益智安神、补益肾中水火，促进小儿健康成长。

【主穴】揉二人上马 20 分钟，揉阳池 10 分钟。

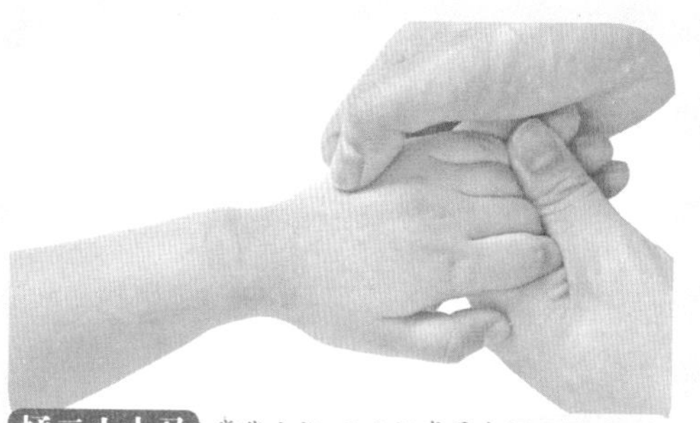

揉二人上马 掌背小指、无名指掌骨中间，用拇指揉

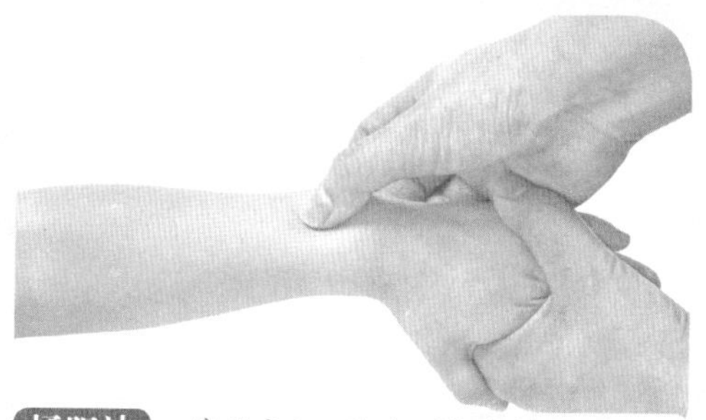

揉阳池 一窝风直上凹陷处，用拇指揉

【配穴】平肝 5~10 分钟，推天河水 10 分钟，捣小天心 1~2 分钟。

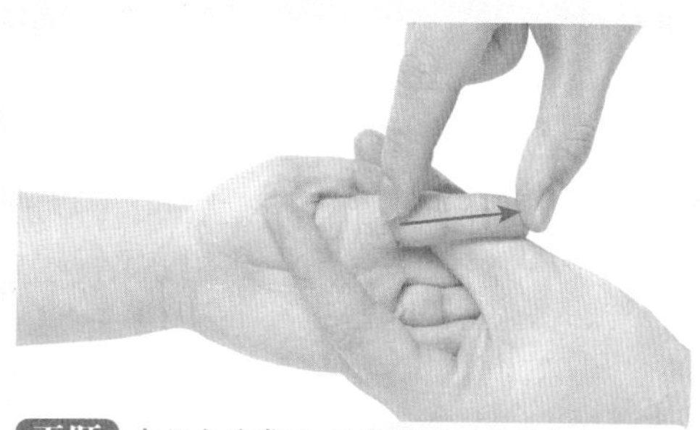

平肝 食指末节掌面，从食指指根推到指尖

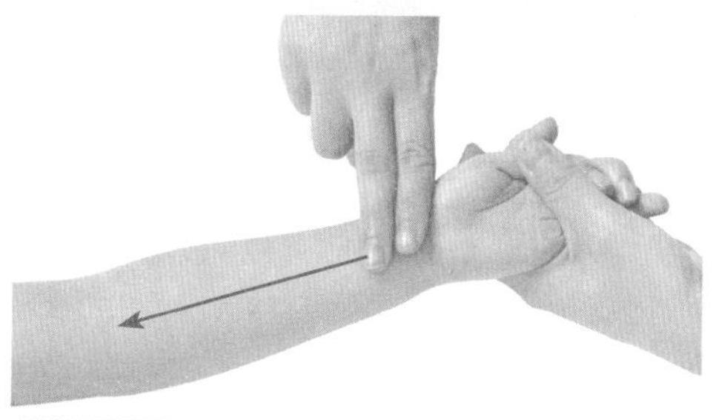

推天河水 由腕横纹中点推至肘横纹

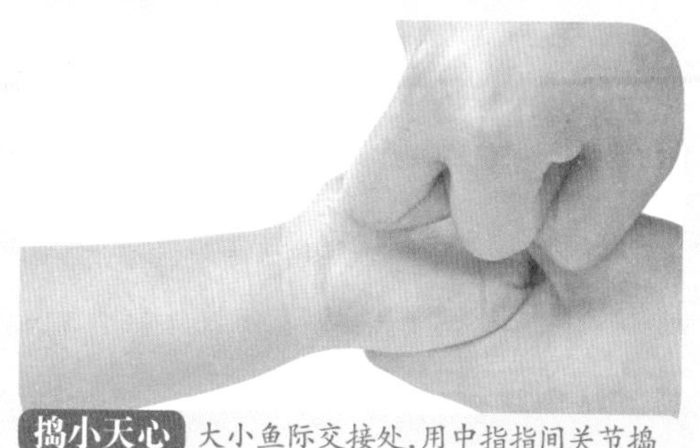

捣小天心 大小鱼际交接处，用中指指间关节捣

【作用】益智安神，补肾填精。

【用法】2~3 天 1 次，或 1 周 1~2 次。推拿时主穴一般全用，配穴则可选用 1~2 个。

五、改善免疫力推拿法

“肾为先天之本”，“脾为后天之本”，补肾健脾则可使身体强健、发育良好，并可改善机体免疫力，从而抵抗各种疾病。

揉二人上马 10 分钟，清补脾 10 分钟，揉足三里 5 分钟，揉涌泉 5 分钟，捏脊 3~5 遍。

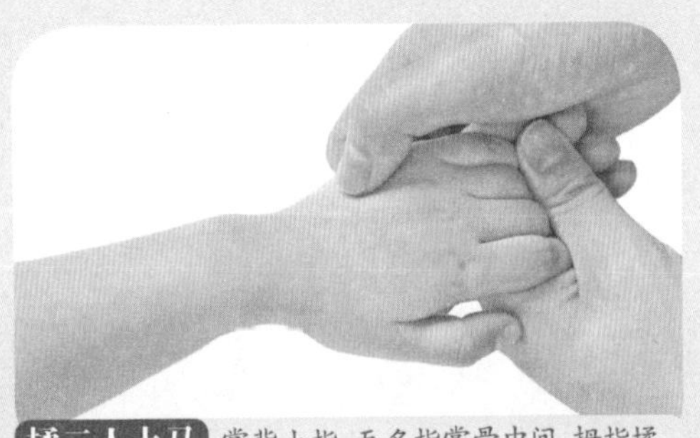

揉二人上马 掌背小指、无名指掌骨中间，拇指揉

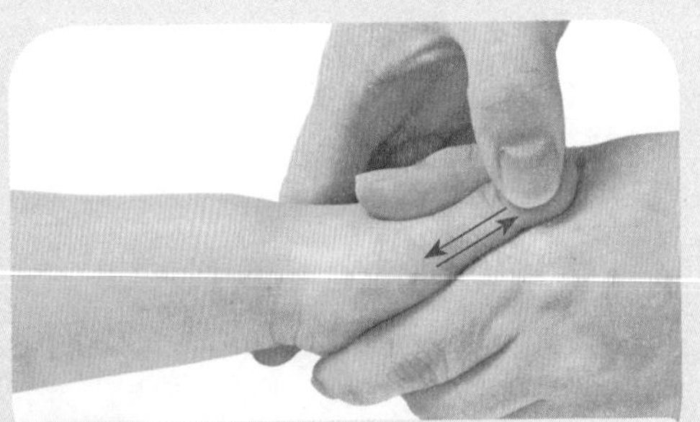

清补脾 大指末节外侧，直指来回推之

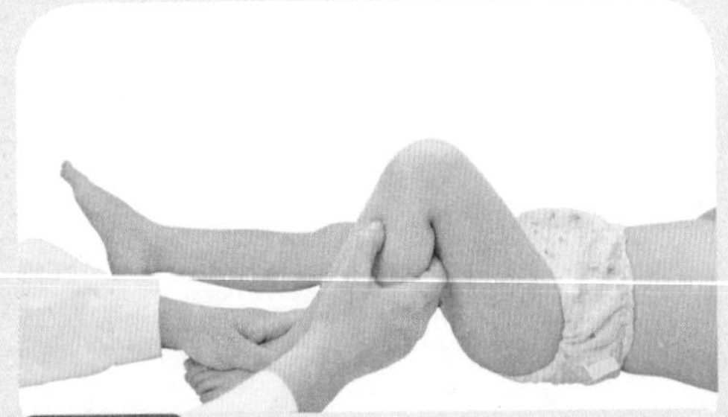

揉足三里 外膝眼下3寸，胫骨外1寸，拇指按揉

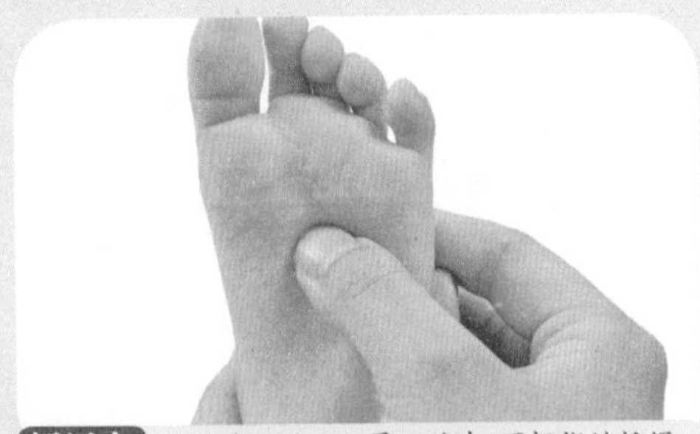

揉涌泉 屈足蜷趾时足心最凹陷中，用拇指端按揉

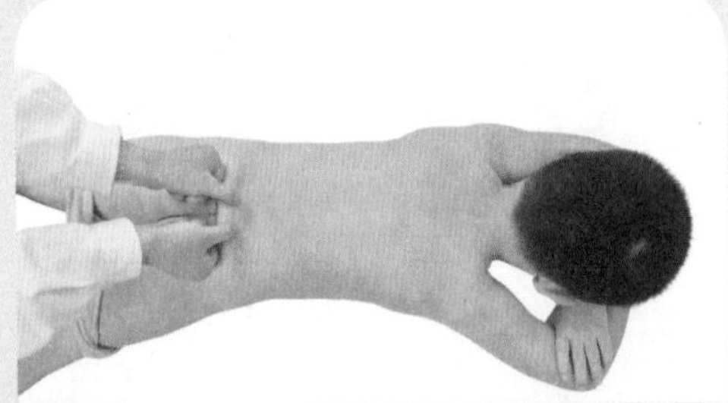

捏脊 大椎至尾骨端，用拇指和食指从下向上捏拿

【作用】补肾健脾，改善免疫力。

【用法】2~3 天 1 次，或 1 周 1~2 次。推拿时主穴一般全用，配穴则可选用 1~2 个。

六、食养

胎儿由母体孕育，受母体精、血、气、神之养而发育成婴儿降世，此乃先天之养。婴儿受母亲哺乳之养，以安新生。婴儿之健康生长，则赖饮食之养，此乃后天之本。饮食五味，善养五脏而益气血，五脏和顺则身体强健，气血旺则神智正常。

善“治未病”者乃良医。食治之益，可养生，可治未病，婴幼儿之疾食治最善。育养之道，当“食不厌精，脍不厌细”，不食不洁、腐败之物。五谷为养，五果为助，五畜为益，五菜为充，气味合而食之，以补精益气。调饮食之性，合饮食之味，以滋养婴幼儿，必益于其发育、生长。

◆脾胃之养

饮食乃养生之本，脾胃运化饮食，化生精微，以养精、气、神。因此，养好脾胃，可使气血健旺、身体健康。

【食养方 1】**龙眼肉**。

方义 龙眼肉，味甘，性温，入心、脾经。龙眼乃益脾、养心之食，为补脾胃、养营血之药。善食龙眼并饮其汁者，有养营血而安心神之力、补心气而益脾气之功，故龙眼有“果中神品，老弱宜之”之美誉。

食法 龙眼肉置砂锅内煎汤。男幼儿，戌时（19~21 时）饮汤；女幼儿，巳时（9~11 时）饮汤。

【食养方 2】**山药**。

方义 山药，味甘，性平，入脾、肺、肾经。山药乃补脾益气之食，为补脾肺、益肾强阴之药。婴幼儿食之，益于发育、生长。

山药，可益脾气而渗湿，滋阴血而消烦热，助脾气而益消化。婴幼儿常外感六淫之邪而生湿热，善食之，必受其益。

食法 鲜山药去皮切片，入砂锅内煎汤。男幼儿，巳时（9~11 时）饮汤；女幼儿，辰时（7~9 时）饮汤。

◆气血之养

气，乃人体活动之物质基础之一。中医理论认为，五脏六腑各有脏腑之气。

血，乃生理机能之物质基础之一。中医理论认为，血液运行脉中营养全身。

气血乃养育生命之本。气血滋养脏腑，使肺输气、心布血、脾运化、肾藏精、肝藏血，各脏腑功能正常，婴幼儿才能健康地发育生长。

【食养方1】柏子仁3克，荔枝肉5枚。

方义 柏子仁，味甘，性平，入心、肾、大肠经。养血安神，润肠。

荔枝，味甘酸，性温，入心、肝、脾经。助脾气，益肝血，滋阴养营。

二味相合，有益气养血之功，有滋阴壮阳之效。婴幼儿或乳母饮用，日久可见其益。

食法 将柏子仁、荔枝共入砂锅内，加水文火煎汤饮之。宜于寅时(3~5时)、午时(11~13时)、酉时(17~19时)饮用。

饮量随意，连续饮用3~5次，停饮3日。

注：内加甘菊5朵，可滋肺阴而降火除热，养目睛而祛肝风。

【食养方2】桑葚9克，龙眼16枚，葡萄干24颗。

方义 桑葚，味甘，性凉，入肝、肾经。滋肝补肾，充血液，养阴固精，健筋骨。

龙眼，味甘，性温，入心、脾经。为养心补脾之要药，养血补气之仙果。滋营而充液，安神而宁志。

葡萄，味甘，性平，入肝、肾经。补血，强心，滋肾阴，益肝，养胃，强筋骨。

三味相合，养心而益血，补肾而滋肝，利肝而舒筋，保心而安身，固肾而益精。婴幼儿和乳母宜食。

食法 将桑葚、龙眼、葡萄干，共入砂锅内，文火水煎饮汤。宜于午时(11~13时)、酉时(17~19时)饮用。

注：可加冰糖适量。

【食养方3】柿饼2个，粳米100克，百合8瓣。

方义 柿饼，味甘涩，性平，入肺、脾、胃经。滋肺，补脾，定喘咳而开胃，涩肠止泻，止血。

粳米，味甘，性平，入脾、肺经。养脾胃之气，生阴液滋肺。

百合，味甘，性微寒，入心、肺经。滋肺，养心，利咽止咳而清热安神。

三味相合，补肺脾，益气血，利于婴幼儿发育、生长。

食法 将柿饼、百合煮烂捣泥，加入粳米浓汤内，搅拌均匀后食用。

宜于卯时(5~7时)、巳时(9~11时)、亥时(21~23时)服用。

◆筋骨之养

婴幼儿在发育生长中，筋力之强弱体现筋血之盛衰。而筋血之盛衰，与肝脉有着密切关系。“肝主筋”，肝脉疏泄畅达，筋脉则屈伸舒展，肢体、关节则活动柔利。

婴幼儿在发育生长中，骨之坚实与否表现精气之强弱。而精气之强弱，与肾脉有着直接联系。“肾主骨”，肾气充足则固摄有度，肾精充足则滋养有度，故小儿筋骨强健，发育生长蓬勃旺盛。

【食养方】黄鳝1条,桑葚6克。

方义 黄鳝,味甘,性温,入肝、肾经,善通经络,增力而壮筋,补气益血,除湿而坚骨。桑葚,味甘,性凉,入肝、肾经,滋肾,养肝,补益气血,强健筋骨。二味相合,补益肾阴而益髓健骨,通达脉络,而增强筋力。

食法 将黄鳝洗净,用水浸泡,切段,同桑葚共入砂锅内,加水文火煮之。加黄酒适量,加食盐少许。宜于卯时(5~7时)、酉时(17~19时)饮汤适量。

七、日常预防

婴幼儿肌肤娇嫩,体力未充,对一切外来刺激,如细菌等,抵抗力很弱,若不很好地注意调护,则易发生疾病,所以我们的任务不是单独治病,主要是向父母宣传预防疾病的方法,使小儿不生病、少生病,以下几点意见仅供参考。

◆饮食

不给小儿脏污不洁以及不易消化的食物,若母乳不够,需要吃牛乳、羊乳的时候,最好加热煮开,做好消毒灭菌。奶瓶等用具也要很好地刷洗干净,以防止各种传染病。由于各地人们的生活习惯不同、主食不同,对于小儿的具体饮食指导这里不专作叙述。但是,若能按时定量地哺乳,合理添加辅食,不使小儿过饥或过饱,则可避免引起肠胃病。古人说:“要得小儿安,常带三分饥和寒。”这说明过饱过暖对小儿是有害的,但并不是说要小儿受饥受寒。

◆生活

不同的季节,有不同的调护方法。当春风和暖的时候,衣服不要穿得过多(以免引起发热),常到有太阳的地方去见见阳光,呼吸一些新鲜空气,能使小儿全身新陈代谢旺盛,对身体发育是有好处的。当炎热的夏天到来,最好保持室内空气流通,并尽可能把小儿放在较凉爽的地方,以免引起疾病,若是能在微露阳光的树荫下进行日光浴更好。勤用温水洗澡,保持身体清洁,适当活动,按时睡眠,都是促进健康、减少疾病的好办法。秋风凉爽的时节,也是忽热忽冷、气候变化很大的季节,要时时注意小儿的衣服是否单薄,可适当增加衣服以防伤风感冒。寒冷的冬天,室内温度和湿度要适宜,窗上最好有通风孔,免得室内空气污浊。当小儿夜眠时,盖被也不要太厚,以免小儿因热把被踢掉,反而受凉,但过半夜之后室内温度降低则要注意多盖一些。

◆卫生

养成良好的卫生习惯是预防疾病的最好方法，吃饭前要洗手，睡前要洗脚，常洗澡，常换衣服，常剪指甲，按时大便。

◆传染病预防

儿童及时接种疫苗，可以有效预防某些传染病。当各种传染病流行的时候，不要带小儿探亲戚、串邻居或到娱乐场所去，以免被传染。若必须出门时，要戴好口罩。如自己家内有小儿患传染病，最好居家隔离，用具、玩具、衣服须消毒。

◆体育锻炼

人体的肌肉、骨骼，以及其他组织，在神经系统的支配下，不断地进行着新陈代谢。这种新陈代谢，维持和影响着人的生长和发育。体育锻炼会使人全身的新陈代谢活动旺盛，肌肉发达有力，骨骼发育良好且成长加快，身体各器官的功能增强。

婴幼儿时期就开始进行适当、合理的体育锻炼，可以增强体质、健康地成长。

附录一：常见问题专家答疑

1. 一分钟推拿多少次比较合适？

答：根据孩子不同的年龄、病情、病程，要求推拿时的速度、力度都不同。通常来说，推拿速度需达到每分钟150~200次。

2. 小儿推拿必须一次性完成吗？可否间断？

答：推拿是通过手法刺激脏腑气血的凝聚点——穴位，达到通经络、活气血、扶正气、祛病邪的功效，是施术者与被施术者气与气的交流，因此推拿时为确保疗效，需要具有一定的连贯性，如有间断，则效果大打折扣。

3. 三字经派小儿推拿必须给孩子推拿左手吗？推拿右手可以吗？

答：我们三字经派无论男女，以取左上肢穴位为主。然而，通过长期的临床实践经验发现，分别推拿小儿左手和右手的效果没有明显区别。有时为了操作方便，取右手也是可以的。但是，也需要注意一些穴位的操作方向，如八卦穴，如果取右手，推拿时的顺序与左手相反。

4. "揉法左右同数"是指左右两手同数吗？

答："揉法左右同数"是指取同一只手，揉穴位时顺时针、逆时针的操作次数相等或时间相同，如揉二人上马穴10分钟，则顺时针揉5分钟、逆时针揉5分钟，或者顺时针揉800下、逆时针揉800下，需要施术者计算时间或次数。

5. 孩子不配合的话，是否可以待孩子睡觉时推拿？

答：在孩子睡觉时推拿也是可以的。

6. 一天推拿多少次较好？

答：对常见疾病，一日推拿1~2次即可。如果做小儿保健的话，1日1次或隔日1次均可。

7. 孩子脾气大、性子急、做事没耐心，推拿哪些穴位较好？

答：这需要家长耐心引导孩子，逐渐帮助孩子培养良好的性格。如果做小儿推拿，建议平肝 10 分钟，推天河水 10 分钟，捣小天心 5 分钟。

8. 孩子睡觉时鼻塞，伴有呼噜声、喜欢趴着睡，应该推拿哪些穴位？

答：建议揉阳池 10 分钟，清胃 5 分钟，清补脾 10 分钟，平肝清肺 10 分钟。

9. 孩子睡眠质量不好，偶有夜啼，应该推拿哪些穴位？

答：建议清补脾 10 分钟，推天河水 10 分钟，捣小天心 5 分钟，掐一遍五指节。

10. 孩子突发高烧，推拿哪些穴位可以快速退烧？

答：建议运八卦 20 分钟，推六腑 20 分钟，推天河水 30 分钟。

11. 孩子睡觉后后脑勺、脖颈、后背会出很多汗，请问是身体虚弱吗？推拿哪些穴位有疗效？

答：缺钙、佝偻病等，可出现上述情况，需具体情况具体分析。一般来说，入睡出汗多见于阴虚生内热，建议揉二人上马 10 分钟，清补脾 10 分钟，推天河水 10 分钟。

12. 孩子经常打嗝，应该推拿哪些穴位？

答：一般来说，打嗝属于脾胃升降功能失调，当以调理气机为主。建议运八卦 10 分钟，清胃 10 分钟，揉板门 10 分钟。

13. 孩子经常肚子痛、肚脐周围冰凉，请问是孩子体质的问题吗？应该推拿哪些穴位？

答：如果是体质问题，属于先天异常，比较少见，应当去医院检查咨询。其实大多数与饮食生冷有关，可能是寒性腹痛的症状。建议揉一窝风 10 分钟，揉外劳宫 10 分钟，运八卦 10 分钟，揉板门 5 分钟。

14. 孩子睡着后偶尔会磨牙，吃了治虫病的药后仍未好转，请问应该推拿哪些穴位较好？

答：虫病可引起磨牙，积滞也可以引起。如果属于积滞问题，需要以调理脾胃为主，建议清胃10分钟，清补脾10分钟，清补大肠10分钟。

15. 孩子长期便秘，请问应该推拿哪些穴位？

答：清补脾10分钟，清大肠10分钟，平肝10分钟。如果有内热可加推六腑10分钟，若腹胀可加推大四横纹10分钟。

16. 孩子5岁了还偶尔尿床，请问应该推拿哪些穴位？

答：建议揉二人上马10分钟，补肾10分钟，平肝10分钟。另外，注意掌握小儿排尿习惯，帮助其逐步养成规律性定时排尿的习惯；每日晚饭后适当控制孩子饮水；对于虚弱小儿应加强营养，避免惊恐或过度劳累。

17. 孩子经常眨眼睛、清晨眼屎多，请问应该推拿哪些穴位？

答：平肝10分钟，推天河水10分钟。

18. 影响推拿效果的因素有哪些？

答：有时家长在家给孩子推拿没有效果，这并不能认为小儿推拿是无稽之谈。能否有效首先取决于辨证，在辨证准确的基础上，还要注重取穴、手法、推拿时间，如果在家推拿3次或3次以上，孩子症状没有明显改善，就需找专业推拿医师，以免延误孩子的病情。

19. 请问推拿介质必须用滑石粉吗？用痱子粉、精油可以吗？

答：有条件的话，最好使用滑石粉，如果没有滑石粉，可以使用痱子粉、香油等。对于成分不明确、刺激性气味较强的精油，我们不建议使用。

20. 给孩子推拿期间及疾病治愈后的饮食应该如何安排？

答：合理饮食、均衡营养是饮食原则。

（1）推拿期间忌食海鲜类食物，如虾、螃蟹、海苔、海带、鱼等海产品。

（2）不宜进食糖、蛋挞、巧克力、冰激凌，以及汽水、果汁、酸奶等。

（3）忌食热性食物，如大枣、杏、荔枝、桂圆、樱桃、石榴、榴莲、橘子、菠萝蜜、羊肉、牛肉、甲鱼、韭菜、香菜、洋葱、大蒜、辣椒等。

（4）冬天食用水果时，最好加热（如用热水烫、煮等）后再食用。

（5）腹泻的患儿忌喝奶，忌食鸡蛋、香蕉、菠菜。

（6）呕吐的患儿忌饮食过量，喝水时要少量多次，以防止引发再次呕吐，可选择煮得软的面条、馒头、稍稠的粥等食物。

（7）推拿期间要清淡饮食，忌食肥腻及油炸类食品，多吃蔬菜，适量吃水果。患儿要多休息，多喝水，少去人群密集的地方，以防止感染其他疾病。

（8）正在给婴幼儿进行母乳喂养的母亲的饮食原则同上。

附录二：《推拿三字经》原文注释

徐谦光　奉萱堂　药无缘　推拿恙

【注解】徐谦光，字宗礼，山东登州府宁海县（今山东烟台牟平区）人氏。

奉：侍奉、侍候。

萱堂：古代母亲的代称。

缘：缘分。

推：推拿手法之一，医者以右手食指和中指两指或单用拇指在穴位上定向摩擦。

拿：推拿手法之一，医者以双手虎口部用力握住患者一定部位。

推拿：又名按摩，在远古时代，医药尚未发明之前，人类患病后以推、拿、按、摩、掐达到治病的目的。后来经过长期的临床实践，推拿有很大发展。到了隋唐推拿盛极一时，太医署设有专科。宋元推拿曾停滞，明清又有发展，有名的著作有明代周于蕃的《小儿推拿秘诀》、清代熊应雄的《小儿推拿广意》、夏禹铸的《幼科铁镜》、骆如龙的《幼科推拿秘书》等。

恙：疾病。

【解读】徐谦光为治母病，因为其母服药困难所以用推拿法治疗，从此开始研究推拿术，历二十余年，终于光绪丁丑年仲春，将其经验著成《推拿三字经》一书。

自推手　辨诸恙　定真穴　画图章

【注解】辨：辨别，分别。

诸：所有的。

定：确定。

真：真实。

穴：人身气血凝聚之处，用以治病的部位。

图：图表。

章：文章，文字。

【解读】自己推自己的手，辨别何穴治何病有效。并将效穴所在人体部位，画成图表，用文字编成歌诀，加以注解，即成本书。

上疗亲　下救郎

【注解】亲：狭义解释为亲戚，广义则为老年人。

疗：治疗。

救：挽救。

郎：孩子，儿郎。

【解读】掌握推拿术，即可治老人和儿童的疾病。

推求速　惟重良

【注解】求：要。

速：迅速，快。

惟：只有。

重：推力重。

良：好。

【解读】：推拿手法以取穴准确、速度快、有节奏、指力重而平稳，效果最好。

独穴治　有良方　大三万　小三千
婴三百　加减良　分岁数　轻重当

【注解】独：单独，一个。

方：方法。

大：大人，古代以十六岁至百岁为大人。

小：小儿，古代以五岁至十五岁为小儿，因其一般天癸未至。

婴：婴儿，古代以五岁以下为婴。

加：增加。

减：减少。

分：分别，按照。

轻重：指力轻重。

当：适当。

【解读】辨病出何脏，其属阳属阴，在表在里，是实是虚，及其寒热属性，再参照年龄大小，选用独穴治疗，因独穴亦各有其寒热补泻属性，其力专效宏。

从吾学　立验方　宜熟读　勿心慌

【注解】从：跟。

吾：我，即徐谦光。

验：效验，经验。

宜：要。

熟：熟练。

读：背诵。

勿：不要。

慌：慌张。

【解读】跟着我学这些经验过的效方，要熟练，临床不要慌张。

治急病　一穴良　大数万
立愈恙　幼婴者　加减量

【注解】急病：发病急促、病势严重、变化迅速的病症。

立：立刻。

幼婴：不满三岁的儿童。

【解读】急性病可用独穴治疗，大人可推数万次，幼婴可根据病情适当加减。

治缓症　各穴量　虚冷补　热清当

【注解】缓症：发病日久、病情复杂、变化缓慢的疾病。

量：考量，选择。

虚：《黄帝内经》曰“精气夺则虚”，症见饮食不佳，语言声低，气短，周身无力，精神萎靡，消瘦，听力、视力减退，舌体胖嫩等。

冷：即寒，《黄帝内经》曰“阴胜则寒”，症见手足冷，畏寒，面色苍白，口不渴，喜热饮，小便清长，大便稀薄不臭，舌苔白，脉迟等。

热：《黄帝内经》曰“阳胜则热”，症见发热，恶寒，口渴喜冷饮，面赤烦躁，大便闭结或自利，大便黄黏较臭，肛门灼热，小便短赤，舌苔黄，舌质红，脉数等。

补：《黄帝内经》曰“寒者热之”“劳者温之”“损者益之”，即虚寒证用温补药治之，推拿亦然。

清：《黄帝内经》曰“热者寒之”，即热性病用寒药治之，推拿亦然。

【解读】治慢性病，应根据病情选用适当穴位，虚寒证用温补法，热证用清法。

大察脉　理宜详　浮沉者　表里恙　迟数者　冷热伤　辨内外　推无恙　虚与实　仔细详　字廿七　脉诀讲　明四字　治诸恙

【注解】察：诊察，检查。

脉：中医认为“脉为血府”。《灵枢·本神》说：“心藏脉，脉舍神。”通过诊脉可以了解人体的气血运行情况。所谓脉象，是指手指感觉脉搏跳动的形象。关于中医脉诊详见他书，临证常用寸口诊法，先以中指指目（指尖和指腹交界处，手指与被诊者皮肤呈45度夹角时即可）按到掌后高骨（桡骨茎突）为关脉部位，称为中指定关，然后把食指放在中指之前，关前为寸（远心端），把无名指放于中指之后，关后定尺（近心端）。病人臂长，布指略疏，病人臂短，布指略密，以适中为度，部位取准后，三指用同样的力量，按诊三部脉象，也可单按其中一部脉象，如诊关部则微提食指和无名指，诊尺部则微提中指、食指，先单按或先总按均可。诊脉时间以脉五十动为准，寸、关、尺三部配五脏六腑见下页表。

目前临床所用多取《医宗金鉴》的方法。

诊小儿脉在《黄帝内经》中已有记述，自后世医家提出望小儿指纹的诊法以后，对3岁以内的婴幼儿，往往以望指纹代脉诊，对3岁以上者才采用脉诊。

诊小儿之脉和成人有所不同，一方面，小儿寸口部狭小，难分寸、关、尺；另一方面，小儿临诊时容易惊哭，惊则气散，气散则脉乱，难于掌握，因此诊小儿还须注意辨形色，审面窍。后世有一指候三部的方法，对3岁以下的小儿，医者用左手握小儿手，右手大拇指按小儿掌后高骨脉

寸口与脏腑相应的几种说法比较

文献	寸		关		尺		说明
	左	右	左	右	左	右	
《难经》	心	肺	肝	脾	肾	肾	小肠和大肠配心肺，是表里相属；右肾属火，故右尺亦候命门
	小肠	大肠	胆	胃	膀胱	命门	
《脉经》	心	肺	肝	脾	肾	肾	据脏腑表里配属各部
	小肠	大肠	胆	胃	膀胱	膀胱	
《景岳全书》	心	肺	肝	脾	肾	肾、小肠	小肠配右尺是火居火位；大肠配左尺是金水相从
	心包络	膻中	胆	胃	膀胱、大肠	三焦、命门	
《医宗金鉴》	心	肺	肝	脾	肾	肾	小肠配左尺，大肠配右尺，是与尺候腹中的部位相应，故又以三焦分配寸、关、尺三部
	膻中	胸中	胆、膈	胃	膀胱、小肠	大肠	

上，不分三部，以定息数为主。对四岁以上小儿则以高骨中线为关，以一指向两侧滚动寻察三部；七八岁可以挪动拇指诊三部，九至十岁以上可以次第下指依寸、关、尺三部诊脉，十四五岁者可以按成人三部诊法进行。

理：理论。

详：详细。

浮脉：李中梓《诊家正眼》曰"浮在皮毛，如水漂木，举之有余，按之不足"，即下指即得，重按反减之脉。

沉脉：《诊家正眼》曰"沉行筋骨，如水投石，按之有余，举之不足"，即重取有力，轻按反减之脉。

表证：身体以皮肤毛发为表，外邪客于体表，阻遏卫气的正常宣发，病属表证，症见恶风寒，发热，头痛，体痛，有汗或无汗，舌苔薄白，脉浮。

里证：身体以脏腑骨髓为内、为里。内在病属里证。里实证见壮热或潮热，神昏，烦躁，口渴，胸满，腹胀，便闭，苔黄或灰黑，脉沉等。

迟脉：《诊家正眼》曰"迟脉属阴，象为不及，往来迟慢，三至一息"，即医者一呼一吸，病人脉动三次者，幼儿四五次者。

数脉：《诊家正眼》曰"数脉属阳，象为太过，一息六至，往来越度"，即医者一呼一吸，病人脉动六次者，幼儿七八次者。

内：体内，里证。

外：体表，表证。

无：没有。

虚脉："三部无力，其名曰虚"，即浮、中、沉三部脉俱无力之脉。

实脉："三部有力，其名曰实"，即

浮、中、沉三部脉俱有力之脉。

虚证:《黄帝内经》曰“精气夺则虚”,是正气不足之证。症见少气懒言,心悸不寐,面色无华,脉虚无力等。

实证:《黄帝内经》曰“邪气盛则实”,是邪气有余之证。症见高热神昏,胸满腹胀,便秘溺短,脉实有力等。

仔细:细心。

详:详细分析。

字廿七:明代李时珍在《濒湖脉学》中提出二十七种脉象,包括浮、沉、迟、数、滑、涩、洪、长、短、虚、实、弦、紧、缓、弱、细、动、伏、芤、散、牢、革、促、结、代、濡、微。

诀:歌诀。

讲:讲求,讲究。

明:明白,明了,理解。

四字:浮、沉、迟、数四脉。

【解读】治疗大人的病,应该讲究脉象:浮脉主表,沉脉主里,迟主寒,数主热,有力为实,无力为虚。八纲即明,辨证清楚。常见病脉虽有二十七种脉象,但对小儿疾病搞清楚浮、沉、迟、数四脉即可。

小婴儿　看印堂　五色纹　细心详

【注解】印堂:穴名,在两眉之间的部位。

五色:《黄帝内经》曰“夫精明五色者,气之华也”,印堂及面部五色是精气的外在表现,精气充足则神旺,神旺则色旺,神衰则色衰,神藏则色藏,神露则色露。色是五脏气血盛衰的外在表现,根据五行理论,五色分属五脏,故青色为肝之脏色,红色为心之脏色,黄色为脾之脏色,白色为肺之脏色,黑色为肾之脏色。

纹:色彩。

【解读】小儿病的诊断除了脉象外,主要察看印堂穴的颜色变化。

色红者　心肺恙　俱热症　清则良
清何处　心肺当　退六腑　即去恙

【注解】色红:属火,为心之本色,主热。微赤是虚热、赤甚是实热,色浮是热在表,色沉是热在里。微赤似饮酒,面颧浅红,游移不定是寒极似热的“戴阳证”。

心:《黄帝内经》曰“心者,君主之官,神明出焉”,心主血脉,又主神明,故心病多为血脉运行和情志异常。

肺:《黄帝内经》曰“肺者,相傅之官,治节出焉”,肺主气,司呼吸,为气机升降之枢。故肺病多见气机升降失调的表现。

心肺热证:赤色为火旺表现,按五行生克理论“心火太旺必克肺金”,故心热必致肺热,其证轻则发热、恶寒、咳嗽、痰喘、舌苔薄白、舌尖赤、脉浮滑数,重则可见高热、神昏、痰喘、抽搐等症。

清:《黄帝内经》曰“热者寒之”,即用清法(推拿手法之一),从指根推向指尖。

何处:什么穴位。

心穴:在中指末节掌面,指根至第二指节为膻中穴,从指根推向指尖,可清心热、镇惊悸、化痰、定喘。

天河水穴:在两臂掌侧中央部,从掌根推至肘窝为清天河水,可泻心经邪热、化痰、止咳、定喘,又有解表之功。

肺穴:在无名指掌侧,从指根推至指尖为清肺,可清肺热、解表、发汗、止咳、定喘,从指尖推至指根为补肺,可止虚喘、咳嗽。

当:应当。

退:推拿手法之一,前臂尺侧由肘窝推向腕部。

六腑穴:在前臂尺侧,肘窝至腕部,性大凉,能退五脏六腑之大热,亦有解表、定喘的作用。

即:就。

去:祛。

【解读】眉间色红,为心肺热证。轻则解表、清热,可推天河水穴、清肺穴;重则兼推六腑穴。

色青者　肝风张　清则补
自无恙　平肝木　补肾脏

【注解】青色:属木,为肝之本色,主惊、主疼、主寒。青而黑多寒疼,青而白主虚风,青而赤为肝火,青赤而晦为郁火,面青唇青是阴盛。

肝:《黄帝内经》曰“肝者,将军之官,谋虑出焉”,肝开窍于目,主筋,为藏血之脏,主疏泄。故肝经病多属情志不舒,肝郁气滞,化火生风之病。

肝风:《黄帝内经》曰“诸风掉眩,皆属于肝”,发则可见眩晕、抽搐、痉挛等病症。按其病因的不同可分为以下几种情况:肝火旺而生风,法当清肝火,可推六腑穴、平肝穴;土虚木贼之虚风,法当培土抑木,可补脾穴、平肝穴;肾阴亏而肝阳亢,法当滋水潜阳,可推补肾水穴、平肝穴。另外,皆可兼捣小天心穴,该穴在大小鱼际交接处凹陷中,有清热、镇惊的作用,可用于惊风抽搐、夜啼、警惕不安等症。

张:角弓反张。

平:推拿手法之一,同清法。

肝穴：在食指掌侧，从指根推至指尖，可镇惊、止痉、退热。

肾穴：在小指掌侧，从指尖推至指根，可补肾水，可治腰痛、腿酸、头晕、眼花。

肾：《黄帝内经》曰“肾者，作强之官，伎巧出焉”，有“肾为先天之本”之说。肾主骨生髓、主藏精、主水液，内蕴元阴元阳，为水火之脏，故肾病多为阴阳失调，或偏阳虚，或偏阴虚，或阴阳俱虚。

【解读】眉间色青，为肝风之病，肾阴亏，水不涵木，肝阳亢盛者，当补肾水以生肝木，平肝木以潜阳。

色黑者　风肾寒　揉二马
清补良　列缺穴　亦相当

【注解】黑色：属水，为肾之本色，主水、主恐惧、主寒、主痛。黑而肥泽属无病。黑而瘦削是虚火内伤，黑而焦枯、齿槁是肾热久病，黑而暗淡属阳气不振。

风：风邪。

寒：指寒证，症见四肢逆冷，腰痛腹痛，泄泻下痢，疝气，阳痿等。

揉：推拿手法之一，医者以右手拇指指腹在穴位上左右等数旋转揉动。

二马：穴名，又名“二人上马”。在手背小指和无名指处两掌骨中间凹陷处，此穴大补，性大热，有壮阳祛寒之功，适用于一切虚寒证。

清补：清法和补法兼用，多用于寒热错杂或虚实错杂的证候，如上热下寒、上虚下实、上实下虚之证。

列缺穴：在腕关节两旁凹处，医者以拿法拿之，有发汗、祛风、止痛、镇惊的作用。

亦：也。

相当：合适。

【解读】色黑者为风寒之邪侵肾脏为寒为痛，法当祛风散寒止痛，二马穴可壮阳祛寒补命门，列缺穴可发汗祛风、止痛。

色白者　肺有痰　揉二马
合阴阳　天河水　立愈恙

【注解】白色：属金，为肺之本色，主虚、主寒、主脱血、主夺气。印堂及准头（鼻尖）白色明润是善色，枯夭是恶色，白而润泽是肺胃气充无病之象，白而色淡是肺胃虚寒之象。

痰：狭义的痰指咳出的痰涎，广义的痰包括咳出的有形之痰涎，以及留在体内的无形之痰，它是津液在人体各部分郁滞不通，凝聚而形成，可引起许多疾病。痰可随气流行，无处不到，故怪病多痰。它的产生与肺、脾的关系密切，肺失宣肃，脾失运化，水液输布失调可以生痰，即所谓"脾为生痰之源，肺为储痰之器"。肾的气化作用失常也可生痰，如因肾阳虚，可使水泛为痰，肾阴虚，则内热煎熬成痰。

合：推拿手法之一，医者用两拇指由左右向中心推之。

合阴阳：穴名，在手掌下部左右两侧肌肉高起处（即大小鱼际），稍偏向掌根横纹处，推之可使阴阳平衡，阴阳交合，故可治寒热往来、夜眠不安、咳嗽痰喘等症。

【解读】眉间色白主肺病有痰，应视痰邪的成因，分而治之。属肾阳虚者，当揉二马穴，温阳则寒痰自化；脾虚运化失职，肺失所养者，当培土生金，健运化痰；阴阳不平衡者当合阴阳，以达阴平阳秘；由外感热证引起，当推天河水，清肺以解外邪。

色黄者　脾胃伤　若泻肚
推大肠　一穴愈　来往忙

【注解】黄色：属土，为脾之本色，主脾虚、湿证，黄而鲜明如橘子色是湿少热多，属于阳黄；黄如烟熏是湿多热少，属于阴黄；黄而枯瘦是脾胃有热；黄而色淡是脾胃气虚；黄而暗淡是脾胃寒湿；黄而暗滞是内有蓄血；印堂及准头（鼻尖）色黄明泽是病退之象。

伤：受伤，患病。

若：倘若，假若。

泻肚：腹泻。腹泻者，如感外邪者，当解表止泻，为逆流挽舟之法，选平肝、清肺、推天河水；内伤饮食，当通泄止泻，为通因通用，宜泻脾胃、泻大肠；脾胃虚弱，当补脾止泻，为虚者补之，宜补脾、清补大肠；肝木乘脾，当平肝健脾止泻，为抑木扶土法，宜平肝、清补脾；肾阳不振，当壮阳止泻，脾阳根于肾阳，当补肾健脾，可揉二马、清补脾。

大肠：《黄帝内经》曰"大肠者，传道之官，变化出焉"，大肠司传送糟粕，病则大便秘结或泄泻下痢。

大肠穴：在食指桡侧外缘，推法有三种：从指端推向指根为补大肠，有收涩提升作用，可治腹泻、脱肛等；从指根推向指尖为清大肠，有通泻作用，可治便秘；从指根到指尖来回推为清补大肠，有运化作用，可治完谷不化、腹泻、便秘。

来往忙：来回推。

【解读】眉间色黄为脾胃受病。胃司受纳，脾司运化，故脾胃病多为受纳无权、运化失职所致。倘若腹泻，则清补大肠，此为通治之法。

言五色　兼脾良　曲大指
补脾方　内推补　外泻详

【注解】言:说,讲。

兼:合,加。

脾胃:《黄帝内经》曰“脾胃者,仓廪之官,五味出焉”,胃主受纳,腐熟水谷;脾主运化,输布水谷精微。脾胃主升清降浊为生化之源,五脏六腑、四肢百骸皆赖以养。故脾胃病多为受纳、腐熟、输转、传导功能失调所致。

曲:弯曲。

脾穴:在拇指桡侧外缘,从第二指节到指端。拇指屈曲从指端推向第二指节为补脾,有补虚作用,主治气虚、食欲不振、久泻、虚喘等。不屈指从第二指节推向指端为泻脾,有通泻作用,主治气实积泻、腹胀、便秘等症。来回推为清补脾,有健脾运化之功,主治消化不良、食欲不振、泄泻等症。

【解读】以上讲五色主病及其治疗。但脾主四肢,脾胃为后天之本,为生化之源,五脏六腑、四肢百骸皆赖以养。病虽危,胃气健则可治,胃气败则不治。

大便闭　外泻良　泻大肠　立去恙
兼补脾(应为肾)　愈无恙

【注解】闭:闭塞,不通。

大便闭:大便秘结,其因有二:一为燥结,一为阴虚。前者当通泄泻下,推八卦穴、泻大肠、泻脾胃。后者当滋阴通下,宜补肾水、泻大肠。

兼补脾:此处“脾”字应为“肾”之误。因阴虚便秘,当补肾水增液以润肠通便,即增水行舟之法,因此应据此改之。

【解读】大便燥结,治宜泻脾、泻大肠,祛燥通泄;阴虚便秘当补肾水以增液通便。

若腹痛　窝风良　数在万　立无恙

【注解】腹痛:腹部疼痛。腹痛的原因很多,治法有别:燥屎内结,治宜泻下燥屎;风寒乘之,法当祛风散寒;木克土,法应抑木培土。

一窝风:穴名,在手背腕横纹中央凹陷处,用揉法,左右等数,可祛风散寒、止痛,主治风寒性腹痛。

【解读】腹痛为一症状,病因很多,应推因求治。此处乃言风寒所致之腹痛,揉一窝风穴,可祛风散寒、止痛。这一独穴一次可推数万下。

流清涕　风感伤　蜂入洞　鼻孔强　若洗皂
鼻两旁　向下推　和五脏　女不用　八卦良

【注解】清:水之貌。

涕:鼻涕。

清涕:鼻涕水。

风:《黄帝内经》曰"风为百病之长",风邪常挟他邪从皮毛、口鼻袭人。

感:感染。

蜂入洞:穴名,在双鼻孔。医者以右手食指、中指两指从鼻孔向内旋进转出,周而复始。可解表祛风散寒。

强:好。

洗皂:穴名,在两侧鼻翼旁,医者以食指、中指两指分别放在两侧鼻翼旁,从上向下摩擦,有通窍、调和五脏的作用。

和:调和。

五脏:指心、肝、脾、肺、肾。

八卦:穴名,在掌心周围肌肉高起处,成环状。卦名:乾,坎,艮,震,巽,离,坤,兑。有开胸顺气、降逆通泄的作用,可治胸满、咳嗽、气急实喘、泛恶呕吐、食积泄泻、腹胀、便秘等症。

运:推拿手法之一,医者用拇指,或食指、中指指端,自乾卦起做顺时针方向运行,至离卦应轻力而过。

【解读】感冒鼻塞,流鼻涕,当用蜂入洞和洗皂二穴。洗皂穴还有调和五脏的作用。八卦穴亦可调和五脏。

若泻痢　推大肠　食指侧
上节上　来回推　数万良

【注解】痢:痢疾,夏秋季节常见的传染病,以腹痛下痢赤白、里急后重为主症。可分湿热痢和寒湿痢两种。前者以化湿热、导积滞、调气血为主,泻大肠,运八卦,清补脾。后者以温中化湿、理气导滞为主,揉二马或外劳宫,运八卦,清补脾。

上节上:大肠穴在食指第一指节桡侧缘。习惯性推法,以全指较方便,其功效不变。

【解读】此言痢疾病的一般推法,但痢疾致病因素复杂,症状变化亦多,故临床应根据病情配合他穴。

牙痛者　骨髓伤　揉二马
补肾水　推二穴　数万良

【注解】牙痛,据其病因可分三种:胃火(实火)盛者当泄其胃火,泻脾胃,泻大肠;肾水亏,虚火上炎者,当大补肾水、引火归元,揉二马、补肾;虫蛀者当杀虫。

骨髓：即指骨和髓，中医认为肾主骨生髓，齿乃骨之余。

骨髓伤：代指肾虚牙痛，多为年老、久病、房事过度，导致肾精大伤，虚火上炎所引起。

【解读】：此言由肾亏所致的牙痛，当揉二马、补肾，以阴阳双补，引火归元，使阴平阳秘，牙痛可止。但胃火盛，不可用此法，当泻脾胃之火。

治伤寒　拿列缺　出大汗　立无恙　受惊吓　拿此良　不醒事
亦此方　或感冒　急慢恙　非此穴　不能良　凡出汗　忌风扬

【注解】伤寒：外感病的统称，《黄帝内经》曰“今夫热病者，皆伤寒之类也”“人之伤于寒也，则为病热”。伤寒在此指太阳表实证，症见恶寒、发热、无汗、头项强痛、体痛、脉浮紧。

受：受到。

惊：《黄帝内经》曰“惊则心无所倚，神无所归，虑无所定，故气乱矣”，指猝然遇到非常事变而致精神上突然紧张的表现。

吓：害怕的样子。

不醒事：不省人事，即昏迷。

急：急惊风，乃外感风寒、内积痰热所致，盖热为心所主，风为肝所生，风热相煽，心肝火旺，气血并走于上，猝然神昏，悸动抽搐。另因真阴不足，肝阳易动，阴虚阳亢，风火内旋，焦灼血脉，筋失濡养，而致拘急，角弓反张，肢体搐搦。治疗当以清热祛风或滋阴息风为主，以祛痰、镇惊、通窍为辅。

慢：慢惊风，乃脾虚肝木乘之所致，故又称慢脾风。气血大虚，内风陡起，其症为面色㿠白或萎黄，精神不振，嗜睡，睡则露睛，抽搐无力，时作时止，或昏睡瘛疭，头目摇动，或吐或泻，治则以扶元固本、补养脾胃为主，佐以平肝息风。

非：没有。

凡：凡是，所有。

汗：《黄帝内经》曰“阳加于阴，谓之汗”，汗液乃体内阳气蒸化阴液所成。

汗出：是一症状，按其病因可分为几种情况：昼则汗出，劳则加重，为气虚或阳虚自汗；大热、大汗淋漓为阳明实热汗出；睡则汗出，醒则汗止，为阴虚盗汗。阳虚自汗，法应固表止汗，清补脾，清天河水；阳明实热汗出，法当清热止汗，退六腑；阴虚盗汗，法当滋阴降火止汗，补肾，清天河水。

忌：禁忌。

扬：吹。

【解读】外感风寒之表实证，拿列缺可解表发汗，祛风散寒；汗出后当忌风吹。受惊吓及急慢惊风之人事不省，拿列缺穴可镇惊、开窍、止痉，另外当据病因辨证配穴治之。

霍乱病　暑秋伤　若上吐　清胃良　大指根　震艮连　黄白皮
真穴详　凡吐者　俱此方　向外推　立愈恙　倘泻肚　仍大肠
吐并泻　板门良　揉数万　立愈恙　进饮食　亦称良

【注解】霍乱:《黄帝内经》认为清气在阴,浊气在阳,清浊相干,“乱于肠胃,则为霍乱”。《伤寒论》认为“呕吐而利”为霍乱。中医所谓霍乱病乃发病骤急、吐泻交作之类疾病的统称。

暑:夏季。

秋:秋季。

吐:由胃失和降,胃气上逆所致,以有声有物为呕,有物无声为吐,有声无物为干呕。按病因分有寒热之不同,故寒呕当温中止呕,可以揉外劳宫或揉二马,清胃;热呕应泻火,清胃,运八卦。

胃穴:“大指根,震艮连,黄白皮”指胃穴的位置,在拇指根,八卦穴震艮两卦相连的方位,大鱼际赤白肉际处为真穴,从腕部推向拇指第二指节,称为清胃经,可降胃气、清胃热、止呕吐。

仍:仍然,照旧。

并:和。

板门:穴名,在手掌大鱼际中点的凸肉处,左右等数揉之,可升清降浊、调和脾胃、止呕止泻。

进:摄入,吃。

饮:喝。

食:食物。

【解读】夏秋季,感受暑湿、寒湿等秽浊之气或饮食不洁则发生上吐下泻症,名谓霍乱。若上吐可清胃,若下泻可清补大肠;吐泻并作可揉板门。此为通治之法,临证当分寒热,若干霍乱宜辨证配穴治之。呕吐伤胃气,故吐泻初止,稍进稀粥,胃气得养为佳。

瘟疫者　肿脖项　上午重　六腑当　下午重　二马良　兼六腑
立消亡　分男女　左右手　男六腑　女三关　此二穴　俱属凉
男女逆　左右详

【注解】瘟疫:《黄帝内经》曰“五疫之至,皆相染易,无问大小,病状相似”,指感受疫疠之邪而致的烈性传染病。

肿脖项:多由温毒袭肺卫,兼犯少阳、阳明二经所致。少阳为枢机门户,居半表半里,邪从表入,传经归之,阳明为多气多血之经,风热之邪最易袭此二经。风热毒邪郁于耳下及项部,则硬肿作痛,侵袭肺卫则寒热头痛。

上午重:《黄帝内经》曰“平旦至日中,天之阳,阳中之阳也”,邪热为阳邪,上午阳气重,阳与阳合,故上午重,此为阳盛之实热证。

六腑：胆，胃，大肠，小肠，三焦，膀胱。

六腑穴：可泻六腑之火邪，故疮疡红肿热痛亦可治之。

下午重：《黄帝内经》曰“日中至黄昏，天之阳，阳中之阴也”，下午属阳中之阴，此时阳盛阴伤，阴虚火炎，故下午重。此为阴虚火旺之虚热证。

消：消失。

亡：没了。

男：为阳。

女：为阴。

左：为阳。

右：为阴。

三关穴：在前臂桡侧，从腕部推向肘弯，性大热大补，可补脾肾、壮阳，故治虚寒性疾病。

逆：相反、不同。

【附注】男六腑、女三关：此说不真，推拿分男左女右，此为过去的说法，没有科学根据，故存而不用。根据临床实践证明，男女左右手穴位皆可用，李老临证习惯取左手，亦可推拿右手。

【解读】瘟毒结于项，上午重者为实热，当退六腑以泻实热。下午重者为阴虚火炎，兼推二马及补肾穴。至于男左女右之说不必受其局限。

脱肛者　肺虚恙　补脾土　二马良
补肾水　推大肠　来回推　久去恙

【注解】脱肛：直肠脱出肛门以外，多属脾肺气虚、中气下陷所致。

土：五行之一，脾属土。

【解读】脱肛之症，多属脾肺气虚、中气下陷所致。因肺与大肠相表里，肺虚大肠亦虚，收缩无力则脱出，故补脾土以生肺金，补肾以壮肺金，里壮表固，气的固摄作用正常，则脱肛可愈。

或疹痘　肿脖项　仍照上　午别恙　诸疮肿　照此详

【注解】或：或者。

疹：多发于冬春季节，小儿易染，遍身出现红色疹点，稍见隆起，触之碍手，状如麻粒，乃内蕴胎毒，外感麻毒，内外相感，发于肺胃。初期症如感冒发热，三天后见疹，再四天出透，透后热退疹渐消。一周至两周后恢复健康。

痘：多发于冬春季节，发热，一二日出疱疹，分批出现，消退后不留疤痕者为水痘，乃感受天行不正之气而发，病机为风热外袭，湿邪内蕴，郁发于肌表。

仍：仍然。

上：上述。

午：上下午。

疮：广义是指一切外疮的总称。狭义是指发于皮里肉外的疮毒和发于皮肤上的疮疖。

【解读】麻疹、水痘，头项肿痛等疾病，仍然参照瘟疫肿脖项条，上午重属阳属实，下午重属阴虚火炎，治法亦同，诸疮肿，亦按上法治疗。

虚喘嗽　二马良　兼清肺　兼脾良

【注解】喘：呼吸急促，甚者张口抬肩，谓之喘。

嗽：咳嗽。

虚喘嗽：张景岳曰："实喘者有邪，邪气实也。虚喘者无邪，元气虚也。"叶天士认为其"在肺为实，在肾为虚"。

【解读】虚喘嗽，其本在肾，其标在肺，故当揉二马，大补肾脏以纳气平喘，清肺金以降气平喘，清补脾以健脾化痰，久治可愈。

小便闭　清膀胱　补肾水　清小肠
食指侧　推大肠　尤来回　轻重当

【注解】小便闭：小便不通的致病因素很多，属于膀胱热结者，当清热化气；属肾阴虚者，应补肾水；属心热移于小肠者，当清热利小便；属腹泻而小便不利者，当固肠利小便。

膀胱：《黄帝内经》曰"膀胱者，州都之官，津液藏焉，气化则能出矣"，其主要功能为储存津液，化气行水，故病则气化无权，可见小便不利、癃闭、尿频、尿失禁等。

膀胱穴：在小指外侧尺侧缘，从指根推至指尖，可清膀胱、化热气、利小便。

小肠：《黄帝内经》曰"小肠者，受盛之官，化物出焉"，小肠受盛胃中水谷，主泌别清浊，清者输于各部，浊者渗入膀胱，下注大肠，故小肠病主要表现为清浊不分，转输障碍。症见小便不利，大便泄泻。因小肠与心相表里，故心经移热于小肠则可见口舌生疮、小便不畅等症状。

小肠穴：在小指外侧尺侧缘，从指根推向指尖，可清热利小便。

尤：又，还要。

【解读】小便不通是一症状，属膀胱热结者，当清热化气，清膀胱；属肾阴虚者，当滋阴化气，兼补肾水；属心经移热于小肠者，当清小肠之热，推拿宜清小肠、清膀胱；若腹泻，为水液偏渗大肠者，当固肠利尿，宜清补大肠。

倘生疮　辨阴阳　阴者补　阳清当　紫陷阴　红高阳　虚歉者
先补强　诸疮症　兼清良　疮初起　揉患上　左右旋　立消亡

【注解】疮:疮疡是由营卫不和,气血凝滞,经络阻隔而引起的疾病。

阴阳:《黄帝内经》曰“阴阳者,天地之道也,万物之纲纪,变化之父母,生杀之本始,神明之府也,治病必求于本”,这个本就是指阴阳,或本于阴,或本于阳。如疮形漫肿平塌,根脚散漫,不红不热,有的坚硬,有的软陷,或不痛,或微痛,或痒痛并作,来势缓慢,未成难消,即成难溃,溃后脓水清稀,溃后不易收口的是阴证。凡是疮形高肿,根盘紧束,灼热肿痛,皮色红赤,来势暴急,未成易消,即成易溃,溃后脓水稠黏,容易收敛的为阳证。

紫:疮面色紫。

陷:疮面平塌下陷。

阴:阴证。

红:疮面红色。

高:疮面高起。

阳:阳证。

虚歉:虚弱。

旋:转。

【解读】疮疡当辨阴阳。阴者疮面色紫平塌,治宜温补,可选用二马穴、三关穴;阳者疮面色红、高肿热痛,治当清泻。身体虚弱者当先补脾,疮症当兼用清法,因清法可理气活血、疏通经络。疮初起时,脓未成应揉患处,左右等数,揉之疮可消。

胸膈闷　八卦详　男女逆　左右手　运八卦　离宫轻

【注解】胸:胸腔。

膈:横膈。

闷:胀满、不通。

离宫:八卦中之一,属心位,主南方,为君火,部位在中指下掌骨处。《黄帝内经》曰:“壮火食气。”火性炎上,心火易旺,故君火、相火不可轻动,所以对于离位指力宜轻。

【解读】胸膈满闷,运八卦可开胸降气。唯运八卦至离宫应轻,古有离宫属心火而不可动之说。

痰壅喘　横纹上　左右揉　久去恙

【注解】壅：堵塞。

横纹：穴名，小指下节与掌相连之纹下又一横纹，穴在纹中偏外处。左右等数揉之，可化痰下气、开胸顺气、利膈。

【解读】痰涎壅塞肺道，气机不利而喘，揉横纹穴，久治可愈。

治歉症　并痨伤　歉弱者　气血伤　辨此症　在衣裳　人着袷　伊着棉　亦咳嗽　名七伤　补要多　清少良　人穿袷　他穿单　名五劳　肾水伤　分何脏　清补良　在学者　细心详

【注解】并：合。

歉症：气虚致歉症。

痨伤：血虚为痨。《黄帝内经》曰："久视伤血，久卧伤气，久坐伤肉，久立伤骨，久行伤筋。"系操劳过度，气血亏虚所致。

气：《黄帝内经》曰"真气者，所受于天，与谷气并而充身者也"，即先天之元气藏于肾，与后天生于脾胃之气相合，充泽于五脏六腑。

血：《黄帝内经》有"心主血脉""肝藏血""脾统血"之论。血来源于水谷精气，通过脾胃的生化输布注入于脉，化而为血。即"中焦受气取汁，变化而赤，是谓血"。

气血：气属阳，血属阴，血赖阳气以运行，气行血亦行，气滞血亦滞，气脱血亦脱。故有"血随气行，气为血帅，血为气之母"之说。

袷（jiá）：两层的衣物。

伊：他。

七伤：《千金要方》中所说"七伤"指：大饱伤脾，大怒气逆伤肝，强力举重、久坐湿地伤肾，形寒饮冷伤肺，忧愁思虑伤心，风雨寒暑伤形，恐惧、不节伤志。

五劳：《医家四要》认为，曲运神机则劳心，尽心谋虑则劳肝，意外过思则劳脾，预事而忧则伤肺，色欲过度则伤肾。

【解读】虚劳证是因脏腑亏损、元气虚弱而致的一种慢性疾病。

《黄帝内经》曰"阳虚则外寒，阴虚则内热"。在治疗上，《难经》认为，损其肺者，益其气；损其心者，调其荣卫；损其脾者，调其饮食，适其寒温；损其肝者，缓其中；损其肾者，益其精，此治损之法也。后世李东垣和朱丹溪对劳倦内伤各有阐发。前者长于甘温补中，以脾胃立论；后者善用滋阴降火，以肝肾论治。阳虚者应温补，阴虚者当大补肾水以降虚火。这是治虚劳病的大法。

眼翻者　上下僵　揉二马　捣天心　翻上者　捣下良　翻下者　捣上强　左捣右　右捣左

【注解】眼翻：似怒而目光窜动，上视或直视，或偏左、偏右斜视等，是肝风之症状，因肝开窍于目。

僵：强直。

天心：穴名，即小天心，在手掌面之大小鱼际掌根部交接处凹陷中，捣之可泻心火、镇惊、安心神。

捣：推拿手法之一，医者屈中指或食指第一指间关节以关节处捣之。可分左、右、上、下四个方向捣。

【解读】眼翻是肝风的症状，发则身体强直，眼翻或上或直或左或右。捣小天心穴配合他穴治疗。上视向下捣，下视向上捣，左视向右捣，右视向左捣。

阳池穴　头痛良　风头痛　蜂入洞　左旋右　立无恙

【注解】阳池穴：在手背，腕上二寸尺骨和桡骨间凹陷处，左右等数揉之，可祛风、升阳、健脑、安神、聪耳、明目、治头痛。

头痛：头为诸阳之会，六腑清阳之气，五脏精华之血，都聚会于此。因此，外感诸邪，内伤诸不足，或瘀阻其经络，清阳不得舒展，皆会发生头痛之症。

【解读】揉阳池穴可治疗头痛，如果外感风邪头痛，应加推蜂入洞穴。

天河水　口生疮　遍身热　多推良

【注解】口：属脾经。

舌：为心之苗。

遍：全。

【解读】天河水穴可治由心脾火盛所致口生疮、遍身发热之症。

中气风　男女逆　右六腑　男用良　左三关　女用强　独穴疗　数三万　多穴推　约三万　遵此法　无不良

【注解】中气风：中风指猝然仆倒，昏迷不识人的疾患，同时可出现半身不遂、口眼㖞斜、舌强言謇等症。

中风可因外风直中或内风大盛而发生，多兼气虚、湿痰等症，病机有风、火、虚、痰、瘀、气六端，以肝肾阴虚为本，错综复杂。《金匮要略》以邪之轻重、浅深为辨："邪在于络，肌肤不仁；邪在于经，即重不胜；邪入于腑，即不识人；邪入于脏，舌即难言，口吐涎。”

遵：遵守。

【解读】中风后遗留肢体麻木不仁、废而不用等症，可推三关穴，每次推三万次。若兼他症选用他穴，数目亦在三万次，遵法推拿，可获良效。

遍身潮　分阴阳　拿列缺　汗出良

【注解】潮：潮热，即发热如潮水般定时而发。在此也可延伸指寒热往来。

【解读】对寒热往来为主症之少阳证及疟疾，可用分阴阳以达到阴阳平衡，拿列缺穴使之出汗，可愈寒热往来之症。

五经穴　肚胀良

【注解】五经穴：在掌面，五指根连掌面之横纹正中，每指根一穴，左右等数揉之，可理气、消胀满、和五脏。

腹胀：多为气滞所致，气行则胀满得消。应辨虚实，实者开之，虚者应先补后泻。

【解读】腹胀为气滞所致，法应行气导滞。临证应辨虚实，实者开之，选五经穴、八卦穴；虚者应先揉二马，后推五经穴或运八卦。

水入土　不化谷　土入水　肝木旺

【注解】水入土：运水入土穴，从小指端，经小鱼际运向大鱼际。运肾水以滋脾土可润便软坚。主治小便多、大便秘结，以及脾阴亏乏之胃炎，食而不消、不运等症。

谷：食物。

土入水：运土入水穴，从拇指指端经大鱼际、小鱼际运向小指根。运脾土以克肾水，可固肠止泻，主治肝郁气滞之腹痛、泄泻等症。

旺：盛。

【解读】脾阴亏乏所致之食欲不振，食而不消、不运症，运水入土穴可治；由肝郁气滞所致之腹痛、泄泻症，运土入水可治。

小腹寒　外劳宫　左右旋　久揉良

【注解】小腹：脐以下的腹部为小腹。

外劳宫：在手背中指和无名指掌骨间凹陷处，左右等数揉之，可温中散寒、暖下元、引火归元。

【解读】外劳宫可治下焦虚寒腹痛，又可引火归元，故下焦虚寒证多用之。

嘴唇裂　脾火伤　眼胞肿　脾胃恙　清补脾
俱去恙　向内补　向外清　来回推　清补双

【注解】嘴唇裂：脾开窍于口，其华在唇，唇有裂口或干燥起皮屑，乃脾经火盛所致。

眼胞肿：眼皮属肉轮，属脾所主，脾胃运化失职，湿邪乘之，为脾虚湿盛之象。

【解读】嘴唇干裂乃脾胃火盛所致，当泻脾胃。眼胞肿乃脾胃运化失职，湿邪乘之所致，当清补脾或补脾，可健脾化湿。

天门口　顺气血

【注解】天门口：天门入虎口穴，从大拇指内侧尖端推向虎口，有顺气活血之功。

【解读】气滞血瘀所致之病，可推天门入虎口穴。

五指节　惊吓伤　不计次　揉必良
腹痞积　时摄良　一百日　即无恙

【注解】五指节：指左手或右手五指的各指节。因小儿手指太细，无法揉之，故临床惯用手法以掐为主。可镇惊、消痞积。

计：计数。

痞：心下满而不痛为痞，心下按之柔软，或不软而硬，但不拒按，仅是病人自觉烦闷不舒，谓之痞，病在气分。

积：是腹内有积块，按之不移，痛有定处，病在血分。

时：时常。

摄：即掐。

【解读】五指节穴，掐之可治小儿惊吓症。对于小儿痞积症，常掐之，久则可散。

上有火　下有寒　外劳宫　下寒良　六腑穴
去火良　左三关　去寒恙　右六腑　亦去恙

【注解】上有火：上焦有火，表现为目赤、牙疼、口舌生疮等症。

下有寒：下焦有寒，可见腹痛、泄泻、疝气疼痛等症。

【解读】上焦有火，下焦有寒，应清上温下，引火归元，清上焦当用六腑穴，温下元应揉外劳宫、推三关。

虚补母　实泻子　曰五行　生克当　生我母　我生子

【注解】补母：中医认为“虚则补其母”，正气虚应补其母脏。肺为肾之母；肾为肝之母；肝为心之母；心为脾之母；脾为肺之母。

泻子：中医认为“实则泻其子”，邪实可泻其子脏。肾为肺之子；肺为脾之子；脾为心之子；心为肝之子；肝为肾之子。

五行：金，木，水，火，土。配五脏则为肝属木，心属火，肺属金，脾属土，肾属水。

生克：是指五行学说之内在联系，也就是制化关系。其相化关系亦即相生：金生水，水生木，木生火，火生土，土生金。其相制关系亦即相克：金克木，木克土，土克水，水克火，火克金。

【解读】此处讲中医之五行学说，其内在联系是制化关系。相化亦即相生关系，如金生水等；其相制亦即相克关系，如金克木等。能够生他脏者为母，如金能生水则金为水母；为他脏所生者为子，如金能生水则水为金之子。五行生克学说是中医辨证治疗的基本法则之一。

穴不误　治无恙　古推书　身首足　执治婴　无老方　皆气血
何两样　数多寡　轻重当　吾载穴　不相商　少老女　无不当

【注解】误：错误。

古：古代。

推：推拿。

书：书籍。

执：拿着。

老：老人。

气血：中医认为气血乃人体生命活动的基础。

何：怎么。

寡：少。

载：记载。

商：商讨。

少：少年。

【解读】选择穴位准确，手法正确，指力均匀，治之不会出差错。古代推拿书籍所述穴位遍布躯干和四肢，只可以治疗婴儿,没有治疗老年人的方法。老人和小儿皆靠气血而生存,推拿穴位会有什么不一样呢?区别只有次数多少、指力轻重不同而已。我所记载的穴位,不讨论这些,因为人以气血为本,故治疗皆同,不论男女老少,没有不可治的。

遵古难　男女分　俱左手　男女同　余尝试　亦去恙

【注解】余:我。

尝试:试验。

【解读】遵照古代的推拿方法,要分男左女右,我推拿都用左手,男女相同。通过临床试验,同样可以治病。

凡学者　意会方　加减推　身歉壮
病新久　细思详　推应症　若无恙

【注解】

意会:领会,心领神会。

新:新得之病。

久:陈病,旧疾。

【解读】凡是学习推拿的人,对于各种处方、手法都应该心领神会,熟练掌握,临证灵活加减变化。对于身体或虚弱或强壮、疾病或新或久,应仔细考虑分析,力求推拿治疗得法,那么疾病很快就会痊愈。

附录三：《推拿三字经》手抄本

之体有六之軀而不知醫事此所謂遊魄耳雖有思孝之心慈惠之性君父危困赤子塗地無以諭之此聖賢所以精思極論盡其理也余究心二十餘載始知合變而及門者若於卑也因母不能服藥始演推拿諸病一推不藥而愈命書傳於鄉里有不堪入目膚者無能醒心約者多所推漏繁者不勝流覽最所著微論諸書未盡元旨用是不揣鄙陋纂述是編且願同志君子四海仁人廣佈宣傳則功德莫大焉人聞而俞之而命余弁其首

光緒丁丑仲春

登州寧海人氏徐宗禮字謙光號秩堂公自著

協力助資刻板印刷

比集驗良方書更佳

延年益壽

光緒丁丑仲春登州寧海徐宗禮字謙光號秩堂公自著推拿法拿足獨穴以抵藥方分陰陽為水而治湯推三關為參附湯退六腑為清涼散天河水為安心丹運八卦為調中益氣湯內勞宮為高麗清心丸補脾土為六君湯揉板門為陰陽霍亂湯清胃穴為定胃湯平肝為逍遙散瀉大腸為承氣湯清補大腸為五苓散清補心為天王補心丹清肺為養肺救燥湯補腎水為六味地黃丸清小腸為導赤散揉二馬為八味地黃丸外勞宮為逼寒返魂湯餅列缺為回生散天門入虎口為順氣丸陽池穴為回神丸五經穴為大聖散四橫紋為順和中湯後溪穴為人參利膈丸男左六腑為八味順氣散女右三關為蘇合香丸

穴形廣多在醫者變化用耳今見時師不能望聞問切四字不變陰陽虛實論何症皆是一路推法誤人性命多矣審之慎之

徐謙光　徐宗禮之字也　奉萱堂　即奉母命習練推拿

藥無緣　服藥即吐無法可療　推拿恙　諸病已推不藥而愈而按觀之可為孝子之心

自推手　辨諸恙　辨別何病何推何拿

定真穴　何病何推法　畫圖章　畫圖者列學觀之何數無忘

上療親　下救郎

推求速（推大人速而重推小兒速而輕速則氣血立至）惟重良（良方者立刻見愈）
獨穴治（獨穴者一穴也辨明何穴）有良方（良方者立刻見效）
大三萬（自十六至百歲為大自五歲至十歲有五為小因天癸未全）小三千（小言三千亦不必拘數也宜酌而用之）
孾三百（至三五歲為孾至十歲為小兒）加減良（體有強弱歲有大小宜變化而用）
分歲數 輕重當
從吾學（熟讀精思）立驗方（一穴能愈固方之良）
宜熟讀（不熟何能變化）勿心荒
治急病（急病時刻不容必須斷明急厥霍乱緊急等症）一穴良（一穴能愈固方之良）
大數萬 立愈恙（推對穴者立愈）
幼孾者（不至三歲者）加減量（照歲與病加減）

治緩症（緩者日久或歉症或癆傷或外感内傷）各穴量（量明各穴）
虛冷補（虛冷者為歉乃氣虧當補熱嗽者為癆乃血虧當清補）熱清當（冷熱不能盡言凡病非冷即熱也）
大察脉（大人察看色脉色是何色在何臟腑脉主何症與色同否）理宜詳（色脉理詳真切方可治之望聞問切寓此二句）
浮沈者（浮主表症輕手可得沈主裡症推筋着骨）表裡恙
遲數者（三至為遲々為冷六至為數々為熱浮中沈敢辨何症）冷熱傷（有内因有外因之辨也）
辨内外（外因於天内因於人内外兩傷者病皆有冷熱）推無恙（辨明何病表裡々清冷熱看準推之立愈）
虛與寔（虛寔者脉也讀脉訣即知此二字脉法不能盡言）仔細詳（此句不可忽也）
字廿七（脉訣王叔和日二十七字李士材曰不止乃分陰陽病耳）脉訣講（雖講二十七字亦有脉與症不應者不足傳）
明四字（即浮沈遲數）治諸恙（諸病不外此四字）
小孾兒（若論脉一指論其遲數遲寒數熱）看印堂（論脉不如看印堂印堂穴詳解看後圖）

五色紋 即青紅黃白黑 細心詳 印堂穴用水洗淨觀之分紅青黃白黑何色分何病也必須細心詳察髮乃血之餘

色紅者 南方丙丁火其色紅眼之中間爲明堂上辨之色紅者心與肺同熱也色紫熱之甚也紅筋不論橫直 心肺恙 心爲肝子凡有紅筋紅色皆心肺熱也

俱熱症 雖脈遲寒數熱而數之中浮風沉寒緩濕濇邪滑痰而已矣有止歇者乃痛也 清則良 熱則清之寒則溫之虛則補之

清何處 看印堂之五色紋脈應何穴當清何穴陰陽虛實辨明無訛 心肺當 清心清肺乃應之理無清熱心以天河水代之

退六腑 倘色紫乃熱之甚也必須大清乃六腑也 即去恙 推驗以愈爲止

色青者 東方甲乙木其色青觀於山根乃肝熱也直者風上行橫者風下行 肝風張 若色青者乃肝風張也

清則補 清補者必須辨明虛實虛則補之實則清之補腎即補肝也 自無恙 清補得宜自能無恙

平肝木 肝爲將軍之官可平不可補虛則補其母 補腎臟 腎爲肝之母乃水生肝木也耳乃腎之竅也

色黑者 北方壬癸水其色黑色黑者乃風甚而腎中有寒也不必有黑筋也 風腎寒 風入腎經其色必黑病必寒也

揉二馬 此穴如八味地黃丸大補腎中水火而去寒也 清補良 若上火下寒必須清上暖下

列缺穴 諸風諸驚必須掐列缺穴腎寒久掐出汗風即散 亦相當 列缺穴寒大能解乃亦相當也

色白者 西方庚辛金其色白在五行爲肺爲腎之母也 肺有痰 印堂色白乃肺有痰也

揉二馬 此穴歸腎經先揉此取熱 合陰陽 自陰陽處向內合之而陰陽和矣

天河水 此穴能清上焦之熱重推痰即散也 立愈恙 推之洽當者立愈也

色黃者 中央戊己土其色黃以印堂皮黃爲脾胃之病 脾胃傷 小兒只有脾胃之病或乘時食必傷脾胃

若瀉肚 脾胃虛而瀉久則必積小兒十有九虛精血未全也 推大腸 大腸肺之腑也在食指外側上節

一穴愈 一穴即愈不用二穴乃吾驗之方法也 來往忙 必須往來多推有妙理也

言五色 紅青黑白黃 兼脾良 脾爲心之子也俱兼脾爲良小兒無不傷脾也

曲大指 大指屬脾經若補必須曲 補脾方 脾爲萬物之母也乃後天也主旋食水

內推補 曲指向內推爲補脾者土也能生萬物無積不能瀉也 外瀉詳 直指向外推瀉來回爲清補

大便閉 若燥瀉脾氣不行有滯積大腸肺之腑也 外瀉良 直伸大指向外推為瀉脾也火旺者瀉之

瀉大腸 大腸與肺相表裡腸結乃肺燥也大腸亦燥而脾為肺之母也亦必燥瀉也 立去恙 脾肺乃母子也若燥之立愈也

兼補脾腎 腎為先天人生之根本也先天後天皆足則無病也 愈無恙 故兼推此而愈無傷蓋根深蒂固也

若腹痛 腹痛非寒即熱 窩風良 此穴能治寒氣

數在萬 窩風之穴專治下寒宜止腹疼而已乎 立無恙 輕寒一萬數重寒數萬立愈

流清涕 凡流清涕者無不因風寒而得多揉一窩風穴立愈 風感傷 此為外因於天而內不傷外不感也

蜂入洞 用食中二指旋轉如黃蜂入洞式 鼻孔強 鼻乃肺之竅也位居於脾左右旋轉去風寒

若洗皂 用食中二指如洗皂 鼻兩旁 洗皂在鼻兩旁

向下推 曲食中二指向下推之 和五臟 調和五臟之氣小兒用此

女不用 八卦良 不用洗皂之穴運八卦亦和五臟

若瀉痢 若瀉肚痢疾二症古書各穴配用雜乱 推大腸 余定一穴其驗如神

食指側 食指外側乃大腸真穴 上節上 食指外側上節上穴如豆粒

來回推 平力來回推之數在病之輕重分之 數萬良 病重者數在數萬

牙痛者 牙乃骨之餘骨乃髓之府水不生肝木龍雷必上沸 骨髓傷 瘀於房事者其牙必疼

揉二馬 此穴為八味地黃丸大補腎中水火而龍雷藏矣 補腎水 補水以生木而龍火必藏窩宅此治虛雷火上炎

推二穴 若推二馬腎水二穴不驗愈疼乃寒火也重推六腑必愈為止 數萬良 凡治下元有用藥同步則不驗必須多推

治傷寒 傷寒出汗即解俱自感冒而起久則傳經 餅列缺 重餅此穴毛孔俱開力餅變手亦可

出大汗 用力久餅必出大汗自頭至足方可為佳 立無恙

受驚嚇 小兒受驚先卡五指節裡外節卡七下 餅此良 然後餅此穴即愈

不醒事 大小老幼倘不醒人事或穿衣不及者餅此能手刻 亦此方 目閉口緊者方歸陰嚥不絕者餅此必活

或感冒 即傷風傷寒傷汗或犯氣傷寒一切外感水瘇串痃 急慢惹 急驚慢驚諸風等症

非此穴 非此列缺不能難恢名稱仙手即此穴也 不能良 或邪祟鬼物諸症非此穴不能愈也

凡出汗 或餅出汗或自出汗或盜汗 忌風揚 令汗自乾為要

霍乱病 霍乱有三症陰瀉陽吐陰陽者下瀉上吐必須分明 暑秋傷 此症俱在暑後秋前乃中暑氣又中寒氣因所事者多

若上吐 上吐者乃陽霍乱受暑過重下元虛者必上吐也脾氣不下行也 清胃良 胃之一穴自古無論余新定之

大指根 大指二節下者平肉處脾经胃詳解看後圖 震艮連 震艮言八卦之方位出作也在平肉外

黄白皮 胃之外黄白皮自艮向外為清至大指二節根止 真穴詳 黄白皮乃胃之真穴也

凡吐者 凡吐者俱此向外清之不但霍乱為然 俱此方 凡吐者俱脾胃之氣上返而不下行故也

向外推 凡清之氣下降補則上外 立愈恙 脾胃之氣下降而不上返故能立愈

倘瀉肚 瀉肚者陰霍乱也乃暑輕寒重 仍大腸 仍來回清補大腸利小便而止大便故立愈

吐并瀉 乃陰陽霍乱交冷熱之氣臟腑不和故 板門良 此穴亦屬脾胃也斷虛作瀉胃虛乃惟此穴能建达上下之氣也

揉數萬 因病輕重為分數之多少 立愈恙 一穴重揉而立刻愈也此為急病

進飲食 板門之穴屬脾胃经又能建达之氣能進飲食 亦稱良 故曰称良豈止治上吐下瀉手心口疼亦此穴也

瘟疫者 瘟疫傷寒兩途脉細而數傳染於人雖汗不解為瘟疫 腫脖項 瘟疫結於項氣不能出入至重之候也

上午重 自寅至申行陽二十五度若病重乃屬陽在氣分 六腑當 重推六腑以愈為止此穴大涼去火

下午重 自壬至丑行陰二十五度若病重乃屬陰在血分 二馬良 重揉二馬之穴以愈為止此穴大去熱寒

兼六腑 兼六腑之穴乃定時有頭無尾陰陽兼者在學者之意會 立消亡 子陰午陽二時分清治病立愈

分男女 當分男女之手運去言之也 右左手 必須男用左手女用右手

男六腑 男六腑乃言左手向下推詳解看後圖即明 女三關 女三關乃言女右手向上推者詳解看後圖

此二穴 言此左右手之一上一下二穴之去病同 俱屬涼 左右六腑三關相返而穴同乃分陰陽也

男女逆 男女逆左右手穴之相返也乃陰陽之不同也
左右詳 左右手之穴必須詳察真実

二

脱肛者 肛门脱乃肺虚下陷陰寒元氣不足之症
肺虚恙 肺与大腸相表裡肺虚乃氣虚也

補脾土 胃為腎之关 胃為腎之關脾為腎之海故陰寒乃腎寒也脾土不能生肺金故當補之
二馬良 二馬穴專治陰寒而補腎水下寒能難解

補腎水 補腎水能生肝木而不尅脾土土健而肺金生也
推大腸 大腸肺之腑也而不能升提下陷也

來田推 來田推大腸之穴能固大便利小便和血順氣故痢瀉脱肛皆治
久去恙 久者言其欸之多也非立刻能去也

或疹痘 疹出於腑痘出於臟疹主氣分用人參痘主血分用當歸使去毒火
腫脖項 疹痘結於項間必須男推左六腑女推右三關

仍照上 仍照上瘟疫之毒結於項也有陰陽虚実之分
午別恙 自午時上下晝夜分別其症陰中陽陽中陰必須辨明

諸瘡腫 諸瘡之症亦有陰陽之分陽清陰補半陰半陽兼清補
照此詳 照晝夜子午時定陰陽也

虚喘嗽 此症乃腎虚而肝亦虚也而脾土亦虚不能制水痰延汗出不止也
二馬良 腎虚下元必寒故君二馬乃八味地黄丸也

兼清肺 肺虚則氣必逆必須清之固呼吸而也呼之則虚吸之則满
兼脾良 補土即補金也虚則補其母也

小便閉 小便閉結乃膀胱之氣化不行而腎虧也
清膀胱 清膀胱以開於滞之氣

補腎水 腎水得補氣壮能出胞胎之脉以行而腎水交来所謂水大相濟也
清小腸 小腸心之腑也心氣一動肺氣一行化物出焉

食指側 食指乃大腸穴也廣腸傳吞以受迴腸乃出滓濊之路
推大腸 直腸又廣腸至末節下連肛门總皆大腸也

尤來田 小腸下口至是而別清濁水液滲于膀胱滓濊入於大腸來田推能分辨也
輕重當 輕重乃手力不大不小恰當而矣

倘生瘡 倘上中下三焦生瘡
辨陰陽 必須辨明陰陽之候

陰者補 陰症當補自酉至丑而疼甚者當為陰症
陽清當 陽症當清自寅至申而疼甚者為陽

紫陷陰 凡生瘡平塌白色紫而陷者當為陰症
紅高陽 瘡色紅而高腫煩疼者為陽也

虚歉者 虚歉者乃冷寒者乃陰毒盛也不能外越
先補強 先補者為佳使邪外出而不盤居於内

諸瘡症 或纯陰或半陰俱先補為要
兼清良 補後遂清而陰邪祛矣

瘡初起 瘡之初起不分陰陽乃血氣凝滞
揉患上 重揉瘡頂之上不怕碗大之瘡

左右旋
左旋一百右旋一百以皮
無形不可拘其數也
立消亡
立刻消滅若濃血滅
不可為也

胸膈悶
肝在膈下肺在膈上胸
肺相連五臟之氣不調必
胸膈皆悶也
八卦詳
不論男女俱用左手
八卦主運動調和五
臟之氣也

男女逆
凡運八卦男左掌順運
女右掌逆運
左右手
男女逆運分左右
手也

運八卦
自左手乾起兑止為一
運女右手反也故為逆
離宮輕
南方屬火故離宮宜輕
按心火不可動

痰壅喘
痰壅滯而乃血氣不
和也
橫紋上
小
重揉四橫紋和血順
氣而喘止也

左右揉
古書分左右四六之數而吾
定左右平數乃氣血不可
偏也仍為歉也
久去恙
凡虛症日久非立刻能
愈必兩數多乃可為佳

治歉症
氣虧為歉血虧為癆
不嗽為癆也
併癆傷
癆在五臟故曰五臟乃內
故涸也

歉弱者
歉者氣虧而弱血乃而
不足故歉症也
氣血傷
氣虧作冷血虧作熱
此理昭然

辨此症
辨氣血之症脉看準
不準亦視其形
在衣裳
衣裳辨之即知歉
虛

人着袷
人皆穿着袷衣之時
他穿棉衣還冷乃氣虛也
伊着棉
即穿棉衣猶覺冷也故
氣虧為陽虛

亦咳嗽
咳嗽不已傷於癆症亦
名歉癆乃氣血全虧也
名七傷
此等症乃七情所傷也
不可不辨

補要多
歉者意傷也乃飢飽癆
後所傷必須多補
清少良
補多清少為佳也

人穿袷
袷合時令
他穿單
他穿單衣還熱

名五癆
咳嗽無時名曰五癆乃
血虧不能制氣也
腎水傷
水虧不能制火故熱
而不冷

分何臟
癆有五必須辨明何
臟為何癆也
清補良
必須多清少補而無病
情洽當

在學者
熟讀精思
細心詳
細心詳察無不能治

眼翻者
眼閉發於肝或因怒惱
或急慢驚風眼翻者
乃腎虧不能制水火
上下僵
上下左右翻而不能動
而直僵矣

揉二馬
此穴乃八味地黄丸也大
補腎中水火而去寒
搗天心
天心在左手下坎位正中
詳解看後圖

翻上者
兩眼翻上者或因病或不
因病恐不識無因病也
搗下良
搗者打也翻上自小天心
向下打愈為止

翻下者
兩眼看地為翻下也
搗上強
自天心向上打愈為止

左搗右 左翻者搗右向右用力打之 君對眼者向两旁打之 右搗左 右翻向左打之向两旁翻 者两旁向天心打之

陽池穴 陽池穴属陽在手背腕 下寸餘窩内 看後圖 頭痛良 頭疼者左右旋以愈 爲止

風頭痛 因風觸頭痛者乃外感 風寒而太陽太陰疼也 蜂入洞 仍同前 詳觧看後圖

左旋右 不必拘數 立無恙 立刻去病也

天河水 天河水乃通心膻中心火 旺極此穴能清心火舌乃火之苗 口生瘡 以心脾子母火也故天河 水應之

遍身熱 脾生肉心主火手執心脾 火旺應清補脾天河水爲主 多推良 凡推各穴見愈之穴多 推爲良

中氣風 中氣風皆因内傷而外 感風邪氣虚則疲生 男女逆 逆推者乃男用右手女 用左手

右六腑 右手六腑之穴属熱去 風閉鬱去疲 男用良 推則至効立愈無 犯

左三關 左手三關之穴属熱去 風閉鬱去疲必須逆用 女用强 故男女逆用爲良 強也

獨穴療 凡言獨穴而不可用二 穴用則害爲扯拉也 數三萬 凡獨穴必須推三萬 之數少則不驗

多穴推 若病雜而穴必須多應 推何穴爲君臣佐使分明爲要 約三萬 雖三萬數爲緩症非一次 中風必須一次即愈

運此法 諸症運此推法不可忘妄爲 加減 無不良 諸症能愈不可忘妄用

遍身潮 遍身潮熱而不發消乃 汗脈動矣 分陰陽 以我两大拇指分其陰陽 詳觧看後圖

餅列鈌 重餅列鈌之穴 後圖須看仔細 汗出良 汗出即愈

五經穴 即五指根紋來回推之能 開臟腑寒火而脈中和平 肚脹良 故肚脹能愈

水入土 運水入土(看圖)土者脾 胃也水者腎水也 不化穀 五穀不化運水入土則土 氣不下溜矣

土入水 運土入水 詳觧看後圖 肝木旺 肝木旺極必來尅土故運 之則補土而木不敢尅矣

小腹寒 凡受風寒冷氣小腹 疼也 外牢宮 此穴屬熱能去風寒 冷氣

左右旋 曲小指左右旋轉無偏 爲要 久揉良 多數多次不必止三 萬數也

嘴唇裂 脾閉竅於唇而裂或 腫或疼或口外生瘡 脾火傷 乃脾火太盛而受傷 也

眼胞腫 上眼皮属脾下眼皮属胃胞腫而脾胃火盛

脾胃恙 雖脾胃之火亦分色也白寒红火青木尅土黄溼黑肾水虧乃虚腫也

清補脾 以上之症非寒即熱非寒則虚故定清補之法口歪眼斜亦愈

俱去恙

向内補 向内推為補因虚症也各穴不如此必須驗明虚寔寒熱

向外清 向外推為清因寔症也

來回推 凡穴來回推者和血順氣虚寔皆治

清補雙 故清補為雙治也

天門口 此穴乃天門入虎口詳解看後圖

順氣血 順氣和血而氣下行

五指節 此穴和血舒筋属肝经凡症推完必掐之卡之

驚嚇傷 小儿驚嚇傷於肝肚久則木尅土也吐瀉必現

不計次 不計次序言其回數之多

揉必良 或揉或卡必能良也

腹痞積 小儿腹有痞積之症或在左或在右

時攝良 每日時刻攝之則氣滯化矣水袋化矣

一百日 推至百日

即無恙

上有火 上有火者下焦必寒

下有寒 下有寒者上焦必火

外牢宫 此穴在手背中心大熱能去寒風冷氣與前手心相對

下寒良 下有寒者下寒用此穴必良

六腑穴 左手六腑之穴大凉能去寒去大熱之属

去火良 上火下寒必須兼推此穴

左三關 左手三関之穴属大熱治表虚自汗盗汗

去寒恙 去上焦之寒推上為補

右六腑 右手六腑之穴大凉能去寒火大熱之属女用相宜

亦去恙 亦去上焦之寒左右上下而陰陽分之也女属陰男為陽

虚補母 肾為肝之母肝虚則補肾此為子虚補其母也

寔瀉子 心為肝之子寔則瀉心火此為寔則瀉其子也

曰五行 五行所生肾水生肝木肝木生心火心火生脾胃土脾胃土生肺金肺金生肾水也

生尅當 五行所尅水尅火火尅金金尅木木尅土土尅水當尅當生否則為症

生我母 生我者為母肾水生肝木肾中有火故肾水虧而肝虚寵當之火必上沸非生中有尅乎

我生子 我生者為之子肝木生心火心血虧者是木不生火也必寒非生中有尅乎

穴不誤 知生中有尅尅中有生顛倒之奇則治病自有神效之異

治無恙也 畏生畏尅不敢定道之精

古推書 古書所定之穴未分男女老幼之論

身首足 此三件男可用女則否也

执治瓔 执其治瓔兒之辭

無老方 却無治老人之方

皆氣血　何兩樣　不論老少

數多寡　分㪉數以人推數之多寡　輕重當　而量其輕重

吾載穴　吾載之穴與古不同因獨穴數多之論　不相商　经驗多次

少老女　無不當　不論老少男女均可推併法治病

遵古推　若遵古推法男女分左右手也　男女分　古法分男女

俱左手　男女俱併左手　男女同　男女同是一樣去病

予嘗試　予嘗試過並無左右之異　並去恙　一樣去病

凡學者　意會方　意會其方則變化無窮

加減推　凡症當加則加當減則減須察虛實冷熱為要　身歉壯　人身氣血歉壯之症輕重數之多寡

病新久　病有新久輕重之分看準要紧　細思詳

推應症　無苦恙

正面圖穴

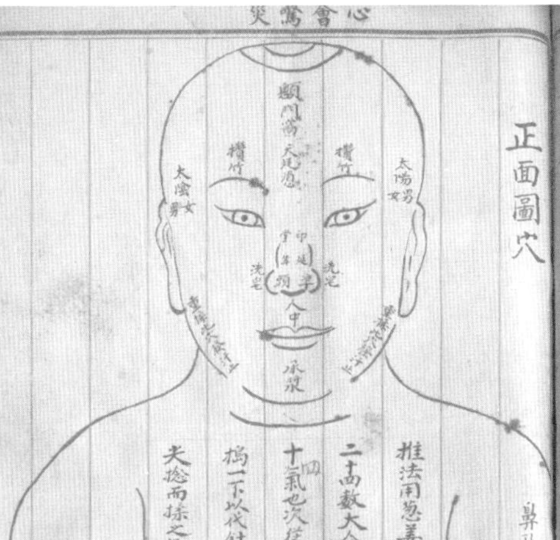

鼻孔中用食中二指入其内左右捘轉之名黄蜂入洞可以發汗

推法用葱姜汁浸染醫手入大指先從眉心向顖門穴直推二百數大人推此二百四十數再併列鉄出汗甚速因一年二十四氣也次從眉心分推太陽太陰九數又自天庭至承漿各搗一下以代針法再於太陽太陰或發汗或止汗再將兩耳下垂夾捻而揉之又將兩手捧頭面搖之以順其氣也